LA MEDICINA Y SU INFLUENCIA EN LA HISTORIA

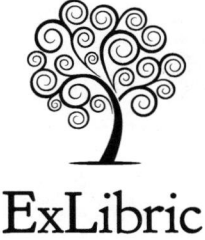

ExLibric

RAFAEL ROMERO

LA MEDICINA Y SU INFLUENCIA EN LA HISTORIA

EXLIBRIC

ANTEQUERA 2023

LA MEDICINA Y SU INFLUENCIA EN LA HISTORIA
© Rafael Romero
Diseño de portada: Dpto. de Diseño Gráfico Exlibric

Iª edición

© ExLibric, 2023.

Editado por: ExLibric
c/ Cueva de Viera, 2, Local 3
Centro Negocios CADI
29200 Antequera (Málaga)
Teléfono: 952 70 60 04
Fax: 952 84 55 03
Correo electrónico: exlibric@exlibric.com
Internet: www.exlibric.com

ISBN: 978-84-10076-46-4
Depósito Legal: MA 1844-2023

Impresión: PODiPrint
Impreso en Andalucía – España

Nota de la editorial: ExLibric pertenece a Innovación y Cualificación S. L.

RAFAEL ROMERO

LA MEDICINA Y SU INFLUENCIA
EN LA HISTORIA

PRÓLOGO

En las páginas de *La Medicina y su influencia en la Historia,* nos embarcamos en un viaje apasionante a través del tiempo, explorando cómo la medicina ha moldeado el curso de la historia humana. Con una narrativa absorbente, su autor, Rafael Romero, desentraña las complejas intersecciones entre la medicina, las enfermedades y figuras históricas significativas, mostrándonos que, más allá de las diferencias de época y contexto, la lucha contra la enfermedad y la búsqueda de la curación son experiencias universales compartidas por la humanidad.

A través de este fascinante recorrido, descubrimos cómo las enfermedades han influenciado decisiones críticas y desencadenado eventos globales de gran impacto. Desde los efectos de patologías sobre líderes y decisiones políticas hasta los avances médicos que transformaron sociedades, el libro ilustra vívidamente la relación simbiótica entre la salud humana y los acontecimientos históricos. Nos encontramos con personajes cuyas enfermedades afectaron de manera significativa su comportamiento y decisiones, alterando el destino de naciones enteras.

Asimismo, se analizan las contribuciones de médicos y científicos cuyos descubrimientos y tratamientos llevaron a avances que cambian paradigmas, y cómo algunas prácticas médicas de épocas pasadas nos parecen hoy en día sorprendentes o incluso descabelladas.

La Medicina y su influencia en la Historia no es solo un libro sobre la historia de la medicina; es una exploración de cómo nuestra salud y bienestar están intrínsecamente ligados al tejido de nuestra historia colectiva. Con un estilo narrativo que combina rigor académico con accesibilidad, el autor logra hacer de este tema, a menudo visto como especializado y técnico, una lectura cautivadora y reveladora para un público amplio. Este libro es un testimonio del papel indispensable que la medicina ha jugado en la evolución de nuestras sociedades y es esencial para aquellos interesados en comprender las fuerzas que han dado forma a nuestro mundo.

En definitiva, se trata de una obra que celebra el espíritu humano: nuestra incansable búsqueda del conocimiento, nuestra capacidad para enfrentar y superar los desafíos, y nuestra constante lucha por un futuro más saludable y próspero. Es un recordatorio de que en la intersección de la medicina y la historia, encontramos no solo enfermedades y tratamientos, sino historias de esperanza, resiliencia y triunfo humano.

Carlos Torres
Director editorial ExLibric

CIENCIA MODERNA

ALEXIS CARREL, EL CIRUJANO QUE HIZO POSIBLE LOS TRANSPLANTES

Alexis Carrel (1873-1944) fue un cirujano e investigador francés que desarrolló la mayor parte de su carrera en los Estados Unidos. Llevó a cabo las primeras anastomosis vasculares, lo que hizo posible la realización de trasplantes de órganos. Posteriormente, inició la técnica de cultivo de células sin grandes resultados, pero poniendo las bases para los cultivos celulares que hoy son habituales en la investigación biológica. Nunca renunció a su nacionalidad francesa y se alistó en el Ejército francés durante la Primera Guerra Mundial. Durante la Segunda Guerra Mundial regresó de nuevo a su patria, mostrando simpatías por el gobierno fascista de Vichy y sus aliados alemanes. Por este motivo, y finalizada la guerra, fue acusado de colaboracionista y perseguido por ello. Hoy en día la figura de Alexis Carrrel está prácticamente olvidada, a pesar de sus grandes logros en la investigación, que incluso le valieron un Premio Nobel.

LOS COMIENZOS

Alexis Carrel nace en la ciudad francesa de Lyon el 28 de junio de 1873 en el seno de una familia burguesa bien acomodada. Su padre trabajaba en la industria textil y en la familia abundaban los empresarios, políticos y magistrados. Familia profundamente católica (uno de los sobrinos fue obispo de Clermond Ferrand) no dudó en confiar la educación primaria de Alexis a los jesuitas de Saint Joseph. Fue un buen estudiante, pero sin destacar en ninguna materia. Alexis se inclinaba por la carrera militar, pues le gustaba el orden y la disciplina, pero fue rechazado por ser corto de vista. En octubre de 1891 ingresa en la Facultad de Medicina de Lyon, una de las mejores del país en aquellos momentos.

LOS ESTUDIOS DE MEDICINA

En la Universidad de Lyon tiene como profesores al gran cirujano Matieu Jaboulay y al anatómico y también cirujano Leo Testut, cuyos textos han sido estudiados en todas las universidades de Europa hasta bien entrado el siglo XX. Alexis Carrel se doctora en Medicina en 1899 y se incorpora al departamento de Testut donde perfecciona sus conocimientos de anatomía, que tan importantes iban a ser en su vida como cirujano. Un suceso ocurrido en 1894 iba a señalar a Carrel la senda a seguir. El presidente de Francia, Sadi Carnot, visita la ciudad de Lyon y sufre un atentado al ser apuñalado en el abdomen. El presidente muere desangrado, pues la lesión que sufrió en la vena porta no pudo ser reparada. Sencillamente, nadie tenía experiencia en cirugía vascular en aquellos momentos. Alexis Carrel se inclina por la todavía naciente cirugía vascular.

LA CIRUGÍA VASCULAR

El propio profesor de Alexis, el Dr. Jaboulay en 1886 había descrito en el animal de experimentación una técnica para unir dos arterias (anastomosis vascular) y mantener así el flujo de sangre. Utilizaba suturas muy gruesas a través de la pared completa de las arterias, pero frecuentemente se formaban coágulos que obstruían el paso de la sangre. En 1887, el Dr. J. B. Murphy, de Chicago, había publicado algunos trabajos sobre otra técnica de anastomosis arterial en el animal de experimentación. Con toda esta información, Alexis Carrel diseñó una técnica para unir dos arterias utilizando suturas muy finas y cosiendo solo la capa superficial (adventicia), con lo que se evitaba la formación de coágulos y se mantenía el flujo de la sangre. Esta técnica se sigue utilizando hoy en día, aunque con algunas modificaciones permitidas por disponer de mejores suturas e instrumentos quirúrgicos. En 1902, el Dr. E. Ullman, realizó en Viena el primer trasplante de riñón en el animal de experimentación.

LA PERSONA ALEXIS CARREL

De baja estatura, corto de vista, bien vestido, con una espesa barba (más adelante se la afeitaría), no fuma, apenas bebe alcohol. Soltero y sin compromiso conocido, practicaba la esgrima y la equitación.

Acude regularmente a las conferencias del grupo conservador de los seguidores de Joseph de Maistre, filósofo francés enemigo de la democracia y monárquico crítico con la Revolución Francesa. En 1902 acude a Lourdes como médico de un grupo de peregrinos. A pesar de su formación científica, Carrel no ocultaba su fe en las curaciones milagrosas. El resto de su vida creyó que la ayuda divina podía, si no curar, por lo menos acelerar la curación natural. Estas creencias, a las que nunca renunció, provocaron duras críticas de sus colegas. Incluso la Iglesia católica renunció a apoyarle, ya que no deseaba entrar en una controversia entre ciencia y religión.

Así se formó la personalidad de Alexis Carrel. Conservador en lo social y lo político, profundamente católico en lo religioso bordeando la superstición. Esta personalidad le acompañaría toda su trayectoria de investigador a lo largo de su vida. Conservador en lo personal, arriesgado y progresista como investigador.

MARCHA A AMÉRICA

Alexis Carrel no consigue trabajo en Francia, aunque lo intenta trasladándose a París. Sus inclinaciones hacia las curaciones milagrosas eran inaceptables para la comunidad científica de su país. En 1904 decide trasladarse a la región francófona de Canadá, a donde no llegaban sus antecedentes. En Montreal tiene amigos que intentan ayudarle, pero tampoco consigue un puesto académico, a pesar de que está dispuesto a trabajar sin remuneración, ya que le era posible mantenerse con sus propios medios económicos. En un congreso de cirugía conoce al profesor Carl Beck, checo de nacimiento y que había estudiado con Billroth en Viena. Ahora Beck era el jefe de cirugía del University College de Chicago. Beck conocía los trabajos de Carrel sobre anastomosis arterial y le ofreció trabajar con él. Beck ya había intentado un trasplante de riñón en el perro, pero sin éxito.

Carrel no llega a adaptarse bien a este ambiente. Habla mal el inglés y no le gusta la cirugía clínica. Viaja frecuentemente a Francia como consuelo. Toma en consideración trasladarse a Nicaragua donde le ofrecieron trabajo, pero renuncia porque, según dejó escrito, «los latinoamericanos son tan salvajes como los indios a los que masacraron. Solo los anglosajones pueden civilizar países».

En 1905 obtiene un puesto en el Departamento de Biología Experimental de Chicago, sin sueldo. Aquí conoce a otro cirujano, Charles Guthrie, también interesado en la cirugía vascular. Juntos realizan trabajos sobre el uso de fragmentos de venas para sustituir fragmentos de arterias. Mejoran la técnica de trasplantes de órganos en los animales con buenos resultados técnicos por su dominio de las anastomosis vasculares. Pero comprueban que los trasplantes se mantienen vivos poco tiempo. Por primera vez tienen una percepción de lo que más adelante se denominaría rechazo.

Guthrie y Carrel no se llevan bien. Guthrie es un hombre concienzudo que quiere analizar y estudiar bien los casos antes de publicarlos. Por el contrario, Carrel quiere publicar rápidamente, con resultados superficiales y no bien controlados, con el objetivo de que no se le adelanten otros investigadores. Finalmente se separan y Guthrie marcharía a St. Louis, en el estado de Missouri, a la George Washington University. A lo largo de los años siguientes los dos cirujanos mantuvieron contacto, no siempre amistoso. Guthrie se quejó en varias ocasiones de que Carrel publicaba trabajos realizados por ambos, pero en los que no se mencionaba a Guthrie como autor. Esta forma de publicar artículos apresurados y omitiendo, simplemente por la prisa, el nombre de otros colaboradores fue una constante de la vida científica de Carrel y que había de costarle muchas enemistades.

El Rockefeller Institute

El Instituto Rockefeller de Nueva York fue fundado en 1904 por el financiero y empresario del petróleo John D. Rockefeller. Sostenido solamente con dinero privado, se dedicó desde sus comienzos exclusivamente a la investigación. Sus investigadores estaban asalariados y a tiempo completo. La idea no era original, pues en Europa se existían centros similares como el Instituto Pasteur de París, el Kaiser Wilhelm Institute de Berlín y el Instituto Lister de Londres.

Alexis Carrel obtiene un puesto de investigador en el Instituto Rockefeller en 1906. Por primera vez tuvo un puesto remunerado desde que vino a América. Su nombramiento era en el Departamento de Fisiología Experimental. Carrel era un cirujano, pero ya había decidido dedicarse exclusivamente a la investigación, pues solo los investigadores podían trabajar en el Instituto. Renunció a obtener una licencia para ejercer la medicina, por lo que nunca trabajó como médico.

Las instalaciones eran magníficas. Los quirófanos experimentales y el animalario (alojamiento de los animales) eran todo lo que un investigador podía desear.

En su primer año en Nueva York, Carrel realizó numerosos autotrasplantes de riñón y de extremidades en animales. Perfeccionó la técnica de cirugía de la aorta abdominal y de la carótida. Su dominio de la cirugía vascular le llevó a realizar una de las primeras, si no la primera, transfusión sanguínea entre humanos, conectando una arteria del brazo de un padre a una vena de su hija que padecía un trastorno de coagulación. Esta intervención fue todo un éxito, lo que dio gran publicidad a Carrel y al Instituto Rockefeller. Hay que tener en cuenta que en aquellos tiempos no existían las transfusiones como las conocemos hoy, con sangre tratada y almacenada en los llamados bancos de sangre.

Insiste en los trasplantes de riñón y determina ya de forma definitiva que los órganos trasplantados son siempre rechazados. Inicialmente se pensó que la causa era técnica o infecciosa, pero Carrel apunta a que la causa es biológica de naturaleza desconocida. Pierde el interés por los trasplantes al considerarlos imposibles. No veía como en 1950 se acuñó el término rechazo para explicar este problema.

Son años de éxitos y el prestigio de Carrel es enorme. Recibe constantemente visitas de otros investigadores americanos y europeos interesados por su trabajo.

EL GRAN CAMBIO: LOS CULTIVOS CELULARES

En 1909 Carrel da por concluida las investigaciones sobre trasplantes, al considerar que mientras no se resolviese el problema del rechazo, no era posible conseguir ningún progreso. Esta línea de investigación estaba cerrada.

Carrel pensaba que el rechazo se debía a que el órgano trasplantado había perdido su inervación natural. Por entonces, el biólogo de la

Universidad de Yale, Ross Harrison, estaba estudiando el crecimiento de células nerviosas en cultivos *in vitro* (por estos estudios recibiría el Premio Nobel en 1917). Carrel pensó que este era el futuro y se dedicó desde entonces a lograr el cultivo de células de diversos tejidos para obtener lo que él llamó una línea inmortal de células. Utilizó para ello tejido de la glándula tiroides, del riñón y algún tejido nervioso. Consigue algunos avances, mejorando los medios de cultivo y refrescando estos medios periódicamente con medio fresco. Pero, en conjunto, sus investigaciones resultaron un fracaso y no se consiguió su anhelada línea de células inmortales. Los tejidos cultivados morían al poco tiempo o eran sustituidos por fibroblastos (tejido fibroso). Sus trabajos fueron muy criticados por los diversos medios científicos tanto americanos como europeos.

El Premio Nobel

A pesar de todo, Carrel era recordado por sus investigaciones sobre la cirugía vascular y los trasplantes de órganos. Por estos trabajos recibe el Premio Nobel de Fisiología y Medicina en 1912. Al otorgarle este premio, la Academia del Nobel no menciona sus trabajos sobre cultivos celulares que llevaba haciendo desde 1909. En la ceremonia de entrega, Carrel, ciudadano francés, pide ser presentado por el embajador de los Estados Unidos. Es una muestra más de su relación ambivalente de amor-odio entre su país de origen y su país de adopción.

La Primera Guerra Mundial

En 1913, a los 41 años de edad, Carrel contrae matrimonio con una acaudalada viuda francesa, Anne Laura Gourlez, a quien conoció en uno de sus viajes a Lourdes, donde Anne acudía como enfermera de un grupo de peregrinos. En 1914 comienza la Primera Guerra Mundial y Alexis Carrel, ciudadano francés, es movilizado como médico del Ejército francés. Trabaja en hospitales de retaguardia y, junto al químico Henri Dakin (un inglés emigrado a los Estados Unidos), describe un método para el tratamiento de las heridas de guerra mediante lavados con un líquido antiséptico, conocido como líquido de Dakin (una mezcla de hipoclorito y ácido bórico). Este método no es demasiado eficaz y pronto es sustituido por el de Orr, que prescindía de los antisépticos e inmovilizaba con una escayola. William Orr era un cirujano americano que llegó a Europa con las tropas de los Estados Unidos y diseñó su método para poder evacuar rápidamente a los heridos.

Al final de la guerra, Carrel recibe diversas distinciones como reconocimiento a su labor. Entre ellas están la Orden de Leopoldo de Bélgica, la Gran Cruz de Suecia, la Orden de San Miguel y San Jorge de Gran Bretaña, la medalla de Servicios Distinguidos de los Estados Unidos y, por Francia, el nombramiento de Comendador de la Legión de Honor.

REGRESO A NUEVA YORK

Al finalizar la guerra, Carrel regresa a su puesto en el Instituto Rockefeller de Nueva York. Su carrera como investigador está ya en una línea descendente. Intenta de nuevo los cultivos celulares. Estudia el proceso de envejecimiento con la intención de encontrar la forma de detenerlo. En realidad, los siguientes veinte años no producen ningún avance en sus investigaciones, aunque alguna de sus técnicas son recogidas por otros investigadores que llevarían adelante los cultivos de tejidos, entre ellos, Peyton Rous, que demuestra la posibilidad de que algunos tumores cancerosos fuesen producidos por virus, y Thomas Rivers, que utiliza las técnicas de Carrel para cultivar virus y producir vacunas.

Pero, poco a poco, Carrel va pasando más tiempo en Francia. En 1923 compra una isla en la costa francesa de Bretaña, la isla de Saint-Gildas. La isla tenía una vivienda de dos pisos y una capilla. El resto era una granja. Aquí se estableció su esposa, que apenas viajó desde entonces a Nueva York. Cuando reside en esta ciudad, Carrel hace vida de soltero, apenas tiene vida social. Recibe nombramientos honorarios del City College de Nueva York, y de las universidades de Columbia, Brown, Belfast, Pinceton y California. Todavía era recordado por sus investigaciones pasadas.

Cada vez está más aislado en el Rockefeller Institute y un nuevo proyecto con ratones para investigaciones del cáncer resulta en un fracaso, a pesar del gran esfuerzo económico realizado por el Instituto.

El hombre, ese desconocido. Su gran obra filosófica

En 1934, Alexis Carrel publica un libro que contiene la esencia de sus pensamientos sociales, políticos e incluso filosóficos. Esta obra se titula *El hombre, ese desconocido* y fue publicada por la editorial Harper and Brothers. En este libro Alexis Carrel describe la sociedad de su tiempo de una forma pesimista, donde la ciencia y la tecnología han creado un mundo en el que el hombre no encaja. El hombre está perdido en el mundo que ha creado. Las naciones occidentales están en decadencia física, mental y moral. Se aprecian influencias de Spengler y Nietzsche. Pero las soluciones que ofrece son sorprendentes. Los remedios son espirituales y físicos. Hay que modificar el sistema educativo para crear élites. Debe establecerse un servicio militar obligatorio de dos años para inculcar los valores de disciplina y organización. Declara sin reparos su admiración por la política fascista de Mussolini.

El libro recibe críticas feroces, pero es un extraordinario éxito de ventas tanto en América como en Europa. Se multiplican sus ediciones y se traduce a muchos idiomas. Hay ediciones en Noruega, Dinamarca, Holanda, Checoslovaquia, Polonia, Suecia, Portugal, Finlandia, Estonia, Rumanía, Turquía y España. Incluso se publica un resumen de esta obra en el *Reader's Digest,* publicación de lectura popular de gran tirada en aquellos años. Este éxito de ventas resulta en unos enormes ingresos económicos para Carrel.

La vida científica se termina

Durante los años siguientes la actividad investigadora de Carrel disminuye notablemente. En concreto, en los años 1936 y 1937 no publica ningún artículo científico. Poco antes, en 1935, conoce al ingeniero y héroe de la aviación Charles Lindberg, con el que construye una bomba de perfusión para mantener con vida a los órganos previos al trasplante. Pero este proyecto también fracasa. En 1939, a los 66 años de edad, Alexis Carrel se retira, muy a su pesar, del Rockefeller Institute.

Se le ofrece la posibilidad de continuar trabajando, pero en un laboratorio pequeño y casi sin dotación de personal. Entonces Carrel renuncia y deja para siempre su puesto de investigador.

Los años equivocados

En junio de 1939, recién jubilado, Alexis Carrel regresa a Europa. Aunque sigue teniendo gran número de lectores a través de las sucesivas ediciones de su libro y de colaboraciones con el *Reader's Digest,* su mente ya está en otra cosa. Sus ideas, no siempre constantes, a favor de las ideas del fascismo alemán e italiano son públicas. Pero frecuentemente también rectifica. También creía que los judíos de América impulsaban a los Estados Unidos contra Alemania, lo que le parecía negativo.

En septiembre de 1939 comienza la Segunda Guerra Mundial. Carrel se posiciona claramente a favor de Francia y ofrece su colaboración. Incluso intenta obtener ayuda americana para su país. El Ejército alemán invade Francia, que se rinde el 2 de junio de 1940. Carrel se encuentra en este momento en Nueva York. Cuando se establece el nuevo gobierno francés en Vichy presidido por el Mariscal Pétain, gobierno colaborador y controlado por Alemania, Carrel decide volver a Francia y colaborar con Vichy. Considera esta decisión no como un acto de colaboración con los alemanes, sino como un escudo para proteger a Francia de Alemania. Pero Carrel, cuyas ideas ya hemos descrito más arriba, se encuentra a gusto en esta situación. Y es enemigo de cualquier intento de otros países de intervenir para liberar a Francia. El problema deben resolverlo los franceses en colaboración con los alemanes.

En noviembre de 1941 Carrel se traslada al París ocupado para organizar la Fundación Francesa para el Estudio de la Humanidad con un presupuesto de 40 millones de francos. Por supuesto, todo esto con la aquiescencia de las autoridades alemanas que le facilitan el espacio que necesitaba. La función primordial de esta fundación era estudiar las carencias alimenticias de la población en tiempo de guerra. En 1943 la fundación contaba con 230 trabajadores a tiempo completo.

En agosto de 1943 Carrel sufre un ataque cardiaco del que tardará varios meses en recuperarse. En su ausencia, sus colaboradores intentan dificultar las relaciones con los alemanes, ante la perspectiva de una invasión aliada, pero a su vuelta Carrel restablece las buenas relaciones con los ocupantes. En agosto de 1944 sufre otro ataque cardiaco, cinco días antes de la entrada de los ejércitos aliados en París.

El final

Liberado París, todos se vuelven contra Carrel por haber colaborado con los ocupantes alemanes. La acusación es de colaboracionista, una de las acusaciones más graves que podían hacerse en aquellos momentos y que llevó a la pena de muerte a muchos franceses. El 5 de noviembre se emite una orden de detención bajo dicha acusación. Demasiado tarde. Aquel mismo día Carrel moría. Se celebra un breve funeral en París al que acude un representante del gobierno de Gran Bretaña. No acude ningún representante de Francia o de los Estados Unidos. Finalmente, Carrel es enterrado en su isla de Bretaña.

Lo que queda de Alexis Carrel

Inmediatamente después de la guerra, el nombre de Carrel es proscrito. Incluso en algunos de los procesos de Nuremberg su nombre es citado. Poco a poco va cayendo en el olvido.

Es a partir de 1950, atemperada la atmósfera emocional de la posguerra, cuando el nombre de Carrel vuelve a la luz púbica. Con el progreso de la cirugía se reconocen los trabajos de Carrel en cirugía vascular y en trasplantes, y sus técnicas originales son puestas en valor. Asimismo, el cultivo de células, ahora posible por nuevos avances, se apoya en los primeros intentos de Carrel. Su nombre aparece en el callejero de varias ciudades de Francia y del Canadá francófono. En el centenario de su nacimiento, en 1973, se celebran varios actos recordando su vida. Su libro, *El hombre, ese desconocido,* conoce nuevas ediciones y se vende bien. Se publica sobre todo en Francia, pero hay una edición argentina en 1975 y otra en México en 1982. En España se publica en 1970. Su viuda legó el archivo de Carrel a la Georgetown University de Washington, centro dirigido por los jesuitas. Esta documentación ha sido utilizada por los estudiosos para escribir nuevas biografías como la que escribió el cirujano Robert Soupault, que se publicó en París en 1952 y que sirvió de base para otras biografías escritas con posterioridad. Como anécdota, mencionaremos que Suecia emitió un sello de correos con la efigie de Alexis Carrel en 1972, y en 1979 los astrónomos dieron el nombre de

Carrel a un cráter de la luna. Premio Nobel que se disputan Francia y los Estados Unidos, porque, aunque Carrel vivió y trabajó más de treinta años en los Estados Unidos, siempre mantuvo su nacionalidad francesa y nunca quiso obtener la americana. Siempre vivió en los Estados Unidos con un visado de trabajo.

Conclusión

Alexis Carrel fue un científico eminente que se colocó en el lado equivocado de la historia.

Este artículo ha sido realizado apoyándonos en los siguientes textos:
HAMILTON, David: «The First Transplant Surgeon: The Flawed Genius of Nobel Prize Winner, Alexis Carrel». World Scientific Publishing Co. Singapore, 2017.
LYONS, Albert S.: *Historia de la Medicina*. Ediciones Doyma, 1980.

JOSEPH LISTER, EL CIRUJANO QUE VENCIÓ A LA INFECCIÓN

El Dr. Joseph Lister fue un cirujano inglés del siglo XIX que tuvo la genial visión de entender, gracias a sus dotes de observación, cómo era el proceso por el cual las heridas de los pacientes operados se infectaban casi siempre, infección que conducía a la gangrena, la sepsis y la muerte. Y todo ello antes de que se descubriera la existencia de las bacterias como causantes de la infección. Sus métodos de antisepsia redujeron los casos de infección operatoria a menos del 10 %, cuando anteriormente era del 80 %. El número de vidas salvadas fue incalculable. Pero a pesar de la eficaz de su método, Lister tuvo que luchar contra la incomprensión y la oposición de sus colegas cirujanos que tardaron muchos años en aceptar la evidencia.

Los hospitales ingleses del siglo XIX

Los hospitales ingleses —y por extensión los de cualquier otro país europeo o americano— eran establecimientos sufragados por los poderes públicos, generalmente los municipios y los condados, donde se trataba a los enfermos indigentes. La gente con poder adquisitivo era tratada, e incluso operada, en sus domicilios particulares o en la consulta privada de los cirujanos.

La limpieza y las medidas de higiene eran inexistentes. Los pacientes se alojaban en salas desprovistas de ventilación, de agua potable y de letrinas propiamente dichas. Cada sala alojaba decenas de enfermos que eran atendidos por personal escaso y no cualificado. El olor, una mezcla de orines, vómitos y exudados purulentos, era a veces insoportable.

Los enfermos incurables no eran admitidos en el hospital. En las salas de cirugía entraban generalmente accidentados por atropellos por carruajes, grandes quemados, traumatismos por caída de andamios y lesiones producidas por máquinas industriales. La industrialización de la Inglaterra de principios del siglo XIX proveía de suficientes casos a los hospitales. También podían operarse tumores superficiales, sobre todo de la piel. La cirugía de las grandes cavidades, abdomen tórax y cerebro no eran contempladas. Solamente las heridas penetrantes en tórax o abdomen, producto de alguna cuchillada en ambientes delincuentes, podían llegar a los servicios de urgencia y operados, generalmente con consecuencias fatales.

Los anfiteatros de cirugía, lo que hoy llamaríamos quirófanos, consistían en una sala con gradas, desde donde los estudiantes podían ver operar a sus profesores. Una mesa de madera para colocar al paciente y tal vez una vasija con agua para aclarar los instrumentos era todo el mobiliario. Se operaban varios pacientes de forma sucesiva sobre la misma mesa, sin preocuparse demasiado de limpiarla entre caso y caso. Los cirujanos operaban vestidos de calle y con las manos desnudas, sin utilizar guantes. Se operaba sin anestesia, hasta que en 1846 el cirujano Robert Liston lleva a cabo la primera operación bajo anestesia con éter en el University College Hospital de Londres.

La mayor parte de las operaciones realizadas eran amputaciones. Los cirujanos tenían que conocer muy bien la anatomía y ser muy rápidos. La amputación de una pierna duraba menos de un minuto. El instrumental era muy simple: cuchillos, lancetas para sangrías, sondas, agujas, algunas pinzas y un torniquete. Los cuchillos de amputación eran la estrella del instrumental, de diversos tamaños, finos, anchos, rectos o con diversas curvas a gusto del cirujano, con mangos de madera, metal, marfil o carey.

En este ambiente, las infecciones eran casi la regla. La mortalidad causada por las infecciones y la gangrena era enorme. Los hospitales eran conocidos como Casa de la Muerte. Se decía que un soldado tenía más probabilidades de sobrevivir en una batalla, que un enfermo en un hospital. Este era el mundo en el que iba a ingresar Joseph Lister.

JOSEPH LISTER

Lister nace el 5 de abril de 1827. Es el cuarto hijo de Joseph Jackson Lister y su mujer Isabella, familia de devotos cuáqueros. El padre regentaba un próspero comercio de vinos que venía de su padre y su abuelo. Entre los cuáqueros no estaba bien aceptado beber alcohol, pero sí podían comercial con este producto. El joven Lister deja el colegio a los catorce años de edad y ayuda a su padre en el comercio.

Lister padre, Joseph Jackson, era un hombre con grandes inquietudes. Además de atender su comercio, se interesaba por los nuevos hallazgos de la ciencia. Adquirió un microscopio, que en aquellos tiempos era simplemente un juguete para que la gente acomodada pasara el tiempo mirando preparaciones de hueso, flores y escamas, que se vendían con el microscopio. Pero Lister padre usaba este instrumento con fines científicos. Perfeccionó las lentes para corregir la aberración cromática y pulía lentes así corregidas para fabricantes de óptica. Alcanzó un gran renombre en este campo, hasta el punto de que en 1832 fue nombrado miembro de la prestigiosa Royal Society. En este ambiente creció el joven Lister, que como buen cuáquero no podía cazar, hacer deporte o ir al teatro. Solo podía dedicarse al estudio, por lo que llegó a familiarizarse con el uso del microscopio que tan importante iba a ser en su futura carrera de médico.

Los estudios de cirujano

En el año 1825 se construye en Londres el University College. La gran novedad de este centro universitario era que estaba libre de obligaciones religiosas. Era la única universidad de Inglaterra en la que no era obligatorio asistir a los servicios de la Iglesia Anglicana. Esta liberalidad no fue bien recibida por las otras universidades, que denominaban al University College la escoria atea. Pero para un cuáquero como Joseph Lister constituía un gran atractivo.

Lister entra en el University College en 1844. Esta universidad tenía solo tres facultades: Artes (hoy diríamos humanidades), Medicina y Derecho. Aunque no era obligatorio, sí era recomendable completar primero los estudios de Artes. Así lo hizo Lister, el cual completa el programa de historia, literatura, matemáticas y ciencias.

Completada su formación en humanidades, el joven Joseph Lister inicia sus estudios de cirujano, especialidad que en aquellos tiempos estaba claramente separada de la medicina clínica. Tradicionalmente, la cirugía la habían hecho los barberos, pues se consideraba una profesión manual y no científica. Pero desde 1815, en Inglaterra se exige la asistencia a clases teóricas y a seis meses de prácticas en un hospital para recibir la licencia de cirujano por el Royal College of Surgeons. Más adelante, se exigirían tres años de hospital y someterse a un examen.

LA MUERTE DE UN HERMANO. ENTRAN LAS DUDAS

En 1846, John, el hermano de Joseph, muere a causa de un tumor cerebral, enfermedad sin tratamiento y sin curación posible en aquellos tiempos. Joseph acompaña a su hermano durante todo el proceso hasta el final. Comprueba en primera persona las grandes limitaciones de la ciencia médica y le entran dudas sobre si continuar en la profesión. Abandona la Facultad de Medicina preso de una gran depresión. Piensa seriamente en dedicarse a la religión y a convertirse en un ministro cuáquero. Finalmente decide alejarse y viaja por Inglaterra, Irlanda y diversos países europeos durante más de un año.

REGRESA A LOS ESTUDIOS DE CIRUJANO

Superada la depresión, en 1849 regresa a los estudios de cirugía. En esta época conoce al profesor de fisiología William Sharpey, gran experto y partidario de los trabajos con el microscopio. El joven Lister perfecciona con Sharpey su técnica, que tanto le iba a ayudar en el futuro. Termina sus estudios con excelentes calificaciones y a finales de 1852 aprueba los exámenes del Royal College of Surgery y obtiene el título de cirujano.

EN EDIMBURGO

Con su título de cirujano en la mano, Joseph Lister piensa en viajar por el continente y visitar las mejores clínicas de cirugía. La cirugía continental estaba algo más adelantada que la inglesa y no era raro este tipo de viajes de estudio.

Aunque la idea era buena, el Dr. Sharpey le recomienda que antes pase una temporada con un amigo suyo, James Syme, profesor de cirugía en la Universidad de Edimburgo. Syme era uno de los más acreditados cirujanos del país, hasta el punto de que era conocido como el Napoleón de la cirugía. Con la recomendación de Sharpey no hay problemas y Lister es admitido por Syme.

En Edimburgo, Lister adquiere una gran experiencia como cirujano. El hospital era mucho más grande que los de Londres, tenía 228 camas. Además, poco a poco va ganándose la confianza de su jefe, que le nombra ayudante en su consulta privada. Lister se convierte en un hábil operador de toda clase de procesos quirúrgicos.

Es aquí donde Lister pone las bases de lo que sería el gran empeño de toda su vida: el tratamiento de la infección quirúrgica. En aquel tiempo se pensaba que la infección posoperatoria se debía a la presencia de elementos tóxicos del aire, las llamadas miasmas, que entrarían en el paciente operado por vía respiratoria, alcanzando la herida operatoria y produciendo la infección y la gangrena. Cada cirujano curaba las heridas de una forma distinta, pues no había ningún método establecido. Pero Lister apreció que las fracturas cerradas nunca se infectaban, mientras que las fracturas abiertas se infectaban siempre. Esto solo podía explicarse, porque algún elemento infectado entraba directamente en la herida. Así lo expuso a sus colegas, pero la idea fue desechada por absurda. No se conocía la existencia de bacterias, que serían descubiertas por Pasteur mucho más adelante.

En 1856 Lister se casa con Agnes, la hija de su jefe James Syme. Ahora era su jefe y su suegro.

En Glasgow

En 1859 Lister es nombrado profesor de Cirugía de la Universidad de Glasgow. Ya era su propio jefe. En Glasgow encontró que las instalaciones eran mucho peores que las de Edimburgo y no tuvo inconveniente en pagar de su propio bolsillo las reformas necesarias para adecuar la sala de operaciones, la sala de disección (imprescindible para enseñar cirugía) y el recinto de clases teóricas, reformas que fueron muy bien acogidas. Además, la lección inaugural ante el claustro de la universidad había que darla en latín, como mandaba la tradición. Lister habla en latín sobre la mejor forma de amputar un miembro y dejarlo preparado para una prótesis. Su adaptación a su nuevo cargo fue rápida y en 1865 añade el de jefe de la Royal Infirmary de Glasgow, con lo que el volumen de casos quirúrgicos aumenta.

En Glasgow, Lister sigue investigando sobre la infección. Recibe noticias de otros investigadores que también trabajan en la misma línea. En 1840, William Budd, un médico de Bristol, llega a la conclusión de que el cólera se trasmite a través del agua contaminada por desechos fecales. En 1858 el cirujano de Londres John Snow llegó a la misma conclusión durante una epidemia de cólera en 1858. Ya en 1847 el ginecólogo de Viena Ignaz Sammelweis había eliminado los casos de fiebre puerperal haciendo que los médicos se lavaran las manos con agua clorada antes de atender a las parturientas. Sammelweis se había basado en los trabajos de Oliver Wendell Holmes de la Universidad de Harvard que unos años antes había llegado a conclusiones semejantes, pero que no habían sido aceptadas por sus colegas médicos. Todavía no se había descubierto la existencia de las bacterias como agentes de la infección, pero ya flotaba en el ambiente científico la idea de que tenía que existir algún agente externo causante de las infecciones.

Con estas ideas en mente, Lister comienza a tratar las heridas con permanganato potásico, agente muy tóxico que irritaba los tejidos sanos, pero que conseguía resultados espectaculares en la prevención de la infección. En busca de un antiséptico menos irritante recurre al ácido carbólico, también conocido como fenol. Lister realiza cuidadosos estudios para confirmar este hallazgo y en 1867 los publica en la revista *Lancet,* la más prestigiosa en el mundo de la medicina. Sin embargo, aunque parezca mentira, los cirujanos rechazaron este método, el único hasta el momento eficaz contra la infección posoperatoria, por considerarla una novedad sin sentido que no beneficiaba a los pacientes.

De nuevo en Edimburgo

En 1869, James Syme, el suegro de Lister y profesor de Cirugía de la Universidad de Edimburgo, sufre un derrame cerebral que le incapacita para seguir ejerciendo su cargo. Menos de un año después fallece.

Lister es nombrado para sustituir a Syme en la Universidad de Edimburgo. Joseph Lister dedica gran parte del tiempo que le queda tras cumplir con sus obligaciones académicas a perfeccionar su método de antisepsia con fenol. Diluye la solución para evitar la toxicidad y los resultados beneficiosos son los mismos. Pero la comunidad médica rechaza de plano el método. Es considerado estúpido en el mejor de los casos y muy peligroso para los pacientes en el peor de los casos. «El último juguete de la ciencia médica», se dijo en otra ocasión. «Nada más opuesto al verdadero progreso de la medicina», se dijo en otra. «Método basado en fantasías no demostradas cuyos beneficios solo existen en la mente de sus autores», clamaban otros. Las ideas establecidas, por inconsistentes que sean, son difíciles de cambiar.

Lister entiende que convencer a los viejos cirujanos es imposible y se dedica a formar a nuevos cirujanos que incorporarán la antisepsia a la práctica quirúrgica en sus puestos de trabajo. También incorporó a su método el tratamiento de las suturas, tanto de seda como de catgut, así como la ropa de quirófano, al tratamiento con el fenol o ácido carbólico. Además, utilizaba una pulverización de fenol en el aire del quirófano durante las operaciones con la intención de desinfectar el ambiente.

EL ABSCESO DE LA REINA VICTORIA

En 1871, la reina Victoria de Inglaterra pasaba unos días en el castillo de Balmoral, en Escocia. Tenía un absceso en una de sus axilas, absceso que no había respondido a los tratamientos conservadores y que había alcanzado gran tamaño. Lister es llamado a consulta y drena el absceso siguiendo todas las normas de la antisepsia: nebulización del aire con ácido carbólico, limpieza de manos e instrumental con el mismo agente e irrigación de la herida quirúrgica. La intervención es un éxito y la reina se recupera sin complicaciones. Esta intervención aumenta aún más el prestigio de Lister como cirujano.

LA RELACION DE LISTER CON PASTEUR

Por aquellos años, en París, el químico Louis Pasteur estudiaba las causas de la fermentación de los alcoholes y llegó a la conclusión de que era producida por un organismo vivo. Era la primera vez que se postulaba que organismos microscópicos, no conocidos todavía, tenían una función importante en los procesos biológicos. Siguiendo en esta línea, en 1877 descubre que la infección conocida como ántrax o carbunco era producida por un microorganismo que llamó bacteridia y que, más adelante, se llamaría bacteria. El interés de Pasteur en las infecciones no era solo científico, sino personal, pues tres de sus hijos habían muerto de difteria. En 1878 comunica sus hallazgos en un artículo fundamental: «La teoría de los gérmenes y sus aplicaciones a la medicina y la cirugía». Poco después, el microbiólogo suizo Robert Koch estableció una técnica para poder cultivar las bacterias en el laboratorio. Quedaba establecido que las infecciones eran producidas por bacterias y cada enfermedad infecciosa por una bacteria distinta.

Estos hallazgos venían a respaldar todo el trabajo realizado hasta entonces por Lister. Desde entonces, y sin conocerse personalmente, ambos investigadores mantienen una correspondencia muy abundante. No se conocerían hasta muchos años después. Pasteur no dejó de reconocer el enorme mérito de Lister de haber presentado las causas de la infección antes de que se conociera la existencia de los gérmenes.

Viaje a los Estados Unidos

En 1876 Lister viaja a los Estados Unidos invitado a exponer su método de tratamiento de las heridas. Esto ocurría antes de que Pasteur demostrase la existencia de las bacterias. Lister da conferencias en Nueva York, San Francisco y Chicago y siempre encuentra una gran oposición a sus ideas y al método del ácido carbólico. Los cirujanos americanos eran todavía más renuentes que los europeos a aceptar los beneficios de este tratamiento. Pasaría algún tiempo para que, poco a poco, las ideas de Lister fuesen aceptadas en los Estados Unidos.

El final

En 1877 Lister deja Edimburgo para trasladarse a Londres como cirujano jefe del Kings College. Tenía 50 años de edad. Su gran prestigio se impuso al rechazo de muchos de los miembros de este hospital, que consideraban inaceptables los nuevos métodos de enseñanza que Lister traía consigo.

En 1892 viaja a París, donde se celebra un homenaje a Louis Pasteur que cumple 70 años. Por fin, ambos científicos, que tanto se habían carteado, se conocen en persona. Poco después, Lister se jubila al cumplir los 65 años. Una vez retirado, llegan los homenajes: doctor *honoris causa* de las universidades de Oxford y Cambridge. Le fue concedido el Premio Boudet por su contribución fundamental al bienestar de la humanidad. Armado caballero por la Reina Victoria, es ahora lord Lister. Presidente de la Royal Society.

Lister muere en febrero de 1912. Su enorme contribución al progreso de la cirugía ha quedado oscurecida por los modernos tratamientos con los antibióticos. Hasta entonces, la prevención de las infecciones quirúrgicas siguió las ideas de Lister, lógicamente mejoradas por nuevos antisépticos y por su derivada, la asepsia. Faltaban muchos años para que Alexander Fleming descubriese la penicilina en 1928 y Gerhard Domagk las sulfamidas en 1932.

En 1879, un médico americano, que había asistido a algunas de las conferencias dadas por Lister, fabricó un antiséptico con fenol (ácido carbólico), timol y mentol En 1881, el farmacéutico Jordan Lambert compra la patente y la explota comercialmente como antiséptico bucal. Desde entonces, este producto conocido como Listerine, en honor a Lister, sigue siendo utilizado por millones de personas.

Listerine es lo que ha quedado para el gran público de John Lister. Y ni siquiera lo saben. *Sic transit gloria mundi.* Así pasa la gloria del mundo.

Este artículo ha sido posible gracias a los datos aportados fundamentalmente por las siguientes referencias:

FITZHARRIS, Lindsay: *The Butchering Art.* Scientific American, New York, 2017.

SÁNCHEZ RON, José Manuel: *El jardín de Newton. La ciencia a través de su historia.* Editorial Crítica. Barcelona, 2002.

EL DR. CHARLES HUGGINS, EL ÚNICO
URÓLOGO PREMIO NOBEL DE MEDICINA

El Dr. Charles B. Huggins nació en Halifax, Nueva Escocia (Canadá), pero pasó toda su vida profesional en los Estados Unidos. Estudió la carrera de Medicina en la Universidad de Harvard y, posteriormente, se formó como urólogo en la Universidad de Michigan. De allí pasó a la Universidad de Chicago, donde transcurrió el resto de su vida profesional.

Aunque su dedicación preferente fue la urología, especialmente en lo referente al cáncer de próstata, también fue un reconocido investigador en los campos de la fisiología y la endocrinología. Es en este contexto multidisciplinar donde descubre la relación entre el cáncer de próstata y la hormona masculina. La testosterona estimulaba este cáncer y su supresión lo detenía. Este hallazgo, trasladado a la clínica, dio lugar a su famosa publicación del año 1941, en la revista *Cáncer Research,* en la que exponía que la supresión de la hormona masculina (entonces mediante la extirpación de los testículos, hoy mediante la castración química) producía una regresión espectacular del cáncer de próstata. Este principio se mantiene hoy en día en vigor y sigue siendo el tratamiento no quirúrgico más utilizado (con sus consabidas variantes) en la actualidad.

Este descubrimiento le valió al Dr. Huggins el Premio Nobel de Medicina del año 1966. El premio le fue otorgado junto al Dr. Peyton Rous por sus investigaciones sobre sobre virus y cáncer.

Es cierto que otro urólogo, el médico alemán Dr. Werner Forssmann, recibió el Premio Nobel en 1956. Pero, aunque el Dr. Forssmann ejerció la urología clínica, uno de sus intereses al inicio de su carrera fue la cardiología, siendo el primer médico en realizar un cateterismo cardiaco que, por cierto, se realizó a sí mismo. El Premio Nobel le fue concedido por este avance cardiológico y no por su actividad en el campo de la urología.

Por lo tanto, podemos decir que el único urólogo, hasta la fecha, en recibir el Premio Nobel por su trabajo en urología ha sido el Dr. Charles B. Huggins (1901-1997).

Para realizar este artículo nos hemos ayudado de la siguiente referencia:

MUKHERJEE, Siddhartha: *El emperador de todos los males. Una biografía del cáncer.* Ed. Taurus. Madrid, 2011.

EL DR. JONAS SALK, EL MÉDICO QUE VENCIÓ A LA POLIOMIELITIS

La historia del Dr. Jonas Salk tiene aspectos edificantes y contradictorios. Por un lado, desarrolló primero una vacuna contra la gripe, vacuna que por primera vez era muy efectiva contra esta enfermedad epidémica. Después desarrolló una vacuna contra la poliomielitis con la que se erradicó esta terrible enfermedad prácticamente en todo el mundo.

De esta manera, el Dr. Salk se convirtió en un personaje muy popular, casi un héroe para el hombre de la calle, que comprobó muy directamente los beneficios de su trabajo. Pero, por otro lado, el Dr. Salk nunca vio reconocida su labor de investigación ni sus logros por la comunidad científica que, tal vez corroída por los celos, siempre le consideró como un oportunista con suerte, pero no un verdadero investigador.

En sus últimos años, Salk construye el Instituto de Biomedicina, que, todavía hoy, muerto ya su autor, constituye uno de los centros de investigación biológica más importantes del mundo. Nunca fue aceptado como miembro de la Academia Nacional de Ciencias de los Estados Unidos y, por supuesto, nunca fue considerado un candidato al Premio Nobel.

UNA FAMILIA DE INMIGRANTES JUDIOS

La madre del Jonas Salk, Dora Press, nació en la ciudad rusa de Minsk durante el reinado del zar Alejandro II. Cuando el zar es asesinado en un atentado, se desarrolla una persecución contra los judíos en un ambiente de antisemitismo que solo estaba esperando una excusa para manifestarse violentamente. La familia emigra a los Estados Unidos y Dora llega a Nueva York en 1898 a los 13 años de edad. Trabaja como costurera en la industria de la confección como tantos inmigrantes pobres.

La familia paterna, también de origen judío, proviene de Lituania y emigra a los Estados Unidos a finales del siglo XIX. Se instalan en Nueva York, donde crían a siete hijos. El mayor, Daniel, nace en 1890.

Daniel Salk y Dora Press se casan en 1912. Su hijo Jonas, el protagonista de esta historia, nace en Nueva York el 28 de octubre de 1914.

Infancia y juventud

Los Salk se trasladan de East Harlem al Bronx y es aquí donde Jonas acude al colegio público, donde se muestra como un buen estudiante. A los doce años entra en la escuela preparatoria de Towsend Harris Hall. Estudia fundamentalmente humanidades y algo de ciencias. Domina el latín y el francés. A los 16 años ingresa en el City College de Nueva York, una institución prestigiosa y gratuita donde la mayoría de los estudiantes eran judíos. El paraíso judío, lo llamaban los estudiantes de otras escuelas.

Los estudios de Medicina

En 1934 ingresa en la Facultad de Medicina de la New York University. Las clases prácticas las lleva a cabo en el prestigioso Bellevue Hospital. La carrera de Medicina duraba cuatro años, los dos primeros en ciencias básicas y los dos últimos dedicados a la clínica en el hospital.

Al finalizar los dos primeros años, Jonas Salk hace un alto en sus estudios de Medicina y dedica un año a estudiar y trabajar en el Departamento de Bioquímica. Aprovechó este año para familiarizarse con las técnicas de cultivo de gérmenes que tanto le iban a servir en su futuro como investigador. Termina la carrera en 1939 y a los pocos días contrae matrimonio con Donna Lindsay, la hija de un prestigioso dentista de Nueva York.

En 1940 ingresa en el hospital Monte Sinaí, también en Nueva York, para realizar dos años de internado. Al terminar, decide dedicarse a la investigación en lugar de la clínica.

Los comienzos de un investigador

Solicita ingresar como investigador en el Instituto Rockefeller y en la Columbia University, ambas en Nueva York, pero es rechazado. Finalmente, en 1942 es aceptado en la Universidad de Michigan, en el campus situado en la ciudad de Ann Arbor. Su jefe sería Thomas Francis, que había sido su profesor en Nueva York. Thomas Francis estaba estudiando la posibilidad de desarrollar una vacuna contra la gripe, y Jonas Salk se puso a trabajar en este campo.

LA VACUNA DE LA GRIPE

En 1931, Richard Shope, del Instituto Rockefeller, había descubierto que el agente causante de la gripe era un virus. Salk y su jefe Thomas Francis se pusieron a trabajar con la intención de desarrollar una vacuna. La epidemia de gripe de 1918, la llamada gripe española, había causado muchos miles de muertos en los Estados Unidos.

Descubren que la virulencia del virus era distinta en cada epidemia y que, en realidad, existían dos virus, que llamaron A y B. Salk propone desarrollar una vacuna con virus inactivados (muertos), pero encuentra la oposición de la comunidad científica, que consideraba que los virus muertos no producían anticuerpos y, por lo tanto, no podían producir inmunidad. Salk demuestra, por primera vez, que los virus muertos también pueden producir inmunidad.

En 1942, y contra el criterio de muchos, realiza las primeras pruebas con vacunas de virus muertos en ocho mil pacientes de instituciones psiquiátricas después de obtener los consabidos permisos. Comprobó que esta vacuna producía inmunidad en la mayoría de los vacunados. El Ejército se interesa por esta vacuna y en 1943 se realiza un estudio doble ciego en doce mil miembros de las fuerzas armadas. Solo el 2 % de los vacunados se contagian de la gripe.

En 1945 se vacunan ocho millones de soldados y la vacunación también se generaliza entre la población civil. La vacuna de virus muertos es eficaz según la tesis defendida por Jonas Salk. Desde entonces, esta vacuna se utiliza en todo el mundo.

UNIVERSIDAD DE PITTSBURGH. LA VACUNA DE LA POLIOMIELITIS

En el otoño de 1947, el Dr. Jonas Salk deja la Universidad de Michigan y se traslada a la Universidad de Pittsburgh, en el estado de Pennsylvania. Por fin va a ser su propio jefe y va a poder organizar las investigaciones a su gusto. El laboratorio de Pittsburgh es pequeño y mal acondicionado y Salk dedica todo su esfuerzo en convencer a la Universidad para mejorarlo. Continúa sus investigaciones alrededor de los virus de la gripe y las mejoras de las vacunas.

Pero, de alguna forma, el director de la Fundación Nacional de la Parálisis Infantil (parálisis infantil más conocida como poliomielitis), Harry Weaver, conocedor de la capacidad de Jonas Salk en el estudio de los virus, le propone dedicarse al estudio del poliovirus y sus posibles variantes con la intención de conseguir una vacuna eficaz contra esta terrible enfermedad. La fundación se comprometía a conseguir los fondos necesarios para esta investigación.

POR DÓNDE COMENZAR

Ya en 1908, el investigador austriaco Karl Landsteiner obtuvo un ultrafiltrado de tejido nervioso infectado con el que conseguía transmitir la poliomielitis en el animal de experimentación. Años después, el investigador sueco Carl Kling consigue aislar el virus en el tejido nervioso infectado y también aisló el mismo virus en el intestino sano de los pacientes. Los epidemiólogos establecieron que la enfermedad producida por el poliovirus era muy contagiosa, afectaba al tejido nervioso produciendo parálisis muscular de diversos grados. Los leves se recuperaban totalmente, pero los más graves dejaban severas parálisis permanentes. Si la parálisis afectaba a los músculos respiratorios, los pacientes tenían que ser tratados en un pulmón artificial (llamado pulmón de acero) y muchos morían. En 1916 se produce una epidemia de poliomielitis en los Estados Unidos, causando al menos 7.000 muertos. Pero el país estaba más preocupado por su participación en la Primera Guerra Mundial y no se prestó demasiada atención a esta enfermedad.

LA POLIOMIELITIS DEL PRESIDENTE ROOSEVELT

En 1921, un joven adinerado, abogado con grandes aspiraciones políticas llamado Franklin Delano Roosevelt, contrae la poliomielitis a resultas de la cual desarrolla una parálisis permanente de los miembros inferiores que le obliga a caminar con el uso de unas muletas o una silla de ruedas. Roosevelt no se dejó vencer por esta tragedia y continuó su carrera política sin ocultar sus limitaciones físicas. Consiguió ser elegido gobernador del estado de Nueva York en 1929, y presidente de los Estados Unidos en 1932. La poliomielitis de Roosevelt, muy llamativa por su gran presencia mediática, encendió el interés por esta enfermedad en todo el país. El propio presidente se dedica a buscar fondos para la investigación y organiza los llamados «bailes del presidente» (su lema era: baila para que otros puedan andar) para recaudar fondos con lo que se consigue más de un millón de dólares. Para no mezclar la política con la investigación, se dejan de organizar estos bailes y se piden donativos a los ciudadanos: diez céntimos para la polio. Se llegan a recaudar moneda a moneda dieciocho millones de dólares.

En 1937 se constituye la Fundación Nacional de la Parálisis Infantil, con el objeto de organizar y canalizar la obtención de más recursos para la investigación. En 1945 muere repentinamente el presidente Roosevelt de un derrame cerebral. Poco después, Harry Wever es nombrado presidente de la Fundación de la Parálisis Infantil. Es Weaver quien acude a Jonas Salk, como hemos referido más arriba.

LA INVESTIGACIÓN Y SUS ENEMIGOS

En 1948, Jonas Salk recibe por primera vez una ayuda de la Fundación Nacional de la Parálisis Infantil. Se trata de 148.000 dólares para su laboratorio de Pittsburgh. Lo más inmediato es determinar cuántos virus son responsables de la poliomielitis. Por fin, en 1951, se confirma que hay tres virus responsables por lo que cualquier vacuna requería contar con estos tres virus. Cuando Salk presenta este hallazgo, se encuentra con que algunos investigadores no aceptan sus métodos ni sus resultados. A la cabeza de sus oponentes estaba el investigador Albert Sabin.

UN INCISO: ALBERT SABIN

Albert Sabin nació en la ciudad rusa de Bialystoc en agosto de 1906 en una familia judía. Emigran a los Estados Unidos en 1921. Un familiar le ayuda económicamente a estudiar la carrera de Medicina en la New York University y, posteriormente, hace su residencia en el hospital Bellevue. Nótese que cuando Sabin ya era médico, Jonas Salk todavía era estudiante en la misma universidad. Sabin decide dedicarse a la investigación y estudia virología durante un año en el Instituto Lister de Londres. Posteriormente ingresa en el Instituto Rockefeller de Nueva York.

Sabin era un reconocido virólogo que había desarrollado vacunas contra el dengue y la encefalitis. Se dedica a desarrollar una vacuna contra la poliomielitis usando virus vivos atenuados para ser administrados por vía oral. Nunca aceptó la posibilidad de desarrollar una vacuna con virus inactivados (muertos) que era el propósito de Jonas Salk. Sabin criticó y se opuso durante toda su vida a la vacuna de Salk, incluso cuando ya se había demostrado su gran eficacia.

SIGUE LA INVESTIGACIÓN

Jonas Salk desarrolla una vacuna con virus inactivados con formalina, utilizando los tres tipos de virus conocidos. Comprueba en el animal de experimentación su inocuidad y su efecto antigénico. En 1952 se realizan las primeras pruebas en humanos donde se confirma de nuevo la inocuidad y el efecto antigénico de la vacuna. El propio Jonas Salk se inocula para demostrar su confianza en esta prueba. Cuando presenta en enero de 1953 sus hallazgos al Comité de Inmunización, el órgano que aprobaba las vacunas, Salk se encontró con un rechazo total y fue acusado de usar métodos poco creíbles. A la cabeza de sus críticos estaba Albert Sabin. No era posible, decían, obtener esos resultados con vacunas de virus muertos.

LA PRUEBA FINAL

En 1953 se declararon en los Estados Unidos casi 36.000 casos de poliomielitis. En 1954 otros 39.000. El único tratamiento con alguna efectividad, muy limitada, era la gamma globulina. La presión social, e incluso gubernamental, obligó a los investigadores a pasar de tanta discusión a la acción. El 26 de abril de 1954 comienza un estudio doble ciego a nivel nacional, utilizando la vacuna Salk de virus inactivados. 750.000

niños fueron inyectados con vacuna activa y otros 725.000 con placebo. El estudio fue controlado por especialistas ajenos a la investigación y a los debates pro y anti vacuna. Todo financiado por la Fundación Nacional de Parálisis Infantil, que quedó casi sin fondos. La recogida de resultados es complicada, pues hay que cruzar 44 millones de datos por medio de fichas perforadas de IBM. Los ordenadores todavía no existían.

En abril de 1955 se informa de los resultados: la vacuna es muy efectiva y los efectos secundarios muy escasos. La vacunación masiva puede comenzar. Seis años después, la poliomielitis está erradicada en los Estados Unidos gracias a la vacuna Salk. Canadá, Dinamarca y otros países vacunan masivamente.

La respuesta social es enorme. Aunque la vacuna es el resultado de la investigación de un grupo de la Universidad de Pittsburgh con Jonas Salk a la cabeza, es Salk quien recibe toda la atención de los medios, muy a su pesar. Actores de Hollywood, como Marlon Brandon y Dany Kaye, le felicitan. Tiene ofertas del cine y de la industria editorial, pero las rechaza. Se le otorga la Medalla del Congreso y el presidente Eisenhower le recibe en la Casa Blanca para felicitarle personalmente.

Pero la comunidad científica sigue sin reconocerle. No es admitido en la Academia de Ciencias y las propuestas para el Premio Nobel son rechazadas. Sus enemigos le consideran un simple artesano de las vacunas y no un investigador. Algunos, como Albert Sabin, siguen negando la eficacia de la vacuna.

LA VACUNA SABIN

En 1956, Albert Sabin, por fin, tiene preparada su vacuna oral de virus vivos atenuados. Es fácil de administrar en un terrón de azúcar, sobre todo a los niños. Sabin elude las complicaciones de la administración americana y prueba la vacuna en el Congo, México, Singapur, Checoslovaquia y, sobre todo, en la Unión Soviética. Muchos le critican por haber realizado las pruebas en países donde los controles no eran adecuados. Pero la vacuna rápidamente se impone en casi todo el mundo. No sin problemas, pues aparecen casos de poliomielitis en familiares de vacunados que no estaban inmunizados, ya que el virus vivo atenuado se elimina por el intestino. No es este el lugar de discutir las ventajas de cada vacuna, pero hoy en día la mayoría de los países occidentales han vuelto a la vacuna de virus muertos por vía inyectable.

La vida de Sabin tampoco fue fácil. En 1970, Sylvia, su esposa durante treinta años, se suicida. A los nueve meses del funeral, Sabin se casa de nuevo, pero se divorcia al cabo de un año. Poco después se vuelve a casar, esta vez con una mujer de origen brasileño. Fue operado del corazón, un triple *bypass*. Fallece en 1983.

El final

Después de toda una vida dedicada a la virología y al desarrollo de las vacunas de la gripe y de la poliomielitis, el Dr. Jonas Salk decide cambiar su vida completamente. Aquí solo haremos un breve resumen, pues nuestros lectores pueden encontrar más información en la bibliografía que aportamos y en otras fuentes.

Su gran obra de madurez fue la construcción del Instituto de Investigación Biológica en La Jolla, un suburbio de la ciudad de San Diego en California. Su deseo era construir un lugar donde pudiese desarrollarse la investigación científica junto a la filosofía y las humanidades. Consiguió reunir un plantel de grandes científicos, como Francis Crick, Premio Nobel por su descubrimiento de la estructura del ADN. También Leo Szilard, componente del proyecto Manhattan, que desarrolló la reacción nuclear en cadena. Y Jacques Monod, Premio Nobel por su descubrimiento del ARN mensajero. Este proyecto pasó por graves dificultades económicas, pero finalmente fue reconvertido en un centro de investigación básica, dejando al lado el aspecto filosófico y humanista.

En la actualidad, el Instituto de Investigación Biológica, hoy conocido como Instituto Salk, goza de buena salud económica y puede considerarse como uno de los centros de investigación biológica más importantes del mundo. Con la nueva estructura, Jonas Salk fue perdiendo influencia en la gestión de su instituto. Dedicó sus últimos años de investigador al cáncer, la esclerosis múltiple y el sida. Se retira en 1984 al cumplir los 70 años, con el título honorífico de presidente fundador. El presidente Carter le otorga la Medalla de la Libertad junto a Luther King, este último a título póstumo.

En 1972 reunió sus escritos en un libro, *Man Unfolding,* en el que expresa su recelo a una sociedad que puede enviar un hombre a la luna, pero no puede resolver el hambre en el mundo. Es un gran éxito editorial, como algunos otros libros que escribe después.

Su vida familiar se resquebraja. Se divorcia de su esposa Donna en 1968. En 1970 se casa con Francoise Gilot, pintora francesa que había estado casada con Picasso, con quien tuvo dos hijos, Claude y Paloma. En 1995 fallece de una insuficiencia cardiaca.

Este artículo se ha realizado con la ayuda de los siguientes textos:

CARDONA CASTRO, Francisco: *Roosevelt en su centenario. Historia y vida,* n.º 177, 1982.

JACOBS, Charlotte de Croes: *Jonas Salk. A Life.* Oxford University Press, 2015.

MONOD, Jacques: *El azar y la necesidad.* Tusquets Editores. Barcelona, 2015.

FRANCISCO DURÁN REYNALS, IMPORTANTE CIENTÍFICO ESPAÑOL POCO RECORDADO

Francisco Durán Reynals nace en Barcelona el 5 de diciembre de 1899. Su padre, abogado, y su madre, mujer de gran cultura e hija de un catedrático de Derecho, forman una familia de clase media acomodada en la que nacieron cinco hijos. Aparte de Francisco, Eduardo, un escritor que muere a la temprana edad de 26 años; Raimón, que se hace arquitecto y alcanza un gran prestigio; Estanislao, abogado que llega a ser concejal del Ayuntamiento de Barcelona, y Manuel, un empresario de éxito.

Los padres mueren prematuramente y dejan cinco huérfanos, el mayor de 15 años de edad. Todos los hijos quedan a cargo de unas tías.

Francisco ingresa en la Facultad de Medicina de la Universidad de Barcelona en 1917. Su carrera es interrumpida por el servicio militar, siendo enviado a un Marruecos en guerra, en la que participa en una unidad sanitaria. Finalizado el servicio militar, termina la carrera y asiste al laboratorio del Dr. Turró en el que descubre su vocación por la investigación. Aquí realiza sus primeros trabajos sobre la anafilaxis.

Convencido de que en España su futuro como investigador es limitado, solicita y obtiene en 1924 una beca de la Junta de Ampliación de Estudios para continuar su trabajo en el Instituto Pasteur de París, donde enfocará sus investigaciones sobre los virus y el cáncer.

En 1927, la Junta de Ampliación de Estudios le beca de nuevo, esta vez para trabajar en el Instituto Rockefeller de Nueva York, donde encuentra por primera vez el ambiente y los medios que siempre había deseado para desarrollar plenamente su vocación investigadora. Es en Nueva York donde descubre el factor de difusión microbiana, el factor T, que determina la difusión de los virus por los tejidos. Este factor T es también conocido como el factor Durán Reynals.

En 1938, deja el instituto Rockefeller y se traslada a la Universidad de Yale, donde permanecerá el resto de su carrera. Aquí es donde terminará enfocando sus estudios sobre la relación de la acción de los virus sobre el cáncer. Es en estos años cuando publica numerosos trabajos en las más prestigiosas revistas científicas, alcanzando un renombre internacional.

Desgraciadamente, la muerte le llega a Francisco Durán Reynals muy joven, a los 59 años, en 1958. Paradójicamente, la causa de su muerte es un cáncer de pulmón, una enfermedad sobre la que había investigado tanto.

Para la realización de este breve bosquejo biográfico, nos hemos apoyado sobre todo en el excelente artículo firmado por María Pilar Queralt y publicado en la revista *Historia y Vida*, N.º 206, de mayo de 1985.

LAS 33 OPERACIONES QUE SUFRIÓ SIGMUND FREUD

Sigmund Freud nace en una familia judía en Freiberg, pequeña ciudad del Imperio austrohúngaro donde la mayoría de sus habitantes eran católicos y el antisemitismo era patente. Su padre tenía un modesto taller de tejidos y terminó trasladándose con toda la familia a Viena por motivos económicos y, quién sabe, si huyendo del ambiente antijudío. Sigmund Freud ingresa en la Universidad de Viena en 1873 para estudiar Medicina. No vamos a entrar en este momento en la carrera profesional de Freud ni en su teoría de la neurosis como resultado de las represiones y traumas infantiles.

Descubre en qué medida el inconsciente condiciona al hombre y su historia e introduce el psicoanálisis como tratamiento de la neurosis. Pero como cualquier otro ser humano, rico o pobre, famoso o anónimo, Freud estaba sometido a padecer enfermedades físicas. En 1923 es diagnosticado de un tumor en el paladar.

No hemos encontrado información precisa sobre la naturaleza de este tumor, pero su evolución demuestra que se trataba de un proceso maligno. Ese mismo año es operado en Viena por un prestigioso cirujano, el Dr. Hajek, pero la intervención se complicó por una profusa hemorragia y no fue del todo satisfactoria. Unos meses después se comprueba que el tumor se ha extendido al maxilar superior.

Otra vez es intervenido quirúrgicamente, de nuevo por el Dr. Hajek y por otro cirujano, el Dr. Pischler. Este dejó escritas unas notas en las que cuenta como Freud fue operado en 33 ocasiones a lo largo de los siguientes 16 años. Le fue extirpado el paladar, el maxilar superior, parte de la mejilla y del tabique nasal. Esta cirugía tan radical dejó un gran defecto que tuvo que ser corregido por una prótesis metálica para poder comer y hablar. Prótesis muy incómoda y dolorosa que Freud odiaba. Nunca comía en público y solo lo hacía acompañado de su hija Anna, que le cuidó hasta sus últimos días y que posteriormente se hizo cargo de su legado científico.

En 1938, los nazis invaden Austria, y Freud, de raza judía, con más de 80 años y gravemente enfermo, se ve obligado a exiliarse. Pero las autoridades alemanas se niegan a dejarle salir. Sus obras estaban prohibidas por el nazismo y sus libros habían sido quemados públicamente en Berlín. Tuvo que intervenir el mismísimo presidente de los Estados Unidos, Roosevelt, e incluso Mussolini para que pudiera salir de Austria. No olvidemos que para entonces Freud era un científico reconocido mundialmente. Eso sí, en un último gesto repugnante, las autoridades alemanas de ocupación exigieron el pago de 250.000 schillings, al cambio de entonces 4800 dólares, cantidad muy elevada para la época. Este rescate fue pagado por una paciente suya, la princesa griega Marie Bonaparte. Finalmente, Freud puede abandonar la Viena ocupada y trasladarse a Gran Bretaña, donde es acogido calurosamente. Un discípulo suyo, el Dr. Ernest Jones, instala al enfermo Freud en Hampstead, cerca de Londres. El Gobierno británico le concede la nacionalidad y la Royal Society le inscribe en su libro de honor.

Pero la enfermedad sigue avanzando. El tumor, ya incontrolable, invade gran parte de la cara. El olor que desprende es nauseabundo y Freud tiene que dormir bajo un mosquitero para evitar las moscas. Finalmente, su médico de cabecera durante los últimos diez años y que le acompañó en el exilio, el Dr. Max Schur, accediendo a la petición del enfermo, le suministra una dosis de morfina que pone fin a tanto sufrimiento. Sigmund Freud muere el 23 de septiembre de 1939 a los 83 años de edad. Pocos días antes había comenzado la Segunda Guerra Mundial.

Para realizar este artículo nos hemos ayudado de las siguientes referencias:

FEDUCHI, Luis M.: *Freud en Viena*. Historia y vida. Extra N.º 33. Barcelona, 1984.

IBARZ, Virgili: *Sigmund Freud y la cocaína*. Historia y vida. Extra N.º 56. Barcelona, 1990.

LUJÁN, Nestor: *Vida y obra de Freud*. Historia y Vida. Extra N.º 28. Barcelona, 1983.

SAUERBRUCH, PIONERO DE LA CIRUGÍA DE TÓRAX, HOMBRE Y VÍCTIMA DE SU TIEMPO

Vamos a repasar la vida de Ferdinand Sauerbruch, uno de los cirujanos europeos más importantes de la primera mitad del siglo XX. Sus investigaciones, iniciadas en animales en el año 1903, hicieron posible la cirugía de tórax con su cámara de presión negativa. En un momento de la historia en el que la tuberculosis pulmonar hacía estragos entre la población, la posibilidad de operar sobre el pulmón permitió salvar una cantidad enorme de vidas. Pero la vida de Sauerbruch es algo más que la de un cirujano. Sauerbruch vivió la complicada historia europea de la primera mitad del siglo XX. Tuvo ocasión de conocer a algunos de los protagonistas de la historia e incluso de tratarlos como pacientes. Patriota alemán, participó como médico en el Ejército alemán tanto en la Primera como en la Segunda Guerra Mundial. Sus análisis, anécdotas y comentarios de esta experiencia, junto con su actividad de cirujano de fama internacional, hacen de Ferdinand Sauerbruch algo más que un simple médico.

INFANCIA Y JUVENTUD

En 1871 se proclama el Imperio alemán, que ofrece la corona hereditaria al rey Guillermo I de Prusia. En este mundo alemán, que parece ha de durar para siempre, nace en la pequeña ciudad de Barmen, en el año 1875, Ferdinand Sauerbruch. Su padre, director comercial de una fábrica de tejidos, muere cuando Ferdinand era un niño pequeño. De hecho, Ferdinand nunca tuvo un recuerdo personal de su padre, aunque sí tenía sus fotografías. Esta muerte deja a la familia en una situación muy precaria.

Madre e hijo han de trasladarse a Elberfeld, a casa del abuelo materno. El abuelo era un zapatero que confeccionaba calzado a medida para la clase media alta de la región. Acude a la escuela pública, donde progresa sin grandes dificultades y en 1885 ingresa en el instituto local.

Estudios de Medicina

Después de una breve estancia en la Universidad de Marburgo, donde pensó estudiar para maestro, Ferdinand se traslada a la Universidad de Leipzig para estudiar Medicina. Esta carrera le entusiasma y se gradúa en el año 1901. Su primer empleo terminada la carrera fue como médico rural y, más adelante, trabaja en algunas clínicas modestas. Fue precisamente en esta época cuando tuvo ocasión de tratar algunas heridas penetrantes de tórax y de comprobar como la entrada de aire en la cavidad torácica producía el colapso del pulmón (neumotórax) y la muerte del paciente.

Se hace cirujano

En 1903 ingresa en el servicio de cirugía de la Universidad de Breslau, servicio que dirigía el Dr. Mikulicz, uno de los grandes cirujanos de la época. En Breslau adquiere experiencia como cirujano. Cuando Mikulicz comprueba que el Dr. Sauerbruch maneja con solvencia las técnicas de la cirugía, le encarga investigar en el animal de laboratorio los problemas de la cirugía de tórax, hasta entonces imposible por el colapso del pulmón. La cavidad torácica, con presión negativa, no podía resistir la entrada de aire con presión positiva al abrir el tórax. A Sauerbruch nunca se le olvidarán las palabras de su jefe al encargarle este cometido: «Cientos de miles de personas mueren de tuberculosis pulmonar solo porque aún no sabemos operar en el tórax».

Su gran hallazgo

Sauerbruch dedica todas sus horas libres a estudiar la fisiología pulmonar y las causas del neumotórax. Es imposible abrir la cavidad torácica sin que el pulmón se colapse. De pronto, cuando todo parecía perdido, se le ocurre su gran idea: es preciso crear un espacio de presión negativa donde introducir al paciente y operarle. Esta idea, que inicialmente parecía absurda, fue llevada poco a poco a la práctica. Primero construyó una cámara de presión negativa (este sería el nombre definitivo de esta técnica) de pequeño tamaño para probarla con animales como el perro.

Se introducía el tórax del animal dentro de la cámara, se hacía la presión negativa mediante aspiración, se introducían las manos del cirujano a través de aberturas que se cerraban herméticamente alrededor de los brazos y se operaba abriendo el tórax del animal. El invento funcionó y se construyeron cámaras mayores para poder operar a los humanos. Esta cámara era suficientemente grande como para que los cirujanos pudieran entrar en ella y operar. A pesar del escepticismo inicial con el que fue recibida esta técnica por los demás especialistas, quedó establecido por primera vez en la historia que era posible la cirugía sobre los pulmones.

Cierto es que a Sauerbruch y a su maestro Mikulicz también se les ocurrió la técnica inversa, es decir, insuflar aire a presión en los pulmones a través de la mascarilla de anestesia. Pero esta idea no funcionó por motivos técnicos, pues introducir aire a suficiente presión a través de la boca y hacerla compatible con la anestesia de cloroformo resultó imposible y la idea fue desechada.

La cámara de presión negativa fue presentada en el Congreso de Cirugía de Berlín en 1904. Causó gran impresión, pues hasta entonces nadie había podido operar el pulmón. Pero Sauerbruch se llevó una sorpresa: otro cirujano, Ludolph Brauer, de Heidelberg, presentó la técnica de hiperpresión a través de la mascarilla de anestesia, la misma que Sauerbruch había desechado por ineficaz. Pero con ciertas mejorías técnicas parecía que, en el futuro, podría ser una alternativa más simple y económica a la cámara de presión negativa.

NUEVOS CAMBIOS

En 1905 muere el Dr. Mikulicz, jefe del servicio de cirugía de Breslau, de un cáncer de estómago del que fue operado sin éxito. Su sucesor, el profesor Garre, como era habitual en aquella época, trajo consigo a todo su equipo, por lo que Sauerbruch y los demás cirujanos tuvieron que abandonar Breslau. Primero se trasladó a Greifswald, donde conoció a Ana, la que después sería su esposa, y en 1907 a la Universidad de Marburgo. Fueron años en los que la cirugía de tórax y la cámara de presión negativa quedaron a un lado, pues no encontró ni interés ni medios para ello.

VIAJE A LOS ESTADOS UNIDOS

Por aquellos años fue invitado por la Sociedad Quirúrgica de América a dar unas conferencias en los Estados unidos. Por supuesto, llevó consigo una cámara de presión negativa perfectamente desmontada y embalada. Visitó Nueva York y la Clínica Mayo en Rochester. Sus conferencias fueron atendidas por numerosos especialistas, pero nadie se interesó por ver en funcionamiento la cámara de presión negativa. El interés de los americanos se centraba más en el problema de la apendicitis aguda, proceso casi siempre mortal en aquellos tiempos. Demasiado coctel y demasiada apendicitis, fue literalmente el resumen que Sauerbruch hizo del viaje.

EN LA UNIVERSIDAD DE ZÚRICH

En 1919, la Universidad de Zúrich ofrece a Sauerbruch el puesto de jefe de cirugía para sustituir al profesor Rodolfo Krönlein, que se retiraba por motivos de salud. Precisamente fue Krönlein el primer cirujano que realizó la extirpación del apéndice en un caso de apendicitis aguda, señalando así el camino a los futuros cirujanos.

La Universidad de Zúrich tenía los medios económicos y técnicos para que Sauerbruch desarrollara en toda su plenitud la cirugía de tórax. Ya era muy conocido en este campo de la cirugía y fue muy bien recibido por la comunidad científica de toda Suiza. La gran cantidad de sanatorios antituberculosos de ese país le proporcionaron numerosos pacientes para su cámara de presión negativa. Atendía no solo a los enfermos de los servicios públicos, sino también a un gran número de pacientes privados que acudían de todos los países del mundo, hasta el punto que costeó de su propio bolsillo la construcción de una clínica privada solo para sus pacientes. Como anécdota, atendió de un absceso bucal a un joven estudiante ruso sin recursos llamado Ulianov, más tarde conocido como Lenin. También tuvo la oportunidad de tratar al «viejo Rothschild», el primero de esa dinastía financiera. Otro paciente ilustre fue el entonces destronado rey Constantino de Grecia (eran días de la Primera Guerra Mundial), que en aquellos momentos no pudo pagar sus honorarios, pero que, una vez repuesto en el trono, pagó su deuda hasta el último céntimo.

La Primera Guerra Mundial

En 1914 comienza la Primera Guerra Mundial. Sauerbruch, como buen patriota, pide licencia temporal en la Universidad de Zúrich y se ofrece como voluntario al Ejército alemán. Es nombrado cirujano del XV Cuerpo de Ejército con base en Estrasburgo. Trabajó en los hospitales de sangre tratando a los heridos. Esta experiencia le llevó al diseño de unas prótesis de mano y de brazo para rehabilitar a los abundantes amputados que resultaron en aquella contienda.

En 1915, todavía en plena guerra, un convenio de buena relación entre Suiza y Alemania permite a Sauerbruch reintegrarse a su puesto de Zúrich. A su regreso, el ambiente no era el mismo. Aunque Suiza era formalmente un país neutral, no todos los médicos y estudiantes de su servicio lo eran. Su mal carácter y trato despótico a sus subordinados (características bien conocidas de Sauerbruch de siempre) y el hecho de que varios de sus ayudantes médicos eran alemanes fueron la base de varias denuncias sobre el carácter alemán de nuestro cirujano. El ambiente ya nunca fue el mismo. Además, durante esta segunda estancia en Zúrich cruzaba frecuentemente la frontera alemana para atender a los heridos de guerra en un hospital de la cercana ciudad de Singen. Cada vez que cruzaba la frontera los aduaneros suizos le sometían a un concienzudo registro, pues a veces llevaba consigo instrumentos quirúrgicos, lo que podía considerarse exportación a un país en guerra, lo que sería contrario a la neutralidad de Suiza.

El prestigio internacional como cirujano de Sauerbruch fue utilizado por el Gobierno alemán, y Sauerbruch se prestó gustoso a ello. En 1918, todavía en plena guerra, fue llamado a Berlín por el emperador Guillermo II, quien le pidió personalmente llevar cartas confidenciales al rey Fernando de Bulgaria y al sultán de Turquía en Estambul. Esta misión era secreta y el emperador confiaba en que Sauerbruch, bajo su condición de cirujano famoso, vestido con el uniforme alemán de inspector médico, podría hacer el viaje sin despertar sospechas, pues parecería un viaje por motivos profesionales. Esta misión se llevó a cabo sin complicaciones.

REGRESO A ALEMANIA

En el verano de 1918, los alemanes, incluso los más militaristas, estaban convencidos de que la guerra estaba perdida. En este ambiente, las fuerzas políticas proclaman la República de Weimar, por el nombre de la ciudad donde se tomó esta decisión. El emperador Guillermo II abdica y se exilia en Holanda.

En esta situación, Sauerbruch decide abandonar Zúrich y trasladarse a Múnich a dirigir el servicio de cirugía de su universidad. El rey de Baviera (hay que recordar que hasta el final de la guerra la gran Alemania estaba constituida por 21 pequeños estados entre monarquías, grandes ducados, ducados y principados) le nombra consejero de la corte y médico general del Ejército bávaro. Fue el último nombramiento del rey de Baviera, pues comenzó la revolución.

El colapso político de Alemania tras la derrota militar lleva a la insurrección en toda la nación con la aparición de protagonistas hasta entonces inéditos. Socialistas, comunistas, sindicatos y patronales pugnan por conseguir su cuota de poder. El Gobierno utiliza al Ejército para sofocar duramente estas insurrecciones. Baviera no era la excepción. El socialista Kurt Eisner, dirigente populista en Múnich, es asesinado de un disparo y se proclama la república comunista de Baviera.

CONDENADO A MUERTE

El asesino de Eisner fue un joven teniente, el conde Antón de Arco. Durante el atentado, fue gravemente herido en el cuello y llevado al hospital universitario donde fue operado por Sauerbruch. El paciente sobrevivió a la intervención y fue ocultado en una buhardilla, pues los comunistas le buscaban para ajusticiarle. Pero finalmente fue encontrado y Sauerbruch fue condenado a muerte, como cómplice, por un tribunal popular. La sentencia no llegó a cumplirse, ya que fue reconocido por un revolucionario antiguo paciente suyo, que organizó su fuga de la prisión en medio de toda aquella confusión revolucionaria.

La vida en Munich

Pasada la revolución, Sauerbruch reanuda su actividad quirúrgica. Por supuesto, no dispone de los medios y facilidades de Zúrich, pero poco a poco va normalizando su situación. Vuelve a tener prestigio y dinero, y disfruta de la vida social de la ciudad. Manda construir una cámara de presión negativa, pero no llega a usarla. La técnica de sobrepresión de Brauer había sido mejorada y se impuso en la cirugía de tórax.

Durante estos años comenzaron en Alemania los problemas del antisemitismo. Algunos miembros de la universidad, de raza judía, tuvieron que dimitir de sus cargos e incluso emigrar. En algunos casos, Sauerbruch intercedió por ellos, pero sin éxito. Fue en estos días cuando Sauerbruch conoció a Hitler, ya jefe de Estado del III Reich. Sauerbruch había operado de un bocio al general Ludendorff, héroe de la Primera Guerra Mundial. Hitler le llevaba un nombramiento de mariscal general, pero Ludendorff lo rechazó.

Como anécdota, mencionaremos que entre sus muchos pacientes famosos en Zúrich se encontraba Roentgen, el descubridor de los rayos X.

Finalmente, a Berlín

En 1927, el Ministerio Prusiano de Instrucción Pública le ofrece la jefatura de cirugía de la Universidad de Berlín. Tras mucho pensarlo, pues se encontraba muy a gusto en Múnich, Sauerbruch acepta y en 1928 toma posesión de su jefatura en el hospital universitario de la Charité de Berlín.

Son años de gran actividad quirúrgica, pero que quedan ensombrecidos por las relaciones de Sauerbruch con el nazismo. En su autobiografía apenas menciona esta relación, solo habla de casos clínicos y de algunos pacientes famosos, como el presidente del Reich Hindenburg, ya muy mayor y enfermo. Fue testigo de algunas de las reuniones de Hindenburg con su jefe de Gobierno, Hitler, y de comprobar la mala relación entre ambos.

La toma del poder por el nacionalsocialismo en 1933 fue bien recibida por Sauerbruch. También apoya la salida de Alemania de la Liga de Naciones y se opone a la vigente constitución democrática de Weimar.

No era posible mantener la equidistancia. Su ayudante de muchos años, desde Zúrich, el Dr. Nissen, era judío y su vida corría peligro. Aprovechando un viaje a Estambul con motivo de un congreso, Sauerbruch lo llevó con él. Desde Estambul, Nissen pudo viajar a los Estados Unidos, librándose así de una persecución segura. También fue miembro de la Sociedad de los Miércoles (por el día de la semana en que se reunían), fundada por Humboldt en el siglo XVIII. Esta sociedad, a la que Sauerbruch asistía regularmente, estaba formada por científicos de primer nivel. Muchos de ellos fueron ejecutados por su relación con el atentado contra Hitler del 20 de julio de 1944. Parece seguro de que Sauerbruch no estaba al tanto de la conspiración.

Pero muchos más episodios le relacionaron con el nazismo. Le fue otorgado el Premio de las Artes y Ciencias de Alemania, equivalente al Nobel del nacionalsocialismo. Fue jefe del Consejo de Investigación Científica del Reich. Fue general médico durante la Segunda Guerra Mundial. Tuvo que presenciar como trece de los profesores de la Charité fueron expulsados por ser judíos. Era amigo del Dr. Karl Brandt, médico personal de Hitler, que fue condenado y ejecutado en el proceso de Nuremberg.

EL FINAL

Sauerbruch continúa operando en un búnker del hospital de la Charité cuando, tras el colapso del Ejército alemán, las tropas rusas entran en Berlín. Finalizada la contienda, es desposeído de su cargo en la Charité y también cesa de su cargo del Consejo Municipal de Berlín. Sufre un proceso de desnazificación, que le declara inocente de crímenes de guerra. Tal vez por todos estos contratiempos, desarrolla comportamientos erráticos en el quirófano y aparecen signos de esclerosis senil, lo que le obliga a dejar de operar.

El Dr. Ferdinand Sauerbruch muere en Berlín el 2 de julio de 1951, un día antes de cumplir los 76 años.

Sauerbruch fue un hombre de su tiempo y, tal vez, su víctima. Gran cirujano, patriota alemán, fue absorbido por el torbellino de los cambios sociales y políticos del siglo XX que llevarían a dos guerras mundiales. Pero nada de esto nos puede hacer olvidar los grandes progresos de la cirugía del tórax que le debemos. Progresos que llevaron a salvar muchas vidas.

Para realizar este breve estudio sobre Ferdinand Sauerbruch nos hemos apoyado en los siguientes textos:

DEWEY, Marc y otros: *Ernst Ferdinand Sauerbruch and His Ambiguous Role in the Period of National Socialism.* Annals of Surgery. Volume 244, Number 2, August 2006.

SAUERBRUCH, Ferdinand: *Mi vida. Memorias de un gran cirujano.* Ediciones Destino 1961.

THORWALD, Jürgen: *El triunfo de la cirugía.* Ediciones Destino, 1960.

WILLIAM OSLER, EL ÚLTIMO MÉDICO TOTAL

William Osler es un genuino representante de la medicina clínica anglosajona de finales del siglo XIX y principios del siglo XX. Vive intensamente la experiencia, que también transmite a sus colaboradores y alumnos, del tránsito de la medicina precientífica a la medicina científica propiamente dicha. Participa directamente en el desarrollo de las facultades de Medicina más importantes de su tiempo (e incluso del nuestro), como son McGill en Montreal, Johns Hopkins en Baltimore y Oxford en Inglaterra.

Uno de sus logros más notables fue introducir cambios importantes en la formación de los médicos. Hasta entonces, una ligera formación teórica y corto espacio de tiempo al lado de algún médico con experiencia era suficiente. Osler introdujo le enseñanza reglada en la sala de disección primero y después en la sala de autopsias y en las salas de enfermos bajo la dirección de un profesor. Incluso hizo obligatorio pasar un año completo en el hospital antes de obtener el título de médico. Fue, sin duda, el primer programa de médicos internos.

William Osler no hizo ningún descubrimiento importante en la historia de la medicina, pero supo poner en valor de forma ordenada los nuevos descubrimientos según se producían. La anatomía patológica, la bacteriología, las vacunas y los principios de la salud pública, la química al servicio de los análisis clínicos formaron parte del ejercicio de la medicina. Y todo ello no sin esfuerzo, venciendo la resistencia de numerosos colegas frente a todo lo nuevo. Viaja a Europa, donde estaban las instituciones científicas y médicas más importantes de aquellos tiempos. Alllí conoce a investigadores de la talla de Virchow y Pasteur. También se cartea con Sigmund Freud.

Hoy, cien años después de su muerte, el espíritu de William Osler sigue estando presente en muchos aspectos de la medicina actual. La ciencia médica ha evolucionado mucho desde entonces, pero el espíritu sigue vigente. Dijo Osler, «la medicina no es simplemente una profesión, es sobre todo una forma de vida».

EL PRINCIPIO

El padre de William Osler, Featherstone Osler, era un pastor anglicano. Fue ordenado por el arzobispo de Canterbury en marzo de 1833 e inmediatamente enviado a Canadá, que formaba ya parte del Imperio británico, para remediar la escasez de pastores anglicanos en una tierra donde los metodistas se estaban imponiendo. En la primavera de ese mismo año, Featherstone y su esposa Ellen llegan a Canadá. Fue enviado a ejercer su ministerio al despoblado Alto Canadá, más o menos lo que hoy conocemos como la provincia de Ontario. El Bajo Canadá, poblada mayoritariamente por católicos de origen francés, es lo que hoy conocemos como Quebec.

NACE WILLIAM OSLER

Los Osler finalmente se instalan de forma estable en el pequeño poblado de Bond Head (nombre que conmemoraba al que fue gobernador del Alto Canadá, sir Francis Bond Head). Allí nacieron los hijos de esta familia. El octavo de ellos fue William, el futuro Dr. Osler, que nació el 12 de julio de 1849. Recibió en su propia casa una educación basada en el conocimiento profundo de la Biblia como correspondía a la casa de un pastor de la Iglesia de Inglaterra. A los 16 años de edad, ya un muchacho sano y fuerte que destacaba en la práctica del deporte, es enviado al Trinity College de la cercana ciudad de Weston para estudiar humanidades, tal vez pensando en tomar la carrera religiosa como su padre.

UN CAMBIO DE ORIENTACIÓN

En el Trinity College el estudio de humanidades y lenguas clásicas no entusiasmaba a William. Pero uno de sus profesores de clásicas, el reverendo Arthur Johnson, era muy aficionado a las ciencias naturales. Introdujo a William en el mundo de la botánica y la zoología. Aprendió a clasificar fósiles, semillas, plumas, insectos y demás ejemplares de la naturaleza. Pero además Johnson disponía de un microscopio, instrumento no fácilmente disponible en aquel ambiente. William quedó fascinado por lo que veía a través del microscopio. Su interés aumentó aún más cuando conoció a James Bovel, médico de Toronto y amigo de Johnson y también aficionado al microscopio. El estudio de las humanidades ya no parecía tan interesante.

SE HACE MÉDICO

En 1859, Darwin publica su obra fundamental sobre *El origen de las especies*. William la lee con interés, pese a ser una obra mal vista en los ambientes religiosos y bíblicos en los que vivía. Pero la balanza se inclinó hacia un lado y William ingresa en la Escuela de Medicina de Toronto en 1868. La enseñanza no era buena, no existía una biblioteca, los estudiantes pagaban directamente a los profesores, apenas había alguna práctica de disección y los pacientes del Hospital General de Toronto eran escasos y mal atendidos. Por eso, en 1870 se traslada a estudiar a Montreal en la Escuela de Medicina McGill, la mejor sin duda de todo Canadá. Aun así, la enseñanza no era comparable con la que se daba en las mejores universidades de Europa. Por eso, cuando William Osler termina en 1871 la carrera de Medicina, a los 22 años de edad, con los títulos de doctor en Medicina y licenciado en Cirugía, solo piensa en ir a Europa.

PRIMER VIAJE A EUROPA

En 1872 viaja a Londres. El viaje se lo costea con unos ahorros y un préstamo de su hermano Edmund. Se inscribe en la Universidad de Londres y acude al Guy Hospital, el University College Hospital y el St. Thomas Hospital, prácticamente lo mejor de Inglaterra. Inicialmente piensa en hacer alguna especialidad como la oftalmología, pero finalmente se decide por la medicina general, lo que hoy llamaríamos medicina interna. En una reunión de la Royal Society conoce a Charles Darwin.

En 1873 viaja a Alemania, concretamente a Berlín donde tiene la oportunidad de acudir a las clases que impartía Virchow, entonces uno de los científicos más importantes de Europa. Con él perfecciona la técnica de la necropsia que tan importante le iba a ser en el futuro. Osler dejó escrito que la minuciosidad de Virchow haciendo una autopsia era tal que podía durar varias horas. En 1874 se traslada a Viena, por entonces supuestamente la capital de la medicina mundial, donde acudían estudiantes de muchos países para completar su formación. De hecho, Osler encontró en Viena a más de 50 estudiantes norteamericanos. Pero Viena no le impresionó demasiado, «está infinitamente por debajo de Berlín». A finales de este año regresa a Canadá.

De vuelta en Canadá

Se instala en Montreal y es nombrado Profesor de Instituciones de Medicina en la Universidad de McGill. También acude al Hospital General de Montreal. Como los ingresos por su actividad académica eran escasos, también se dedica a la medicina privada, adquiriendo un gran prestigio que resulta en una abundante clientela y una situación económica desahogada.

Trabajador incansable, su dedicación a la medicina es total. Hace gala, y así se lo enseña a sus alumnos, de una exploración muy cuidadosa del paciente para llegar al diagnóstico (todavía no existía la radiología y los métodos de laboratorio eran primitivos) y realizaba personalmente las autopsias para confirmar el diagnóstico. En cuanto a la terapéutica, prescindió de todos los tratamientos empíricos sin utilidad demostrada, pero tan en boga en aquellos momentos y se limitó a prescribir los pocos fármacos de utilidad conocida (la quinina, la digital, los morfínicos y poco más) e insistió en las medidas higiénicas y en ayudar a la naturaleza de cada paciente a conseguir la mejoría. Al principio fue muy criticado por algunos de sus colegas, todavía atados a la medicina tradicional a base de sangrías y purgantes, por el limitado uso de los tratamientos habituales, pero William Osler ya había entendido que en la mayoría de los casos el remedio era peor que la enfermedad. Sus conceptos terminan por imponerse y extenderse hasta el punto de hacer de McGill una de las universidades médicas más importantes de Norte América.

Segundo viaje a Europa

En 1884, William Osler, ya convertido en un prestigioso internista, viaja de nuevo a Alemania. Allí retoma el contacto con su antiguo profesor Virchow. Pero, sobre todo, tiene la oportunidad de comprobar el nacimiento de una nueva disciplina, la bacteriología. Desde los primeros trabajos de Pasteur en París, esta disciplina avanzaba rápidamente. Osler pudo conocer de primera mano los trabajos de Robert Koch, descubridor de los bacilos causantes del carbunco, la tuberculosis y el cólera. Friedlander había cultivado el neumococo, causante de la neumonía. Por primera vez en la historia de la medicina se habían descubierto las causas directas de las enfermedades infecciosas, que comprendían la mayor parte de las enfermedades graves de aquellos años. Osler regresa a Montreal llevando consigo este cúmulo de nuevos conocimientos y muestra a sus estudiantes la etiología infecciosa de la tuberculosis unos meses antes de que llegase la primera publicación de Robert Kock describiendo su hallazgo.

A LOS ESTADOS UNIDOS

La Facultad de Medicina de la Universidad de Pensilvania en Filadelfia había sido durante más de cien años una de las más importantes del país. Pero las cosas podían cambiar. La Universidad de Harvard, un rival directo, había aumentado la carrera de Medicina a tres años cuando en Filadelfia era de dos años. Además, en la cercana ciudad de Baltimore existía un proyecto de fundar una nueva escuela de medicina. En Filadelfia, en toda la historia de su facultad los profesores siempre habían salido de su propia facultad. La endogamia era total y llegó el momento en que se pensó en romper esta tradición para mejorar y competir con las otras universidades. Así, en 1884 se ofrece al canadiense William Osler la cátedra de Medicina Clínica. Es el primer forastero y, además, extranjero en sumarse al profesorado. En Filadelfia, Osler destaca como profesor y también consigue ejercer la medicina privada con éxito. Lleva consigo su filosofía de medicina total desde la clínica, el laboratorio y la anatomía patológica (las autopsias) y llega a crear una escuela de alumnos y colaboradores que consolidarían el futuro de la universidad.

Mientras tanto en Baltimore, en el vecino estado de Maryland, las cosas se movían. El comerciante, financiero y millonario Johns Hopkins, fallecido en 1833, había dejado un legado de 7 millones de dólares, para construir una escuela de medicina. De esta fabulosa cantidad para la época,

2'5 millones debían ir destinados a la construcción de un hospital que fuese el mejor del mundo. La fundación constituida para el caso contrató a los mejores gestores y constructores del país. En 1884 la Universidad Johns Hopkins ya estaba constituida, así como el hospital y comienza a organizar su Facultad de Medicina. William Osler es contratado como profesor de Teoría y Práctica de la Medicina. En 1888 se traslada definitivamente a Baltimore.

Osler se convierte en un pilar fundamental del hospital Johns Hopkins. Allí coincide con algunos de los médicos que escribirían el futuro de la medicina mundial como Halsted y Cushing (este último, por cierto, escribiría la primera biografía de William Osler años después). Cuando por fin la Facultad de Medicina echa a andar, Osler es nombrado decano. Es entonces cuando publica su obra magna, *The Principles and Practice of Medicine,* que en los años siguientes realizaría más de diez ediciones. Este tratado fue el libro de texto fundamental para varias generaciones de médicos de habla inglesa. En 1882 se casa con Grace Gross, viuda de uno de los cirujanos más importantes del momento, el Dr. Samuel Gross.

De nuevo en Baltimore, Osler aplica los nuevos conceptos de la enseñanza de la medicina, copiando algunos de los procedimientos que había conocido en sus viajes por Europa. Instituye por primera vez el internado, es decir, que los alumnos del último año de la carrera tenían que permanecer en el hospital para completar su formación. También, y por primera vez, sacó a los estudiantes de las aulas y los llevó a las salas de enfermos para enseñarles en directo los métodos de exploración y diagnóstico. Utiliza por primera vez en los Estados Unidos un aparato para medir la tensión arterial y es también el primero en utilizar el extracto de tiroides para el tratamiento de la insuficiencia tiroidea. Como los emolumentos como profesor no eran importantes, Osler, al igual que los otros profesores de Hopkins, se aplicó con éxito en la consulta privada. Esto le proporcionó importantes ingresos económicos que fueron mal vistos por otros colegas. Fue entonces cuando se suscita la controversia sobre si los miembros de la facultad deben serlo con dedicación exclusiva o si se les ha de permitir el ejercicio privado fuera de la universidad. Esta controversia haría correr ríos de tinta en los Estados Unidos durante la siguiente generación. Es también en estos años cuando William Osler inicia su interés por los libros antiguos y adquiere ediciones de algunos ejemplares de Platón, Cicerón y Shakespeare, entre otros.

LA ETAPA FINAL: OXFORD

La paulatina transformación de Johns Hopkins en una institución más inclinada a la investigación y a la dedicación exclusiva de sus profesores hizo pensar a Osler que su etapa en esta universidad estaba llegando a su fin. Al mismo tiempo, en Inglaterra pasaban cosas. La Universidad de Oxford estaba en horas bajas y su Facultad de Medicina no tenía el nivel mínimo exigido. Sus alumnos estudiaban un año en Oxford, pero después debían trasladarse durante otro año a los hospitales de Londres para completar su formación práctica. Después regresaban a Oxford para los exámenes finales. Así las cosas, la Universidad de Oxford ofrece a William Osler, ya convertido en una eminencia reconocida mundialmente, el puesto de profesor regio de Medicina. Este puesto es más bien representativo y tiene algunas, pero pocas, obligaciones clínicas. Osler, con 56 años, piensa que podría ser un buen colofón para su carrera y finalmente acepta.

En 1905, William Osler, su esposa Grace y su hijo Revere se instalan en el n.º 7 de Norham Gardens de Oxford, residencia que iba a ser un foco de vida social y profesional durante los años siguientes. Allí recibió a escritores como Mark Twain y Rudyard Kipling. También fue centro de reunión para los numerosos estudiantes americanos que acudían a Oxford como becarios de la fundación Rhodes.

Pero todo esto no suponía una dejación de sus obligaciones médicas. Osler acudía semanalmente a su consulta de la Radcliffe Infirmary, el gran hospital de Oxford. Revisó varias ediciones y puso al día *The Principles and Practice of Medicine,* que seguía siendo muy popular y le proporcionó importantes ingresos. Dedicó algún tiempo a sus pacientes privados y a aumentar su colección de ediciones de libros antiguos. En 1912 fue nombrado baronet por el rey y así se convirtió en sir William Osler.

La Gran Guerra

La Primera Guerra Mundial supone un cisma importante en el campo de la medicina. Alemania y el Imperio austrohúngaro declaran la guerra a las potencias de la Entente, entre las que se encuentra el Reino Unido. Los científicos alemanes y austriacos, considerados los mejores del mundo y con los que habían estudiado muchos médicos europeos y americanos, entre ellos William Osler, apoyaron a Alemania. Esto iba a suponer, a la postre, el final de la hegemonía médica de Alemania, que ya nunca se recuperaría. Pero además la guerra supuso una tragedia personal para la sociedad británica, incluyendo a su clase médica. Miles de jóvenes, muchos de ellos hijos de médicos, murieron en acto de combate. Gran Bretaña se llenó de familias que lloraban la desaparición de uno o varios de sus hijos. La muerte estaba por todas partes. El 29 de agosto de 1917 Revere, el hijo único de los Osler, que militaba en la 59 Brigada de la Real Artillería de Campo, es alcanzado por la explosión de un proyectil alemán y muere. Fue enterrado en el mismo campo de batalla, en Bélgica. Los Osler pierden a su único hijo, pérdida de la que no se recuperarán nunca.

El final

Terminada la guerra, Osler, que había envejecido rápidamente a causa de tanta tragedia, vuelve a la actividad para intentar olvidar. Reanuda sus consultas en el Radcliffe Infirmary y, sobre todo, dedica tiempo a catalogar su enorme biblioteca de libros clásicos e incunables médicos.

El 6 de octubre de 1919, Osler tuvo un episodio de bronquitis, otro más de los tantos que había tenido en su vida. Parecía que los bronquios eran su punto débil, pero en esta ocasión no se recuperó tan rápidamente como otras veces. La fiebre subió y los síntomas se agravaron. El propio Osler se diagnosticó a sí mismo una pleuresía infectada. En su esputo se cultivó un *Haemophilus influenzae*. Los antibióticos no existían todavía y los remedios sintomáticos no surtieron efecto. Un derrame pleural tuvo que ser evacuado en dos ocasiones mediante punción, obteniéndose una gran cantidad de líquido purulento. El diagnóstico era de absceso pulmonar.

Sir Charles Gordon-Watson, un destacado cirujano de Londres, fue llamado para realizar una toracotomía. En el propio dormitorio de Osler, extirpó 12 cm de la novena costilla derecha de Osler y evacuó el pus, dejando un drenaje. Nada dio resultado. William Osler, uno de los médicos más famosos de su tiempo, falleció el 28 de diciembre de 1919 a los 70 años de edad.

El cuerpo de William Osler fue incinerado. Sus cenizas, junto a las de su esposa Grace, que murió en 1928, reposan en la Osler Library de la Universidad de McGill en Montreal. Su cerebro, extraído durante la autopsia según había dejado ordenado Osler, fue depositado en el Instituto Wistar de Anatomía y Biología de Filadelfia, que el propio Osler había contribuido a crear.

El legado de Osler

William Osler ha sido el último médico total en una época en que la especialización dejaba atrás los tiempos en que los médicos generales —los internistas que llamamos hoy— abarcaban todos los campos de la medicina. No hizo ningún descubrimiento importante y su nombre apenas aparece unido a un par de enfermedades como la policitemia vera o enfermedad de Vaquez-Osler y a los nódulos de Osler de la endocarditis bacteriana. Pero tuvo una gran influencia en la medicina de su tiempo, en gran parte debido a su personalidad arrolladora. Nunca ningún otro médico clínico ha influido tanto sobre sus colegas y estudiantes. Su texto *The Principles and Practice of Medicine* ha sido el libro de cabecera de varias generaciones de médicos de habla inglesa y, por tanto, de todo el mundo. Revolucionó la enseñanza de la medicina, trasladando las áridas lecciones en el aula a la cabecera del enfermo y a la sala de autopsias. Aplicó el concepto de médico interno por primera vez, concepto que todavía persiste en nuestro tiempo, que es imprescindible que la enseñanza se traslade al hospital.

Su formación humanista nos dejó un consejo. Aunque la medicina sea vuestra vocación, decía, cuidad también de tener alguna distracción u ocupación accesoria para manteneros en contacto con el mundo del arte, de las ciencias y de las letras. Este consejo sigue estando vigente en un mundo en el que la medicina tiende a convertirse en mera técnica que ha puesto en peligro la relación médico-enfermo, que es el núcleo duro de ser médico.

Para la realización de este testo hemos recurrido fundamentalmente a estas obras:

OSLER, William: *Una vida entregada a la Medicina*. Michael Bliss. Oxford University Press 1999. Ed. Española por Ergon, 2006.

INGLIS, Brian: *Historia de la Medicina*. Ediciones Grijalbo, 1968.

Principles of Internal Medicine. Harrison. McGraw Hill.

EL DR. BALMIS Y LA EXPEDICIÓN QUE LLEVÓ LA VACUNA DE LA VIRUELA A AMÉRICA

Esta es la historia de un pequeño grupo de españoles, dirigidos por un médico, que a principios del siglo XIX llevaron la recién descubierta vacuna de la viruela a América y Filipinas. Con los medios primitivos de que disponían, pero con una gran fe en su misión, fueron pioneros en el control de esta grave enfermedad a nivel mundial. Se trata de una verdadera epopeya atravesando océanos, selvas y desiertos, pasando todo tipo de calamidades y sin esperar ninguna recompensa. Algunos perdieron la vida y solo uno pudo regresar a su patria. Lo contamos, porque no es fácil encontrar este episodio reflejado en los libros de historia, más interesados en las guerras y las batallas.

La terrible enfermedad de la viruela

La viruela es una enfermedad infecciosa transmisible que se manifiesta de forma epidémica. En Occidente tenemos testimonios desde la Edad Media. Parece que en esta época era una enfermedad no muy común y que afectaba principalmente a niños. Es a partir del siglo XVII cuando aparece en los informes como una enfermedad más virulenta y con tasas de mortalidad elevadas. Tenemos testimonios de epidemias de viruela en Londres en el siglo XVII con 1.500 fallecidos y en Berlín durante el siglo XVIII con más de 7.000 muertos. En España, en el siglo XVIII se informa de una mortalidad por viruelas del 40 % de los afectados. Era, pues, una enfermedad terrible.

En la América precolombina la viruela era desconocida al igual que muchas otras infecciones transmisibles. Los primeros colonizadores españoles llevaron consigo la viruela y contagiaron a los indígenas. Muchos de los colonizadores habían pasado la enfermedad y eran inmunes, pero entre los indios americanos provocó verdaderos estragos y diezmó las poblaciones de forma significativa. Tenemos el testimonio del padre Bartolomé de las Casas en 1518, en el que manifiesta que en la isla La Española la epidemia

67

de viruela produjo una enorme mortandad y solo sobrevivieron un millar de indios. En 1802, en Santa Fe de Bogotá, una epidemia de viruela duró dos años, falleciendo el 13 % de los afectados. Las autoridades coloniales pedían ayuda al gobierno de España. La gravedad de la situación y el miedo de la población a esta terrible enfermedad dieron lugar a que falsos médicos, curanderos y chamanes utilizasen remedios inútiles e incluso perniciosos.

LA VACUNA

Antes de descubrirse una vacuna contra la viruela, ya era conocida una circunstancia esclarecedora: aquellos individuos que habían sobrevivido a la enfermedad no la volvían a contraer en una nueva epidemia, es decir, que quedaban inmunes.

LOS PRIMEROS INTENTOS

Esto llevó a varios intentos de vacunación. Parece que ya de antiguo se intentó en países orientales y en el siglo XVII se realizaba de forma habitual en el Imperio otomano. Se realizaba tomando con una aguja un poco de líquido de una pústula variolosa e inyectándolo en la piel del individuo a vacunar. Esta técnica se aplicó de forma intermitente en varios países europeos, pero no fue hasta el año 1721 cuando lady Montagu, esposa del embajador británico en Estambul, a su regreso a Inglaterra inoculó a sus hijos con esta técnica, al parecer con buenos resultados. Muchos miembros de la nobleza británica se apuntaron a este método y la vacunación conoció cierta popularidad. Aun así, no estaba exenta de riesgos, pues fácilmente podía provocar la enfermedad en lugar de la inmunidad. La comunidad científica rechazó esta medida e incluso el Parlamento británico prohibió esta práctica. Pero de alguna forma pasó a las posesiones inglesas de América y, de allí, a algunos países de la América hispana.

EL DR. EDWARD JENNER

No fue hasta 1796 cuando el Dr. Edward Jenner, un médico rural inglés, se dio cuenta de algo que sería trascendental para el desarrollo en una vacuna contra la viruela, vacuna eficaz, inocua y fácil de conseguir y de administrar. Jenner observó que las jóvenes que trabajaban en granjas ordeñando vacas contagiaban sus manos con la variedad de viruela vacuna. Esta variedad de viruela producía una leve enfermedad local en el ganado, pero era inocua para el ser humano. Pero lo fundamental de este hallazgo es que estas jóvenes quedaban inmunizadas contra la viruela y no la contraían en sucesivas epidemias. Era así posible obtener una muestra de viruela vacuna e inmunizar sin riesgo a la población. Así surge el nombre de vacuna, por obtenerse de la vaca. Por extensión, el nombre se aplica a todas las inmunizaciones.

Pero el hallazgo del Dr. Jenner no fue aceptado por la comunidad médica de Inglaterra. Jenner escribió un informe de 70 páginas, pero la Royal Society, la institución científica más importante del país, se negó a publicarlo por considerarlo intrascendente. Jenner lo publicó por su cuenta con gran éxito. Fue traducido a todos los idiomas europeos, excepto el español. Por su simplicidad e inocuidad, la vacuna del Dr. Jenner se extendió por todo el mundo. Solo había un problema. En aquellos tiempos no existía una forma de transportar la vacuna de forma eficaz. Había que obtener la muestra de pus vacuno directamente del animal o de alguna persona infectada. También se intentó transportar el pus entre dos cristales para regenerarlo más adelante, disolviéndolo en agua, pero no siempre se obtenía un producto eficaz.

El Dr. Balmis

Francisco Xavier Balmis nace en Alicante el 2 de diciembre de 1759. Su abuelo, su padre y sus tíos se dedicaban a la cirugía, en el concepto de cirujano que se tenía en aquellos tiempos, como una profesión separada de la de médico. Por ejemplo, un tío y su cuñado pertenecían al gremio de sangradores, barberos y cirujanos.

El joven Balmis estudia latín, humanidades y filosofía, exigencia previa para aspirar a convertirse en cirujano latino, profesión a la que aspiraba.

A los 17 años ingresa como practicante en el Hospital Militar de Alicante. Embarca como cirujano militar en la expedición para la toma de Argel, al mando del general O'Reilly. La expedición fracasa, pues, aunque consiguen tomar la ciudad, no son capaces de mantenerse por falta de apoyo que no llega.

Regresa a Alicante, y en 1777, tras realizar el examen correspondiente, es autorizado para ejercer el arte de sangrar, sajar, echar ventosas y sanguijuelas, y sacar dientes y muelas. En 1778 se examina en el Tribunal del Protomedicato de Valencia y obtiene el título de cirujano.

En 1779 ingresa en el cuerpo de Sanidad Militar y es destinado a México. Ejerce en el Hospital Militar Amor de Dios de la capital mexicana y dedica parte de su tiempo a estudiar la botánica de las plantas medicinales. En 1790 ya está de vuelta en España.

La Real Expedición Filantrópica de la Vacuna

La idea

En 1803, el Dr. Balmis comienza las gestiones para organizar una expedición con la que llevar la vacuna contra la viruela a tierras de América. Bien conocía Balmis la situación por su experiencia como médico en México.

El concepto de filantropía se deriva de la influencia de la Ilustración en España y su visión moderna y laica de la sociedad. La enfermedad es considerada como un fenómeno natural y no como un castigo divino por criterios religiosos. Su solución era una obligación social basada en el humanitarismo y la solidaridad, y no por la caridad. Estos nuevos valores fueron determinantes para impulsar esta expedición que, tal vez por primera vez, no tenía un propósito económico y comercial para obtener riquezas del Nuevo Mundo, como el oro y la plata, sobre todo.

En cualquier caso, fue la Real Orden de Carlos IV del 6 de junio de 1803 la que dispone que se organice una expedición científica para llevar la vacuna contra la viruela a todas posesiones de la Corona Española en América y Filipinas.

La financiación del proyecto

Al principio se pensó en organizar la expedición por medio de voluntarios no remunerados, como expresión de la filantropía. Pero la complejidad del proyecto obligó a cambiar la idea por un concepto más práctico y bien financiado. Esta financiación correría a cargo de la Real Hacienda, que se haría cargo de los sueldos, fletes, manutención y equipamiento. Se buscó un barco con características más de rapidez que de comodidad, fletándose finalmente la corbeta María Pita.

También habrían de contribuir a la financiación de esta empresa las administraciones de los territorios americanos e, incluso, la Iglesia por medio de sus diezmos eclesiásticos, como expresión de la caridad que se les daba por supuesta.

Cómo se organiza la expedición

El cuadro médico quedó formado con un director, el propio Dr. Balmis, y un subdirector, el Dr. José Salvany, médico militar catalán, afincado en Madrid, donde sirvió como médico del Real Cuerpo de la Guardia Valona. Además, la expedición incorporaba a otros dos cirujanos, tres enfermeros y dos practicantes, uno de ellos sobrino del Dr. Balmis.

Un problema a resolver era cómo trasportar la vacuna. Un método consistía en trasportar el líquido vacunal entre dos cristales. Era un método conocido, pero poco práctico. Se pensó en llevar ganado infectado como portador de la vacuna, pero el problema logístico era importante. Por fin se decidió llevar el líquido vacunal en personas vivas infectadas en un brazo por la viruela vacuna y pasarlo de brazo en brazo para mantenerlo activo. Para ello se utilizarían 22 niños, cuatro de la Casa de Desamparados y Expósitos de Madrid y el resto de la Casa de Expósitos de La Coruña, ciudad de la que finalmente partiría la expedición. Ha llegado hasta nosotros el nombre de cada uno de estos niños.

La rectora de la Casa de Expósitos de La Coruña acompañaría a los niños y sería responsable de su cuidado tanto durante el viaje como durante su estancia en América. Su dedicación fue fundamental para el éxito de la expedición, pues todo dependía de la buena salud de estos niños portadores de la vacuna. El nombre de esta rectora ha llegado hasta nosotros de forma confusa, ya que no se puso mucha atención a este detalle, tal vez por considerar que su función era secundaria. Isabel Zendala Gómez, Isabel Gómez Sandalla e Isabel Cendal son algunos de los nombres con que figura.

La Real Expedición Filantrópica de la Vacuna en marcha

La expedición, a bordo de la corbeta María Pita, sale del puerto de La Coruña el día 30 de noviembre de 1803. El plan es llegar a Caracas y allí dividirse en dos expediciones: una iría al norte hacia América Central, México y Filipinas; la otra iría hacia el sur a Nueva Granada y el Perú.

Tras diez días de navegación la expedición llega a las islas Canarias, concretamente a Tenerife, el día 9 de diciembre. Aprovechan para vacunar en todas las islas del archipiélago. Abandonan Tenerife el 6 de enero de 1804 con dirección a Puerto Rico, a donde llegan el 9 de febrero. De allí a Caracas, a donde llegan el 30 de marzo, día de Viernes Santo. Son muy bien recibidos tanto por las autoridades coloniales como por la sociedad criolla. La vacunación comienza inmediatamente, incluyendo a la población indígena. Se adiestra a distintos grupos entre los médicos y sanitarios locales para que sea más fácil llevar la vacuna a zonas del interior y para continuar la inmunización cuando la expedición abandonase Venezuela, porque, a partir de este momento, la expedición iba a dividirse como estaba previsto.

Un grupo marcha al sur

El día 8 de mayo de 1804 un grupo al mando del cirujano José Salvany se pone en marcha. Le acompañan un ayudante cirujano, un enfermero, un practicante y cuatro niños. Llegan a Cartagena de Indias donde proceden a vacunar a la población y a adiestrar en la técnica de la vacuna a los sanitarios locales. De Cartagena parten en dirección a Santa Fe (Bogotá) con diez niños más que habían reclutado. El trayecto a través de la selva y atravesando ríos caudalosos es difícil y peligroso, pero finalmente llegan a su destino el 17 de diciembre de 1804. Son muy bien recibidos y encuentran mucha ayuda tanto por el Gobierno colonial como por los eclesiásticos, que les facilitan el contacto y la confianza de los indígenas. En los tres meses escasos que permanecen en Santa Fe vacunan a más de cincuenta mil personas.

La expedición dirigida por Salvany sigue su camino atravesando selvas, ríos e, incluso, la cordillera de los Andes, sufriendo toda clase de penalidades y enfermedades. Pero el afán de cumplir su misión les da fuerzas para llegar a Guayaquil, Quito, Lima e incluso a La Paz, ciudad que en aquellos tiempos formaba parte del virreinato de Buenos Aires. Agotado y enfermo el ya delicado de salud José Salvany, fallece en la ciudad de Cochabamba el 21 de julio de 1810. Fueron seis años de durísimo esfuerzo en condiciones adversas en los que llevaron la vacuna contra la viruela a un extenso territorio. Sin arredrarse por esta grave pérdida, sus colaboradores continuaron la misión y llevaron la vacuna a Chile.

OTRO GRUPO MARCHA AL NORTE

El mismo día que el grupo de Salvany sale rumbo al sur, el Dr. Balmis y su expedición salen rumbo al norte. El grupo lo componen, además de Balmis, un ayudante, un practicante, dos enfermeros y los niños a cargo de Isabel Zendala. A bordo de la corbeta María Pita llegan a La Habana el 26 de mayo. No permanecerían mucho tiempo en esta ciudad, pues comprobaron que la vacunación contra la viruela ya estaba siendo practicada eficientemente por el médico local, el Dr. Tomás Romay, usando fluido obtenido directamente de algunos enfermos. El 18 de julio llegan a Yucatán, en la costa de México. Allí la expedición de nuevo se desdobla con un grupo que se dirige a Guatemala, pasando por Mérida y Chiapas, vacunando a su paso. Balmis y su grupo se dirigen a Ciudad de México, donde vacunan tanto en esta ciudad como en otras ciudades vecinas en las que organizan juntas de vacunación para continuar las inmunizaciones.

Tras dos meses en México, Balmis organiza el que sería el último trayecto de la expedición que, recordemos, debía visitar todas las posesiones del rey de España. Su próximo destino eran las Islas Filipinas y el grupo lo componían Balmis, un practicante y un enfermero con 26 niños reclutados en México. Los niños españoles se quedarían en esta ciudad a cargo de su cuidadora, pues se consideraba que habían cumplido su misión con creces.

No es posible fletar un barco exclusivamente para esta expedición y el viaje ha de realizarse en un barco de ruta regular, el navío Magallanes. Salen del puerto de Acapulco el 7 de febrero de 1805 y, tras un incómodo viaje, llegan a Manila el 15 de abril. Encuentran mucha ayuda del gobierno local y de la población en general y la vacunan de forma ordenada en muchas de las islas del archipiélago. Terminada su misión, el grupo regresa a México en la nao de trayecto regular a Acapulco. Regresan con todos los niños mexicanos que se reintegran a sus respectivas familias.

Puede decirse que en este regreso finaliza la misión de la Real Expedición Filantrópica de la Vacuna.

EL REGRESO DEL DR. BALMIS

Todos regresaron a México, excepto el Dr. Balmis, quien había decidido volver por su cuenta a España por otra ruta y completar una vuelta al mundo. De Manila viaja a Macao, colonia portuguesa, el 3 de septiembre de 1805, en una navegación difícil y peligrosa por los huracanes y los piratas. Aprovecha su estancia en esta ciudad para vacunar junto a los sanitarios locales. En febrero de 1806 toma un barco de la ruta Macao a Lisboa con escala en la isla de Santa Elena. Llega a la capital portuguesa el 14 de agosto de 1806.

Balmis se encuentra que en ese momento España y Portugal estaban en guerra, pero consigue llegar a Galicia en una pequeña embarcación. El 7 de septiembre de 1806 llega a Madrid y besa la mano del rey Carlos IV, dando por finalizada la expedición.

Lo que queda de todo esto

La Expedición Filantrópica de la Vacuna fue el primer intento de llevar una campaña sanitaria a nivel mundial. El éxito fue extraordinario. La expedición administró directamente más de dos millones de vacunas y dejó implantada una red de juntas de vacunación, cuyos resultados eran controlados por las cartillas de vacunación, que continuaron de forma permanente la lucha contra la viruela en el muy extenso territorio administrado por España. Hay que reconocer el protagonismo y el mérito de la expedición del Dr. Balmis en la lucha contra esta terrible enfermedad. En 1979 se daría el último caso de viruela en el mundo y en 1980 la Organización Mundial de la Salud declaró que la viruela había sido erradicada en todo el mundo. Podemos decir que todo empezó con la expedición del Dr. Balmis.

En cuanto al Dr. Francisco Xavier Balmis, regresó a España después de completar su misión y dar la vuelta al mundo. Fue el único miembro de la expedición inicial que regresó a su patria. Los demás quedaron en América. Algunos, como el Dr. Salvany, fallecieron. Otros hicieron de América su nueva patria. Otros intentaron regresar, pero el comienzo de las guerras de independencia de las colonias hizo el viaje imposible. Todos los niños y su cuidadora se quedaron allí.

El Dr. Balmis tuvo algunos problemas cuando llegó a España en 1806, con la invasión napoleónica en marcha. Simpatizante del rey José I, fue claramente un afrancesado. Cuando los ejércitos franceses fueron derrotados y abandonan España, Balmis fue duramente represaliado y sus bienes confiscados, teniendo que abandonar Madrid y marchar primero a Sevilla y después a Cádiz.

Finalmente, se levantaron las sanciones y en 1810 regresa a México como comisionado para evaluar los resultados de la vacunación. Como médico militar participa en la guerra contra los insurrectos en las batallas libradas en las ciudades mexicanas de Valladolid y Jalapa. Regresa a España en 1812.

Durante sus últimos años, el Dr. Balmis fue reconocido y apreciado por sus colegas. Fue nombrado vocal de la Junta Superior Gubernativa de Cirugía y miembro de la Academia Médica Matritense. Fallece en Madrid el 12 de febrero de 1819.

Para realizar este artículo nos hemos ayudado de las siguientes referencias:

BALAGUER, Emilio; BALLESTER, Rosa; SOLER, Emilio y otros: *Balmis contra la viruela*. Ejemplar monográfico de la revista *Canelobre*. N.º 57, 2010-2011. Editado por la Diputación de Alicante.

Historia social y económica de España y América, volumen V. Dirigida por J. Vicens Vives. Ediciones Vives Bolsillo, 1972.

MCNEILL, William H.: *Plagas y pueblos.* Editorial Siglo XXI, 2016

SÁNCHEZ RON, José Manuel: *El país de los sueños perdidos.* Editorial Taurus, 2020.

Nuestros lectores pueden consultar el artículo «Los médicos en España en el siglo XIX, en el apartado Práctica Médica en la Historia.

WILLIAM HARVEY, EL HOMBRE QUE NOS ENSEÑÓ LA CIRCULACIÓN DE LA SANGRE

William Harvey fue un médico inglés del siglo XVII formado en la estricta medicina galénica imperante en aquel tiempo. Su espíritu inquisitivo y su gran capacidad de observación le llevaron a realizar, por su cuenta y sin ninguna ayuda, numerosos experimentos sobre cadáveres humanos y animales que le llevaron a demostrar que la circulación de la sangre no tenía nada que ver con lo que Galeno había enseñado. A pesar de lo evidente de sus demostraciones, su hallazgo fue rechazado por la mayoría de sus colegas médicos e incluso de los anatomistas. Simplemente Galeno no podía estar equivocado. Monárquico convencido, la llegada de la República de Cromwell y la ejecución de rey Carlos I le llevaron al destierro y a la confiscación de sus bienes. Los últimos años de su vida fueron difíciles debido a la enfermedad y la relativa soledad. Murió con la esperanza de que su teoría de la circulación de la sangre algún día fuera reconocida por la ciencia internacional, como así fue, aunque William Harvey no vivió para disfrutar de su triunfo.

EL COMIENZO

William Harvey nace en abril de 1578 en la ciudad inglesa de Folkestone, en el condado de Kent. Su padre, Thomas Harvey, era un próspero granjero y ganadero. Su madre, Joan Halke, era hija de otro granjero local. William sería el primer hijo de la pareja que posteriormente tendría otros seis hijos y dos hijas. Thomas Harvey tenía dos aspiraciones en la vida. La primera era aumentar su fortuna y ascender al nivel social de *gentleman*. Y la segunda, que sus hijos superasen a su padre.

EN LA ESCUELA PRIMARIA

A los diez años de edad William entra en la escuela primaria en Canterbury, la King's College, institución creada para la educación de jóvenes de clase baja, como los campesinos, y sin grandes medios económicos. En cualquier caso, no era frecuente que los hijos de los campesinos acudieran a la escuela. En este colegio, William estudia el latín y algo de griego y hebreo. Fue muy buen estudiante hasta el punto de que sus profesores decidieron que el chico merecía ir a la universidad, a pesar del esfuerzo económico que eso suponía.

En la Universidad de Cambridge. Se interesa por la Medicina

En 1593, William acude a la Universidad de Cambridge y se inscribe en el Caius College. Como era habitual se inicia en el estudio de las humanidades, las llamadas siete artes liberales. Es decir, el *trivium* (retórica, ética y lógica) y el *quadrivium* (música, aritmética, astronomía y geometría). La retórica incluía el latín, griego y hebreo. Llegó a dominar el latín y pudo leer con facilidad a Virgilio, Platón y Aristóteles en sus ediciones latinas. Completó con buena nota estos primeros cuatro años universitarios y se graduó en 1597.

Era el momento de continuar con estudios superiores y William se decide por la medicina. Es posible que en esta elección influyese su estancia en el Caius College, que fue creado por el médico John Caius, y que, además, ofrecía becas para ayudar a los estudiantes. El nivel de los estudios médicos en Inglaterra en general y en Cambridge en particular era inferior a lo que ofrecían las universidades del continente. Pero William se aplicó con interés al estudio haciendo uso de la biblioteca de la universidad. No era infrecuente en aquellos tiempos que los buenos estudiantes se trasladasen a alguna universidad del continente para completar su formación. Así, en 1599, William Harvey se traslada a la Universidad de Padua, donde su mentor John Caius también había estudiado. Era una universidad muy prestigiosa (Galileo Galilei era profesor de matemáticas y Andrés Vesalio había desarrollado sus estudios de anatomía). Pero, desde el punto de vista médico, Padua seguía a Galeno con un afán casi religioso. Criticar a Galeno equivalía a ser expulsado de la universidad.

LA MEDICINA DE GALENO

Galeno nace en la ciudad griega de Pérgamo en el año 129 de nuestra era, dentro de lo que era el Imperio Romano. Su formación médica era de base hipocrática, pero Galeno actualizó su doctrina y la completó con sus propios hallazgos. Confirmó la doctrina de los cuatro humores (bilis amarilla, bilis negra, sangre y flema) y sus correspondientes potencias (frío, caliente, seco y húmedo). La salud dependía del equilibrio de estos cuatro humores y los tratamientos debían corregir cualquier desequilibrio. En el año 162, ya médico de prestigio, se traslada a Roma, donde ejerce su profesión y escribe la mayor parte de su obra.

Desde el punto de vista filosófico, Galeno seguía a Aristóteles y su criterio de la causa final. Todos los hallazgos anatómicos, todos los órganos, tenían una finalidad preestablecida, es decir, que habían sido creados para un fin concreto. No era preciso estudiar el órgano y deducir su función, sino que se estudiaba el órgano para adaptarlo a su fin preestablecido. Porque, según Aristóteles, la naturaleza nunca se equivoca.

No es este el lugar ni el momento de entrar en detalle de la medicina de Galeno, que dejó una inmensa obra escrita que sería seguida firmemente por los médicos durante varios siglos y que todavía estaba en vigor en los tiempos de William Harvey. Nosotros nos vamos a concentrar en sus conceptos sobre el corazón y la circulación de la sangre, pues es lo que atañe al estudio de Harvey.

EN PADUA

Padua era la capital intelectual de la República de Venecia y su universidad tenía un gran prestigio en toda Europa. William Harvey se encontró en Padua con estudiantes flamencos, polacos, rusos, españoles, alemanes, húngaros y holandeses. La enseñanza de la medicina, al contrario que en Cambridge, era muy práctica. Cada estudiante era adscrito a un médico al que seguía a sus visitas a los enfermos, a sus consultas y a sus visitas al hospital de san Francisco. Lo referente a las plantas medicinales lo estudiaban en el jardín botánico. Las clases teóricas seguían fielmente a Aristóteles, que es lo mismo que decir a Galeno.

Las disecciones anatómicas se hacían en el anfiteatro, al que acudían los estudiantes, pero también las autoridades locales y el público general. Las demostraciones se hacían sobre cadáveres, generalmente de delincuentes ajusticiados, a veces de algún judío, pero nunca de un hombre noble. Se hacían en invierno, porque con el frío los cadáveres se conservaban mejor. También se disecaban animales para comparar, pues Galeno solo estudió anatomía en los animales, trasladando sus hallazgos lo mejor posible al ser humano. Este sistema dio lugar a muchos errores, pero, como ya dijo Aristóteles, la naturaleza nunca se equivoca.

Las lecciones de anatomía seguían a Aristóteles y Galeno. Vesalio, que había sido profesor en Padua y ya había publicado su obra realizada sobre el cadáver humano, era considerado algo inferior a Galeno y, por supuesto, con menos autoridad. Las disecciones en el anfiteatro duraban alrededor de tres horas y los restos humanos eran entregados a una institución religiosa, generalmente a un monasterio local, para ser enterrados en sagrado.

William Harvey se gradúa como médico en la Universidad de Padua en 1602. Se le gradúa, a pesar de no ser católico, lo que supuso una protesta del Vaticano.

Se instala en Londres

Una vez completados sus estudios en Padua, William regresa a Inglaterra y se instala como médico en Londres, entonces una ciudad de 150.000 habitantes. En 1604 contrae matrimonio con Elisabeth, hija del prestigioso e influyente médico Lancelot Browne. El Dr. Browne era miembro del St. John's College de Cambridge y del College of Physicians de Londres y médico del rey Jaime I. William Harvey fue ayudado por su suegro, primero a conseguir un puesto en la corte como médico de la Torre de Londres y más adelante como miembro del College of Physicians.

El College of Physicians

El College of Physicians de Londres era una institución privada, pero patrocinada por la Corona, que controlaba el ejercicio de la profesión médica en la ciudad de Londres y su zona de influencia. Su afiliación era muy limitada, unos 40 médicos, una verdadera élite. Tenían el privilegio de otorgar las licencias para ejercer la medicina y controlar sus actividades. Podían perseguir legalmente a los infractores de las normas establecidas, a los que ejercían sin licencia y a los curanderos. No podían pertenecer al College los cirujanos, los barberos o sangradores ni los farmacéuticos. La pertenencia al College daba un gran prestigio a sus miembros, con lo que conseguían numerosa clientela privada y grandes ingresos económicos.

Harvey fue hábil moviéndose en este mundo medio profesional y medio aristocrático. Consigue la dirección médica del hospital de San Bartolomé, el más antiguo de Londres, y en 1618 ya era el médico del rey Jaime I. A la muerte de este rey, su hijo y sucesor Carlos I mantuvo a Harvey como su médico personal. En este ambiente, Harvey acumula una importante fortuna y se dedica con éxito a los negocios inmobiliarios.

El College of Physicians también tenía una función educativa y dictaba diversas conferencias para la formación de los médicos. En 1615, Harvey es nombrado profesor de anatomía. Daba sus clases sobre cadáveres humanos, tres cuartas partes en latín y una cuarta parte en inglés. Se enseñaba según los conceptos de Aristóteles y Galeno y cualquier desviación estaba expresamente prohibida. Aun así, en ocasiones mencionaba a Vesalio. Acudían a sus clases muchos cirujanos y barberos, que eran quienes realmente necesitaban los conocimientos de anatomía.

El corazón y la circulación de la sangre según Galeno

Harvey se interesaba especialmente en el corazón y la circulación de la sangre y no le terminaban de convencer las ideas de Galeno, aunque no podía hacer públicas sus discrepancias. Para entender mejor la evolución de las ideas de Harvey vamos a hacer una breve descripción de la anatomía del corazón y la circulación de la sangre según Galeno. Este había hecho estudios de anatomía en animales y creía conocer la anatomía humana. Según Galeno, la sangre se formaba en el hígado, llegaba al corazón a través de la vena cava, pasaba del ventrículo derecho al ventrículo izquierdo a través de unos supuestos orificios en septo interventricular, la pared que separa los ventrículos, y del ventrículo izquierdo la sangre pasaba mansamente, sin presión, a la aorta y a través de las arterias llegaba a los diversos órganos que consumían la sangre para formar y alimentar a los tejidos. De nuevo, el hígado producía más sangre y se repetía el ciclo. La sangre que salía del corazón nunca volvía a él.

El corazón y la circulación de la sangre según Harvey

Harvey dudaba y encontraba fallos en las descripciones de Galeno. Había llegado a sus manos un texto del anatomista italiano Realdo Colombo, que era un discípulo de Andrés Vesalio. En su libro *De re anatomica,* en el capítulo dedicado al corazón, dejaba muy claro que no existía ningún tipo de comunicación entre los dos ventrículos, por lo que la sangre tenía que circular por otro lugar. Además, Harvey había visto a los carniceros matar las reses y desangrarlas, cortándoles las venas y arterias del cuello y salir la sangre de forma violenta y rápida y no lentamente como debería salir según Galeno. Y en los corazones de estas reses no se podía encontrar la supuesta comunicación entre los ventrículos que eran la base de la teoría de Galeno. Pero estos aspectos de la anatomía Harvey no los podía estudiar en el anfiteatro del College, donde corregir a Galeno podía suponer la expulsión del mismo. Aunque algunos hallazgos en la anatomía no coincidían con Galeno, la respuesta de los galenistas era que Galeno no se había equivocado, sino que el cuerpo humano había cambiado desde entonces.

Obligado a investigar en su propio domicilio

Para poder investigar sin ser molestado, Harvey, que tenía una vivienda muy grande, reservó algunas habitaciones para construir un gabinete donde hacer disecciones de animales y un jardín donde mantener diversos animales enjaulados, como ovejas, cerdos, perros y cualquier otro que le fuese de utilidad. Su saneada economía le permitía costear estas investigaciones.

Su primer interés era demostrar los movimientos de sístole y diástole del corazón para explicar el rápido movimiento de la sangre. La vivisección de animales grandes era más fácil, pero el animal moría pronto y no era posible seguir una secuencia continua del movimiento cardiaco. Entonces, Harvey recurrió a estudiar el corazón de los animales de sangre fría como los peces, ranas y serpientes. Estos animales resistían mejor la vivisección, pero, además, su corazón era transparente, por lo que los movimientos cardiacos eran fáciles de ver.

El siguiente experimento era comprobar el camino que seguía la sangre para ir del ventrículo derecho al izquierdo, ya que los famosos orificios de Galeno no existían. Ligando consecutivamente los distintos vasos, la vena cava, la arteria pulmonar, la vena pulmonar y la aorta, pudo comprobar la existencia de la circulación menor, del corazón al pulmón y de nuevo al corazón. Y del ventrículo izquierdo a la aorta con fuerza para llegar por las arterias a todos los órganos y de vuelta por las venas al corazón. Era la circulación mayor. Ahora el corazón era el centro del cuerpo y no el hígado como creía Galeno.

Harvey hizo numerosas demostraciones en su gabinete delante de testigos. Uno de los más importantes fue el Dr. John Argent, a la sazón presidente del College of Physicians, que quedó convencido de la teoría de Harvey. Pero esta nueva teoría no podía ser enseñada en el College, donde Aristóteles y Galeno seguía reinando. A pesar de su evidencia, la mayoría de los médicos y estudiosos no secundaron las ideas de Harvey. Además, la teoría de los humores de Aristóteles se venía abajo y eso era intolerable. Este rechazo tenía en parte una causa social. Era que no se olvidaba la baja extracción social de Harvey, hijo de un campesino, sin títulos de nobleza, por lo que no era admisible que se atreviese a tener ideas nuevas.

Publica el *Motu cordis*

En 1628, William Harvey publica un libro con la descripción y demostración de su teoría. El título completo es *Exercitatio Anatomica de Motu Cordis et Sanguinis in Animalibus,* libro que ha pasado a la historia con el nombre abreviado *Motu Cordis.* Esta primera edición apareció en latín y no sería hasta 1653, poco antes de morir Harvey, cuando se publicaría su traducción al inglés. La primera edición fue impresa en Frankfurt por el editor William Fitzer, pues no parecía adecuado publicar en Inglaterra un texto tan discutido. En cualquier caso, el libro fue dedicado al rey Carlos I de Inglaterra.

El libro fue mal recibido en Inglaterra, donde se llegó a decir que Harvey se había vuelto loco de hacer tantos experimentos. Además, la teoría de la circulación mayor tenía un punto oscuro que fue utilizado por algunos anatomistas para contradecir a Harvey. Y es que no había una explicación de cómo en los tejidos la sangre llevada por las arterias entraba en las venas para retornar al corazón. Harvey admitía esta laguna en su teoría, pero creía que tenía que existir algún camino todavía no conocido. Sin embargo, sus enemigos insistían. No se encontraba la comunicación, porque no existía, la naturaleza nunca se equivoca. Habría que esperar a que Marcelo Malpighi descubriese los capilares sanguíneos años después de muerto Harvey.

EL GRAN PROBLEMA: EL CAMBIO DE PARADIGMA

Un paradigma es un modelo explicativo compartido por una comunidad científica en un momento determinado. En el siglo XVII, el siglo de William Harvey, el paradigma aceptado y compartido por la comunidad médica europea era el determinado por Galeno en el siglo II de nuestra era. Y, como ha ocurrido tantas veces en la historia de la medicina, el cambio de un paradigma es una empresa muy difícil. Los médicos contemporáneos de Harvey estaban convencidos de que sus conocimientos se basaban en una autoridad superior. Su seguridad era tan firme que ningún nuevo hallazgo, por evidente que fuese, les iba a hacer cambiar de opinión. Los sabios del momento se encontraban cómodos en este paradigma. ¿Para qué cambiar?

Pero los paradigmas terminan cambiando. Pueden cambiar lentamente cuando al conocimiento vigente se van añadiendo poco a poco nuevas ideas. Pero los hallazgos de Harvey sobre la circulación de la sangre llevaban a un cambio revolucionario del paradigma de Galeno. Y esto era más de lo que su tiempo estaba dispuesto a aceptar.

El propio Harvey tuvo dificultades para adaptarse al cambio. Había sido educado en la medicina de Galeno, medicina que había practicado toda su vida. Siguió tratando a sus pacientes con los medios de siempre, la dieta, las purgas y las sangrías, a pesar de que su descubrimiento demostraba la falsedad del concepto de sangría como medio terapéutico. Y a pesar de los avances y descubrimientos de la medicina en la era pos-Harvey, estos tratamientos, incluyendo la sangría, fueron utilizados por los médicos hasta bien entrado el siglo XIX. Tal es la fuerza de las creencias establecidas.

PERO LOS TIEMPOS ESTABAN CAMBIANDO

William Harvey fue un médico galénico que se encontró en medio de un cambio de época a la que él mismo contribuyó en el campo de la medicina. Aunque su nuevo concepto de la circulación sanguínea fue rechazado por muchos de sus contemporáneos, no fueron pocos de los más jóvenes los que le apoyaron. Andrés Vesalio había publicado su *Humani Corporis Fabrica* en 1542, unos años antes de que Harvey naciera. Esta obra de Vesalio cambió de forma radical el estudio de la anatomía humana, alejándose de los conceptos galénicos y no fueron pocos los que también le rechazaron. Pero Vesalio no entró en el funcionamiento cardiaco, lo que dejó sitio para los experimentos de Harvey. René Descartes, contemporáneo de Harvey, publicó su *Discurso del método* en 1637. Descartes conocía la obra de Harvey y no dudó en apoyarle. Los nuevos anatomistas siguieron sin reservas a Vesalio y Harvey. Ya no se buscaba la causa final de Aristóteles para explicar la función de los órganos, sino que los órganos tenían una función ajena a cualquier disquisición filosófica.

LOS AÑOS FINALES

William Harvey era un monárquico convencido y fue médico personal de dos reyes, Jaime I y Carlos I. Por eso, la guerra civil dirigida por Oliver Cromwell, que culminó con la ejecución del rey Carlos I y con la instauración de la República, tuvo efectos muy negativos para Harvey. Fue depuesto de todos sus cargos y gran parte de sus bienes confiscados. Su casa de Londres fue arrasada y todos sus documentos, incluyendo los relativos a sus investigaciones, fueron destruidos. La República le consideraba un delincuente y fue desterrado en 1650, sin poder acercarse a menos de 20 millas de Londres. Por aquellos años muere su esposa Elisabeth, y Harvey queda sumido en una gran soledad. El matrimonio no había tenido hijos.

Cuando las autoridades le permiten volver a Londres, Harvey se instala en casa de su hermano Eliab. Su salud era ya muy mala, pues sufría de gota que le producía intensos sufrimientos. Pasaba horas con los pies en agua fría para calmar los dolores. Es dudoso, pero algunos afirman que tomó excesivas cantidades de opio con la intención de acabar con su vida sin conseguirlo.

Dejó en donación al College of Physicians lo que quedaba de su fortuna y sus bienes, así como sus libros para la biblioteca de la institución. Todo desaparecería en el gran incendio de Londres de 1666.

En la mañana del 3 de junio de 1657, William Harvey sufre un derrame cerebral. Deja a su hermano Eliab el reloj cronómetro con el que había realizado sus experimentos. Médico galénico en fin, pidió que le hicieran una sangría que no pudo retrasar su muerte. Tenía 79 años de edad.

Para realizar ese artículo nos hemos ayudado de los siguientes textos:

DESCARTES, R.: *Discurso del método*. Edicomunicación, S. A. Barcelona, 1998.

FERNÁNDEZ, José Ramón: *Andrés Vesalio. Su vida y su obra*. Consejo Superior de Investigaciones Científicas. Madrid, 1970.

HIPÓCRATES. *Aforismos y pronósticos*. Editorial Maxtor. Valladolid, 2014.

KUHN, Thomas S.: *¿Qué son las revoluciones científicas?* Ediciones Altaya. Barcelona, 1994.

LAÍN ENTRALGO, Pedro: *Historia de la Medicina*. Salvat Editores. Barcelona, 1982.

MEJÍA RIVERA, Orlando: *Medicina antigua*. Punto de Vista Editores, 2018.

WRIGHT, Thomas: *William Harvey. A Life in Circulation*. Oxford University Press. Oxford, 2013.

LETAMENDI, DISCUTIDO Y DISCUTIBLE MÉDICO ESPAÑOL DEL SIGLO XIX

José de Letamendi fue un médico español del siglo XIX. Su influencia en la medicina de su época fue enorme, pero ya entonces sus ideas y métodos fueron motivo de debate. Sus partidarios fueron legión; sin embargo, tampoco le faltaron detractores. Aceptó sin reservas los descubrimientos y avances de la fisiología y la medicina del siglo XIX, pero se quedó algo estancado en el paso a la incipiente medicina del siglo XX que entonces ya asomaba en el horizonte español. Su concepto de médico total, científico y humanista a la vez fue superado por la aparición de los especialistas, cada uno de ellos experto en un solo órgano o patología. Bien conocido es su aforismo (que, aunque bien conocido por todos, pocos son los que lo atribuyen a Letamendi) de que el médico que solo medicina sabe, ni medicina sabe. En esta frase se resume toda la filosofía médica del Dr. José de Letamendi.

Bosquejo biográfico

José de Letamendi nace en Barcelona el 11 de mayo de 1828. Su padre muere poco después, por lo que José y su hermana quedan a cargo de la madre que, de forma casi heroica, saca adelante a la familia en medio de grandes dificultades económicas, hasta el punto de tener que acudir a la beneficencia municipal para conseguir alimentos.

Pero José era un buen estudiante y entre 1838 y 1842 estudia en el Seminario Conciliar de Barcelona, destacando en gramática y retorica latina. Posteriormente, estudia tres años de filosofía en la Universidad de Barcelona y obtiene el título de bachiller.

Para ayudar a su madre en el sostenimiento de la familia, José de Letamendi da clases particulares de matemáticas, disciplina de la que tenía un buen dominio. Era un buen profesor y pronto tuvo discípulos entre los hijos de la burguesía catalana como, por ejemplo, los del alcalde de Barcelona.

Se hace médico

Ingresa en la Facultad de Medicina de Barcelona a los 17 años de edad. Obtiene la licenciatura en 1852. Se dedica con especial interés a la anatomía y obtiene, por oposición, primero la plaza de ayudante de anatomía y posteriormente la cátedra en la que practicaría la docencia de esta asignatura durante 30 años, hasta su marcha a Madrid. Su paso por todos los escalones de la enseñanza de la anatomía le permitió decir, con gran sentido del humor, que el único puesto que no había ostentado era el de cadáver.

Cirujano en Barcelona

En esta época barcelonesa, Letamendi desarrolla su práctica privada como cirujano, en la que destaca por sus grandes conocimientos de la anatomía. Descubre una nueva técnica de anestesia local y publica de forma habitual en las revistas médicas de su tiempo. Es miembro de la Real Academia de Medicina de Barcelona, presidente del Instituto Médico de dicha ciudad, corresponsal de la Academia de Medicina y Cirugía de Valencia, vocal de la Junta Municipal de Sanidad y presidente de la primera Sociedad Española para la inoculación de la vacuna.

Humanista y científico

Pero de forma simultánea, y esta es una de las características de la actitud personal de Letamendi, se involucró en diversas actividades no médicas. Fue socio fundador del Ateneo de Barcelona y su presidente desde 1860 a 1878. Durante este periodo dictó numerosas conferencias de temas no médicos.

Además, aprovechando sus amplios conocimientos de matemáticas y física diseñó unas pilas eléctricas que llamó acumuladores. Buen amigo personal de Narciso Monturiol, le asesoró en el desarrollo del primer sumergible diseñado en España, e incluso en una ocasión participó como pasajero en una de las inmersiones.

En Madrid

En 1878, a los 50 años de edad, obtiene por concurso de méritos el traslado a la cátedra de Patología General de la Universidad de Madrid. Es interesante que no se traslada a una cátedra de anatomía como la que tenía en Barcelona, sino a una cátedra de medicina clínica.

El Dr. Letamendi no tarda en adaptarse tanto a la vida profesional como a la vida social de la capital. Llega a ser decano de la Facultad de Medicina, participa activamente en la reforma de los estudios de medicina y se prestigia como médico clínico. Asimismo fue miembro de la Real Academia de Medicina de Madrid.

El tratado de Patología General

Pero su gran obra en esta etapa es su *Curso de Patología General,* que marca una época en la enseñanza de esta disciplina. Este tratado fue el primero de una trilogía que no pudo completar. El segundo volumen era la *Clínica General* y el tercer volumen una *Historia de la Medicina* que no se llegó a publicar, pues la muerte le sorprendió antes de completarla.

Letamendi en la política

También hizo una incursión en la política. Fue senador del Reino y consejero de Instrucción Pública. Se afilió al Partido Liberal-Progresista, dirigido por Práxedes Mateo Sagasta.

En el mundo de la cultura madrileña

En el mundo de la cultura también brilló el Dr. Letamendi. Su cultura enciclopédica le hizo ser considerado por algunos como el prototipo de sabio. Dominaba perfectamente el latín y el griego, y llegó a traducir textos de esos idiomas. Hablaba alemán, francés, inglés y algo de ruso. Orador habitual en el Ateneo de Madrid, en el que brilló como gran polemista. Discutir con Letamendi de cualquier tema era empresa de héroes, se llegó a decir. Fueron famosas las veladas culturales que organizaba en su domicilio, veladas de secano se llamaron, porque no se servían bebidas alcohólicas, frecuentadas por numerosos asistentes entre los que se encontraban algunos tan ilustres como José Zorrilla, Campoamor y Segismundo Moret.

LA MÚSICA

Destacó también en la música. Aunque en gran parte fue un autodidacta, tocaba el violonchelo con buena técnica. Incluso se atrevió con la composición. Fue amigo de Bretón y Barbieri. Musicó un *Deus Irae,* composición que llegó a oídos de los Padres Agustinos de El Escorial que por ello le encargaron una misa solemne. Misa que finalmente fue interpretada en la iglesia del Monasterio de El Escorial para celebrar el aniversario de la muerte de Felipe II.

LA DIFÍCIL TRANSICIÓN A LA MODERNIDAD

Letamendi vivió la época en la que destacaron Ramón y Cajal, Torres Quevedo, Achucarro y Menéndez Pelayo, entre otros cultivadores de las ciencias y las letras. En este ambiente, un personaje como Letamendi, que no dudó en tratar muchos temas, tanto de la medicina como de las matemáticas, la física, la música, las lenguas clásicas y casi todos los temas de la cultura, tenía sin remedio que ser objeto de muchas polémicas.

La segunda mitad del siglo XIX fue una época de transición para la ciencia. Letamendi quiso mantenerse fiel al espíritu hipocrático, o neohipocrático como se decía entonces, que consideraba la medicina como un todo alejada de la especialización que intentaba abrirse camino. Tal vez fue demasiado dogmático alejado de las normas experimentales ya en boga en otros países. No se interesó en los nuevos avances. En la medicina humana, dijo, falta el hombre y sobra la rana, en relación a este animalito tan usado en los experimentos. Le acusaron de interesarse más por la filosofía médica que por la medicina clínica.

Uno de sus biógrafos, Silverio Palafox, llegó a decir que Letamendi fue el médico español del siglo XIX más discutido y, tal vez, el más discutible.

Partidarios y adversarios

Sus partidarios, que fueron muchos, llegaron a llamarle el nuevo Hipócrates español. Pero la realidad es que Letamendi no creó una escuela que transmitiese sus conceptos médicos en el futuro.

Sus adversarios, que también fueron muchos, consideraban que su producción polifacética pecaba de improvisación. Le aplicaron el conocido refrán de que «quien mucho abarca poco aprieta».

La verdad es que algunos de sus detractores fueron muy crueles. Así, Pío Baroja dijo que Letamendi era un farsante. Pero hay que decir que Baroja fue alumno de Letamendi en la Facultad de Medicina de Madrid, y fue suspendido reiteradamente en su asignatura. Por este motivo Baroja trasladó su expediente a la Facultad de Valencia, donde fue suspendido de nuevo. El ilustre escritor estuvo a punto de abandonar los estudios de Medicina. En cualquier caso, acabó la carrera, pero nunca practicó la profesión.

Más duro, si cabe, fue Gregorio Marañón, que recomendó que nadie le leyera. Criticó su enciclopedismo y su intento de renovación hipocrática, algo ya pasado de moda. Sin embargo, también admitió que su *Patología General* fue un avance en su tiempo.

Enfermedad y muerte

Durante muchos años, Letamendi sufrió una dolencia crónica intermitente que le producía intensos dolores. Dolores que a veces le obligaban a guardar cama durante días o semanas y, en los casos más agudos, incluso meses. No por ello suspendió su actividad literaria. A veces, nos dijo, escribo a hurtadillas del dolor. Uno de sus mejores amigos, el Dr. Pulido, nos ha dejado un testimonio de lo que vio durante uno de estos episodios de dolor: exhausto de fuerza, pálido, consumido, abatida la expresión, entrecortada y difícil la palabra. Respiración disneica, lentos y desmayados los ademanes. Cuando superaba uno de estos episodios agudos, podía retornar a una actividad casi normal, aunque poco a poco su cuerpo se fue agotando. Los últimos cinco años de su vida los pasó confinado en su domicilio.

Aunque sus biógrafos no entran con claridad en la naturaleza de su enfermedad, parece claro que Letamendi sufría del llamado mal de la piedra. Este era el nombre que se daba a los cálculos del aparato urinario, especialmente a los de la vejiga. No existía tratamiento para estos cálculos, excepto la cirugía, procedimiento que en aquellos años era muy arriesgado. Una pista que nos confirma el diagnóstico es que uno de sus amigos y que fue su médico durante muchos años, el Dr. Suender, era urólogo. Otra pista: Letamendi, que conocía bien la lengua griega, había traducido el juramento de Hipócrates y en alguno de sus momentos de dolor se acordó de aquel párrafo que se refería a su dolencia: «no cortaré ni siquiera ciertamente a los cálculos dejando este negocio a los menestrales del oficio». Según Letamendi, esta es la traducción correcta, aunque en otros textos dice: «no practicaré la talla dejando esta operación a otros especialistas». En cualquier caso, el enfermo acudía a este texto de Hipócrates, que consideraba todavía vigente, para justificar el porqué no se sometía a la operación.

Como era habitual en estos casos, se presentó una infección de orina, infección que se extendió al resto del organismo (septicemia). Durante cuatro o cinco días tuvo escalofríos y fiebre alta sin que su pensamiento se alterase. Todos los recursos terapéuticos fueron inútiles. Como resultado de este episodio, el Dr. José de Letamendi falleció el 6 de julio de1897.

EL RECUERDO QUE NOS QUEDA

José de Letamendi hoy está injustamente olvidado. Sin duda, tuvo una gran influencia en la medicina y los médicos de su tiempo. Su *Curso de Patología General* fue un instrumento necesario en la enseñanza de la medicina. Es cierto que no supo embarcarse en las nuevas corrientes científicas de transición al siglo XX (por ejemplo, fue un claro detractor de la teoría de la evolución de Darwin). Visto desde la perspectiva del siglo XXI, fue un error, pero en su tiempo este camino no estaba claro.

Su actividad en el mundo de la cultura, las lenguas clásicas y modernas, la filosofía, matemáticas, física, música e incluso pintura, le convierten en un médico humanista solo superado, tal vez, años más tarde por el Dr.

Gregorio Marañón. Uno de sus aforismos resume el talante de Letamendi: «el médico que no es a la vez un filósofo, no es ni siquiera médico».

Su escritura, ampulosa y barroca, hace trabajosa su lectura en la actualidad. Lo que no puede negarse es el gran esfuerzo que hizo el Dr. Letamendi por unir ciencia y cultura, por lo que merece un puesto de honor en la historia de la medicina española.

Para escribir este artículo nos hemos ayudado de los siguientes textos:

LETAMENDI, Josep de y FORNS, Rafael: *Obras completas de José de Letamendi*. Establecimiento tipográfico Rodríguez Ojeda. Madrid, 1907 (Ed. Facsímil).

OLIVER COBEÑA, Federico: *Letamendi*. Editora Nacional, 1951.

PALAFOX, Silverio: *Haz y envés del letamendismo neohipocrático*. Publicaciones Médicas Biohorm. Sección Medicina e Historia. Fascículo IX. Marzo 1965.

PEIRÓ RANDO, Enrique: *La obra científica del Dr. Letamendi*. Anales de Medicina y Cirugía. Enero-Febrero 1968.

EL DR. ARRIETA, MÉDICO DE GOYA

Francisco de Goya fue pintor de cámara de los reyes Carlos IV y Fernando VII de España. Dejó tras de sí una inmensa obra de pinturas al óleo, grabados y aguafuertes entre otras técnicas. Murió a los 82 años de edad tras una muy larga vida para la época. Pero esta longevidad estuvo marcada por una salud renqueante. Su historial médico y las causas de su muerte han sido objeto de múltiples estudios. Entre las enfermedades que parecen más o menos probadas se incluyen el sarampión (tal vez causa de su sordera), el tifus y la depresión. Se quejaba habitualmente de náuseas, mareos y sensación de malestar. Hay quien achaca todos estos males a una intoxicación por plomo, producto contenido en las pinturas que utilizaba Goya.

Con todo esto, Goya tenía una muy mala opinión de los médicos, a los que tachaba de matasanos y sangradores. Esta opinión estaba muy generalizada en la época, tiempos en los que la medicina científica todavía no se había desarrollado en España. Goya dejó gráficamente establecida su opinión sobre los médicos en una de sus obras, un aguafuerte titulado *¿De qué mal morirá?* En él podemos ver a un médico, representado por un asno, a la cabecera de un enfermo. El asno está elegantemente vestido como corresponde a un galeno de categoría, que, en su pezuña, con la que toma el pulso a su paciente, se aprecia una gran sortija como era costumbre en estos profesionales. No cabe una expresión gráfica más clara de cuál era la opinión del pintor sobre los médicos. Esta obra que comentamos es parte de la serie de «Caprichos», concretamente el número 40, como figura en la esquina superior derecha de la obra, que se conserva en la Biblioteca Nacional de Madrid.

Pero hay una excepción a lo opinado sobre los médicos. Se trata del Dr. Eugenio García Arrieta. Este doctor trató a Goya en una circunstancia en la que Goya se encontraba gravemente enfermo. No tenemos datos ciertos sobre cuál fue la naturaleza de esta enfermedad concreta, pero Goya nos dejó un cuadro como recuerdo. Se trata de la obra titulada *Goya atendido por Arrieta.* Es un óleo sobre lienzo, de 117x79 centímetros, que se conserva en el Minneapolis Institute of Arts. En el cuadro podemos ver a Goya en situación de gran sufrimiento y tras él al Dr. Arrieta sosteniéndole y en actitud de suministrarle alguna medicación contenida en un vaso. El agradecimiento del pintor hacia su médico queda reflejado en la dedicatoria escrita por su propia mano en la parte inferior del cuadro: «Goya agradecido a su amigo Arrieta por el acierto y esmero con que le salvó la vida en su aguda y peligrosa enfermedad, padecida a fines del año 1819, a los setenta y tres años de su edad. Lo pinto en 1820». Goya regaló este cuadro a su médico.

Poco sabemos sobre el Dr. Eugenio García Arrieta. Parece que nació en Cuellar, provincia de Segovia, el 15 de noviembre de 1770. Ejerció la medicina en Madrid con notable éxito, consiguiendo una distinguida clientela. Era hermano de Agustín García Arrieta, primer director de la Biblioteca de la Universidad de Madrid. Algún tiempo después de haber tratado a Goya fue comisionado por el Gobierno español para estudiar la peste que se había declarado en el norte de África. Parece que fue en ese continente donde finalmente murió.

Goya sobrevivió a Arrieta varios años. En 1824 pide licencia al rey Fernando VII para trasladarse a Burdeos para tomar las aguas en los balnearios de Plombiers y Bagneres. La salud del pintor empeora gradualmente y finalmente muere en esta ciudad francesa el 16 de abril de 1828. Pero esa ya es otra historia.

Para realizar este artículo nos hemos apoyado en la siguiente bibliografía:

CASEY, Laura L.: *Goya: In Sickness And In Health*. International Journal of Surgery, 2006, 4: 66-72.

GASSIER, Pierre y WILSON, Juliet: *Exilio y muerte de Goya*. Historia y Vida, n.º 85, abril 1975.

MACKOWIAK, Philip A.: *Diagnosing Giants*. Oxford University Press, 2013.

Mathiasen, Helle: *Empathic Art: Goya and Dr. Arrieta*. American Journal of Medicine. Vol. 121. N.º 4, April 2008.

PEÑA, Francisco: *Goya y su Médico, el Dr. García Arrieta*. Arte y Medicina blog. Noviembre 2017.

EL DR. JAIME VERA, UN MÉDICO FUNDADOR DEL PARTIDO SOCIALISTA OBRERO ESPAÑOL

Es un hecho poco conocido que, en la fundación del Partido Socialista Obrero Español, aquel 2 de mayo de 1879, en la fonda Casa Labra de la calle Tetuán de Madrid, participó junto a Pablo Iglesias un médico, el Dr. Jaime Vera.

Jaime Vera nació en Salamanca el 20 de mayo de 1858 en el seno de una familia acomodada. Estudió el bachillerato en el Colegio Internacional de Madrid, colegio fundado por Sanz del Río, precursor de lo que después sería la Institución Libre de Enseñanza de inspiración krausista. Estudia la carrera de Medicina en la Universidad de Madrid, entonces conocida como Universidad Central, doctorándose en el año 1879.

Desde el punto de vista profesional, Jaime Vera se dedicó a la neuropsiquiatría con gran éxito. Discípulo del Dr. José María Esquerdo, pionero de esta especialidad en España, trabaja inicialmente en el manicomio de Carabanchel para posteriormente ganar por oposición una plaza en el Hospital General de Madrid, llegando a ser el director del servicio de enfermedades nerviosas y mentales. El Dr. Vera alcanzó un enorme prestigio como médico especialista en la sociedad de su tiempo.

Un condiscípulo de la Facultad de Medicina, el Dr. Alejandro Ocina, le introdujo en el grupo de Pablo Iglesias al tiempo que se familiarizaba con los textos de Carlos Marx. Participa, como hemos dicho, en el acto fundacional del Partido Socialista Obrero Español. Formó parte de la comisión redactora del primer programa del partido y aquí comienzan sus primeras discrepancias con Pablo Iglesias. Vera, con una formación intelectual mucho más amplia que la del resto de sus compañeros y con más mundo (había viajado por el extranjero acompañando a su padre en varias ocasiones), tiene una visión más amplia y objeta al calificativo de «obrero», pues cree que el Partido Socialista tiene que estar abierto a otras clases sociales como los profesionales o los intelectuales, de los que él mismo era ejemplo. No consigue su objetivo, aunque sí que se introduzca un párrafo en el que se consideren obreros a todos los asalariados, aunque no sean trabajadores manuales.

En 1884 es encargado de redactar el Informe de la Agrupación Socialista Madrileña, que llegó a tener el carácter de documento oficial del partido. Este informe constituye un profundo análisis marxista de la situación social de la España de su tiempo. Algunos han considerado este documento como la obra más importante que ha producido el socialismo español. El historiador Tuñón de Lara considera este informe una crítica del capitalismo de manera tan sistemática y completa como jamás se había hecho hasta entonces en España. Jaime Vera tenía en aquel momento 25 años de edad.

Dos años después es parte activa en la fundación del periódico *El Socialista*, que, según J. L. Abellán, no solo sirve para ampliar y difundir el socialismo, sino para ejercer la crítica política.

A pesar de sus discrepancias, la amistad de Jaime Vera con Pablo Iglesias permaneció firme. De hecho, el Dr. Vera fue el médico de cabecera de Iglesias durante muchos años, relación que solo se interrumpió con la muerte del galeno. Si la salud de Pablo Iglesias fue siempre delicada, la del Dr. Vera tampoco fue buena. No hemos podido encontrar datos sobre su enfermedad, solo que fue perdiendo la vista gradualmente hasta perderla casi totalmente al final de sus días. Fallece el 7 de agosto de 1918 a los 60 años. La noticia de su muerte tiene un gran impacto mediático por ser un hombre muy conocido y merece una amplia reseña en la revista *Blanco y Negro* del 25 de agosto de 1918.

Al margen de sus actividades profesionales (que incluyen numerosas publicaciones en el campo de la neurología) y políticas, el Dr. Jaime Vera fue un notable escritor, publicando numerosos artículos en diversos periódicos de la época, y un conferenciante habitual del Ateneo de Madrid. Hombre de gran cultura, en su necrológica se resalta este aspecto subrayando un dato curioso: sabía hablar en latín.

Para realizar este artículo nos hemos informado en la siguiente referencia:

ABELLÁN, José Luis: *Historia crítica del pensamiento español*. Tomo 6. Editorial Círculo de Lectores. Madrid, 1994.

PERSONAJES HISTÓRICOS

FELIPE II: REY Y HUMANO, PODEROSO Y ENFERMO

Felipe II nace en Valladolid en 1527 y muere en El Escorial en 1598. Sube al trono de España en 1556. Es proclamado rey de Portugal en 1581. Como soberano de España y Portugal, reina sobre un inmenso imperio con territorios en Europa, América, África y Asia. Pero a pesar de su enorme poder, el rey Felipe II era un ser humano y, como tal, sujeto a la enfermedad como cualquier otra persona, poderosa o humilde. Y como le sucede a cualquier persona, la enfermedad influye, a veces de forma decisiva, en su forma de actuar. Y cuando se es un rey poderoso, su forma de actuar afecta a las naciones y a la historia, esto es, a millones de seres humanos.

Su infancia y juventud

En 1535, el emperador Carlos V nombra a don Juan de Zúñiga, que había sido comendador mayor de Castilla, ayo de su hijo Felipe, que entonces tenía 12 años. Por Zúñiga sabemos de las enfermedades que periódicamente sufría el príncipe Felipe, enfermedades propias de su edad. Pero no podemos decir que fuese de naturaleza enfermiza. Llevaba una vida activa con frecuente actividad física. Era aficionado al baile, a las fiestas y a los ritos de la caballería.

En 1543, el personal asignado para atender sus necesidades diarias incluía, además de porteros, cocineros, mozos de cuadra y secretario, a un médico. También contaba con 73 pajes, todos hijos de los nobles. En total, las gentes a su servicio superaban los 100.

Conocemos su dieta en estos años. Gran cantidad de carne para cocido, asado y potaje. También pan, pollo (que en aquellos tiempos no se consideraba carne) y huevos. Dos veces a la semana lechuga y endivias. Una vez a la semana fruta de temporada. Pescado solo cuando viajaba a zonas de la costa. En sus viajes por Europa, especialmente por Flandes, la dieta incluía queso y a veces cerveza. Felipe nunca fue aficionado a la bebida. Solo en los años finales de su vida el vino estuvo habitualmente en su mesa.

Todavía príncipe, fue pintado por Tiziano, cuadro que podemos ver en el Museo del Prado, y que nos muestra a un Felipe joven y lleno de fuerza.

El carácter del llamado «rey prudente»

Felipe II ha pasado a la historia con el sobrenombre de «el Prudente». Es bien sabido que el rey se tomaba mucho tiempo en estudiar cada caso antes de tomar una resolución. Sus secretarios y colaboradores le acusaban de nunca resolver nada. Otro testimonio dice que su majestad tarda tanto en consultar sus empresas que cuando llega la hora de ejecutarlas ya es tarde. Su propio confesor, el padre Chaves, le acusó de no hacer justicia con brevedad. Tanta indecisión ha sido considerada por muchos como prudencia, de ahí el sobrenombre.

Fue Cánovas del Castillo el primero en proponer que esta lentitud en actuar no era prudencia, sino debilidad de carácter. Gregorio Marañón ha insistido en este aspecto y considera que Felipe II era muy tímido y con tendencia a la depresión. Esta timidez llevaba a la desconfianza, la falta de seguridad y a la suspicacia, temiendo siempre ser engañado. De ahí, la lentitud en resolver. Esta lentitud en resolver fue, según Marañón, la causa de la mayoría de los desastres de su reinado. Los problemas con Flandes, Francia, Inglaterra e Italia precisaban de decisiones rápidas y efectivas. No fue así y casi siempre terminaron mal.

Bien es cierto que no todos los autores están de acuerdo con esta descripción. Así, Kamen, uno de sus biógrafos, considera que Felipe II fue realmente un rey prudente. Pero es cierto que Felipe no tenía la personalidad heroica de su padre, quien pasó gran parte de su reinado fuera de España luchando en diversos escenarios europeos contra los protestantes y maquinando con los electores para ser elegido emperador. Felipe no tenía espíritu militar y siempre prefirió gobernar desde los despachos. La única excepción fue, tal vez, la batalla de San Quintín en agosto de 1557, en la que estuvo presente, pero sin una participación demasiado activa. La imagen heroica de su padre siempre le pesó, siempre temió no estar a su altura. En 1561 comienza la construcción del Monasterio de El Escorial para conmemorar la victoria de San Quintín.

LA SALUD DEL REY

Felipe heredó de su padre, el emperador Carlos V, muchos de sus achaques. Padeció el emperador dolores articulares (que llamaban gota), dolores de cabeza tan intensos que los médicos le recomendaron que se rapase la cabeza. También Carlos V sufría de frecuentes depresiones intensas, a raíz de una de las cuales decide abdicar y retirarse a Yuste.

Felipe II sufre su primer ataque de gota en 1568 a los 36 años de edad. Este fue el año en el que se produjo la sublevación de los moriscos en Las Alpujarras de Granada. En aquellos tiempos se llamaba gota a cualquier tipo de dolor articular recurrente, que bien podrían haber sido algunas artritis agudas e incluso artritis reumatoide. No se conocía la causa ni la naturaleza de esta enfermedad. En ocasiones se consultó con médicos moriscos, como cuando enfermaron los hijos del rey. Pero Felipe siempre tuvo una especial confianza en su médico habitual, el Dr. Vallés. Esta enfermedad acompañaría al rey a lo largo de toda su vida y condicionaría muchas de sus decisiones. Como contrapunto histórico, recordaremos que la batalla de Lepanto sucedió en 1571.

EL MÉDICO DEL REY

El Dr. Francisco Vallés (1524-1592) fue el médico más famoso de España en esos años. Estudió en Alcalá en el Colegio Mayor de San Ildefonso. En 1554 fue nombrado catedrático de Prima de Medicina de la Universidad Complutense. Explicó a Galeno con tanta autoridad que fue llamado el Galeno español. Por sus éxitos como médico fue conocido como el Divino, sobrenombre con el que ha pasado a la historia.

LA GOTA, ENFERMEDAD REAL

Hoy sabemos que la gota es un cuadro producido por una alteración del metabolismo del ácido úrico que produce elevación de este compuesto en la sangre (hiperuricemia) que lleva a padecer ataques recurrentes de artritis aguda muy dolorosa, con la aparición de tofos (depósitos de cristales de urato) en las articulaciones, tofos que pueden ulcerarse e infectarse. El caso más frecuente es la afectación de la articulación metatarso falángica del dedo gordo del pie, la conocida podagra. Pero pude afectar a cualquier otra articulación. Además, el ácido úrico en exceso se deposita en el riñón, llegando a producir una insuficiencia renal grave con el tiempo. También puede producir cálculos renales. Existe un factor hereditario, por lo que no es raro que esta enfermedad se transmita de padres a hijos.

Por supuesto, en tiempos de Felipe II se desconocía todo esto. Solo se sabía que Hipócrates había descrito la podagra y que Galeno describió los tofos. Dentro del diagnóstico de gota se incluían todos los procesos articulares, como los episodios agudos de la fiebre reumática, artritis reumatoide, osteoartritis, sarcoidosis articular, bursitis, tendinitis y otros procesos. No hay forma de saber con seguridad cuál era la verdadera naturaleza de la gota que sufría Felipe II, pero lo más probable es que fuese producida por un exceso de ácido úrico.

La gota en un pie y una afección gripal y los médicos deciden sangrarle. Era el año 1577. Un par de años después sufre una afección de garganta y, de nuevo, fue sangrado. La sangría era un tratamiento habitual para cualquier alteración de la salud. Son los años de la sublevación de los Países Bajos y del nombramiento de don Juan de Austria para gobernar aquellos territorios.

En 1580 se produce una epidemia de gripe que afecta a toda España, causando una gran mortandad. En Cataluña mueren muchos. En Madrid son tantos los muertos que «han sido muchos y todavía no cesan». El rey estaba en Badajoz pendiente de las maniobras militares en Portugal. Cae enfermo de gripe y tiene que guardar cama. Tan grave se encuentra que decide hacer testamento y recibir el viático. Se recupera gracias a los cuidados de su médico, el Dr. Vallés. Muchos miembros de la administración fallecen. La reina Anna de Austria, cuarta esposa de Felipe, cae enferma de gripe, estando en avanzado estado de gestación. Tiene fiebre alta y sangra. Finalmente fallece, víctima de la epidemia. Había contraído matrimonio con Felipe en 1570. El rey no volvería a casarse.

En 1578 es asesinado en Madrid don Juan de Escobedo, secretario de don Juan de Austria, hermanastro del rey Felipe. La historia achaca al propio rey la orden de llevar a cabo el crimen. Sea o no cierto, la realidad es que la muerte de Escobedo sume al rey en un estado de profunda depresión. En 1579, un año después del crimen, los médicos lo encuentran en un estado de gran fatiga y le prohíben leer y escribir para que se dedique solo a descansar. El mismo año, en medio de grandes disturbios en Flandes, en guerra con los protestantes, le acomete una fiebre alta y fue preciso sangrarle, tratamiento habitual en aquellos tiempos.

En los años siguientes los ataques de gota se hacen más frecuentes, pero el rey los acepta con resignación y no abandona su trabajo administrativo ni se priva de algunas fiestas y cacerías, que tanto le gustaban.

En junio de 1585 el rey acude a las Cortes de Aragón en Monzón. Durante los meses que duraron las sesiones, se desencadenó una terrible epidemia, no sabemos de qué naturaleza. El hecho es que los muertos se contaron por centenares, entre los que se encontraron varios miembros de la comitiva real. Se produce una gran alarma cuando el propio rey enferma con fiebre alta y gota. Su estado se agrava y Felipe dicta testamento y se confiesa. Por si acaso, las Cortes aragonesas toman juramento al príncipe Felipe, heredero de la corona. El rey finalmente curó, pero este acontecimiento cambió para siempre su forma de gobernar. Prácticamente se anularon los Consejos, como el de Castilla y el de Indias, y se pasó a gobernar mediante la llamada Junta Grande, compuesta por una serie de ministros de su total confianza. Así sería la forma de gobierno durante los últimos años del rey. Esto provocó el resentimiento de muchos nobles, acostumbrados a dominar los Consejos hasta entonces. Felipe II, seguramente consciente de que su estado de salud podía acabar con su vida en pocos años, no tuvo inconveniente en prescindir de la nobleza.

CADA VEZ PEOR DE SALUD

La salud del rey es cada vez peor y prácticamente suspende sus apariciones públicas. En mayo de 1586 es aquejado por un ataque agudo de gota que le mantiene en cama durante más de dos meses, tiempo en que los asuntos de Estado quedan en manos de sus ministros. Durante el resto de este año casi nunca abandonaba el Alcázar, su residencia habitual en Madrid. La Navidad la pasó en El Escorial, pero no fue capaz de presidir la misa mayor del día 25. Se considera llamar a consulta a diversos médicos e incluso a un curandero, pero el rey solo quería que le atendiese su querido Dr. Vallés. Empieza a usar un bastón para ayudarse a caminar. Los testigos de la época nos describen al rey como viejo y enfermo.

La escuadra inglesa al mando de Francis Drake arrasaba las posesiones españolas en el Caribe. Y el mismo Drake ataca por sorpresa Cádiz, sin encontrar apenas resistencia. En general, toda la costa de España estaba desguarnecida y sin defensas contra cualquier ataque. Estamos en 1587.

En enero de 1588 tuvo que guardar cama varias veces y el dolor le impedía pensar con claridad. Apenas podía trabajar con sus ministros a pesar de los graves problemas pendientes, entre ellos el de la Armada Invencible, episodio que acabó en un gran desastre y que llevó al rey a decir que era la hora más negra de España.

En 1589 utiliza habitualmente una silla de ruedas, pues apenas puede caminar, aunque lo intenta con ayuda de un bastón. En 1591 pasa grandes temporadas en la cama a causa de los ataques de gota que reducen su movilidad. En 1592 muere su médico, el Dr. Francisco Vallés. Esto supuso un gran disgusto para el rey, pues era el único médico en el que confiaba. Recibe la noticia cuando estaba preparando un viaje a Tarazona para asistir a las Cortes de Aragón, viaje que precisamente había desaconsejado el Dr. Vallés debido al estado de salud del rey. Felipe hizo todo el viaje en una litera y la comitiva tuvo que hacer muchas paradas debido a su estado. Salieron de El Escorial en mayo y no llegaron a Tarazona hasta finales de noviembre. Dicen las crónicas que el rey parecía consumido, viejo y enfermo.

De 1590 es el cuadro del rey, obra de Pantoja de la Cruz, que nos muestra a un Felipe II envejecido y cansado, con mirada triste. Este cuadro se conserva en el Monasterio de El Escorial. Comparando este retrato con el pintado por Tiziano en 1551, se aprecia claramente el declive del rey.

A su regreso de Tarazona, ya en 1593, el proceso de la gota se agravó. Los cirujanos tuvieron que sajarle dos abscesos, probablemente tofos infectados, de la mano derecha. El rey no podía escribir ni firmar. Y todo documento ejecutivo debía llevar la firma del rey. Fue preciso buscar un sustituto. El príncipe heredero no estaba preparado todavía por lo que se recurrió al archiduque Alberto. En marzo de 1594 la salud del rey se agrava, por lo que dicta, firma y rubrica su testamento, un documento de 49 páginas en el que detalla todos los derechos que depositaba en el príncipe, futuro Felipe III.

Al año siguiente fue preciso construir una silla articulada que podía transformarse en litera, pues el rey ya no podía caminar. El dolor es tan intenso que no puede mover el brazo derecho. Desarrolla una hidropesía, es decir, una acumulación de líquido en el vientre y en las extremidades, lo que nos hace pensar en una insuficiencia renal producida por el ácido úrico.

El final

En 1597 todos los documentos llevan la firma del príncipe heredero. La salud del rey empeora. La gota abre varias llagas en los dedos de la mano derecha y otra en el pie derecho. En septiembre la gota atacó el cuello y el rey tuvo dificultad para tragar. También fiebre alta, gran debilidad, falta de apetito y dificultad para dormir.

A finales de junio de 1598, el rey insiste en ir a El Escorial en contra de la opinión de sus médicos y consejeros. El viaje lo tuvo que realizar en litera y duró cuatro días, con descansos nocturnos, debido a la debilidad y dolores del monarca. Al final del viaje apareció de nuevo la fiebre y se abrió un absceso en el muslo derecho por encima de la rodilla. También otros abscesos más pequeños por el resto del cuerpo. Los dolores eran tan intensos que los médicos no se atrevían a moverlo. Los últimos cincuenta días de su vida los pasó tendido de espaldas. Hacía sus deposiciones en la cama en esta postura con gran dificultad para cambiar las sábanas. Su habitación tenía un olor pestilente, olor del que el rey no era consciente, pues al parecer padecía anosmia (falta de capacidad para apreciar los olores). La fiebre era constante, lo que le provocaba una intensa sed.

El 8 de agosto pidió que le trajeran algunas reliquias de las muchas que había en El Escorial. Le trajeron un brazo de San Vicente Ferrer y una rodilla de San Sebastián. Confesó por última vez el 8 de septiembre, pero no pudo comulgar, pues no podía tragar la hostia. Pasaba el tiempo escuchando a los lectores leerle textos de Teresa de Ávila y fray Luis de Granada.

Fallece en la mañana del domingo 13 de septiembre de 1598, domingo. Tenía 71 años. Gobernó como un rey, murió como un hombre.

Para confeccionar este artículo nos hemos ayudado de las siguientes referencias:

ABELLÁN, José Luis: *Historia crítica del pensamiento español*. Círculo de Lectores. Madrid, 1992.

Diccionario de Historia de España. Alianza Editorial. Madrid, 1979.

KAMEN, Henry: *Felipe de España*. Siglo XXI de España Editores. Madrid, 1997.

MARAÑÓN, Gregorio: *Antonio Pérez*. Espasa Calpe. Madrid, 2006.

PORTÚS PÉREZ, Javier: *El retrato español*. Museo Nacional del Prado, 2004.

CARLOS II EL HECHIZADO, REY DE ESPAÑA. ENFERMEDAD Y MUERTE

El rey de España Felipe IV casó en primeras nupcias con Isabel de Borbón. Con ella tuvo 6 hijas, que murieron antes de cumplir un año de edad, excepto una de ellas, la infanta María Teresa que se casaría con Luis XIV de Francia. Pero, además, tuvo un hijo, el príncipe Baltasar Carlos, destinado, en principio, a suceder en el trono a su padre. Sin embargo, este príncipe muere de niño y el problema sucesorio se hace evidente.

El rey Felipe IV vuelve a casarse, esta vez con Mariana de Austria. Con ella tiene una hija, la infanta Margarita, destinada a casarse con el emperador de Austria, Leopoldo. Tiene otro hijo, el príncipe Felipe Próspero, que muere a los cuatro años de edad. Y, finalmente, la reina Mariana de Austria da a luz a otro varón el 6 de noviembre de 1661, quien sería el futuro rey Carlos II. Este embarazo, según los maledicentes, producto del último coito del ya envejecido rey, cursó sin contratiempos. La reina dio a luz en el Alcázar Real, rodeada de reliquias y atendida por una comadrona. El niño fue bautizado el 21 de noviembre, recibiendo los nombres de Carlos, José, Joaquín, Leonardo y los de otros doce santos más.

Aunque oficialmente el nuevo príncipe era un robusto varón, la realidad es que fue un niño enfermizo que necesitó de grandes cuidados. Fue amamantado hasta los cuatro años por catorce nodrizas propietarias y otras catorce de respeto (suplentes, por así decirlo). Su constitución era tan débil que cuando muere su padre, el rey Felipe IV en 1665, Carlos, que tenía cuatro años, no podía caminar por sí solo. Es más, cuando al cumplir los catorce años y finalizada la regencia accede al trono, apenas podía mantenerse en pie sin ayuda. Su educación era muy deficiente y a los siete años todavía no sabía leer ni escribir.

Su mejor biógrafo, el duque de Maura, hace una descripción muy esclarecedora del nuevo rey. Dice Maura: «No fue un cretino, sino un atrasado mental. Mas que por deficiencia congénita, por lentitud forzosa e impericia pedagógica en su formación y por perdurable falta de estudio.

No fue abúlico, si bien su voluntad adoleciese, como algunos órganos de su cuerpo, de infantilismo raquítico determinado por causas genésicas, a pesar de lo cual llegó a vivir casi cuarenta años, si bien con la precocidad senil de un setentón».

A pesar de todo es rey y es preciso asegurar su descendencia para el bien de la nación. En junio de 1679 se casa, matrimonio concertado políticamente como era obligado, con María Luisa de Orleans, bella sobrina de Luis XIV de Francia. En las negociaciones para este matrimonio, el embajador francés envía un informe a su corte en la que dice textualmente que Carlos II «asusta de feo». En cualquier caso, el matrimonio se lleva a cabo sin problemas, pero la reina muere sin dejar descendencia en 1689, sin haber cumplido los veintisiete años. Se hace necesario concertar un nuevo matrimonio y esta vez, cosas de la política, se opta por una princesa favorable a los austriacos, María Ana de Neoburgo. El matrimonio se celebra en 1690, no había tiempo que perder. Este matrimonio tampoco tuvo descendencia. Tampoco se esperaba, ya que, desde el nacimiento del rey, las cancillerías europeas daban corta vida a Carlos y negociaban abiertamente y sin disimulo el reparto de lo que quedaba del Imperio español.

La salud de Carlos II siempre fue mala. Su aparato digestivo fue siempre delicado. Los episodios de vómitos y, sobre todo, diarreas eran muy frecuentes. Vamos a mencionar, a título de ejemplo, uno de estos episodios ocurridos por un enfriamiento, según el informe de los médicos de palacio, después de una cacería. Este episodio duró 18 días y en este tiempo le fueron administradas cuatro purgas, dos facultativas muy drásticas y otras dos suaves o caseras, tres sangrías y varias tomas de agua de chicoria, repetidos enemas de jugo de ciruelas y hojas de sen, lo que bastó para su restablecimiento. No olvidemos que el rey disponía de los mejores médicos y remedios conocidos hasta entonces.

Tan mala salud solo podía deberse a una razón: el rey estaba hechizado. Padecía todos los síntomas de posesión diabólica: abulia esporádica, arrebatos de cólera, esterilidad, melancolía tenaz y alferecía de tipo epiléptico. No había duda. Carlos II fue exorcizado en 1699 por un experto exorcista, el fraile saboyano fray Mauro Tenda, venido a la corte expresamente para ese fin. Sin éxito.

En el último año de su vida, 1700, la salud del rey fue a peor. El embajador francés envía un informe a su corte en agosto, en el que menciona que el monarca español padece constantes episodios de diarrea y vómitos que terminan en desmayos. Médicos en consulta deciden purgarle. La digestión se le perturba a menudo por falta de fuerza y de calor natural. Los vómitos y la diarrea son constantes y el rey se debilita.

También tenemos los informes del doctor Cristian Geleen, médico de cabecera de la reina. Este médico, de origen flamenco, escribe el 27 de octubre: «Ha rebrotado el edema y las diarreas. Ya no tiene fuerzas ni para levantarse y hace sus deyecciones en la cama. Se teme un funesto desenlace». El mismo día por la tarde el doctor Geleen informa de nuevo: «Le han administrado al rey los últimos sacramentos. Puede vivir horas o días. No hay esperanza de que recobre la salud».

Actuación de los médicos ante la gravedad del rey: ponerle cantáridas en los pies, pichones recién muertos en la cabeza, entrañas de carnero recién sacrificado sobre el estómago para devolverle el calor natural. Nada funciona.

El 1 de noviembre de 1700, el rey Carlos II fallece después de 42 días de flujo de vientre, agravados los cuatro últimos por una apoplejía. De nuevo, Geleen: «La descomposición del rey era mayor que si hubiese permanecido un año en la tumba».

El 3 de noviembre se realiza la autopsia: no tenía el cadáver ni una gota de sangre; el corazón apareció del tamaño de un grano de pimienta; los pulmones corroídos; los intestinos putrefactos y gangrenados; un solo testículo negro como el carbón y la cabeza llena de agua.

Es evidente que el rey Carlos II fue un enfermo crónico de algún proceso inflamatorio intestinal, como patología fundamental a lo largo de su vida. Con los datos que han llegado hasta nosotros es imposible hacer un diagnóstico más preciso. Y, a pesar de que los tratamientos aplicados pueden parecernos hoy como algo estrafalario, no cabe duda de que eran los mejores disponibles en aquellos días y que el rey fue atendido por los mejores médicos de la monarquía. Fue enterrado en el Panteón de Reyes del Monasterio de El Escorial.

De nuevo, y para terminar, tomamos las palabras del duque de Maura: «Con la muerte de Carlos II terminaban varias cosas: el año, el siglo y la dinastía».

Para realizar este artículo nos hemos ayudado del siguiente texto:

MAURA, Duque de: *Vida y reinado de Carlos II*. Editorial Espasa Calpe. Madrid, 1954.

EL PRÍNCIPE DON CARLOS, HIJO DE FELIPE II, SE ROMPE LA CABEZA. CÓMO LE TRATARON LOS MÉDICOS DEL SIGLO XVI

QUIÉN ERA EL PRÍNCIPE DON CARLOS

El Príncipe don Carlos, hijo primogénito del rey Felipe II, nace en Valladolid el 8de julio de 1545. Su madre fue María Manuela, primera esposa del entonces príncipe Felipe, hija del rey Juan de Portugal y de Catalina hermana menor de Carlos I. Felipe II y María eran primos y, por otro lado, ambos eran nietos de la reina Juana de Castilla, Juana la Loca. Esta historia de consanguinidad —su madre fue María Manuela, primera esposa del entonces príncipe Felipe, hija del rey Juan III— pudo ser importante para el desarrollo del recién nacido príncipe.

El príncipe don Carlos, hijo primogénito del rey Felipe II, nace en Valladolid el 8 de julio de 1545. María Manuela muere a los pocos días de dar a luz a Carlos. El príncipe fue puesto al cuidado de doña Leonor de Mascarenhas, la misma dama portuguesa que había cuidado en su niñez al príncipe Felipe, su padre.

El ya rey Felipe II, debido a sus numerosos viajes, no pudo ocuparse de la educación de su hijo a quien vio, tal vez por primera vez, cuando Carlos tenía catorce años de edad. Su educación fue organizada por su abuelo, el emperador Carlos V, quien nombró a don García de Toledo para dirigir su educación y al humanista Honorato Juan como preceptor.

El emperador vio a su nieto ya adolescente en 1556. La impresión que le causó el joven fue mala, tanto en lo físico como en lo intelectual. Los informes de su preceptor también fueron muy negativos. En una carta, Honorato Juan advertía de su temor de que al príncipe Carlos se le declarase la locura. En lo físico tampoco las cosas eran buenas. Su cuerpo era endeble, de baja estatura, las piernas de longitud desigual, algo tartamudo y sin inclinación a las aficiones de otros jóvenes de su categoría, como montar a caballo.

El príncipe no era un buen estudiante

Buscando un lugar adecuado para que don Carlos pudiese completar su educación, Felipe II le envió a Alcalá de Henares en cuya universidad debería conseguir una formación humanística. Para acompañarle como estudiantes y amigos fueron designados don Juan de Austria (hermanastro del rey y futuro general en la batalla de Lepanto) y Alejando Farnesio (hijo de Octavio Farnesio y Margarita de Parma y que llegaría a ser el más grande general del Ejército español). Completan su casa dos médicos, los doctores Vega y Olivares, y un cirujano, el licenciado Dionisio Daza Chacón.

Pronto se hizo evidente que el príncipe no estaba a la altura de sus dos ilustres compañeros ni en lo físico ni en lo intelectual. Eso sí, destacaba por su extravagancia y su falta de disciplina. El rey Felipe II se dio cuenta, muy a su pesar, de que su hijo no tenía las cualidades necesarias requeridas para ser el rey de España en el futuro.

El accidente

El 19 de abril de 1562, el príncipe Carlos, que entonces tenía 17 años, sufre una caída por una escalera, dándose un golpe en la cabeza que le produjo una brecha profunda. Parece ser que don Carlos se sentía atraído por la hija de un conserje del palacio donde habitaba, cuyo gobernador era García de Toledo. Inmediatamente fue asistido por el licenciado Daza Chacón, quien en su informe declara que «bajando su alteza por una escalera muy oscura y de muy ruines pasos, echó el pie derecho en falso y dio una vuelta sobre todo el cuerpo, cayó y dio un gran golpe en una puerta cerrada. Descalabrose la parte postrera de la cabeza en la parte izquierda».

Los médicos que atienden al príncipe

Los primeros médicos que atienden al príncipe son los asignados a su casa, los doctores Vega y Olivares, así como el mencionado cirujano Daza Chacón. El licenciado Daza era un experimentado y prestigioso profesional que había servido como cirujano militar en el ejército de Carlos V en Flandes. Posteriormente ejerció de cirujano en la batalla de Lepanto a las órdenes de don Juan de Austria. Antes de ser nombrado por Felipe II cirujano de la casa del príncipe, Daza Chacón obtuvo plaza en el Hospital de la Corte de Valladolid, ciudad de la que era natural. Se trataba, por lo tanto, de un profesional de primer nivel con gran experiencia.

Al ser informado del accidente, Felipe II envía a Alcalá de Henares a su médico de cámara, el Dr. Juan Gutiérrez de Santander, al Dr. Portugués y al cirujano de su majestad, Pedro de Torres.

El tratamiento inicial

Nada más producirse la caída, don Carlos es atendido por los médicos de su casa que le practican una primera cura. La herida tiene el tamaño de un dedo pulgar y afecta al pericráneo (la capa externa de los huesos del cráneo). Se pensó en practicar una sangría, pero se prefirió sedar y esperar, ya que el príncipe comenzó a sudar. Se le administró una medicación de la que no se menciona el nombre. A la hora y media don Carlos obró (una deposición) y la fiebre bajó. Entonces se le practicó una sangría, obteniendo 80 onzas de sangre. Hemos de tener en cuenta que, en aquellos tiempos, además de diversas medicaciones, los únicos tratamientos activos eran las purgas y las sangrías.

Sigue el tratamiento

De madrugada llegan a Alcalá los médicos enviados por el rey. A las ocho de la mañana se hace una cura de la herida y se procede a sangrar de nuevo por otras 80 onzas. Era la segunda sangría en 24 horas. Nos han dejado por escrito las indicaciones para realizar esta segunda sangría: el tratarse de una caída importante, la presencia de fiebre, edad no desfavorable y que hacía 20 meses de una cuartana (fiebre palúdica) y no se había purgado.

Durante cuatro días la fiebre disminuye, pero aparecen unas sequillas (ganglios) en el lado izquierdo del cuello. El séptimo día, 25 de abril, don Carlos no tiene fiebre, lo que se considera resultado de la administración de un purgante.

El día 28 la herida tiene un aspecto sucio y de nuevo sube la fiebre. Este empeoramiento se achaca a haberse «podrecido» el pericráneo. Se hace otra cura hasta el hueso, pero la situación no mejora. El licenciado Daza Chacón propone llamar a consulta a su maestro, el Dr. Torres de Valladolid. Evita llamar al Dr. Andrés Vesalio que estaba en la Corte de Madrid y era también un cirujano experto. Esta indiferencia hacia un médico extranjero habría de ser importante en el tratamiento del príncipe.

EL ESTADO DEL PRÍNCIPE EMPEORA

El 1 de mayo el rey es informado de la gravedad de la situación y decide acudir personalmente a Alcalá, acompañado por el duque de Alba, el príncipe de Éboli y el Dr. Vesalio. Esta muestra de confianza del rey hacia Vesalio, llevándole en su propio carruaje, es causa de disgusto de los médicos españoles. Esta «enemistad» era bien conocida en la corte y tenemos constancia de que el embajador de Florencia menciona a Cosme de Medici las trabas que los médicos españoles ponían en toda ocasión a la actividad de Vesalio, que no solo era médico de la Casa Real, sino que había desarrollado una importante y lucrativa consulta médica en Madrid.

LOS MÉDICOS LO SIGUEN INTENTANDO

Nada más llegar, se procede a una nueva cura de la herida, con Vesalio ya presente. No se encuentra fractura del cráneo como inicialmente se sospechó.

El 4 de mayo el estado del príncipe empeora. Aparece una erisipela en la herida, inflamación que se extiende hacia el ojo, oreja, cuello y brazo del lado izquierdo. El pulso se encoge (suponemos que quieren decir que se hace más lento, una bradicardia). Los médicos, incluyendo a

Vesalio, piensan que el daño es interno y que sería conveniente penetrar hasta las telas (meninges), pero se decide esperar.

El 6 de mayo, a los 18 días del accidente, llega a Alcalá el Dr. Torres de Valladolid. Su opinión era que lo mejor sería legrar (raspar) el hueso, pero mejor esperar a que se resolviese la fiebre. Se decide purgar y se administra al paciente un laxante de jarabe de rosas de Alejandría que produce 20 deposiciones. El 9 de mayo parece ser que Vesalio practica una trepanación, extrayendo un fragmento de hueso del tamaño de un chelín. Vesalio no dejó ningún informe escrito sobre su participación en el tratamiento de don Carlos, por lo que toda la información nos llega de fuentes indirectas, no siempre amistosas.

ANTE LA FALTA DE MEJORÍA SE ACUDE A MEDIDAS DESESPERADAS

Ante la gravedad del caso y la ineficacia de los remedios médicos convencionales, se decide acudir a medidas desesperadas. Se buscaba el milagro.

EL MORO PINTERETE

El día 10 de mayo es llamado el Moro Pinterete. Disponía este personaje, del reino de Valencia, de un ungüento que lo curaba todo. Este ungüento contenía dos componentes, uno blanco y otro negro de composición secreta. Aplicado sobre la herida de don Carlos, no produjo ningún beneficio y solo provocó una quemadura en la piel. El Moro fue despedido de inmediato.

LA MOMIA DE FRAY DIEGO DE ALCALÁ

En el convento franciscano de Alcalá se conservaba el cuerpo incorrupto de fray Diego, que había sido cocinero del convento y había muerto cien años antes en loor de santidad. A instancias del duque de Alba se trajo la momia de fray Diego y se la acostó en la cama junto al príncipe. Según el testimonio del licenciado Daza, se colocó la momia lo más cerca posible al cuerpo de don Carlos, que estaba inconsciente y no podía apreciar personalmente el efecto de este tratamiento.

La imagen de la Virgen de Atocha

Todas las iglesias de Alcalá y de Madrid pidieron la intercesión divina. La imagen de Nuestra Señora de Atocha fue trasladada a la habitación del real enfermo.

De pronto, el príncipe mejora

A pesar de todo, los médicos siguen con sus tratamientos. Se aplican seis ventosas y se realiza otra sangría. Aparece una inflamación en el párpado izquierdo que inicialmente es tratada con la aplicación de fomentos, pero que finalmente tiene que drenarse con lanceta, con lo que el proceso se resuelve.

El príncipe mejora. Ha tenido que ser un milagro

De forma sorprendente, a partir del día 10 el estado de don Carlos comienza a mejorar. El día 14 se levanta por primera vez y el día 17 es trasladado a Madrid y se aloja en el Alcázar. La creencia general es que la curación de tan grave dolencia se ha producido por la intercesión de la Virgen de Atocha y del cuerpo incorrupto de fray Diego de Alcalá. El propio príncipe manifiesta que en la noche del 9 de mayo se le apareció fray Diego y le dijo que se iba a curar. El cirujano Dionisio Daza Chacón parece que aceptó como posible la eficacia de la intercesión divina.

El rey Felipe II también creyó en la intercesión sobrenatural como causa real de la curación de su hijo. Por esa razón pidió al papa la canonización de fray Diego de Alcalá. El trámite Vaticano fue largo, pero finalmente, el papa Sixto X convirtió al pobre cocinero en santo. Para celebrar tal acontecimiento se denominó con el nombre de San Diego a una ciudad de la California española.

Cómo resume el proceso un testigo presencial

El licenciado Daza Chacón, cirujano que tan activa participación tuvo en el tratamiento del príncipe, nos ha dejado escrito un breve resumen del transcurso del caso que, por lo curioso e interesante, reproducimos en su integridad:

«Su Majestad se encontraba sentado y, a su espalda, se situaban todos los Grandes en pie. Delante del rey y sentados todos los médicos cirujanos que asistían al príncipe, que fueron: el doctor Vega, el doctor Olivares, el licenciado Dionisio Daza, el doctor Juan Gutiérrez de Santander, Médico de Cámara y Protomédico general, el doctor Portugués y don Pedro Torres, cirujanos de Su Majestad, el doctor Andrés Vesalio, el doctor Mena y el licenciado Torrellas. Realizaron más de cincuenta consultas desde el 19 de abril en que tuvo lugar la caída, hasta el 31 de julio, día en que se celebró un *Te Deum* por la definitiva curación».

EL RESTO ES HISTORIA

El príncipe Carlos, ya curado, conspiró contra el rey, su padre. Debido a su natural torpeza, sus intenciones fueron descubiertas. El 19 de enero de 1568 el rey, acompañado por algunos consejeros y un retén de soldados, hizo prisionero al príncipe, que fue encarcelado en una de las torres del Alcázar. En esta prisión murió don Carlos el 25 de julio de 1568.

Para escribir este artículo nos hemos ayudado de los siguientes textos:

Diccionario de Historia de España. Alianza Editorial. Madrid, 1979.

FERNÁNDEZ, José Barón: *Andrés Vesalio. Su vida y su obra*. Edición del Consejo Superior de Investigaciones Científicas, Madrid, 1970.

MAGANTO PAVÓN, Emilio: *Historia biográfica y bibliográfica de la urología española*. Oficina de Historia de la Asociación Española de Urología. Madrid, 2000.

SORIANO DE LA ROSA, Concepción: *La obra quirúrgica de Dionisio Daza Chacón*. Tesis Doctoral. Universidad de Salamanca, 1958.

EDUARDO VII DE INGLATERRA, EL REY QUE PUDO MORIR DE UNA APENDICITIS AGUDA

Eduardo VII era hijo de la reina Victoria de Inglaterra y del príncipe Alberto. Al morir la reina en 1901, Alberto sube al trono a los 60 años de edad. Alberto había sido una persona que gustaba del buen vivir, de las fiestas y de los viajes. A pesar de su obesidad, era considerado uno de los hombres más elegantes del reino. Su madre nunca gustó de esta conducta y lo mantuvo alejado de toda actividad de gobierno.

La ceremonia de la coronación estaba prevista para el 26 de junio de 1902, pero unos días antes de esa fecha salta la noticia: la ceremonia de la coronación tiene que aplazarse. El rey está gravemente enfermo y tal vez tenga que ser sometido a una intervención quirúrgica. El cuadro médico que le asiste emite un comunicado: el rey padece una peritiflitis.

PERITIFLITIS Y APENDICITIS

Peritiflitis quiere decir inflamación del ciego, es decir, de la porción inicial del intestino grueso. Este era el nombre con el que, en Europa, en aquellos años, se denominaba a un proceso inflamatorio agudo de la zona del ciego, que generalmente evolucionaba hacia la formación de un absceso purulento que habitualmente se abría a la cavidad peritoneal, causando una peritonitis y la muerte. Con suerte, el absceso encontraba su camino hacia la superficie y se abría a la piel, lo que podía resultar en una curación. Más raramente, el proceso inflamatorio era leve y quedaba limitado a los alrededores del ciego, enfriándose espontáneamente.

Los cirujanos de los Estados Unidos llamaban a este mismo proceso apendicitis, pues habían comprobado que la inflamación no se producía en el ciego, sino en el apéndice vermiforme, que era una pequeña prolongación del ciego y que por su estrechez se inflamaba fácilmente. En realidad, se trababa de la misma enfermedad con dos nombres distintos.

El proceso se presentaba con dolor abdominal, especialmente en la fosa iliaca derecha, náuseas y fiebre. Evolucionaba a la formación de un absceso y a la peritonitis.

El tratamiento consistía en dieta ligera, laxantes y opio. El opio calmaba el dolor y reducía los movimientos intestinales, con lo que los pacientes mejoraban algo. Aun así, la mortalidad superaba el 70 % de los casos. A pesar de que era bien conocida la evolución hacia el absceso, es decir, una colección de pus, el tratamiento quirúrgico no era recomendado. En aquellos tiempos, sin antibióticos y con una anestesia primitiva, operar en la cavidad abdominal se consideraba una temeridad.

Hubo que esperar hasta 1887, cuando el Dr. George Morton, cirujano de Filadelfia, realizó la primera operación de apendicitis aguda en un caso avanzado. El Dr. Morton estaba condicionado por el hecho de que un hermano y un hijo habían muerto por apendicitis aguda. En 1889, el Dr. Charles McBurney de Nueva York comunica los primeros éxitos con la cirugía del apéndice, aunque en casos avanzados. En el mismo año, el Dr. John Murphy, de Chicago, realiza y recomienda la operación temprana, apenas aparecidos los primeros síntomas. En Europa, el Dr. Frederick Treves, en Londres, realiza por primera vez la extirpación de un apéndice inflamado, bien que en un caso avanzado y ya con un absceso.

La enfermedad del rey

La enfermedad del rey Eduardo VII había comenzado el día 13 de junio. Presentaba un cuadro de dolor abdominal y náuseas. Su médico de cabecera, el Dr. Laking, le suministró un laxante, como era habitual en esos casos. Al día siguiente el dolor era más intenso, y aparecieron los vómitos y la fiebre. Fue tratado con opio. El rey mejoró algo, pero el día 18 la situación empeoró. El cuadro médico (ningún cirujano entre ellos) hizo el diagnóstico de peritiflitis. Se llama a consulta a un cirujano, el Dr. Frederick Treves, que recomienda esperar y seguir el tratamiento con opio. El rey mejora algo, pero el día 23 de junio aumentan los dolores, los vómitos y la fiebre. El Dr. Treves se decide a operar.

La operación se lleva a cabo el mismo día 23 en el Palacio de Buckingham. El Dr. Treves abre el abdomen y drena un gran absceso en cuyo fondo se encuentran los restos de un apéndice prácticamente destruido. Deja un drenaje para la evacuación del pus restante. La operación ha durado 40 minutos. El rey evoluciona de manera favorable y se recupera totalmente.

EL RESTO ES HISTORIA

El rey Eduardo VII de Inglaterra vivirá y reinará hasta su muerte en 1910. Fueron años difíciles, con el inicio del declive del gran Imperio británico y con la Primera Guerra Mundial a la vista.

Para realizar este artículo nos hemos apoyado en los siguientes textos:
Diccionario Larousse de Historia Universal. Editorial Planeta Agostini, 1988.
THORWALD, Juren: *El siglo de la cirugía.* Ediciones Destino, 1970.

EL CONDE-DUQUE DE OLIVARES: UN ENFERMO FUE EL HOMBRE MÁS PODEROSO DEL MUNDO

Don Gaspar de Guzmán y Pimentel, Rivera y Velasco y de Tovar, nace en Roma el día de los Reyes Magos de 1587. Nace en Roma, porque su padre, don Enrique de Guzmán, conde de Olivares, era el embajador del rey Felipe II de España ante los Estados Pontificios. El nombre de Gaspar es el resultado de sortear el nombre de los tres Reyes Magos por la fecha del nacimiento. Más adelante, don Enrique de Guzmán es nombrado virrey de Nápoles y Sicilia, por lo que Gaspar creció en estos ambientes italianos. Y, como era el segundo hijo varón, estaba destinado a la carrera eclesiástica, como era habitual en las familias de la nobleza española. A los diez años de edad ya es canónigo de la catedral de Sevilla. Después cursa estudios de humanidades en la Universidad de Salamanca, donde desarrollará su afición por estas disciplinas, afición que le acompañarían el resto de su vida.

En 1604, muere su hermano Jerónimo, el primogénito de la familia. Así, Gaspar se convierte a sus 17 años en primogénito heredero del título nobiliario destinado al servicio de la corte, por lo que deja los estudios eclesiásticos. En la corte tiene buen cuidado de frecuentar el círculo del príncipe heredero, el futuro Felipe IV.

En 1607, muere su padre, don Enrique de Guzmán. Gaspar, a los 20 años de edad, se convierte en el tercer conde de Olivares. Ese mismo año se casa con su prima doña Inés de Zúñiga y Velasco. Es, evidentemente, un matrimonio de conveniencia, pero que cristalizaría en un verdadero afecto que duraría toda su vida. Cuando el príncipe heredero contrae matrimonio con Isabel de Borbón, hermana del rey Luis XIII de Francia, es preciso crear casa propia para el heredero y don Gaspar de Guzmán es nombrado uno de sus seis gentilhombres. Esta proximidad con el príncipe se transforma en una relación de confianza que no ocultaba las ambiciones de Olivares para mayores empresas. El valido del rey Felipe III, el duque de Lerma, recela, con razón, de la influencia de este ambicioso gentilhombre sobre el débil carácter del príncipe e intenta alejarle de la corte. Le ofrece el suculento puesto de embajador en Roma, pero Olivares no lo acepta. Prefiere mantenerse próximo al heredero, pues ya entiende que será su hombre de confianza en el futuro. Cuando su esposa, doña Inés de Zúñiga, es nombrada dama de la reina, la influencia de don Gaspar de Guzmán en palacio es enorme. Los nobles del reino, Grandes de España (Olivares no lo era), se convierten en sus enemigos, pues lo consideran un advenedizo, casi un usurpador. Esta enemistad durará toda su vida y será fundamental en su caída final.

A la muerte del rey Felipe III, el 31 de marzo de 1621, sube al trono su heredero con el nombre de Felipe IV. El nuevo rey nombra a su amigo y hombre de confianza, don Gaspar de Guzmán, su valido o primer ministro. Así, el conde de Olivares se convierte en el hombre más poderoso del mundo, pues en sus manos está todo lo que ha de suceder en un imperio donde nunca se ponía el sol. En 1626, el rey le concede el ducado de Sanlúcar La Mayor, por lo que el conde de Olivares no es solo conde, sino, además, duque. Conde-duque de Olivares, título con el que ha pasado a la historia. La historia de una gran ambición. Ya es Grande de España.

El enfermo

Cuando don Gaspar de Guzmán y Pimentel, conde-duque de Olivares, llega a la Privanza a los 34 años de edad, ya era un hombre enfermizo. Su amigo y contemporáneo, el conde de Roca, le describe como persona de salud quebradiza y achacosa. Ancho, achaparrado, con tendencia a la obesidad, estructura pícnica, con calvicie precoz. Los episodios de gota fueron frecuentes a lo largo de su vida y los intensos dolores que provocaban estos episodios le obligaron, en ocasiones, a suspender alguno de los actos oficiales. Era habitual verle ayudarse por un bastón para caminar.

Pero la característica más importante de la salud de Olivares era su tendencia ciclotímica maníaco-depresiva. Alternaba momentos de depresión profunda y gran melancolía con momentos de euforia. Los episodios de furor explosivo y violento eran frecuentes. En los ambientes de palacio era considerado un hombre triste. Con esta personalidad nuestro protagonista hubo de enfrentarse, con todo su poder, a la decadencia del imperio y a episodios dramáticos de la historia de España, como la pérdida de Portugal; la guerra en Cataluña con la pérdida del Rosellón y la Cerdaña, que pasaron a manos de Francia; la desdichada guerra en Flandes; el intento del duque de Medina Sidonia de independizar Andalucía; el intento del duque de Hijar de independizar Aragón y las constantes intrigas de la nobleza en su contra hasta conseguir su dimisión como valido en 1643. Todas estas negativas circunstancias aumentaron su tendencia a la depresión y le llevaron a presentar su renuncia al rey en más de una ocasión, renuncias que, al principio, no fueron aceptadas.

Esta tendencia depresiva aumentó aún más a la muerte de su única hija, María, en 1621. María muere sin descendencia, lo que para Olivares era todavía más negativo. Los intentos para conseguir descendencia llevaron al matrimonio Olivares a hacer uso de métodos rayanos con la superstición y la hechicería, sin resultado. Tampoco resultó el método, aconsejado por su confesor, de hacer uso del matrimonio en el convento de San Plácido, en presencia de las monjas que rezaban por el buen fin del acto.

EL PRINCIPIO DEL FIN

Acosados por todos estos acontecimientos y por todas las intrigas de los nobles, alguno de los cuales aspiraba a suceder a Olivares en la privanza, don Gaspar presenta su renuncia al rey y abandona palacio el 17 de enero de 1643. Se dirige al pueblo de Loeches, en la provincia de Madrid, donde tenía una residencia. Las intrigas de los nobles no cesan, pues creen que desde Loeches, demasiado cerca de la corte, el conde-duque sigue influyendo sobre el rey Felipe IV y consiguen que Olivares, ya muy enfermo, sea desterrado a la ciudad de Toro. En esta ciudad reside en el palacio de la duquesa de Alcañiz, su hermana.

En Toro su salud se deteriora. Su obesidad le lleva a hacer una vida sedentaria. Poco a poco abandona la equitación de que tanto gustaba. Camina con dificultad y con la ayuda indispensable de un bastón. Se fatiga fácilmente. El insomnio le impide el descanso nocturno.

Sus enemigos no le dejan en paz. Se inicia un proceso por parte de la Inquisición, acusado de tener en su biblioteca el Corán y algunos escritos de Lutero, lo cual era cierto, pues como responsable de una política de ámbito mundial tenía que estar bien informado. Su esposa Inés es despedida de su cargo de dama de la reina. La mente de Olivares se despeña en una depresión profunda que llega a la demencia. Contrae una erisipela y en noviembre es sangrado tres veces. Recae y en abril del año siguiente es sangrado de nuevo. En aquellos tiempos, el término erisipela se utilizaba para cualquier tipo de infección generalizada. Es sabido que don Gaspar tenía infecciones frecuentes en la dentadura, con supuraciones y fiebre. Tal vez esta fuera la causa de su erisipela. También padeció de tabardillo o tifus, pero era un término que se aplicaba a cualquier proceso febril en una época en la que el diagnóstico preciso era imposible.

La muerte

El 5 de julio de 1645, Olivares ha de interrumpir un paseo en su coche de caballos, porque se encontraba mal. Le atienden tres médicos. Dos son médicos generales de Toro, don Francisco Medina y don Lázaro de la Fuente. El tercero, don Cipriano de Maroja, era catedrático en Valladolid y médico de cámara del rey y fue llamado en consulta urgentemente. Su informe nos muestra un paciente completamente demenciado, dado gritos y dificultando la realización de las sangrías propuestas. Se administra una ayuda (seguramente una purga), que provoca 22 o 23 deposiciones. Con todo esto, aunque parezca mentira, el paciente mejora y recobra el juicio lo suficiente para dar poder a su esposa para testar (este poder fue contestado durante el juicio de herederos posterior a la muerte de Olivares). De nuevo, viene la fiebre y la pérdida de conciencia ya sin delirio.

El conde de Olivares, duque de Sanlúcar la Mayor, duque de Medina de las Torres, marqués de Eliches, adelantado mayor de la muy noble y muy leal provincia de Guipúzcoa, gran canciller de las Indias, comendador mayor de Alcántara, comendador de Víboras y Segura de la Sierra y de Herrera, sumiller de Corps, camarero y caballerizo mayor de su majestad el rey y de su Consejo de Estado y Guerra, alcaide perpetuo de los Alcáceres Reales de Sevilla, de la Casa Real del Buen Retiro, de Vaciamadrid y la Zarzuela, y capitán general de la Caballería de España, muere el 22 de julio de 1645 a las nueve de la mañana.

Sus restos fueron enterrados en Loeches junto a los de su hija María. El entierro se lleva a cabo en medio de una fuerte tormenta de agua, rayos y truenos que sirvió a sus enemigos para insinuar cuál sería su destino eterno.

LA AUTOPSIA

La autopsia mostró un abdomen lleno de líquido (lo que hoy llamamos ascitis), una asadura (hígado) muy dañado y un corazón enorme, el más grande nunca visto. El Dr. Gregorio Marañón, gran estudioso del conde-duque de Olivares, a la vista de estos hallazgos, concluye que son compatibles con una insuficiencia crónica renal y cardiaca. La gota, que no es sino el resultado de un elevado ácido úrico durante muchos años, puede producir una insuficiencia renal y esta puede llevar a una uremia con trastorno del estado mental. Todos estos diagnósticos hechos con la consabida prudencia, pues dependen de datos consignados hace varios siglos cuando los medios diagnósticos y los criterios médicos no son los de hoy.

Para realizar este estudio nos hemos apoyado en los siguientes textos:

Diccionario de Historia de España. Dirigido por Germán Bleiberg. Alianza Editorial. Madrid, 1979.

MARAÑÓN, Gregorio: *El conde-duque de Olivares: la pasión de mandar.* Espasa Calpe. Madrid, 1980.

RICHELIEU, EL CARDENAL ENFERMO

Armand Jean du Plessis nace en París el 9 de septiembre de 1585. Su familia no pertenecía a la nobleza, pero muchos de sus antepasados sirvieron a los reyes de Francia en diversos cometidos. El padre de Armand, François du Plessis, fue paje del rey Carlos IX y, más adelante, hombre de confianza de los reyes Enrique III y Enrique IV. Su madre, Suzanne de la Porte, tampoco era noble, pero era hija de un célebre abogado de París. Los Du Plessis, a través de diversos matrimonios ventajosos, obtuvieron la posesión de una residencia con sus tierras en Richelieu cerca de la ciudad de Chinon. Por eso, Armand Jean du Plessis ha pasado a la historia con el nombre de Señor de Richelieu. Enrique III otorgó a la familia Du Plessis el obispado de Luzon, un tipo de concesión muy habitual en la Francia de aquellos tiempos.

Armand de Richelieu nace de parto muy complicado, que hace temer por su vida y la de su madre. El bautizo se retrasó ocho meses, cuando la precaria salud del recién nacido lo permitió. Su salud siempre fue precaria, por no decir mala, y es francamente notable que, a pesar de ello, fuese capaz de gobernar Francia con mano de hierro desde 1624, cuando el rey Luis XIII le nombra jefe del Consejo de Estado, hasta su muerte en 1642. Richelieu es el artífice de la unidad de Francia y de la centralización del Estado francés. Con él comienza la Francia moderna. Pero no vamos a entrar en su vida política, ya que nuestros lectores pueden encontrar mejores relatos en otros lugares.

Desde niño, su salud fue mala con frecuentes accesos de fiebre que a veces se prolongaban durante días y semanas. En aquellos tiempos se hablaba de tercianas y cuartanas como términos descriptivos, pero sin ninguna prueba de su causa. Estudiosos modernos han hablado de la posibilidad de paludismo e incluso tuberculosis.

A los 9 años viaja a París para ingresar en el prestigioso Colegio de Navarra. Allí estudia latín y humanidades con buen provecho. A pesar de su complexión débil, a los 16 años de edad ingresa en la Academia de Oficiales, con el fin de dedicarse a la milicia. Pero, como su hermano mayor Alphonse, renunció al obispado de Luzon, que, como hemos dicho, pertenecía a la familia Du Plessis, Armand Richelieu aceptó el báculo y la mitra para que los beneficios económicos del obispado no se perdieran para la familia. Fue ordenado obispo en Roma a los 17 años (fue preciso una dispensa papal a causa de su edad) y, más adelante, cardenal. El cardenal Richelieu.

Toda esta historia se desarrolla alrededor de una historia paralela de enfermedad que hizo sufrir de forma intensa a Richelieu. Ya en su infancia sufrió recurrentes episodios de fiebre. Los dolores de cabeza también fueron frecuentes y muy intensos. «Me estoy muriendo de dolor de cabeza» dejó escrito en alguna de sus cartas.

En 1611, tuvo un episodio de fiebre que le duró seis meses y después necesitó un año completo para recuperarse totalmente. Todo este tiempo lo tuvo que pasar en su diócesis de Luzon apartado de toda actividad pública. Pero fue en 1621 cuando comienza con el padecimiento que más sufrimiento le iba a causar. Se trata de las hemorroides y de las úlceras y abscesos anales, para lo que necesitaba atención casi diaria. Por esto siempre permanecía con él en su dormitorio un secretario que, en realidad, era un enfermero que todas las mañanas le hacía las curas correspondientes. En la mesa, situada al lado de su cama, junto a su capelo cardenalicio y otras pertenencias propias de su dignidad, estaban las vendas, las hilas y compresas, los ungüentos, la jeringa, la lanceta y otros instrumentos. Este padecer hemorroidal dio lugar a chanzas y libelos sobre la enfermedad de Richelieu. En la declaración de gastos de su casa personal figura la cantidad de 6.042 libras de aquella época en honorarios de médicos y cirujanos. Y entre el personal de su casa se incluyen como empleados permanentes un médico, un cirujano y un boticario.

Con el tiempo sus padecimientos fueron en aumento en cuanto a frecuencia y gravedad. Richelieu acudió a todos los remedios disponibles en su época. Fue purgado y sangrado. Acudió al balneario de Lancy por sus baños de lodo. Le fue prescrito el láudano en varias ocasiones e incluso le fue administrado vino mezclado con varios productos como el estiércol de caballo. También llegó a hacerse acompañar de las reliquias de San Fiacre, que se consideraban milagrosas.

Sus últimos años fueron terribles, pero, aun así, se mantuvo en el poder con toda energía, rigiendo los destinos de Francia. En 1641 sufre un grave ataque de reumatismo. Un absceso en su brazo derecho tuvo que ser sajado en varias ocasiones. Poco antes sufrió un episodio de retención de orina por el que tuvo que ser sondado.

En 1642 tiene que acudir al Rosellón para liberar la ciudad de Perpiñán que estaba en manos españolas. Tan mal se encontraba que en el camino decide hacer testamento en Narbona. Su estado de salud era tan precario que viaja en una cama convertida en litera, ya que no puede ponerse de pie. Para entrar en las viviendas ha de hacerlo por las ventanas, que habían de ser aumentadas de tamaño para poder meter la cama en la que se trasladaba al cardenal. Al mismo tiempo, Richelieu luchaba contra los enemigos que conspiraban contra él. En el mes de septiembre Perpiñán vuelve a manos francesas, a la par que los conspiradores Henri d'Effiat y De Thou era decapitados. Muy enfermo, pero con mano de hierro.

Richelieu regresa a París ya en estado casi terminal, pero con las riendas de Francia todavía en sus manos. Muere el 4 de diciembre de 1642 a los 57 años. Dice la historia, o la leyenda, que cuando su confesor le preguntó si perdonaba a todos sus enemigos, el cardenal le contestó que los únicos enemigos que tenía eran los enemigos de Francia. Genio y figura.

La causa oficial de su muerte fue una pleuresía. La autopsia mostró la presencia de un enorme absceso en el pulmón derecho. Este hallazgo ha permitido conjeturar a los estudiosos modernos sobre la posibilidad de que Richelieu sufriese de tuberculosis.

Richelieu fue enterrado en la iglesia de la Sorbona. Pero en 1793, en pleno Reinado del Terror durante la Revolución Francesa, su tumba fue profanada y su cráneo exhibido ante la multitud revolucionaria.

Richelieu, plebeyo por nacimiento, obispo y cardenal por casualidad, regidor de Francia por ambición, enfermo por destino.

Para realizar este artículo hemos consultado las siguientes referencias:

BAILLY, Auguste: *Richelieu*. Colección Austral. Espasa Calpe. Madrid, 1969.

LUJÁN, Nestor: *El cardenal Richelieu*. Historia y Vida, n.º 257. Agosto de 1989.

LUTERO, EL REFORMADOR ENFERMO

Quién fue

Martín Lutero nació en la ciudad de Eisleben, en el estado de Sajonia, Alemania, en 1483. A los pocos años de edad, su familia se traslada al pueblo minero de Mansfeld, a 11 kilómetros al norte de Eisleben. Su padre gestionaba unas minas de plata y cobre, con lo que la familia, sin ser rica, tenía un nivel de vida acomodada.

Su padre, Hans Luder (el apellido posteriormente se latinizaría a Luter o Lutero), tenía previsto que su hijo estudiase Derecho para hacerse cargo de los asuntos legales del negocio familiar. Para ello acudió a la Universidad de Erfurt en 1501, donde no destacó como estudiante. Pero durante un viaje de regreso de la ciudad de Mansfeld, donde había acudido a visitar a su familia, se desató una tormenta que asustó profundamente a Lutero, que hizo la promesa de ingresar en un convento si sobrevivía a la tempestad. Así es como abandonó sus estudios de Derecho e ingresó como novicio en el monasterio de los monjes agustinos de Erfurt.

En este monasterio progresó rápidamente hasta el punto de hacer méritos para ser enviado a la Universidad de Wittemberg en la que se doctoró en Teología en 1512. Posteriormente, en esta misma universidad fue profesor de Sagradas Escrituras.

La Reforma

Pero Lutero ha pasado a la historia como instigador de la Reforma protestante. Descontento con la estructura y funcionamiento de la Iglesia, pensaba que eran necesarias profundas modificaciones para devolverla al buen camino del que, según Lutero, se había separado, dejando de lado el verdadero cristianismo fundado por Jesucristo. La gota que colmó el vaso fue la institución de las indulgencias por el papa León X con el propósito de obtener fondos para terminar la construcción de la basílica de San Pedro en Roma. Fuese esto cierto o no, el hecho es que Lutero hizo públicas sus famosas 95 tesis para la reforma de la Iglesia. Como era habitual en aquellos tiempos para dar publicidad a las noticias, Lutero clavó el pliego con las 95 tesis en la puerta de la catedral de Wittemberg. Esto sucedía en 1517.

Realmente Lutero no pretendía con esta maniobra otra cosa que mejorar y regenerar la Iglesia. Pero, como no aceptó las exigencias de Roma para retractarse, fue excomulgado por el papa en 1521. Las tesis fundamentales de Lutero de que la Biblia era la única fuente de conocimiento del cristianismo, sin necesidad de los concilios, la tradición ni la jerarquía eclesiástica, fueron más de lo que Roma estaba dispuesta a aceptar. Si añadimos que la fe, sin necesidad de las buenas obras, era suficiente para salvarse, ya que Dios, en su infinita sabiduría, ya sabía quién se iba a salvar y quién no (la tesis de la predestinación), hicieron la ruptura y el cisma inevitable.

Consciente de las graves consecuencias de esta ruptura, el emperador Carlos V intentó conciliar las dos partes. Se sucedieron sucesivamente las dietas de Nuremberg, Leipzig, Worms y Ratisbona, donde los teólogos romanos y los reformados, después de largos debates, no llegaron a un acuerdo conciliador. La ruptura, la Reforma, era definitiva.

La Reforma iniciada por Lutero ha condicionado la historia de Europa hasta nuestros días. No es posible entender la Europa de hoy sin referirse a este cisma.

Pero nuestros lectores pueden encontrar la historia de la Reforma en otros lugares mejor informados. Aquí lo que queremos estudiar es a Martín Lutero como ser humano, como sujeto de temores, dolores y enfermedades como cualquier otra persona. La enfermedad y la muerte igualan al pobre y al rico, al poderoso y al débil, al sabio y al ignorante. Como ya se ha dicho en otros lugares, la gloria en este mundo es efímera.

Lutero joven y depresivo

Desde joven, Lutero fue una persona depresiva. Con frecuencia caía en episodios de melancolía, por usar sus propias palabras. Pero físicamente era un hombre fuerte y sano, sobre todo en su juventud, antes de entrar en el convento. En su biografía solo se menciona un caso de herida accidental al producirse un corte profundo en una pierna con el filo de su espada. La hemorragia fue intensa y el propio Lutero se aplicó una especie de torniquete. A pesar de todo, los episodios de sangrado se repitieron, pero finalmente la herida curó, lo que nuestro personaje atribuyó a sus oraciones a la Virgen María. A lo largo del resto de su vida, Lutero sufrió de una úlcera en una pierna que nunca terminó de cerrar y que supuraba con frecuencia. Es difícil saber si fue una secuela de esta herida o si simplemente se trataba de una variz no cicatrizada.

En el convento

La disciplina en el convento era muy estricta. Los novicios vestían un hábito de áspera lana que era insuficiente para protegerlos del frío invierno de Sajonia. Lutero hizo los votos de pobreza, obediencia y castidad. La dieta era básicamente vegetariana y los ayunos eran frecuentes. El sueño era interrumpido, pues tenían que levantarse en plena noche para rezar maitines. En medio de esta vida de mortificación, los episodios de ansiedad eran frecuentes; en realidad, lo fueron durante toda su vida. Se acompañaban de sudoración intensa, ruidos en los oídos, dolores de cabeza y náuseas. Pasó 15 años con esta disciplina, lo que tuvo efectos negativos sobre su salud. Más adelante en su vida reconocía que, de no haberse sometido a esta observancia tan estricta, sería más sano y más fuerte. Ya separado de la disciplina de Roma, en plena Reforma, abandonó la vida monástica, pero estos episodios de ansiedad, cefaleas, pitidos en los oídos y náuseas continuaron sucediendo, a veces de más de una semana de duración. Lutero siempre dudó si la causa era el agotamiento o si era una tentación de Satanás. Según se fue haciendo mayor, se fue afirmando su creencia de que la causa de sus episodios depresivos y de ansiedad eran causados por el mismo diablo.

En el castillo de Wartburg. Los primeros problemas de salud

En 1521, el emperador cita a las dos partes en disputa, los fieles a Roma y los Reformados, a reunirse para intentar aproximar criterios. Es la llamada Dieta de Worms, por celebrarse la reunión en esta ciudad.

Lutero y sus partidarios tienen la ocasión de explicarse ante el pleno. No se consigue el acuerdo y Lutero abandona la ciudad. El emperador firma un edicto por el que Lutero era puesto fuera de la ley y prohibía que se le diera cobijo y sustento. También se prohibía la lectura, posesión y edición de sus obras. Para no ser apresado, Lutero se refugia en el castillo de Wartburg bajo la custodia de su protector, el elector Federico de Sajonia. Para no enemistarse aún más con el emperador, la custodia se mantiene en secreto y Lutero abandona el hábito eclesiástico y viste ropas de caballero. Incluso utiliza una peluca.

Lutero tiene ya 38 años y durante su estancia en Wartburg dicen que se dedicó a la bebida. Parece que ya siempre mantuvo esta afición o, por lo menos, sus enemigos le acusaban de borracho. Menciona por primera vez padecer de estreñimiento severo y hemorroides. En sus cartas describe su defecación como muy dolorosa, habla de «dolor en el trasero». Años después, en una carta fechada en 1528, hace una descripción muy gráfica de esta dolencia. «Cuando vacías las tripas», dice, «sale carne alrededor del ano y se inflama hasta adquirir el tamaño de una nuez, con una pequeña herida parecida a un grano de mostaza. Cuanto más líquidas son las deposiciones más escuece la herida. Duele menos cuando las deposiciones son sólidas. Cuando están mezcladas con sangre, hacer de vientre es casi un alivio placentero hasta el punto de que apetece defecar». Aconsejaba no intentar detener el flujo, pues las enfermedades salen por la puerta de los excrementos y quien las expulsa es quien más vive. Es difícil encontrar en los textos de historia una descripción más detallada y completa escrita por el propio paciente.

Durante su estancia en Wartburg, ocioso prácticamente siempre, tiene tiempo para pensar. Ya no importaban las disciplinas, las horas de rezos, las comidas austeras ni la alteración del sueño. Renuncia a la vida de monje. Lutero sufre una transformación emocional y teológica. Dios no prohíbe el sexo, ni la bebida ni la buena comida. Nada se afirma en las Sagradas Escrituras sobre el celibato de los eclesiásticos. En la mente de Lutero va formándose la idea de una nueva Iglesia, no solo en lo teológico, sino en lo estructural y disciplinario.

El primer colapso

En 1527, ya en Wittemberg, Lutero sufre un colapso. El mismo lo describe más adelante como un ruido fuerte en los oídos y un frío intenso. Se quedó pálido y perdió el conocimiento. Se sentía morir y llamó a su mujer y a uno de sus hijos. Confesó y comulgó. No aceptó la extremaunción, pues no era para él un acto necesario. Los médicos consiguieron superar este episodio con la ayuda de paños calientes. Lutero de alguna forma localiza el origen de este episodio en el corazón. Lo achaca a un ataque del demonio y tarda tres meses en recuperarse por completo. Es la primera enfermedad realmente grave en su vida.

La salud empeora

Hacia 1530, Lutero era un hombre muy obeso. A lo largo de los años había ido ganando peso y ya nada quedaba del joven monje ascético. Su aspecto, inmortalizado en los retratos de Lucas Cranach el Viejo, preocupa a sus seguidores, que ya no pueden presentar a Lutero como un hombre enjuto y austero como se suponía que deberían ser los hombres santos. Lutero, casado y padre de numerosos hijos, había perdido actividad física e intelectual. Su gusto por la cerveza, el vino y la comida, unidos a la vida sedentaria, pasaban factura.

En este mismo año se celebra la Dieta de Augsburgo, un nuevo intento del emperador Carlos V de evitar el cisma. Lutero no acude, tal vez por miedo a ser detenido, o tal vez por no encontrarse con suficientes fuerzas. Se aburre a la espera de los resultados de la Dieta y se dedica a escribir cartas a sus conocidos. En ellas hace mención de su estado de salud. Tenía intensos dolores de cabeza que le resultaban insoportables, hasta el punto que pasaba días sin poder leer o escribir. Para empeorar las cosas, sufre un dolor de muelas y las hemorroides se activan de nuevo.

En 1543, tres años antes de su muerte, la salud de Lutero era muy frágil. Padecía de gota, mal de la piedra (en aquellos tiempos eran frecuentes las piedras de vejiga urinaria, no solo las de riñón), estreñimiento y retención de orina. Además, una úlcera en la pierna estaba permanentemente abierta. No podía caminar, por lo que acudía a la universidad a dar clase y la iglesia a predicar montado en un carro. En uno de estos viajes el traqueteo del carro seguramente movió una piedra de la vejiga urinaria, resolviendo la retención y pudo orinar con facilidad.

El final

En 1546, a pesar de estar muy enfermo, Lutero tiene la necesidad de viajar a Eisleben, su ciudad de nacimiento, para resolver un conflicto familiar. El viaje desde Wittemberg lo hace en un carro acompañado por tres de sus hijos. Poco antes de llegar a Eisleben, Lutero sufre un colapso en el carro. Se recupera y consigue, a duras penas, participar en algunas de las reuniones previstas. En la tarde del 17 de febrero de nuevo se siente enfermo, con frío y dolores en el pecho. Le atienden dos médicos locales con friegas y paños calientes. Quisieron administrarle alguna medicina, pero Lutero se negó. «Ya he emprendido el viaje y entregaré mi espíritu», dijo. Poco después fallecía «sin inquietud o malestar físico ni dolores previos a la muerte», según afirmaron los testigos presentes. Esta afirmación era muy importante, pues en aquellos tiempos se consideraba que una muerte tranquila y sin sufrimiento era señal del favor de Dios y seguridad de predestinación. Es decir, de salvación del alma, lo más apropiado para el reformador del verdadero cristianismo.

Las causas de la muerte

No podemos saber cuál fue la causa de la muerte de Lutero. Los dos médicos que le atendieron no eran sus habituales y no conocían su historial clínico. Uno de ellos mencionó una apoplejía y el otro un problema de corazón. Su médico de cabecera, el Dr. Matthaus Ratzeberger, que no estuvo presente durante el fallecimiento, afirmó que había fallecido por la obstrucción de la úlcera de la pierna, lo que había impedido expulsar los humores húmedos que habían alcanzado su pecho y constreñido su corazón. Con las prisas del viaje, Lutero había olvidado el sublimado corrosivo con el que mantenía la úlcera abierta.

Martín Lutero, el gran Reformador que cambió para siempre la historia de Europa, era también un ser humano sometido a la enfermedad y la muerte. Eso no lo pudo reformar.

Para realizar este artículo nos hemos apoyado en las siguientes referencias:

FULBROOK, Mary: *Historia de Alemania*. Cambridge University Press, 1995.

ROPER, Lyndal: *Martín Lutero. Renegado y profeta*. Ed. Penguin Random House. Colección Taurus de Memorias y Biografías, 2017.

ESPOZ Y MINA: EL GENERAL Y SU CÁNCER

Francisco Espoz y Mina fue un personaje importante del siglo XIX español que no ha recibido en los textos de historia toda la atención que se merece. Guerrillero primero y general del Ejército español después, luchó con éxito contra las tropas invasoras de Napoleón Bonaparte y contra el ejército carlista. Hombre liberal, tuvo que marchar al exilio durante los duros años del absolutismo de Fernando VII. Nos parece que este personaje merece que hagamos una breve reseña biográfica para pasar después a su historia clínica. Muchas veces olvidamos que detrás de los protagonistas de la historia está el hombre con sus problemas de salud, a veces muy importantes, y a los que tuvieron que sobreponerse para llevar a cabo sus hazañas.

De campesino a general

Francisco Espoz y Mina nace en Idocín, pequeño pueblo de Navarra, en 1781. De familia de agricultores, se dedicó a este oficio durante su juventud, acudiendo regularmente al mercado de Pamplona para vender sus productos. Era prácticamente analfabeto como toda la gente humilde de la época. Al producirse la invasión de España por las tropas francesas de Napoleón, muchos jóvenes navarros se alistaron en alguna de las diversas guerrillas. Espoz y Mina se apunta en 1810 a la guerrilla que dirige un primo suyo, conocido como Mina el Mozo. Al caer prisionero este, Espoz se hace cargo de la dirección del grupo compuesto por más de tres mil hombres. Sin ninguna formación académica militar, derrota en varias ocasiones a cuerpos del Ejército francés, mucho más numerosos y mejor equipados. Por méritos de guerra accede al empleo de coronel y posteriormente al de mariscal, equivalente en nuestros días al de general de brigada. En 1820 es nombrado capitán general de Galicia.

El exilio de un liberal

Hombre liberal, lucha contra los absolutistas que apoyan al rey Fernando VII. Pero cuando el duque de Angulema, al frente de las tropas francesas (los llamados Cien Mil Hijos de San Luis), entra en España en 1822 para apoyar a Fernando VII, Espoz y Mina ha de abandonar España y emigra a Inglaterra primero y a Francia después. Regresa en 1833 gracias a una amnistía y es nombrado general en jefe del Ejército en Cataluña y allí se distingue en la guerra contra los carlistas. Información más detallada sobre el general Espoz y Mina pueden encontrarla nuestros lectores en los libros de historia del siglo XIX español.

La enfermedad a estudio

Más difícil es seguir la biografía clínica de este militar. Disponemos de algunos informes de los médicos que le trataron y del informe de su autopsia. Incluso disponemos de un dictamen poco conocido, realizado en 1963 por el Dr. Teófilo Hernando, catedrático de la Facultad de Medicina de Madrid. Este informe fue realizado a petición de uno de los biógrafos de Espoz y Mina, el Dr. Hernando, que utiliza para su dictamen los informes médicos redactados casi cien años antes y advierte de la dificultad de hacer un diagnóstico preciso con datos tan escasos y poco fiables debido a la precariedad de los medios diagnósticos de la época.

La enfermedad comienza en el exilio

Parece que los primeros síntomas de su enfermedad comienzan en 1827, cuando Espoz y Mina se encontraba exiliado en Inglaterra. Después de una comida copiosa sufre un episodio de dolor en la zona del estómago, seguido de abundantes vómitos. Diversos remedios, no especificados, calmaron estas molestias, pero en 1830, ya en Francia, vuelve a empeorar: inapetencia, malas digestiones, dolores de estómago, pérdida de color (suponemos que quiere decir palidez) y vómitos. Se le administró un tratamiento a base de leche caliente y agua mineral. Regresa a Inglaterra (estaba exiliado a la espera de una amnistía) en mal estado y vuelve a tener vómitos, esta vez verdinegros, y deposiciones de color negro. Fue tratado con leche de vaca y sebo de carnero, con lo que se consiguió una mejoría.

El enfermo regresa a España

En 1834, regresa a España y en el viaje hace parada en Bayona, en la frontera, donde su estado se agrava con dolores abdominales y vómitos de «bilis atra» (bilis negra). Los médicos lo trataron con leche de burra y agua de cebada, con lo que, de nuevo, se consiguió una mejoría. En octubre de 1834 llega a Pamplona en un estado lamentable, según su médico el Dr. Salvá, que se admira de «sus pocas carnes y su color pálido amarillo pajizo». Tal era su delgadez que sus soldados, una vez incorporado a su cargo, le apodaron el Esqueleto.

Espoz y Mina trajo consigo a Pamplona un par de burras, cuya leche tomaba frecuentemente. Pero su estado no mejoraba. Vuelven los dolores en el estómago y la espalda, y los vómitos parece que contienen sangre. Se le aplicó el tratamiento considerado adecuado entonces: sangrías, cataplasmas, láudano y pediluvios. La mejoría fue escasa y los vómitos contenían coágulos de sangre y las heces eran completamente negras (melena). En 1835 es nombrado general en jefe del Ejército en Cataluña, por lo que se traslada a Barcelona.

Un rayo de esperanza

En mayo de 1835 es llamado en consulta el Dr. Lallemand, prestigioso médico francés de Montpellier. Lallemand llegó a la conclusión de que el problema era de origen nervioso, psicosomático diríamos hoy. Trasladó al enfermo a Montpellier y cambió la dieta por alimentos normales como jamón y café. Espoz y Mina mejora de forma notable y se instaura el optimismo entre sus allegados.

El principio del fin y el fin

Pero, como era de esperar, la enfermedad siguió su curso y la situación del paciente empeora, hasta el punto de que, en agosto de 1836, cuando tiene que hacer frente a unos amotinados que exigían la restauración de la Constitución de Cádiz, para parlamentar con ellos en la calle lo tiene que hacer sentado en una silla. Tal era su estado de debilidad.

El 24 de diciembre de 1836, a las nueve y cuarto de la noche, don Francisco Espoz y Mina fallece a los cincuenta y tres años de edad. Esto ocurría en Barcelona. No tenemos dudas de que este dato es verdadero a pesar de que, en algunos textos, como el *Diccionario de Historia de España,* señalan a Francia como el lugar donde murió el general. Seguramente esta confusión se debe a los viajes que Espoz y Mina hizo a Montpellier.

CONCLUSIÓN MÉDICA

Los datos del informe de la autopsia que han llegado hasta nosotros hablan de «unos tumorcitos en la zona del píloro y una gran perforación tapada por la reacción de los órganos vecinos». En otro lugar se habla de «una escirrosis ulcerada». Con estos datos, y siguiendo el dictamen del Dr. Hernando, parece posible concluir que el general Espoz y Mina padeció una úlcera gástrica prepilórica durante nueve años, que finalmente se malignizó en un cáncer de estómago que terminó perforándose.

LA DESCONSOLADA VIUDA ENTRA EN ACCIÓN

A la muerte de Espoz y Mina, su viuda, doña Juana de la Vega, adquiere un macabro protagonismo. El cadáver es embalsamado y doña Juana solicita que se extraiga el corazón para conservarlo en una urna de ébano y plata. En una disposición testamentaria deja ordenado que, a su muerte, el corazón de su esposo sea enterrado con ella.

Doña Juana no desea desprenderse del cuerpo embalsamado de su amado esposo y cuando se traslada de Barcelona a La Coruña se lo lleva con ella. Después de algunas complicadas gestiones con las autoridades eclesiásticas consigue autorización para mantenerlo en un oratorio que con ese fin ha construido en su domicilio.

La Diputación de Navarra desea que el cuerpo del general Espoz y Mina, héroe navarro, descanse en su tierra y, al efecto, se construye un mausoleo en el atrio de la catedral de Pamplona. Pero solo a la muerte de doña Juana de la Vega en 1872 se produce el traslado del cuerpo, pero no del corazón, que permanecería junto a doña Juana para siempre.

Para la realización de este artículo nos hemos apoyado de manera fundamental en las siguientes referencias:

Diccionario de Historia de España. Dirigido por Germán Bleiberg. Alianza Editorial, Madrid, 1979.

IRIBARREN, José María: *Espoz y Mina el Liberal*. Aguilar de Ediciones, Madrid, 1967.

LA MUERTE DEL GENERAL PRIM.
CONSIDERACIONES MÉDICAS

El general Juan Prim muere el 30 de diciembre de 1870 como consecuencia de las heridas de bala sufridas durante un atentado, pocos días antes, concretamente el día 27. Conocemos las causas médicas de su fallecimiento, pero todavía, más de un siglo después, no sabemos quiénes fueron los autores ni sus instigadores, que seguro que los hubo.

Nos sorprende que recientemente, hace poco más de un año, se ha puesto en duda la causa de su muerte e incluso se ha llevado a cabo una exhumación del cuerpo del general para dilucidar sobre una hipótesis que, en nuestra opinión y a la vista de los datos que vamos a exponer, no tiene ningún fundamento: que el general Prim no murió a causa de las heridas de bala, sino que fue estrangulado. El dictamen del grupo que examinó los restos del general no fue concluyente. Se apreciaron marcas en su cuello, pero bien pudieron ser causadas por la apretada ropa militar con la que fue enterrado, ropa que, a lo largo de todos los años transcurridos, bien pudo dejar marcas en el cuello. Pero nada se pudo asegurar, pues no se encontraron pruebas concluyentes.

Disponemos de los informes de los facultativos que le atendieron, así como del informe de la autopsia. Estos documentos han sido analizados por el profesor Alfonso de la Fuente Chaos, catedrático de Patología Quirúrgica de la Universidad de Madrid. Este estudio está contenido en la obra *Los asesinos del general Prim,* de Antonio Pedrol Rius, editado por Ediciones Teas en Madrid en 1960. El Sr. Pedrol fue durante muchos años el decano del Colegio de Abogados de Madrid.

En la tarde del 27 de diciembre de 1870, el general Prim sale del Congreso de los Diputados en su carruaje oficial. En la calle del Turco, hoy Marqués de Cubas, el coche oficial es obligado a detenerse por un carruaje que se encontraba atravesado. Este momento es aprovechado por unos individuos armados que disparan seis veces, tres por cada lado del coche de Prim. Las heridas no son mortales y el cochero lleva el vehículo a toda prisa hasta el palacio de Buenavista, residencia oficial del general. Prim sube las escaleras a pie y sin ayuda hasta llegar a su dormitorio.

Inmediatamente es atendido por sus médicos, el Dr. Cesáreo Losada y el Dr. Juan Vicente. El primer informe oficial de que disponemos dice que estos doctores «lo encontraron en la cama y, reconocido, resultó tener varias heridas de bala, una de ellas en el hombro izquierdo estando fracturada la cabeza del húmero y la cavidad glenoidea». Otra herida en la mano derecha con pérdida del dedo anular y fractura de lo metacarpianos segundo y tercero. Al día siguiente, el 28 de diciembre, acuden a verlo los forenses Mariano Esteban Arredondo y Pablo León. En su informe dicen que no examinaron el estado de las heridas por no considerar conveniente la remoción del apósito, siendo el estado del paciente satisfactorio. El día 29 no se escribe ningún informe, ya que a los mismos forenses les fue negado el acceso al paciente por el médico de cabecera, el Dr. Losada, porque el general Prim estaba delirando. El fallecimiento se produce al día siguiente a las ocho y media. La autopsia la realizarán los forenses ya mencionados.

La conmoción producida en todo el país por este crimen fue enorme, como es fácil de entender. Por eso, encontramos datos interesantes fuera de los canales oficiales que no son fácilmente accesibles. El sumario judicial ocupaba 18.000 folios y no llegó a ninguna conclusión. Nunca se pudo determinar quiénes fueron los responsables de este asesinato. Se trata de un crimen impune.

Sin embargo, disponemos de algunos datos que no han sido mencionados por los estudiosos. En el libro *La masonería en España,* escrito por Mariano Tirado Rojas, miembro él mismo de la masonería y publicado en Madrid en 1892 (nosotros disponemos de la edición de la imprenta de Enrique Maroto de Madrid), 22 años después del asesinato, se menciona que en la sesión de la logia celebrada el 16 de noviembre de 1870 se acordó el asesinato de Prim. Esta sesión fue presidida por el diputado republicano Paul y Angulo. Este diputado masón fue el que financió el viaje de Prim desde Londres a Cádiz en 1868 para ponerse al frente de la revolución que acabaría destronando a Isabel II. Y lo hizo, según parece, porque el general Prim se había comprometido a instaurar una república. Al no cumplir su compromiso, se decretó su asesinato.

Pero a nosotros nos interesan los datos médicos. Incluso fuera de los informes oficiales. Son interesantes las opciones de un contemporáneo, el Dr. Antonio Espina y Capo, que en su autobiografía (Espasa Calpe, Madrid, 1926) comenta este hecho con gran extensión. El valor de más prestigio de este texto es que se trata del escrito de un contemporáneo. También es muy útil la biografía del general Prim de Rafael Olivar (editorial Tebas, Madrid, 1975). Ambos textos nos ofrecen un dato muy importante: aunque las heridas no eran mortales, sí que eran graves. Un ayudante pidió que se llamase en consulta al Dr. Sánchez de Toca, el cirujano más prestigioso de la capital, el mismo día 27. Pero los médicos que atendían al general se negaron, probablemente por considerar que el paciente se iba a recuperar sin más ayuda y, seguramente, no querían compartir el mérito de este caso. Cuando el herido se agravó se pidió urgentemente la presencia del cirujano, el mismo día 30. Pero ya era tarde. El Dr. Sánchez de Toca dijo enfadado que le habían llamado para ver a un cadáver.

El informe de la autopsia, que ha sido analizado por el profesor De la Fuente Chaos, detalla con precisión las heridas sufridas por el general Prim. En la parte anterior y media del hombro izquierdo se aprecian tres heridas de bala con fractura conminuta de la cabeza del húmero y perforación de la escápula. En el codo del mismo lado, otra herida de bala que ha destrozado la cabeza del hueso radio. La herida de la mano derecha muestra amputación del dedo anular y fractura del cuarto metacarpiano. «Estas heridas han provocado una fiebre reaccional (hoy diríamos sepsis) con congestión de las membranas del órgano encefálico, contribuyendo rápidamente a la muerte», según dice literalmente el informe de la autopsia.

No hay dudas, por lo tanto, de que la muerte del general Juan Prim fue causada por las heridas por arma de fuego, con la consiguiente infección de las mismas y una sepsis generalizada, que en aquellos tiempos, sin antibióticos, no tenía tratamiento posible. Siempre quedará la duda, recogida en los escritos de la época, de que, si el paciente hubiese sido tratado desde el principio por el cirujano, el Dr. Sánchez de Toca, y las heridas hubiesen sido desbridadas y limpiadas quirúrgicamente, se podría haber evitado el fatal desenlace.

Estos son los textos con los que nos hemos ayudado para realizar este artículo:

OLIVER BERTRAND, Rafael: *Prim*. Ediciones Tebas. Madrid, 1975.

PEDROL RIUS, Antonio: *Los asesinos del general Prim*. Ediciones Tebas. Madrid, 1960.

POCH NOGUER, José: *El general Prim*. Sarpe Editores. Madrid, 1986.

JUANA LA LOCA. REINA, PERO LOCA

QUIÉN ERA JUANA DE CASTILLA

Juana de Castilla, que ha pasado a la historia con el sobrenombre de la Loca, fue la tercera de los hijos de los Reyes Católicos. Mayores que ella eran Juan, destinado a ser el heredero de los reinos de sus padres, e Isabel, que sería más adelante reina de Portugal, y más jóvenes que Juana fueron sus hermanas María y Catalina.

A la vista de la descendencia de los Reyes Católicos, Juana no estaba destinada a reinar. Tuvieron que pasar muchas cosas para que el destino la llevase a princesa heredera primero y reina de Castilla después.

Juana nace en Toledo en 1479 y fue educada en la corte castellana como correspondía a una princesa. Su preceptor fue el humanista Alejandro Geraldino del que aprendió la cultura selecta de su época, incluyendo un buen conocimiento del latín. Tenía grandes condiciones para la música y la danza y llegó a tocar el clavicordio con destreza. Hay quien dice que en esta su época de formación llegó a aprender el francés, pero no parece que fuese así, aunque llegó a dominar esta lengua más adelante, durante su estancia en Flandes.

LA POLÍTICA DE LOS REYES CATÓLICOS. MATRIMONIOS DE CONVENIENCIA

La política de los Reyes Católicos, especialmente del rey Fernando, tenía como propósito aislar al rey de Francia, Luis II, que estaba en guerra en Italia contra las tropas aragonesas del Rey Católico. Para ello, como era habitual en aquella época, se concertaron una serie de matrimonios de conveniencia con claras intenciones políticas. Su hija Isabel se casó con el rey Manuel de Portugal; su hija Catalina se casó con el príncipe Arturo, heredero de la corona de Inglaterra (cuando Arturo muere antes de reinar, Catalina se casa con su hermano y ya heredero de la corona, Enrique, futuro Enrique VIII). Respecto a su política del norte de Europa, se conciertan los matrimonios de los hijos del emperador Maximiliano de Austria con los de los Reyes Católicos. Así, el príncipe heredero, Juan de Castilla, con Margarita de Austria, y la princesa Juana de Castilla con el archiduque Felipe, conocido como el Hermoso, que había heredado Flandes. Así quedaba el rey de Francia rodeado de aliados de los Reyes Católicos. La otra hija de los Reyes Católicos, María, se casaría con el rey Manuel de Portugal cuando Isabel, primera esposa de Manuel y hermana de María, muere.

POR QUÉ JUANA LLEGÓ A SER REINA

Como estaba previsto, Juana se casa por poderes con Felipe el Hermoso en 1496. Inmediatamente viaja a Flandes llegando a Róterdam en septiembre del mismo año. Estaba previsto que pasara el resto de su vida en tierras flamencas, pues sus derechos al trono de España eran remotos.

Pero el destino, siempre caprichoso, les deparaba algunas sorpresas. El príncipe heredero de Castilla, Juan, muere en 1497 sin descendencia (tuvo un hijo que murió a los pocos días de nacer). Su hermana Isabel, reina de Portugal y ya heredera de Castilla y León, muere en 1498 dejando un hijo de corta edad, Miguel. Este es jurado por las Cortes de Castilla y las Cortes de Aragón como legítimo heredero. Pero Miguel muere en 1500 y Juana queda como heredera de los Reyes Católicos.

QUIÉN ERA FELIPE EL HERMOSO

En 1363, el rey Juan de Francia cede en feudo a su hijo Felipe el Atrevido el ducado de Borgoña. Por casamiento obtuvo Felipe el condado de Flandes con sus florecientes ciudades de Gante, Bruselas y Brujas. Diversos matrimonios hicieron crecer este enclave de forma notable. Cuando Carlos el Temerario, último príncipe del linaje de Borgoña, lo hereda, sus dominios incluían, además de Borgoña, los ducados de Brabante, Luxemburgo y Limburgo, así como los condados de Flandes, Holanda, Zelanda y Namur, entre otros.

María, hija de Carlos el Temerario, se casa con Maximiliano de Austria, del linaje de los Habsburgo. Hijo único varón de este matrimonio fue Felipe de Austria, más conocido como el Hermoso. Como ya hemos visto más arriba, Maximiliano deseaba una alianza con los Reyes Católicos, por lo que se conciertan los matrimonios de Felipe el Hermoso con la princesa Juana de Castilla (Juana la Loca) y el de Margarita de Austria con Juan, el heredero de Castilla y León.

Este joven matrimonio, Felipe el Hermoso y Juana de Castilla, no estaba destinado a reinar en Castilla, por lo que establecieron su residencia en la ciudad flamenca de Bruselas. Pero, como ya hemos visto, el destino les reservaba otra cosa.

Disponemos de unos hermosos retratos de la pareja ricamente ataviados a la flamenca. Son obras atribuidas a un pintor de Flandes conocido con el curioso nombre de Maestro de la Leyenda de María Magdalena. El cuadro de Juana se halla en el Museo de Historia del Arte de Viena. El retrato de Felipe se encuentra en el Museo del Louvre de París.

ANTECEDENTES DE UNA LOCURA

Los trastornos mentales de Juana tenían ciertos antecedentes familiares. Su abuela materna, Isabel, reina viuda de Castilla, había pasado los últimos cuarenta y dos años de su vida cautiva en el castillo de Arévalo debido a sus trastornos mentales. Juana acompañó en varias ocasiones a su madre, Isabel la Católica, a visitar a su abuela recluida en Arévalo.

Su hermano Juan, el primogénito de los Reyes Católico destinado a heredar sus reinos, murió repentinamente muy joven. Apenas tenía 17 años de edad. De constitución débil, era tartamudo y tenía dificultad para hablar con soltura. Su físico desgarbado destacaba por un labio inferior que le colgaba de forma poco natural.

PRIMEROS PROBLEMAS EN FLANDES

Ya en sus primeros días en Flandes, recién casada, Juana se encuentra aislada en un país extraño, muy distinto a su austera Castilla. Muy pronto, los miembros españoles a su servicio, damas, mayordomo, maestresala y el jefe de las caballerizas, fueron sustituidos por personal flamenco. Esta situación aumentó la sensación de aislamiento y soledad de Juana. Ciertos rumores llegaron a la reina Isabel de Castilla, que envió a Flandes a fray Tomás de Matienzo, prior de Santa Cruz, para informarla. Fray Tomás encontró a Juana taciturna, de mal humor y recelosa. Este cambio de carácter fue atribuido a su situación en la corte. Las escenas de celos, a veces con gran violencia, eran debidas a los devaneos de su esposo Felipe con las damas de la corte flamenca, de costumbres mucho más laxas y desenvueltas que las habituales en Castilla. Bien es cierto que Juana ya había visto a su madre, Isabel la Católica, sufrir intensos celos por la conducta de su marido Fernando, que era bastante mujeriego.

Heredera del reino de Castilla

En el año 1500, a la muerte del joven príncipe Miguel, Juana se convierte en heredera de los Reyes Católicos. Juana y Felipe viajan a España para ser jurados en las Cortes de Castilla y Aragón, cosa que sucede en 1502. Felipe regresa inmediatamente a Flandes, donde le reclamaban asuntos de gobierno. Juana quiere ir con él, pero su avanzado estado de gestación desaconseja el viaje, muy a su pesar. El 10 de marzo de 1503 da a luz a su hijo Fernando en Alcalá de Henares. Juana entonces quiere marchar a Flandes inmediatamente. El viaje por tierra es imposible, pues Francia y Aragón estaban en guerra y el viaje por mar se consideraba demasiado peligroso. Pero Juana no quería esperar.

Los primeros trastornos

Este es el momento en que más claramente aparece el disturbio mental de Juana. Pasaba unos días en el castillo de la Mota, en Medina del Campo, y ya entrada la noche da orden de iniciar el viaje. El obispo de Córdoba, que custodiaba a Juana por órdenes de la Reina Católica, tiene que izar el puente levadizo y cerrar las verjas. Juana, literalmente enloquecida, rechazó a sus damas de compañía y a su servidumbre. Y en medio de la noche invernal de aquel mes de noviembre, sin ropa de abrigo, se agarraba fuertemente a los barrotes de la verja y los agitaba con intención de abrirlos. Así pasó varios días con sus noches sin aceptar abrigo ni comida. Los servidores encendieron una hoguera cerca de ella para calentarla. Así estuvo hasta que su madre, la reina Isabel, que había sido avisada, acudió al castillo de la Mota.

De esta manera encontró la reina a su hija, agarrada a la verja «como un animal feroz». El encuentro fue poco amistoso. Tuvo que oír de su propia hija palabras tan indecorosas e insolentes que jamás las hubiera tolerado de no conocer su estado mental, según escribió Isabel a su embajador en Bruselas. Finalmente, en la primavera de 1504 Juana marcha a Flandes para reunirse con su marido.

Cada vez peor

En Flandes la situación mental de Juana no mejora. En un violento arrebato de celos, ataca a una supuesta amante de Felipe y con ayuda de unas tijeras le corta las trenzas. No contenta con eso, con las mismas tijeras hizo un corte en la cara de su víctima. Este episodio tuvo una gran resonancia en todas las cortes europeas e incluso llegó a España con gran escándalo. Los celos eran tan intensos que Juana prescindió de toda la servidumbre femenina y solo se dejaba ayudar de sus esclavas moriscas (sí, Juana tenía esclavas su servicio). Cuando estas noticias llegaban a España, la gente no dudaba de que Juana estaba embrujada.

Ya es reina de Castilla

En noviembre de 1504 muere Isabel la Católica, por lo que Juana y su esposo Felipe heredan la Corona de Castilla y León. En su testamento, la Reina Católica, consciente del problema mental de su hija, a la que consideraba incapaz de reinar, dispuso que el rey Fernando se encargase de la regencia hasta la mayoría de edad de su nieto, el príncipe Carlos.

Pero Felipe el Hermoso quiere reinar

En enero de 1505, los nuevos reyes inician su viaje a España. Felipe el Hermoso estaba decidido a reinar sin restricciones. Su esposa estaba aislada debido a sus problemas, pero el rey Fernando no veía con buenos ojos la política del flamenco. Felipe tenía sus propias ideas sobre el futuro de su reino. Su mentalidad no era castellana, sino centroeuropea. Ya era propietario del condado de Flandes y heredero de su padre, el emperador Maximiliano de Austria. Felipe, sin consultar con nadie, había suscrito un pacto con el rey Luis II de Francia, que estaba en guerra con Fernando en Nápoles. Llega al acuerdo de casar a su hijo Carlos (el futuro rey de España), de apenas cuatro años de edad, con la hija del rey francés, Claudia. De esta manera, quedarían bajo una sola corona Austria, Francia y España con todas sus posesiones. Eso sí, el centro director de esta gran monarquía ya no estaría en España.

Tensa relación entre Felipe y Fernando. Solo están de acuerdo en que Juana no está en condiciones de reinar

La relación del Rey Católico y Felipe el Hermoso es muy tensa. Finalmente, no tienen más remedio que llegar a un acuerdo y suscriben el tratado de Villafáfila, cerca de la Puebla de Sanabria, por el que se reconocen mutuamente, Fernando como rey de Aragón y Felipe y Juana como reyes de Castilla y León. Fernando abandonaría Castilla y marcharía a su reino aragonés. Quedaban así Juana y Felipe como únicos reyes de Castilla. Pero al mismo tiempo incluyen una cláusula secreta comprometiéndose a que Juana nunca participase en ninguna labor de gobierno debido a su estado mental.

Sin embargo, el rey Fernando, hábil diplomático y, como tal, dispuesto a romper cualquier acuerdo, pasa a la acción. Para contrarrestar a su temido yerno, el rey Fernando, ya viudo, concertó su matrimonio con Germana de Foix, que era sobrina del rey de Francia, Luis II, que tenía más interés en entenderse con el rey de Aragón que con Felipe el Hermoso y resolver así sus problemas en Italia. Quedaba de hecho anulado el pacto con Felipe. Ni que decir tiene que el inexperto diplomático Felipe el Hermoso se consideró engañado, pero al menos ya era rey de Castilla sin trabas a su ejercicio. Además, perdería sus derechos al reino de Aragón en el caso de que Fernando tuviese un hijo de su nuevo matrimonio.

La inesperada muerte de Felipe el Hermoso agudiza el trastorno de Juana

Con su esposa aislada y alejada de su padre y defensor, y rodeado de consejeros flamencos, Felipe el Hermoso había conseguido actuar libremente como rey de Castilla. Pero de nuevo el destino habría de dar al traste con los planes previstos. Estando en Burgos, después de un partido de pelota, deporte favorito de Felipe, el rey consorte se encuentra mal, tiene fiebre y ha de guardar cama. Su estado se agrava poco a poco. Teme haber sido envenenado. La reina Juana no se separa de él ni un instante durante su enfermedad y prueba en su presencia todos los alimentos y medicaciones que se le administran para asegurarse de que no hay veneno. Juana admira a todo el mundo por su dedicación sin descanso junto a su moribundo marido. Por eso, cuando después de seis días de enfermedad Felipe muere, Juana entra en un estado de abatimiento y depresión muy intenso. Era el 25 de septiembre de 1506.

El triunvirato

Juana queda sola al frente de Castilla, incapaz de tomar decisiones debido a sus problemas emocionales agravados por la muerte inesperada de su marido. Deja el reino sin gobierno y se instala la anarquía. La nobleza, cuyos privilegios feudales habían sido recortados por los Reyes Católicos, ven la ocasión para recuperarlos y piensan que la reina, desorientada, puede apoyarles. En estas circunstancias, los fieles seguidores de la política de continuidad deciden formar un triunvirato que gobierne Castilla hasta el regreso del rey Fernando. Lo forman el cardenal Cisneros, el condestable de Castilla y el conde de Nájera.

La macabra comitiva funeral

Mientras tanto, la reina Juana solo vive para los funerales de su marido muerto. Ordena embalsamar su cuerpo. El corazón es extraído y enviado a Flandes en estuche de oro. Se negó a darle sepultura y depositó el féretro en la Cartuja de Miraflores, en Burgos, a donde acudía casi a diario y mandaba abrir el féretro para ver a su esposo. Cuando la peste afectó a la ciudad, Juana ordena organizar una comitiva para trasladar el féretro al cercano pueblo de Torquemada. En esta localidad da a luz a su hija Catalina. Una vez repuesta del trance del parto, continúa el viaje con el féretro de Torquemada a Hornillos, de Hornillos a Tórtoles. Este fúnebre cortejo iba acompañado por guardias portando antorchas y clérigos entonando plegarias fúnebres. La reina seguía el cortejo en una silla de mano. Durante la noche se acampaba siempre fuera de las ciudades, al cielo raso. En el transcurso de este viaje Juana tuvo varios repentinos accesos de cólera, arrojando toda clase de objetos a sus acompañantes.

El rey Fernando regresa y se encuentra a su hija y al cortejo fúnebre en Tórtoles el 20 de agosto de 1507. Encuentra a su hija en un lamentable estado. Dormía en el suelo y no se cambiaba de ropa ni se lavaba. No se separaba del féretro de Felipe.

LA CAUTIVA DE TORDESILLAS

En estas circunstancias y dado el evidente deterioro de la mente de Juana, el rey Fernando toma una decisión drástica. El cortejo fúnebre se traslada a la ciudad de Tordesillas, ciudad de realengo de la corte castellana y Juana es internada en su castillo, acompañada por su hija pequeña Catalina. El cuerpo de Felipe es depositado en la iglesia del convento de Santa Clara, situado a pocos pasos del castillo. Lo que nadie podía prever es que Juana pasaría el resto de su vida, casi cincuenta años, en esta fortaleza. Su padre la visitó varias veces. Tenemos constancia documentada de al menos dos de estos encuentros. En ambos casos, Fernando encontró a su hija en mal estado, muy apática y melancólica y sin cuidar sus hábitos de limpieza, sin cambiarse de ropa ni para dormir. En una ocasión Fernando pasó varios días con su hija en un intento de modificar su actitud. Se pasaba los días mirando por la ventana la iglesia donde reposaban los restos de Felipe.

Muere Fernando el Católico. Juana ya es reina de España. Cautiva, pero reina

En 1516, muere Fernando el Católico. En su testamento deja como regente al cardenal Cisneros, que debe llevar los asuntos del reino hasta la llegada de su nieto Carlos, que residía en Flandes y nunca había estado en España ni conocía el idioma español. También deja claro que su hija Juana es la heredera no solo de Castilla, sino también de Aragón y de Navarra, que poco antes ha sido incorporada a Castilla. Dentro del reino de Aragón se incluyen sus posesiones en Italia. Es decir, que en este momento Juana es reina de España, de Nápoles y Sicilia. Estos títulos los mantendrá hasta su muerte, pues, aunque no tuviese poder efectivo, era la reina. A su nieto Carlos se refiere como el príncipe. También dejó Fernando la orden de no informar a su hija de su muerte para no causar más alteraciones en su ya inestable mente.

Su hijo Carlos viene a España y la visita en Tordesillas. Llegan a un acuerdo sobre el gobierno del reino

En otoño de 1517 llegan a España los príncipes Carlos y Leonor, ambos hijos de Juana. Lo primero que hacen es visitar a su madre en Tordesillas No fue un simple acto protocolario, sino una sincera muestra de cariño hacia su madre, a la que hacía muchos años que no veían. Carlos mandó mejorar y engalanar las estancias de su madre, así como las de la pequeña hermana Catalina que vivía con ella. Igualmente organizó una corte de damas y servidoras como correspondía a una reina. Esta visita duró más de una semana. A lo largo de los años siguientes las visitas se sucedieron en numerosas ocasiones de duración variable. Incluso pasaron unas fiestas de Navidad completas con ella.

Antes de finalizar esta primera visita, Carlos organizó unos solemnes funerales ante el catafalco de su padre, Felipe el Hermoso, en la iglesia del monasterio de Santa Clara.

En este encuentro, la reina Juana accedió a dejar todas las obligaciones de gobierno en manos de su hijo Carlos, ya rey y después emperador, que tuvo siempre el cuidado de que todos los documentos de gobierno fuesen firmados también por su madre, la firma de Juana siempre en primer lugar.

La muerte de Juana la Loca. Muere la reina cautiva

El resto de su vida lo pasó Juana en su encierro en el castillo de Tordesillas. Su salud, tanto mental como física, se fue deteriorando. Se nombró a Francisco de Borja, futuro santo, su confesor para intentar enderezar su actitud religiosa sin grandes logros. En sus últimos años, la salud física se deterioró de forma importante, perdiendo el control de sus funciones de defecación y micción, lo que provocó que hiciera sus necesidades en su ropa y en su cama. Incluso llegó a padecer una gangrena.

Por fin, a las seis de la mañana del día de Viernes Santo del año de 1555, Juana la Loca falleció. Fue el fin de su vida, de su cautiverio y de su locura.

En enero de 1556, transcurrido menos de un año de la muerte de su madre, Carlos I de España y V de Alemania abandona el trono y abdica en su hijo Felipe II. Es posible que la idea de abdicar estuviese en su mente desde tiempo antes, pero no quiso apartarse del poder hasta la muerte de su madre para no dejar más problemas a su sucesor.

La demencia de Juana

Aunque algunos historiadores han sostenido la tesis de que Juana nunca estuvo loca y que su encierro fue decidido por motivos políticos para que tanto su esposo Felipe el Hermoso como su padre Fernando el Católico pudieran hacerse con el poder absoluto, la verdad es que disponemos de abundante información que permiten afirmar que Juana de Castilla padecía un trastorno mental que la impedía reinar con normalidad.

Aunque con anterioridad tuvo algún comportamiento sospechoso, parece que el comienzo de su enfermedad hay que fecharlo en el año 1502, cuando Felipe regresa a Flandes y deja en Castilla a su esposa embarazada. El episodio del castillo de la Mota, bien documentado, incluso con los comentarios de su madre la reina Isabel, no deja lugar a dudas. Como consecuencia, en su testamento la reina Isabel deja claro que Juana no estaba en condiciones de hacerse cargo de sus obligaciones como reina. El fúnebre cortejo a través de Castilla es otra muestra de su deterioro mental. Su propio padre, el rey Fernando, se encontró con ella en Tortoles durante el macabro paseo y decidió internarla. En su testamento Fernando deja al cardenal Cisneros como regente hasta la llegada de su nieto Carlos.

Hacer un diagnóstico certero siglos más tarde es algo aventurado. Uno de sus biógrafos, Ludwig Pfandl, se tomó el trabajo de consultar con algunos psiquiatras y llegó a la conclusión de que el trastorno de Juana era una demencia precoz secundaria a una esquizofrenia. Vamos a dejarlo aquí a reservas de que gentes más autorizadas decidan estudiar el caso.

Qué nos queda de Juana la Loca

Aunque Juana de Castilla nunca tuvo un poder efectivo, la desaparición de todos los que, por derecho, debían haber reinado antes que ella, tuvo consecuencias muy importantes para la historia de España. Todas estas carambolas dinásticas llevaron al trono a su hijo Carlos, que instaura la dinastía de Habsburgo en España. Dinastía más interesada en la política imperial austríaca, ajena a los intereses de su nuevo país, dejando de lado su proyección americana, que para Carlos solo suponía un medio para financiar su política europea.

Todos sus hijos sobrevivieron hasta la edad adulta, cosa poco habitual en su época, y tuvieron una participación activa en la historia de Europa. Su primogénito fue Carlos I de España y V de Alemania; Fernando fue emperador de Austria; Leonor, reina de Francia; Isabel, reina de Dinamarca; María, reina de Hungría y Catalina, reina de Portugal.

Los restos de Juana de Castilla y de Felipe el Hermoso reposan en la Capilla Real de la catedral de Granada, junto a los restos de los Reyes Católicos y los del pequeño príncipe Miguel.

El Castillo de Tordesillas, residencia de Juana, ya no existe. Fue demolido, ya casi en ruinas, en 1771.

El Real Monasterio de Santa Clara sigue en pie y activo habitado por las monjas clarisas.

La ciudad de Tordesillas sigue recordando la historia de su reina y acoge con amabilidad a muchos visitantes que también recuerdan a su reina.

Para realizar este artículo, nos hemos ayudado de los siguientes textos:

Diccionario de Historia de España. Alianza Editorial. Madrid, 1979.

FERNÁNDEZ ÁLVAREZ, Manuel: *Juana la Loca*. Colección Austral. Editorial Espasa. Madrid, 2010.

PFANDL, Ludwig: *Juana la Loca*. Colección Austral. Ed. Espasa Calpe. Madrid, 1955.

PRAWDIN, Michael: *Juana la Loca*. Editorial Juventud. Barcelona, 2001.

CRISTÓBAL COLÓN, UN ENFERMO CRÓNICO

Es interesante comprobar que se han escrito cientos, tal vez miles, de libros y artículos sobre Cristóbal Colón. Tratan sobre su vida, su misterioso origen, el descubrimiento de América, los distintos viajes de Colón al Nuevo Continente, su familia y sus pleitos con la Corona de Castilla. Pero apenas hay nada escrito sobre la salud de Cristóbal Colón que, como todos los seres humanos, tuvo sus achaques que, a veces, tuvieron influencia en sus viajes y descubrimientos.

Y esta falta de información se debe, sobre todo, a las pocas pistas que dejó el propio Colón, que apenas se refiere a sus problemas de salud en su *Diario de a bordo*. Tampoco su hijo Hernando es más explícito en su *Historia del almirante.*

El primer estudioso interesado en la salud de Colón se encontró con este problema. Fue el médico Fernández de Ibarra, probablemente de origen cubano y residente en Nueva York, que aprovechando el cuarto centenario del descubrimiento de América quiso investigar sobre la salud del almirante. Y no encontró nada publicado. Llegó a consultar al descendiente de Colón, el duque de Veragua, a varios historiadores ingleses y americanos, y a los españoles José M. Asensio y Toledo y a Cesáreo Fernández Duro. Todos ellos reconocidos expertos en la vida y obra de Cristóbal Colón. Ninguno de ellos pudo aportar información sobre la salud del descubridor. Sencillamente no sabían nada sobre este tema. El Dr. Fernández de Ybarra se puso manos a la obra y consultó todos los escritos públicos y privados que pudo encontrar. El resultado fue una conferencia dictada en el Primer Congreso Panamericano de Medicina, en la ciudad de Washington D. C., el día 7 de septiembre del año 1893. Esta conferencia fue publicada como artículo en la revista *The Journal of the American Medical Association* en mayo de 1894. Esta obra es el primer intento conocido en el mundo de interesarse sobre la salud de Cristóbal Colón. Este artículo despierta un tímido interés en el tema de la salud del almirante y, desde entonces, se han publicado más informaciones, no muchas, sobre las enfermedades del descubridor de América. De estas obras daremos cuenta al final de este artículo.

La primera mención sobre la salud de Colón aparece en su *Diario de a Bordo,* en la entrada correspondiente al día 16 de febrero de 1493, en el regreso de su primer viaje. En esta entrada se dice textualmente que el almirante quedaba muy tullido de las piernas por estar siempre desabrigado al frío y al agua, y al poco comer. También en otras entradas de este mismo viaje se mencionan de pasada algunas molestias en los ojos. Hemos de hacer aquí un inciso para aclarar que el *Diario de a bordo* escrito por Cristóbal Colón y entregado a su regreso a los Reyes Católicos se ha perdido. Pero existe una copia o reproducción realizada por el padre Las Casas, que conoció el original y, es de suponer, que es copia fiel. En este primer viaje participaron dos médicos: el maestro Alonso, que viajó con Colón en la nao Santa María, y el maestro Juan, que viajó en la carabela La Pinta con Martín Alonso Pinzón. El maestro Juan se quedó en Santo Domingo al cuidado de los marineros del Fuerte Navidad. Pero ninguno de estos médicos ha dejado información sobre la salud de Colón.

En el segundo viaje acompaña a Colón el reputado médico sevillano, médico de la Casa Real, el Dr. Diego Álvarez Chanca. Durante el regreso de este viaje, Colón sufre un episodio de confusión mental, inflamación ocular con casi pérdida total de la visión y disminución de la vitalidad. La nave tuvo que regresar a la Isabela (nombre entonces del actual Santo Domingo), donde permaneció enfermo durante casi cinco meses bajo los cuidados del Dr. Álvarez Chanca. Este médico en su informe al Capítulo de Sevilla habla de la gran cantidad de marinos, al menos la tercera parte, que cayeron enfermos por diversas causas, entre las que menciona la mala calidad de las provisiones de que disponían y de alguna enfermedad infecciosa desconocida. Algunos estudiosos han achacado estas cinco semanas de estupor como causadas por el tifus.

Al comienzo del tercer viaje, a la altura de Cabo Verde, Colón sufre «un severo ataque de gota, acompañado de fiebre alta». Esta situación duró varias semanas y al final se acompañó de inflamación de los ojos (oftalmia). Esta es la primera vez que se menciona un problema articular, la gota. En realidad, la mayoría de los autores que se han interesado por la salud del almirante consideran que la palabra gota en aquellos tiempos se refería a cualquier tipo de afectación articular. Lo que hoy conocemos como gota, una inflamación de las articulaciones producidas por un exceso de ácido úrico, está claro que no fue una enfermedad de Colón.

Durante su cuarto y último viaje a América, Colón ya era un hombre enfermo. Sus problemas articulares, lo que llamaban la gota, hacían difíciles sus movimientos. Tuvo que construir una cabina en la cubierta desde la que, sin moverse, pudiese ver y dirigir todas las maniobras del barco. A su regreso el 7 de noviembre de 1504, padece intensos dolores articulares agravados por la ansiedad. Desembarca en Sanlúcar de Barrameda y se traslada a Sevilla para descansar de sus achaques. Es su hijo Hernando, que le había acompañado en el viaje, quien tiene que viajar a la corte para informar sobre este viaje. Colón, demasiado débil, no puede hacerlo hasta el mes de mayo de 1505, cuando acude a Segovia acompañado por su hermano Bartolomé para cumplimentar al rey Fernando. La reina Isabel ya había fallecido. Colón sufre intensos dolores articulares, empeorados por la amargura de verse traicionado por el rey Fernando que no cumplió ninguna de sus compromisos de las Capitulaciones de Santa Fe. Se traslada a Valladolid, decepcionado y enfermo. Se aloja en una vivienda de la calle Magdalena (hoy calle de Colón) que le ofrece un caritativo marino, Gil García. En ella fallece el 20 de mayo de 1506, probablemente por las complicaciones cardiacas de su problema articular. Su hijo Hernando lo describe así: muy agravado de gota y de dolor y de otros males, dio su alma a Dios el día de la Ascensión, 20 de mayo de 1506, habiendo recibido con devoción los últimos sacramentos. Sus últimas palabras fueron «en tus manos, Señor, encomiendo mi espíritu».

A la vista de la información que tenemos, resulta evidente que Cristóbal Colón padeció una enfermedad articular crónica, así como episodios de inflamación ocular desde aproximadamente los 40 años. Son pocos los datos que han llegado hasta nosotros y, además, de una época en la que los diagnósticos médicos detallados no eran posibles y no se consideraban importantes. Se diagnosticaban y trataban síntomas (dolor, inflamación, fiebre) y no enfermedades. Por esto, los diagnósticos actuales sobre la naturaleza de la enfermedad artrítica de Colón hay que tomarlos con prudencia. Son diagnósticos posibles, nunca definitivos.

El diagnóstico del Dr. Fernández Ibarra, el primer autor que investigó las enfermedades de Colón, es que el almirante padeció un reumatismo crónico (recordemos que este diagnóstico se hizo a finales del siglo XIX y los diagnósticos eran más simples) que derivó en complicaciones cardiacas que fueron la causa de la muerte. Al parecer, en los últimos días de su vida, su cuerpo se hinchó de forma notable, especialmente los miembros inferiores. Esto es compatible con una afección de las válvulas cardiacas, cosa frecuente en algunas de las enfermedades reumáticas.

Otro diagnóstico ha sido el de artritis reumatoide. Este proceso articular crónico fue descrito por primera vez a principios del siglo XIX y se acompaña frecuentemente de afectación ocular. Se trata de un proceso inmunológico sistémico y evidentemente sin pruebas que lo demuestre, por lo que se trata de un diagnóstico puramente especulativo.

El Dr. Philip Mackowiak, en su documentada obra, propone, entre otros diagnósticos de patología articular, el de artritis reactiva. Se trata de un proceso reactivo inmunológico articular y ocular que hoy sabemos afecta a individuos positivos para el marcador genético HLA-B27. El criterio de Makowiak se apoya en que fue Colón, entre todos los marineros, el único que sufrió de artritis severa, tal vez porque era portador de este marcador mientras que, supuestamente, los demás marinos no lo eran. Hoy tenemos conocimiento de brotes de artritis reactiva en colectivos con infecciones por Shigella (una bacteria intestinal que frecuentemente causa intoxicaciones alimentarias) y solo los portadores del HLA-27 desarrollaron la artritis reactiva.

Finalmente, en 1992 y coincidiendo con el quinto aniversario del descubrimiento de América, el Dr. Leonard Hoenig, de la Universidad de Miami en Florida, aprovecha la ocasión para revisar todos estos diagnósticos sobre las enfermedades reumáticas realizados hasta ahora para concluir que, en su opinión, Cristóbal Colón pudo padecer un síndrome de Reiter (descrito por primera vez en 1916), que consiste en la asociación de artritis, afección ocular y uretritis. Esta enfermedad suele ser desencadenada por algún tipo de infección, habitualmente una clamidia. El punto débil de este diagnóstico, y el autor así lo reconoce, es que no tenemos datos que indiquen que Colón padeció problemas de uretra. Pero no todos los casos de Reiter lo padecen. Y también es más frecuente en portadores del HLA-27.

En conclusión, lo que no cabe duda es que Cristóbal Colón padeció una enfermedad articular crónica, una artritis, de causa imposible de determinar, que progresivamente le llevó a cierto grado de invalidez y, finalmente, a complicaciones que le causaron la muerte. Esto es todo lo que podemos decir hasta el día de hoy, a la espera de nuevos hallazgos.

Para la realización de este artículo nos hemos apoyado en las siguientes obras:

COLÓN, Cristóbal: *Diario de a bordo*. Historia 16, Madrid, 1991. Edición, comentarios y notas de Luis Arranz.

COLÓN, Hernando: *Historia del almirante*. Historia 16. Madrid, 1991. Edición comentarios y notas de Luis Arranz.

FERNÁNDEZ IBARRA, A. M.: *The Medical History of Christopher Columbus*. The Journal of the American Medical Association. Chicago, May 5, 1894.

HOENIG, Leonard J.: *The Arthritis of Christopher Columbus*. Arch Intern Med. Vol. 152, February, 1992.

MACKOWIAK, Philip A: *Post Mortem*. Ed. American College of Physicians, 2007.

Aunque no hemos podido consultarle personalmente, varios autores se remiten a la obra de S. E. Morison, *Admiral of the Ocean Sea. A life of Christopher Columbus*. Little Brown and Company. Boston, 1942.

GALILEO GALILEI. ENFERMEDAD
Y MUERTE DE UN GENIO

Galileo Galilei fue uno de los grandes científicos de la Europa del Renacimiento. Confirmó la teoría heliocéntrica de Copérnico, lo que le valió grandes problemas con la Iglesia católica romana. Tanto las obras de Copérnico como las de Galileo fueron condenadas por la Inquisición y sus textos incluidos en el Índice de Libros Prohibidos.

LA ÉPOCA

Para comprender estos hechos, hay que entender que en aquellos años Europa estaba asolada por las guerras de religión entre católicos y protestantes. Un año antes del nacimiento de Galileo había concluido el Concilio de Trento, con el que la Iglesia católica quería poner en claro los límites de las creencias consideradas verdaderas y la condena de toda desviación de las mismas. Las Sagradas Escrituras se entendían de forma literal, sin más interpretación posible que la decretada por Roma, al contrario de la interpretación libre preconizada por el protestantismo. La Iglesia romana, que además tenía importantes intereses políticos y económicos, mantenía así la autoridad y la solidez de su doctrina con mano de hierro.

Pero nosotros no vamos a entrar en detalle en los aspectos científicos y políticos de la biografía de Galileo. Esa historia la pueden encontrar nuestros lectores en otros lugares mejor documentados. A nosotros ahora nos interesa pasar revista a los pocos datos que nos han llegado sobre la salud de este personaje. Porque muchas veces, al estudiar la vida de los grandes genios de la historia, nos olvidamos que eran seres humanos, con todas sus flaquezas y limitaciones. Como ya se ha dicho en otro lugar, la enfermedad y la muerte, a todos iguala. Ricos y pobres, sabios e ignorantes, poderosos y súbditos, tienen los mismos problemas de salud.

El intento de estudiar Medicina

En este ambiente nace Galileo en la ciudad de Pisa, entonces ciudad de la Toscana italiana gobernada por la familia Medici, el 15 de febrero de 1564. Su padre, Vicente Galilei, se dedicó a la música y al comercio con poco éxito. Por eso, insistió en que su hijo, Galileo, se hiciese médico por ser una profesión que en aquellos tiempos era considerada una actividad bien remunerada. Así, en el año 1581, Galileo se matricula en la Facultad de Medicina de la Universidad de Pisa. Pero la medicina no le termina de llenar y desvía su interés hacia las matemáticas. Siendo todavía un estudiante de Medicina, elabora la teoría del péndulo al observar el movimiento oscilante de una lámpara de la catedral de Pisa. A los tres años de su ingreso en la universidad, abandona los estudios de Medicina sin graduarse.

Su verdadera vocación: las matematicas

El gran domino de las matemáticas y su facilidad para la demostración matemática de los fenómenos físicos le llevaron a obtener la cátedra de Matemáticas de la Universidad de Pisa a los 25 años de edad y la cátedra de la Universidad de Padua a los 28 años. Y todo esto sin haber obtenido ningún grado universitario en matemáticas. En estos años de Padua es cuando perfecciona su teoría del movimiento pendular, y el diseño y construcción de un termómetro y de un compás geométrico y militar. También comienza su interés por los aspectos astronómicos de las teorías de Tolomeo y Copérnico. Su verdadero prestigio se inicia en estos años.

Los primeros datos sobre su enfermedad

Galileo padeció toda su vida de intensos dolores de origen reumático. Parece que todo comenzó en una tarde calurosa del verano de 1594. Junto al conde Bissarro y otros amigos fue a pasar la tarde a una villa cerca de Padua, propiedad de los condes de Trento. Para aliviarse del calor decidieron echarse una siesta, muy ligeros de ropa. Según una versión, un criado abrió una ventana para mejor refrescarse, pero mientras dormían, se desencadenó una tormenta con descenso brusco de la temperatura. Según otra versión, la villa disponía de un curioso sistema de refrigeración, con un conducto que permitía entrar aire fresco de unas cuevas cercanas. Cuando Galileo y sus amigos despertaron, se encontraron presos de intensos dolores y fiebre. Tan grave fue la cosa que uno de los amigos murió días después y otro perdió el oído y tampoco sobrevivió mucho tiempo. Desde entonces, y a lo largo de toda su vida, Galileo sufrió de episodios de intensos dolores. No se dispone de datos médicos sobre la salud de Galileo, solo las descripciones de sus molestias. Por ello, no es posible estar seguro de la naturaleza de estos dolores, pero siempre se han atribuido a un reumatismo.

La enfermedad dificulta sus actividades

En 1609, Galileo construye un anteojo (precursor del telescopio) con el que por primera vez se pudo observar los astros. Galileo, que entonces residía en Florencia, decide viajar a Roma para demostrar su anteojo a los dignatarios civiles y eclesiásticos. Pero el viaje ha de dilatarse por motivos de salud, seguramente dolores reumáticos. El viaje previsto para septiembre de 1610 se retrasa hasta el mes de marzo de 1611. No hay más detalles sobre la dolencia que obligó a esta demora.

Poco después, o tal vez ya en 1614, se mencionan por primera vez los problemas oculares de Galileo. Utilizando su anteojo había pasado muchas horas estudiando las manchas solares que él mismo había descubierto. Siempre hizo sus observaciones mirando directamente por el objetivo del instrumento, sin ningún tipo de protección para la vista, para amortiguar la acción de los rayos solares sobre los ojos, protección que otros observadores ya estaban utilizando.

1618 fue un año pródigo en la aparición de cometas. Los astrónomos, provistos del anteojo de Galileo, estudian intensamente este fenómeno. Galileo, postrado en cama por sus dolores reumáticos y ya muy mal de la vista, no pudo gozar de su observación.

El Santo Oficio de la Inquisicion

En 1616, la Inquisición romana había condenado la teoría helio-céntrica de Copérnico, prohibiendo la impresión, venta y lectura de sus libros bajo pena de excomunión. El motivo era que la teoría de este astrónomo polaco estaba en contra de lo que enseñaban las Sagradas Escrituras. La idea nueva, entonces, era que la Tierra orbitaba alrededor del sol, y no al revés como había señalado Tolomeo. Galileo, firme defensor de Copérnico, cuya teoría había confirmado con sus observaciones, iba a tener problemas con la Iglesia. Por aquellos años, el astrónomo alemán Kepler, que vivía en territorio protestante lejos del alcance de la Iglesia romana, ya se dedicaba a calcular las órbitas de los planetas alrededor del sol.

Efectivamente, en 1633, Galileo es obligado a viajar a Roma para comparecer ante el Santo Oficio de la Inquisición. Pide retrasar el viaje por motivos de salud, pero su petición no es atendida. Galileo es sometido a proceso y condenado en mayo de 1633, como hereje por «haber tenido y creído en una doctrina falsa y contraria a las Sagradas Escrituras».

Para evitar la sanción más grave, incluso la hoguera, Galileo se ve obligado a abjurar de sus teorías y manifiesta «que siempre ha creído, cree y, con la ayuda de Dios, creerá en el porvenir de todo aquello que enseña y predica la Santa, Católica y Apostólica Iglesia».Viejo y enfermo, Galileo jura sin creer para salvar la vida.

La sentencia condena a Galileo a confinación perpetua. Gracias a sus influencias, no tiene que ingresar en la cárcel del Santo Oficio, sino que es confinado en el palacio de la Trinidad del Monte en Roma. Posteriormente se le permite continuar su confinamiento en el palacio arzobispal de Siena (a pesar de su condena, Galileo mantenía buenas relaciones con gran parte de la jerarquía eclesiástica) y finalmente se le permite trasladarse a su domicilio de Arcetri, donde permanecerá confinado hasta el fin de sus días.

EL FINAL SE ACERCA

En 1634 muere su hija María Celeste y Galileo entra en un periodo de depresión. A los pocos días el propio Galileo escribe: «La hernia se ha hecho mayor que antes, el pulso es irregular con palpitaciones del corazón. Tengo una tristeza y melancolía extrema».

En junio de 1637 pierde la visión del ojo derecho, probablemente por una catarata. También en esta fecha se menciona otra vez la presencia de una hernia, probablemente inguinal. En 1638 queda completamente ciego.

En noviembre de 1641, su salud se agrava con fiebre, dolores artríticos y fuertes palpitaciones. El día 8 de enero de 1642, Galileo Galilei fallece en brazos de dos de sus discípulos, Viviani y Torricelli. Sus restos son depositados provisionalmente en la iglesia de la Santa Cruz de Florencia. Como hereje convicto y confeso era dudoso que su cuerpo pudiese reposar en tierra sagrada. Treinta y dos años más tarde se podrá colocar, al fin, una lápida sobre su tumba en la Capilla del Noviciado de la iglesia de Santa Cruz.

Al exhumar el cadáver un sacerdote, el padre Francisco Gori, se apodera del dedo índice de la mano derecha de Galileo. Lo conserva como reliquia. A su muerte, esta reliquia pasó por diversas manos hasta que en 1841 fue entregada al Museo de Historia Natural de Florencia, donde permanece hasta hoy.

Para la realización de este artículo nos hemos ayudado de los siguientes textos:
PLA, Cortés: *Galileo Galilei*. Colección Austral. Espasa Calpe. Buenos Aires, 1942.
SANNA, Emilio: *Vida y pasión de Galileo*. Historia y Vida, n.º 1. Abril, 1968.

SAN JUAN DE LA CRUZ: NI MUERTO LO DEJARON TRANQUILO

El comienzo

Juan Yepes, el futuro San Juan de la Cruz, nació en el año de 1542 en el pueblo de Fontiveros, provincia de Ávila. Su familia fue pobre de solemnidad y vivieron casi siempre de la caridad pública. Muerto el padre, la familia se traslada a vivir a Medina del Campo, cerca de otros familiares con la esperanza de ser ayudados por ellos. Juan, el tercero de tres hermanos, aprende a leer y escribir en el colegio de la Doctrina, único recurso de los más necesitados. Desea ser sacerdote y se costea los estudios trabajando en el hospital de la Concepción en Medina. Finalmente, en 1563 ingresa como fraile en la Orden de los Carmelitas Descalzos y en 1567 se ordena sacerdote. En este momento toma el nombre de Juan de Santo Matías.

Peleas entre carmelitas

El mismo año de su ordenación sacerdotal entra en contacto, por casualidad, con Santa Teresa de Jesús, también carmelita y dedicada a la fundación de diversos conventos de su orden. No es este el lugar de describir las diversas fundaciones realizadas por estos santos ni de hacer mención de la extraordinaria obra poética de San Juan. Esta información pueden encontrarla fácilmente nuestros lectores en otros lugares. Baste decir aquí que la vida de San Juan de la Cruz (tomaría definitivamente este nombre en 1568) estuvo amenazada constantemente por los carmelitas calzados, enemigos furibundos de los descalzos como San Juan de la Cruz. Llegan incluso a apresarle y confinarle en un convento de Toledo. Esto sucedía en diciembre de 1577. Permaneció apresado hasta agosto del siguiente año, cuando pudo escapar con gran audacia.

Las luchas entre calzados y descalzos, con ideas muy distintas sobre la organización de la orden carmelitana, pasa por mejores y peores momentos, con intervención frecuente del nuncio, que ha de tomar partido en varias ocasiones. Finalmente, en 1588 se celebra en Madrid un Capítulo General de la Orden para poner en vigor un breve del papa Sixto V por el que se establecía una nueva reforma del Carmelo. San Juan de la Cruz es nombrado vicario general y reside en el convento de la orden en Segovia como prior. En esta ciudad y en este cargo permanecerá durante tres años.

El final

Pero sus enemigos no descansan y en 1591 consiguen deponerle de todos sus cargos e incluso inician un proceso para expulsarle de la orden. San Juan, reducido a un simple fraile de base, decide marchar lejos de sus enemigos y se traslada al convento de La Peñuela en Jaén. Empieza a encontrase enfermo, «con unas fiebrecillas» y decide trasladarse al convento de San Miguel en Úbeda. Su salud se complica con una herida en una pierna que se infecta y supura. No hay datos seguros sobre esta enfermedad, pero parece que la infección (algunos hablan de erisipela) se extendió a todo el cuerpo (una septicemia). Se le asignó un monje enfermero que se aplicó con toda energía los tratamientos médicos y quirúrgicos disponibles en la época. Por supuesto, sin ningún tipo de anestesia, lo que provocaba grandes dolores. «Me estoy consumiendo en dolores» llegó a decir el santo. El 14 de diciembre de 1591 fallece. El convento se llenó de fieles para dar su último adiós a San Juan de la Cruz.

Ni muerto lo dejaron descansar

Una vez muerto, amigos y enemigos quisieron sacar rédito a la muy extendida fama de santo que tenía San Juan. Desde Segovia, donde había sido prior de su convento, reclamaron su cuerpo para darle definitiva sepultura. El convento de Úbeda se negó, por lo que los segovianos urdieron un plan para robar el cadáver y llevárselo a su ciudad. Así lo hicieron dos años después de su muerte y la comitiva fúnebre trasladó solemnemente el cadáver hasta Segovia.

Don Quijote de por medio

La comitiva tuvo que recorrer un largo camino hasta llegar a su destino. En la primera parte, capítulo XIX de *El Quijote,* se describe un encuentro entre don Quijote y Sancho con una comitiva fúnebre. No se menciona el nombre de San Juan, pero se especifica claramente que se traslada el cuerpo de un caballero que murió en Baeza y lo llevan a enterrar a Segovia. Aunque se habla de Baeza y no de Úbeda, algunos críticos literarios identifican esta comitiva con la que debió de trasladar el cuerpo robado del santo y que Cervantes decidió incluir en su relato, tal vez por lo notorio del caso.

El proceso

Esta maniobra no gustó en Úbeda y denunciaron a los segovianos. El proceso no se resolvió hasta el año 1607. La sentencia fue auténticamente salomónica. Los restos de San Juan de la Cruz, ya considerados reliquia, fueron divididos en dos partes. Una había de reposar en el convento de Segovia y otra en el de Úbeda. En 1627 se construye, adosado al convento de San Miguel en Úbeda, un oratorio donde reposan los restos de San Juan de la Cruz. Y así hasta hoy.

San Juan de la Cruz fue canonizado en 1726 por el papa Benedicto XIII y proclamado doctor de la Iglesia en 1926 por el papa Pío XI.

Para la realización de este artículo nos hemos ayudado fundamentalmente de estas referencias:

ALMANSA MORENO, Manuel: Guía completa de Úbeda y Baeza. Editorial El Olivo. Jaén, 2008.

Año Cristiano. Biblioteca de Autores Cristianos. Madrid, 1966.

CERVANTES SAAVEDRA, Miguel de: *El ingenioso hidalgo Don Quijote de la Mancha.* Espasa Calpe. Madrid, 1960.

A SAN FRANCISCO DE ASÍS
LO OPERARON DE LA VISTA

Pequeña historia juvenil

No vamos a exponer una biografía detallada de San Francisco de Asís en este artículo. Nuestros lectores pueden encontrar esa información en otras fuentes más autorizadas. Aquí simplemente vamos a describir los datos biográficos que nos permitan entender la actitud de San Francisco cuando tuvo que someterse al tratamiento de su ceguera.

Francisco nace en la ciudad italiana de Asís en 1182. Hijo del comerciante de paños Pedro Bernardone, no conoció en su infancia ninguna carencia material, pues su familia estaba bien posicionada. En realidad, su nombre de pila era Juan, pero por alguna razón sus amigos siempre lo llamaron Francisco y con este nombre pasó a la historia. Seguramente influyó el haber recibido en su casa una educación con influencia francesa promovida por su madre, doña Pica, mujer de formación refinada. Francisco suena más francés que Juan.

Recibe la educación primaria en la escuela de los monjes benedictinos de Asís y, al finalizar estos estudios, pasa a trabajar con su padre en el negocio de comercio textil. Francisco rápidamente se hace con los fundamentos del comercio, la teneduría de libros, unidades monetarias y sistema de pesas y medidas. Se convierte así en un provechoso empleado, casi copropietario, del negocio de su padre.

Como hombre joven y con dinero, Francisco participaba con sus amigos en fiestas y juegos, haciendo gala de una prodigalidad que no era bien vista por su padre, hombre de negocios más dado al ahorro y la buena administración del dinero.

De pronto, un cambio de vida

Cuando Francisco tenía apenas 22 años, se vio envuelto en la guerra entre el Papado y el Imperio. La ciudad de Asís se pone de parte del papa. Francisco se alista como combatiente, pero en 1202, luchando contra la vecina ciudad de Perugia, los de Asís son derrotados y Francisco es hecho prisionero. Un año después, hecha la paz, Francisco es liberado y regresa a casa.

Pero a poco de regresar, Francisco padece una enfermedad con fiebre que no cesa durante meses. Durante la prolongada convalecencia, el carácter de Francisco cambia. Ya no le interesan las fiestas ni sus antiguas amistades. En un paseo a las afueras de Asís se encuentra con un leproso. Este encuentro resulta decisivo para el futuro de Francisco que, impulsado por alguna fuerza interior, decide dedicarse al cuidado de estos enfermos, para lo que acude diariamente a un cercano lazareto. Como era de esperar, sus amigos y vecinos le evitan, pues la lepra era considerada una enfermedad gravemente contagiosa. Ni que decir tiene que su padre y el resto de su familia desaprueban esta actitud.

Con el dinero que todavía podía sacar de su casa, Francisco restaura una pequeña iglesia en ruinas, San Dámaso, alrededor de la cual se irían reuniendo sus futuros seguidores.

Posteriormente restauraría otras dos pequeñas iglesias, la de San Pedro y la de Santa María de los Ángeles. Esta última, muy pequeña y situada en medio del bosque, fue conocida desde entonces como la Porciúncula por su modestia y reducido tamaño. La Porciúncula se convertiría en la iglesia fundacional de la futura orden de San Francisco.

La Orden de San Francisco

Francisco decide abandonar su casa y retirarse al bosque cercano para llevar una vida de extrema pobreza y depender solamente de la caridad de sus vecinos. Viste un tosco hábito y camina casi descalzo. Su máxima, tomada de los Evangelios, que se convertirá en el lema de su futura fundación, era que no era preciso preocuparse por el alimento o el vestido como los lirios del campo o los animales silvestres, pues Dios viste y alimenta a sus criaturas sin que estas tengan que preocuparse de nada. Este tipo de actitud de retorno a los orígenes del cristianismo, alejándose de las manifestaciones de poder y riqueza que caracterizaban a la Iglesia de Roma, fue seguida por otros colectivos cristianos como los albigenses. Pero mientras los albigenses (también conocidos como cátaros) añadieron a su estado de pobreza el rechazo a la Iglesia de Roma y su enriquecida jerarquía, Francisco se mantuvo fiel al cristianismo oficial. Este detalle hizo que los albigenses fueran perseguidos hasta su desaparición total, mientras que el movimiento franciscano fue inicialmente tolerado y posteriormente alentado por el Vaticano romano.

De alguna forma, esta vida de retiro y pobreza extrema causó un gran impacto, siendo muy numerosas las personas que abandonaron el mundo para unirse a Francisco alrededor de la Porciúncula. Aunque la Iglesia oficial no veía con buenos ojos a estos individuos entregados a la pobreza y al servicio desinteresado a los más necesitados, finalmente no tuvo más remedio que ceder y el 16 de abril de 1210 el papa Inocencio III proclamó la creación de la Orden de los Frailes Menores de San Francisco. Frailes menores, porque Francisco quiso dejar muy claro que provenían de los estratos más bajos de la sociedad, los menores, en contraposición a los mayores o clase burguesa acomodada.

Los frailes franciscanos vivían muy humildemente, eran los ministriles de la Señora Pobreza, como les llamaba Francisco. Esto suponía que debían abandonar sus familias y sus profesiones. Para facilitar la adhesión de otros adeptos que no podían llegar a estos extremos, se funda la Orden Tercera de San Francisco, cuyos miembros podían seguir en estado seglar, aunque siguiendo la regla de humildad y pobreza. Se denominó a esta obra Orden Tercera, porque la segunda fue la formada por las primeras mujeres que se unieron a Francisco, las hermanas Clara e Inés. La hermana Clara fundaría la versión femenina de los franciscanos, las Hermanas Clarisas.

LAS CRUZADAS. VIAJE A EGIPTO

En 1219, durante la quinta cruzada, armado de ardor misionero, Francisco viaja a Egipto con un pequeño puñado de discípulos. Su intención, contra lo que intentaban los Ejércitos cristianos, era conquistar al islam por medio de la predicación y la palabra en lugar de por la fuerza de las armas. Esta era la actitud de Francisco, enemigo de la violencia y partidario de predicar el amor y la fraternidad entre los hombres. Acompañado de un hermano franciscano, cruza las líneas de batalla y llega a entrevistarse con el sultán Malik al Kamil. Por supuesto que Francisco no logra convertir al sultán, pero este, asombrado por el valor inconsciente de los dos frailes, los deja en libertad y les concede un salvoconducto para viajar por tierra de infieles. Así es como Francisco visita Belén, Nazaret y Jerusalén.

El tracoma

Durante este viaje a Egipto y a los Santos Lugares, Francisco se contagia de una enfermedad entonces, y aun hoy, endémica en esa zona del mundo. Se trata del tracoma, que es una enfermedad infecciosa que hoy sabemos producida por una clamidia. Esta infección afecta a los ojos y produce una ceguera que en aquellos días era incurable. Para un hombre para quien el contacto con la naturaleza era parte fundamental de su actitud religiosa, la pérdida de la visión resultaba una verdadera catástrofe. Francisco aceptó esta situación con verdadera resignación entendiendo que era una prueba enviada por Dios. Aun así, se prueban diversos ungüentos sin resultado alguno.

La operación

En un intento desesperado para recuperar la vista y a instancias del cardenal Ugolino que se interesaba sinceramente por la salud de Francisco, nuestro fraile es llevado a la ciudad de Reti, donde ejercían algunos de los más reputados especialistas de los ojos. Primero se intentaron los remedios conservadores como cremas, emplastos y tinturas. Nada se consiguió con estos tratamientos, por lo que los doctores decidieron operar. No existía ningún tipo de anestesia. El cirujano puso sobre el fuego una barra de hierro con la punta aplanada hasta llevarla al rojo vivo. Cuando estuvo candente, la aplicó sobre los ojos de Francisco, cauterizando no solo los ojos, sino parte de la cara. Francisco soportó esta terrible y dolorosa operación sin una sola queja. Tan espantosa era esta operación que los discípulos que acompañaban a Francisco no pudieron soportarlo y abandonaron la habitación del tratamiento.

La operación no dio resultado y Francisco no recuperó la vista. Seis meses después, en octubre de 1226, fallece junto a la iglesia de la Porciúncula, donde había pedido ser trasladado.

Este artículo se ha realizado basándonos en la siguiente obra:

FÜLLÖP-MILLER, René: *Francisco, el santo del amor.* Colección Austral. Espasa Calpe. Buenos Aires, 1940.

FRANCISCO LARGO CABALLERO. ENFERMEDAD Y MUERTE DE UN HOMBRE Y DE UNA ÉPOCA

Francisco Largo Caballero nace en Madrid el 15 de octubre de 1869 en el seno de una familia humilde trabajadora. Su formación fue prácticamente autodidacta, pues nunca tuvo la oportunidad de realizar estudios superiores. A pesar de todo, llegó ser un personaje importante del sindicalismo y de la política española de la primera mitad del siglo XX. Fue militante del Partido Socialista desde 1890 hasta su muerte en 1946 y secretario general de UGT en 1918. Durante la dictadura de Primo de Rivera formó parte del Consejo de Estado y durante la guerra civil fue presidente del Gobierno desde septiembre de 1936 hasta mayo de 1937, cuando fue relevado por Juan Negrín. Al finalizar la guerra civil, con la derrota de la República, Largo Caballero marcha al exilio con su familia. Atraviesa la frontera de Francia por la Junquera el 29 de enero de 1939. Viviría los siete últimos años de su vida en el exilio. Murió en París el 23 de marzo de 1946 a los 76 años de edad.

Nuestros lectores pueden encontrar en otro lugar los pormenores de la interesante andadura vital y política de Francisco Largo Caballero. Nosotros vamos a concentrarnos en sus problemas de salud, porque los personajes públicos, como el resto de los humanos, sufren enfermedades que pueden condicionar sus actos y decisiones.

La primera noticia sobre su salud

La primera noticia sobre su salud la encontramos en los *Diarios* de Manuel Azaña, cuando este era el presidente del Gobierno de la República española. En la nota del 24 de diciembre de 1932 Azaña hace una mención sobre el estado de salud de Largo Caballero, en aquel momento ministro de Trabajo de su gobierno. Largo y su esposa habían estado comiendo con Azaña y su mujer unos días antes. «Largo Caballero está muy enfermo, padece aortitis, pero él no lo sabe», escribe Azaña y añade: «La mujer de Largo estuvo llorando con la mía por el estado de su marido». El mal estado de salud debía de ser conocido en los círculos políticos, pues Alejandro Lerroux, presidente del Partido Radical y enemigo declarado del gobierno, se atrevió a decir, refiriéndose al ministro del Trabajo: «Este hombre es desagradable hasta con un pie en la sepultura».

El diagnóstico de aortitis hoy podría ser llamado de otra manera, ya que tenemos mejores métodos diagnósticos que en aquellos años, pero podemos confiar en que se trataba de una patología cardiaca severa, pues el nivel médico era alto con profesionales de la altura de los doctores Marañón, Jiménez Díaz y Teófilo Hernando, entre otros.

Es interesante que durante el tiempo que transcurrió hasta su salida al exilio, no se vuelve a hablar de su salud e incluso Largo Caballero llega a mencionar en varias ocasiones su buen estado de salud a pesar de su edad. Por algún motivo sus biógrafos no han considerado importante hablar de salud.

La enfermedad en el exilio. El problema vascular

Al finalizar la guerra civil, Largo Caballero se afinca en París. Pero en junio de 1940, ante la inminente entrada del Ejército alemán en París, Largo se traslada a la ciudad de Albi, situada en la zona francesa colaboracionista con Alemania y gobernada por el mariscal Pétain desde la ciudad de Vichy. A los pocos días de su llegada a Abi, Largo y su familia se trasladan al cercano pueblo de Trébas, donde permanecerán hasta 1941. Es en este pueblo donde Largo Caballero sufre una caída accidental que le produce una fractura de clavícula y donde se menciona su problema vascular: un agravamiento de una lesión antigua en el pie derecho y ya crónica. Esta lesión fue diagnosticada como claudicación intermitente del pie derecho. Este informe confirma la existencia de un problema antiguo y ya conocido por Largo. El diagnóstico de claudicación intermitente se refiere a un problema vascular crónico, con obstrucción parcial de las arterias de la pierna que provoca dolor al caminar.

En enero de 1941 es trasladado por las autoridades de Vichy, primero a Crocq, en el departamento de La Creuse, y posteriormente a Limoges, a la espera de la resolución de una petición de extradición solicitada por el gobierno de Franco, solicitud que finalmente fue rechazada. Es trasladado y confinado entonces en un balneario prisión en Val-les-Bains, donde recibió una atención médica adecuada. Aquí fue diagnosticado y tratado de una hipertensión arterial severa. En una carta a su amigo y correligionario Rodolfo Llopis le dice que sus arterias han envejecido más rápidamente que el resto de su cuerpo.

EN EL CAMPO DE CONCENTRACIÓN

En febrero de 1943 es entregado a la Gestapo, que lo traslada al campo de concentración de Sachsenhausen, cerca de Berlín, donde a causa de su estado de salud es confinado en la enfermería. Fue sometido a una serie de análisis y radiografías y, en palabras del propio Largo, le encontraron el corazón un poco cansado.

El 21 de abril de 1945, ante el avance de las tropas aliadas, el Ejército alemán se repliega y abandona el campo de concentración de Sachsenhausen, obligando a todos los reclusos, incluyendo a Largo, a trasladarse a pie a zonas controladas por los alemanes. Francisco Largo Caballero, aquejado de su severa claudicación intermitente, es incapaz de continuar caminando y en un momento dado decide parar y sentarse al borde de la carretera, pues no puede seguir. Ante este inconveniente, un soldado alemán le dispara con intención de matarlo. El disparo no alcanza a Largo, que simula estar tocado y se desploma al lado del camino donde es abandonado. El propio Largo Caballero especuló más adelante si el soldado, ya desmoralizado en plena derrota, falló el tiro intencionadamente para no cargar su conciencia con un crimen. Con gran esfuerzo y en compañía de otros reclusos también rezagados, regresa al campo de concentración. El 24 de abril de 1945 las avanzadillas polacas integradas en el Ejército soviético entran en el campo de Sachsenhausen y liberan a todos los prisioneros. Los rusos ofrecieron a Largo Caballero la posibilidad de trasladarse a Moscú, pero Largo prefirió regresar al París liberado.

De nuevo en París. cada vez más grave. el final

En París el estado de salud se agrava. En enero de 1946, en una carta a Indalecio Prieto, compañero suyo en el Partido Socialista, dice sufrir dolores muy fuertes que le obligan a depender de la morfina. Le hicieron, dice en esta carta, una radiografía que le hizo sufrir mucho, encontrando una inflamación del riñón derecho.

El 4 de febrero sufre otro dolor diagnosticado como cólico nefrítico. El día 9 es operado por el Dr. Leriche, un prestigioso especialista de París, que le extirpa el riñón derecho. Largo Caballero ya no saldría del hospital. Su problema vascular de la pierna derecha se agrava produciendo una gangrena. El 14 de febrero es operado y se le amputa la pierna derecha. No se recupera del todo y es necesario administrarle calmantes con frecuencia. Finalmente fallece el 23 de marzo de 1946.

Con Francisco Largo Caballero desaparece una época de la política y del sindicalismo español. En palabras de su amigo Rodolfo Llopis, fue el hombre más representativo de la clase obrera española de su época.

Para realizar este artículo nos hemos apoyado en las siguientes referencias:

ARÓSTEGUI, Julio. *Largo Caballero. El tesón y la quimera*. Colección Debate. Random House Mondadori, 2012.

AZAÑA, Manuel. *Diarios 1932-1933*. Colección Crítica. Grijalbo Mondadori, 1997.

LENIN, SU VIDA Y MUERTE

Cuando Vladimir Ulianov, más adelante conocido como Lenin, nace en Simbrisk, pequeña ciudad provincial de Rusia, nadie podía sospechar que este niño de familia burguesa iba a llevar a cabo una revolución que resultaría en la instauración del comunismo en gran parte del mundo. Las terribles consecuencias de esta revolución son bien conocidas y no son objeto de este artículo.

El comienzo

Lenin nace el 23 de abril de 1870. Su padre era inspector de enseñanza pública. Su madre, ama de casa, aporta un pequeño capital en forma de propiedades agrarias que permite a la familia una vida cómoda. Lenin tiene otros siete hermanos. Dos mueren siendo niños por causas no conocidas. Una hermana mayor muere a los 71 años de edad de una hemorragia cerebral. Otra hermana muere a los 19 años de fiebre tifoidea. Un hermano menor muere de un infarto cardiaco a los 59 años. Otros dos hermanos, Anna y Sacha, gozan de buena salud y sobreviven a Lenin.

El hermano Alejandro. La influencia decisiva

El padre muere a los 54 años de una hemorragia cerebral. La madre vive hasta la avanzada edad, para aquella época, de 81 años. Fallece de causas naturales no conocidas. Hemos dejado, intencionadamente, para el final al hermano mayor, Alejandro. Alejandro, estudiante universitario, interviene en un intento de atentado contra el zar Alejandro III. Es apresado, condenado a muerte y ajusticiado el 20 de mayo de 1887. Este hecho marcará para siempre la vida de Lenin.

A partir de ese momento comienza una vida de pesadilla para los Ulianov. Un hijo ajusticiado por atentar contra el zar los convierte en unos apestados. Los amigos y conocidos les retiran la palabra. Los Ulianov tienen incluso que abandonar la ciudad. Cuando Lenin decide ingresar en la Universidad de San Petersburgo, entonces capital de Rusia, es rechazado en varias ocasiones por estos antecedentes. Finalmente, en 1890, es aceptado como alumno libre y estudia brillantemente la carrera de Derecho. Lenin lo tiene ya muy claro: la burguesía, su propia clase social, es detestable y debe ser destruida. Durante el resto de su vida ya solo pensará en la revolución. Revolución sin burgueses, solo con obreros y campesinos.

COMO BUEN REVOLUCIONARIO, TERMINA EN SIBERIA

Trabaja como abogado, pero sin éxito. Tiene buenas oportunidades con bufetes acreditados, pero no es feliz en una profesión típicamente burguesa. Al igual que su admirado hermano Alejandro, conspira contra el zar. Tiene mejor suerte y cuando es detenido es deportado a Siberia en 1895. Allí se casa con la que sería su mujer para toda su vida, Narezdna Krupskaia.

EL EXILIO

Al terminar su condena, marcha al exilio. Allí funda un periódico revolucionario, *Iskra* (chispa, porque de una chispa nacerá el incendio de la revolución), que se distribuye clandestinamente en Rusia. Es el año 1900.

En 1903, el Partido Socialista Ruso (en el exilio por supuesto) decide reunirse en Londres. Inicialmente lo intentaron en Rusia, donde lógicamente fue prohibido. Después intentaron reunirse en Bruselas, donde no tan lógicamente también fue prohibido. Y de allí a Londres, donde pudieron reunirse sin problemas Los debates fueron intensos y duros con propuestas encontradas. Finalmente, Lenin consigue la mayoría (bolcheviques en ruso) frente a los mencheviques (la minoría).

Desde ese momento, la actividad política de Lenin en el exilio es enorme. Conferencias, escritos, mítines ocupan todo su tiempo. Lenin ya solo piensa en la revolución, pero las dificultades son enormes. Su economía es precaria porque se niega a colaborar con la prensa que él considera burguesa y que le habría pagado por sus artículos. Además, siempre perseguido por la muy eficaz policía secreta rusa, ha de cambiar constantemente de ciudad de residencia. París, Cracovia, Múnich, Ginebra, Berna, Zúrich le acogen temporalmente. La Primera Guerra Mundial comienza en 1914, pero a Lenin no le interesa demasiado. Guerra burguesa, piensa, las tropas del zar contra los alemanes en el frente del este. Pero en marzo de 1917 recibe, en su modesto apartamento de Zúrich, la gran noticia: revolución en Rusia, el zar ha sido destronado. Todo cambia para Lenin. Tiene que regresar a Rusia.

El regreso. El famoso Tren Blindado

El viaje de regreso no se presentaba fácil. Sin dinero y con todo el trayecto de regreso inmerso en una terrible contienda, el viaje se mostraba complicado. Pero intervino Alemania por medio de sus servicios secretos. Es posible que Lenin no lo supiera (no hay confirmación clara en este punto), pero los agentes germanos fletaron un tren para llevar a Lenin y a su gente desde Zúrich hasta Petrogrado (antes San Petersburgo). Este tren ha pasado a la historia como el Tren Blindado, pues parece que fue sellado para no abrirse hasta llegar a su destino. El trayecto es largo. Europa está en Guerra: de Zúrich a Karlsruhe, Frankfurt, Berlín, Estocolmo, Finlandia y Petrogrado. La ayuda alemana no era desinteresada. Iniciada la revolución en Rusia, era conveniente que el mayor revolucionario de todos tomase las riendas y favoreciese una paz por separado. Así ocurrió. El 23 de noviembre, Lenin y Trotski piden el armisticio. El 13 de marzo del año siguiente se firma la paz con Alemania. Es el tratado de Brest-Litovsk. Alemania queda libre para luchar en el oeste.

La enfermedad

Pero Lenin no pudo ver triunfar su revolución. A los 51 años su salud empieza a flaquear. Cefaleas, insomnio, posibles problemas cardiacos, se habla de pequeños ataques de corazón, difícil de confirmar. Lo que sí sabemos es que en 1921, en el Congreso del Partido Comunista Alemán, durante un discurso tiene, bruscamente, dificultad para articular palabra. En mayo de 1922 sufre un derrame cerebral del que nunca se repondría totalmente. Pero el proyecto revolucionario se ha escapado de su control. Stalin, de quien nunca se fio Lenin, había conseguido tener demasiado poder. «No sé si lo usará siempre con la debida medida», dijo Lenin. Temía una nueva opresión de los débiles por los fuertes, como finalmente ocurriría. Incluso llegó a recomendar deshacerse de Stalin.

LENIN PIDE PERDÓN

Y fue en este momento de postración próximo a la muerte cuando Lenin, según su biógrafo más acreditado, Robert Payne, pidió perdón a los obreros por su delito, por el mundo que dejaba detrás.

Lenin fue visto por algunos de los médicos más acreditados de Europa. Inicialmente el consenso fue que la causa del problema era un agotamiento por exceso de trabajo. Como no mejoraba, se pensó que la enfermedad se debía a una intoxicación por plomo que exudaría de la bala que todavía tenía alojada en el cuello. Se extrajo la bala, pero tampoco se consiguió una mejoría. Fue tratado, pensando en una sífilis, con preparados de arsénico, que era el remedio considerado más efectivo en aquellos tiempos. Y eso que la reacción de Wasserman, el análisis que entonces se utilizaba para el diagnóstico de la sífilis, fue siempre negativo. Un simple tiro al aire por si acaso.

LA MUERTE

A los seis meses del primer ataque sufre otro y tres meses más tarde un tercero y definitivo. El 21 de enero de 1924 Lenin muere después de sufrir intensas convulsiones. Le quedaban pocos días para cumplir los 54 años de edad y solo 7 años después del triunfo de su revolución. Al día siguiente de su muerte, se realizó la autopsia. Todas las arterias que llevan la sangre al cerebro, las carótidas y las vertebrales, estaban prácticamente obstruidas por placas de arterioesclerosis. Algunas zonas de la corteza cerebral muestran señales de infartos antiguos con atrofia y formación de quistes. Los cuerpos cuadrigéminos del cerebro muestran evidencia de hemorragia reciente. También muestran evidencia de arterioesclerosis severa la aorta, arterias coronarias y arterias renales. El diagnóstico final es el de arteriosclerosis generalizada y la causa inmediata de la muerte, una hemorragia de los cuerpos cuadrigéminos.

Una arterioesclerosis tan severa a una edad tan joven no es frecuente. Pero Lenin tenía una historia familiar importante. Su padre también murió a los 54 años de un derrame cerebral. Un hermano muere a los 53 años de un posible infarto cardiaco. Y una hermana muere también de un derrame cerebral, aunque ya mayor, a los 71 años de edad.

EL MISTERIO

Queda para la controversia la posibilidad de un envenenamiento por cianuro como causa inmediata de la muerte. Parece que Lenin, padeciendo grandes sufrimientos en sus últimos días, pidió que se le suministrase cianuro para acabar con su insoportable situación. No hay evidencia de que nadie le facilitase este veneno, pero las convulsiones que precedieron a su muerte son compatibles con los efectos del cianuro. Ya se sabe, a la muerte de un hombre famoso siempre le viene bien un poco de misterio.

Para documentar este artículo nos hemos apoyado principalmente en los siguientes textos:

FERRO, Marc: *La Gran Guerra,* Alianza Editorial, 1994.

GONZÁLEZ, Nazario: *Lenin en la Historia.* Historia y Vida, n.° 28, julio 1970, p. 54.

MACKOWIAK, Philip A.: *Diagnosing Giants.* Oxford University Press, 2013.

Tambien se puede consultar R. Payne, *The Life and Death of Lenin,* New York, Simon and Schuster, 1964.

MEDICINA ANTIGUA

AVERROES. MÉDICO, JURISTA Y FILÓSOFO, UN SABIO ANDALUZ DEL SIGLO XII

Córdoba es la patria chica de este personaje musulmán. Nació en 1126 en el seno de una familia de ilustres juristas (tanto su abuelo como su padre fueron la máxima autoridad judicial de la ciudad, o sea, *cadís*); en ella convivían gentes de razas y religiones distintas: musulmanes, muladíes, mestizos, bereberes, esclavos orientales, cristianos mozárabes y judíos; ciudad, ya entonces, mundialmente famosa y admirada, donde se oían las voces de los almuédanos y las campanas de las iglesias. Y allí vivió Averroes gran parte de su vida; allí se formó; echó raíces el árbol de su vasta cultura y estudió Medicina y Derecho bajo la dirección de expertos maestros, médicos y alfaquíes.

Su legendaria figura, como la describe el gran literato argentino, Jorge Luis Borges, en su obra *El Aleph,* destaca en el mundo medieval y en siglos posteriores no solo en España, sino también fuera de ella. Tanto él como su paisano, el judío Maimónides, coetáneo suyo, son herederos de una rica tradición cordobesa, científica, literaria y artística, que tuvo la influencia del oriente islámico y de las corrientes culturales andaluzas anteriores al islam, en contraste con la empobrecida vida de la otra España y de la Europa occidental. Ya en el siglo X, con los califas, había sido Córdoba la ciudad más populosa, culta y comercial de Europa; en cambio, en el siglo XII la mayor de las ciudades fue Sevilla; de ambas ciudades Averroes fue el juez mayor.

Es verdad que la arquitectura fue la más esplendorosa de la cultura arábigo-andaluza (mezquita de Córdoba, Alhambra de Granada), pero también la medicina se desarrolló considerablemente en Al-Ándalus. Los médicos árabes aprendieron la medicina de la India y de Grecia a través de los persas y se la dieron a conocer a Occidente. Sobresalieron las escuelas de Bagdad, Damasco, El Cairo, Fez y Córdoba. Ibn Rushd, nombre árabe de Averroes, ejerció la medicina con tal éxito, que llegó a ser médico del califa almohade Abn Yacub Yusub y de su sucesor Yacub Al-Mansur en la sede marroquí de la corte almohade. Fue Averroes un lector empedernido, un estudioso infatigable y un excelente escritor. Lo confirman sus tratados sobre medicina, siendo el más importante *Colliget* o *Libro de las generalidades de la medicina,* muy divulgado durante el Renacimiento; es como una enciclopedia que recoge la medicina griega y las teorías biológicas de Aristóteles. Otra obra es *Comentarios a Galeno,* cuyo manuscrito se conserva en la biblioteca del Monasterio de El Escorial.

Entre las obras de este escritor polifacético se cuentan las de Derecho, como la *Bidaya,* en la que hace un análisis de las escuelas jurídicas del islam. En ella se manifiesta como un pensador tolerante y progresivo, y como defensor de los derechos de la mujer, lo que demuestra una mentalidad avanzada.

Es de resaltar, asimismo, su contribución a la ciencia, en concreto la astronomía. En el campo ético-político se distingue por su actitud crítica y reformista. No obstante, todo lo ya mencionado, hay que tener en cuenta que lo que más fama le ha dado al escritor cordobés son sus comentarios filosóficos, por los que es más conocido en el mundo intelectual. Se le reconoce como el «comentador de Aristóteles». Sus estudios constituyen un compendio de filosofía racionalista, que anuncia la modernidad. Defendía que las verdades metafísicas podían expresarse a través de la filosofía y a través de la religión. Como creyente musulmán, trató de armonizar la ley y tradición coránica con la razón con una concepción innovadora.

Sostenía que el pueblo debe ser educado religiosamente y que había que sacarle de su ignorancia y no verse humillado a crecer sin razones.

Sus obras fueron traducidas al latín, que hasta el siglo XVIII fue la lengua más conocida en las universidades europeas. Esto supuso que las obras y el pensamiento de Averroes penetrasen en otros países y universidades como la de París. Su filosofía se convirtió en el antecedente de la escolástica y, concretamente, de Tomás de Aquino, a pesar de que el eminente teólogo cristiano fue un enconado objetor de algunas de las teorías del pensador cordobés.

Sus obras plantean cuestiones muy interesantes, adelantándose a los pensadores modernos, como la formulación de verdades universales; la necesidad de que la ciencia se adecue a la realidad concreta; la génesis del conocimiento; las relaciones entre la razón y la fe; la lógica del pensamiento humano; la ponderación de la filosofía de los clásicos; la búsqueda de la verdad por el hombre de acuerdo a su naturaleza; la fe en Dios, motor del mundo; la no conflictividad de la filosofía y la teología; la doble interpretación tanto del Corán como de la Biblia, y puede ser literal —la de los ignorantes—, o la de su sentido profundo y oculto —la de los sabios—. También hay en sus escritos referencias a asuntos matrimoniales; explica y denuncia la situación de la mujer en la sociedad de su tiempo y defiende sus derechos.

Abu-I-Walid Muhammad Ibn Rushd, es decir, Averroes, exiliado al final de su vida a Lucena (Córdoba), moría en Marrakech el 10 de diciembre de 1198.

Por la aportación de este célebre cordobés a la ciencia medieval, por ser un precursor de la innovadora cultura moderna, por ser ejemplar sucesor y padre de grandes juristas, por sus abundantes y polifacéticas obras merece subir al podio, donde están los sabios y grandes hombres que ha dado a España esta preciosa tierra, Andalucía: Séneca, Trajano, San Isidoro, Abderramán III, El Gran Capitán, Velázquez, Falla, Juan Ramón Jiménez, Picasso, etc.

Para realizar este artículo nos hemos apoyado en esta referencia:
MEJÍA RIVERA, Orlando: *Medicina antigua*. Punto de Vista Editores. Madrid, 2018.

MAIMÓNIDES, FAMOSO MÉDICO CORDOBÉS DEL SIGLO XII

Moisés ben Maimóm, médico, filósofo, teólogo, rabino, andaluz y español universal nació en 1135 en Qurduba. Así llamaban a Córdoba los árabes, que entonces gobernaban la ciudad, patria chica de otros personajes famosos cómo Séneca, Abderramán III, Averroes, Góngora o Romero de Torres.

Maimónides, llamado así por los cristianos desde el Renacimiento, procedía de una ilustre familia judía. Su padre era el rabino de la ciudad; su madre era hija de familia humilde y murió en el parto. Desde la infancia aprendió los valores esenciales del pueblo judío: el amor y defensa de la raza, de la religión y de los vínculos familiares. Sintió desde joven la vocación por el estudio y el ejercicio de la medicina; era un apasionado de la lectura; aprendió mucho de los grandes galenos griegos: Hipócrates, Dioscórides y Galeno. Se entusiasmó de Aristóteles.

Algunas curaciones de graves enfermedades la gente las consideraba milagrosas. Su fama se extendió por todo el mundo mediterráneo, de tal modo que el temible guerrero musulmán de origen kurdo, Saladino, poderoso sultán de Egipto y Siria y encarnizado enemigo de las cruzadas, lo eligió como su médico.

Maimónides vivía feliz en su Córdoba natal, pero aquellos tiempos eran muy convulsos y en la segunda mitad del siglo XII un Ejército africano bereber pasaba el Estrecho y avasallaba a España. Los almohades eran fanáticos e intolerantes; llegados a Córdoba, obligaron a Maimónides y a su familia a convertirse al islam. Si no lo hacían, degollarían a todos los judíos de la ciudad. Esto les obligó a hacerlo falsamente para evitar males mayores y después a exiliarse, primero a Almería, después a Marruecos. Su estancia en Fez duró poco; igualmente en Jerusalén, objetivo de los musulmanes y de las cruzadas cristianas. Su destino definitivo fue Egipto (Alejandría y El Cairo), donde fue médico del sultán y muy considerado, pero la añoranza de Córdoba hería su alma. El recuerdo de su gente, la celebración del *shabat* o la fiesta del Pesaj (Pascua judía), el olor perfumado de los jazmines y azahares, el color blanco y brillante de las casas, los verdes olivares y viñedos o el azul del cielo de Andalucía y de la hermosa ciudad de Sefarad enmarañaba de dulces recuerdos su memoria.

Maimónides también fue escritor. De sus obras, que se distinguen por su claridad expositiva y su rigor, resaltamos: *El código de Maimónides,* dividido en catorce partes, y *La guía de perplejos,* en la que se condensa su pensamiento filosófico, de influencia aristotélica. Entre los tratados sobre medicina están el *Tratado sobre los venenos y sus antídotos* y la *Guía de la buena salud.*

De su personalidad destaca su espíritu liberal y conciliador, sus convencimientos religiosos, su fidelidad a los principios éticos y la prudencia con la que ejercía su oficio, porque como el mismo decía: «En sus manos se encuentran la vida y la muerte de los que acuden al médico» y «porque la medicina es un arte y no se puede actuar de manera mecánica, sin corazón y sin alma». Sus criterios son muy humanos y clarificadores, como se pone de manifiesto en *La plegaria del médico.*

En 1204, en Egipto, a los 69 años, lejos de su querida Sefarad, moría este ilustre médico cordobés. Su cuerpo fue enterrado en Tiberíades (Israel).

El Dr. Marañón, otro gran sabio español, decía que «la mayoría de los hombres mueren para ser enterrados; solo los elegidos mueren para resucitar, porque su recuerdo permanece siempre vivo». La ciudad de Córdoba erigió un monumento a su ilustre hijo. En la plaza Tiberíades aparece sentado con un libro —la pasión de su vida— entre sus manos.

La plegaria del médico

Autor: Moisés Maimónides, patriarca de la medicina arábigo-española.

Llena mi ánimo de amor para el arte y para todas las criaturas. No permitas que la sed de ganancias y la ambición de gloria hayan de influirme en el ejercicio de mi arte, porque los enemigos de la verdad y del amor del prójimo podrían fácilmente descarriarme y alejarme del noble deber de hacer bien a tus hijos. Sostén la fuerza de mi corazón, a fin de que esté siempre dispuesto para servir al pobre y al rico, al amigo y al enemigo, al bueno y al malvado. Haz que en el que sufre, yo no vea más que al hombre. Que mi entendimiento permanezca claro a la cabecera del enfermo, que no lo distraiga ningún pensamiento extraño, porque grandes y sublimes son las investigaciones científicas que miran a conservar la salud y la vida de todas las criaturas. Haz que mis enfermos tengan confianza en mí y en mi arte, y que sigan mis consejos y mis prescripciones.

Aleja de sus camas a los charlatanes, a la multitud de parientes con sus mil consejos, y a los asistentes que siempre lo saben todo, porque constituyen una raza peligrosa, la que por vanidad hace fracasar las mejores intenciones del arte y a menudo arrastra a los enfermos a la tumba. Si los ignorantes me censuran y me toman el pelo, haz que el amor del arte, como una coraza, me haga invulnerable para que yo pueda perseverar en la verdad, sin miramientos para el prestigio, el renombre y la edad. Incúlcame, Dios mío, indulgencia y paciencia al lado de los enfermos toscos y testarudos. Haz que yo sea moderado en todo, pero insaciable en el amor por la ciencia. Aleja de mi la idea de que yo lo sepa todo y que todo lo pueda. Dame la fuerza, la voluntad y la ocasión de adquirir mayores conocimientos.

Que yo pueda hoy descubrir en mi ciencia unas cosas que ayer no llegaba a sospechar, porque el arte es grande, pero el espíritu humano penetra siempre más allá.

Para realice este artículo nos hemos ayudado de los siguientes textos:
CORBELLA, Felicitas: *Maimónides.* Historia y Vida, n.º 184. Abril, 1971.
MEJÍA RIVERA, Orlando. *Medicina antigua.* Punto de Vista Editores. Madrid, 2018.

ASCLEPIO (ESCULAPIO), EL PRIMER MÉDICO DE LA HISTORIA

EL MITO

La historia de Asclepio, el dios médico, no es más que la historia de un mito sobre distintas deidades, antiguos dioses de la tierra o del mundo subterráneo que curaban con la ayuda de animales sagrados. Los nombres de Melampo de Argos (1500 a. C.), Anfiarao de Tebas y Trifonio, dios del mundo subterráneo que curaba por medio de serpientes, son algunos de los míticos precursores de la medicina antigua. Es posible que Asclepio tan solo sea la última personificación de esta serie de sanadores míticos. Aunque la existencia de la persona de Asclepio fuese solo un mito, la influencia de los que en él creyeron llevó a la creación, esta vez real, de una escuela de medicina con establecimientos específicos para curar (los templos) y con sistemas de tratamiento que han sido usados durante muchos siglos.

LA ENFERMEDAD, CASTIGO DE LOS DIOSES

En los tiempos de la mitología griega, la enfermedad era considerada un castigo que los dioses enviaban a los hombres por haber cometido algún acto que, a ojos de los dioses, constituía un agravio intolerable. Como castigo enviado por los dioses, la enfermedad había que sufrirla con resignación. Se curaría cuando los dioses así lo dispusieran. El que los hombres mortales intentasen curar enfermedades era considerado un agravio y había de ser castigado. Algunos dioses tenían misiones sanadoras. Así, Hera, la esposa de Zeus, era la protectora de las parturientas, y Atenea, la diosa de la sabiduría, era también la protectora de la vista. Apolo era la principal deidad sanadora, pues era el dios de la medicina, la música y la poesía.

APARECE ASCLEPIO

Según la mitología, Asclepio era hijo del dios Apolo y de una mujer mortal, Coronis. Los dioses del Olimpo no perdonaban las ofensas y cuando Coronis le fue infiel, Apolo simplemente la mató. Entonces entregó a su hijo, Asclepio, al centauro Quirón para su educación. Si Apolo era el dios de la medicina, era lógico que el mito de Asclepio médico se consolidase.

Aparece el centauro Quirón

Quirón era hijo del titán Cronos, que también era padre de Zeus. Mitad hombre mitad caballo, fue considerado patrón de la salud y gran especialista de la medicina de su tiempo. Fue un gran conocedor de las propiedades medicinales de las plantas y, según la leyenda, enseñó sus secretos a Apuleyo, compilador de un famoso herbario. Quirón también se servía de encantamientos, administraba fármacos y practicaba la cirugía. Quirón conocía todo sobre la medicina de la época. Asclepio aprendió toda esta ciencia del centauro y se convirtió en un gran médico.

Asclepio ya es médico

Asclepio adquiere un gran prestigio como médico y a él acuden enfermos de todas partes para ser curados. Se dice que incluso pudo resucitar a un muerto. Es representado portando una vara o bastón en el que se enrollaba una serpiente, que era el símbolo de la inteligencia y del conocimiento medico, según la tradición mítica. Tanta eficacia resultó en tal disminución de la mortalidad que Hades, el dios de los infiernos, se quejó a Zeus, pues Asclepio le dejaba sin clientela. En realidad, Asclepio estaba excediéndose en sus atribuciones, pues solo los dioses podían curar. Zeus solucionó el problema por un método propio de un dios del Olimpo. Mató a Asclepio por medio de un rayo y para compensarle le subió al firmamento, donde aparece como la constelación de la serpiente. Así, Asclepio, que era un simple mortal, se convirtió en un dios, el dios de la medicina reconocido por todos los pueblos de Grecia.

Asclepio formó una familia numerosa, cuyos miembros también se dedicaron a actividades sanadoras. Dos de sus hijos varones, Macaón y Podalirio, fueron médicos en la guerra de Troya. Otro hijo, Telesforo, le acompañó como ayudante. Su esposa, Epione, tenía la virtud de calmar el dolor. Su hija Higeia era deidad de la salud y prevenía las enfermedades. De ella se deriva el actual concepto de higiene. Otra hija, Panacea, era conocedora de los tratamientos, pues su nombre significa remedio universal.

ASCLEPIO YA ES DIOS

Aquí termina el mito y comienza la historia real, bastante bien documentada, de los Asclepiades o seguidores de Asclepio.

El prestigio sanador de Asclepio, una vez convertido en dios, se extendió por toda Grecia y se construyeron muchos templos bajo su advocación y dedicados a la curación de los enfermos. Estos templos se llamaban Asclepiones y los primeros aparecen en el siglo VI a. C. Ya en el siglo IV a. C. había numerosos templos de Asclepio por todo el Mediterráneo. Los más importantes fueron los de Epidauro, Pérgamo y Rodas. Se calcula que hubo más de trescientos de estos templos diseminados por toda Grecia y Asia Menor.

LOS TEMPLOS

Cada templo de Asclepio era un conjunto de edificios con un templo principal que alojaba una estatua del dios representado con su vara y la serpiente enrollada. En el templo de Epidauro, el más importante de todos, la estatua estaba recubierta de oro y marfil. También había estatuas de otros miembros de la familia dispersos por los distintos edificios.

A la entrada de los templos había una fuente para que los enfermos pudiesen lavarse y purificarse. Además, era frecuente, sobre todo en los templos más importantes, que dispusieran de un estadio, un gimnasio e incluso un teatro. A veces se recomendaba al enfermo componer odas, canciones o incluso comedias. Había que distraer, entretener y consolar a los pacientes. Por cierto, los enfermos eran llamados suplicantes, pues acudían a suplicar su curación al dios Asclepio. No se aceptaban mujeres embarazadas, pues el embarazo no es una enfermedad, ni pacientes con enfermedades terminales e incurables. No era considerado moral ofrecer tratamiento a enfermos que se sabían sin remedio. Se trataba a personas con enfermedades agudas o crónicas que otros médicos no habían podido curar.

LA INCUBACIÓN

La parte más importante del templo era la sala de incubación. En esta sala es donde se producía la curación durante el sueño. El tratamiento comenzaba con una ceremonia realizada a la puesta del sol. Previamente el suplicante se había abstenido de comer ciertos alimentos y de beber vino. A continuación, se realizaba un baño ritual y se vestía con una túnica blanca. Por medio de la música y la tranquilidad del ambiente se creaba una atmósfera religiosa que relajaba profundamente al paciente. Así, preparado tanto física como mentalmente, podía comenzar la incubación.

El suplicante se tendía en el lecho preparado para dormir y recibir la visita del dios durante el sueño, pues era el dios Asclepio el que se le aparecería para curarle. A buen seguro, la somnolencia se conseguía mediante la administración de alguna droga. Durante la noche el sacerdote, vestido como Asclepio y acompañado de sus ayudantes, de una serpiente y de un perro, hacía la ronda en la semioscuridad, trasladándose de un suplicante a otro, susurrando consejos que llevasen a la curación. Por la mañana, al despertar, el suplicante estaría curado. En algunos casos la incubación había de repetirse varias veces.

Los médicos del templo también utilizaban fármacos, los masajes e incluso la cirugía. También se ayudaban de animales con capacidades curativas como la serpiente, el perro y el ganso. Cuando el suplicante, ya curado, abandonaba el templo debía pasar unos días en sus alrededores. Antes de marchar a su lugar de origen era habitual que dejase alguna ofrenda, en señal de gratitud. La ofrenda era tan generosa como el suplicante podía permitirse. Precisamente entre estas ofrendas se encontraban unas tablillas donde el suplicante agradecía, por escrito, al dios su curación. Estas tablillas nos han permitido conocer cuáles eran algunas de las enfermedades tratadas. He aquí algunas de ellas: miembro paralizado, ceguera, niño sin voz, lesiones en la frente, mal de la piedra (cálculos renales), flecha en la mandíbula que no pudo ser extraída por otros médicos, parálisis de varios miembros, úlcera en un dedo, tumor en el cuello, absceso en el abdomen, piojos, gota y muchas más. En la mayoría de los casos hay una descripción somera pero adecuada.

El factor más importante de estos tratamientos era, sin duda, la fe. La confianza del suplicante en el poder curativo del dios. Fe ayudada por tratamientos habituales e incluso por cirugía.

La influencia de Asclepio se extiende

El culto a Asclepio y a sus tratamientos continuó durante siglos, ya que la medicina clásica no podía ofrecer ningún tratamiento mejor. Hipócrates (560 a. C.) se consideraba su seguidor e incluso se le ha considerado descendiente directo a través de la estirpe de Podalirio, hijo de Asclepio. Su influencia se extendió fuera de Grecia. Incluso Galeno, nacido en Pérgamo en el siglo II d. C., pero que ejerció en Roma y fue el médico del emperador Marco Aurelio, se consideraba seguidor de la tradición médica de Asclepio.

En Roma, Asclepio se convierte en Esculapio

En el siglo III a. C. su práctica llegó al Imperio romano, donde Asclepio fue conocido con el nombre de Esculapio. Según la leyenda, los romanos, preocupados por los efectos de una peste, acudieron al templo de Epidauro, el más importante de todos los Asclepiones, para buscar la ayuda del dios. Los sacerdotes de este templo regalaron a los romanos una de las serpientes sagradas que se guardaban allí. En el viaje de regreso se escapó la serpiente, que nadando fue hasta la isla Tiberina, cerca de la capital, donde los romanos erigieron su primer templo en honor a Asclepio. El nombre de Asclepio, adaptado a la fonética romana, se convirtió en Esculapio.

Durante siglos, el nombre de Asclépiade fue sinónimo de médico. No fue hasta la llegada de Galeno cuando los médicos asumieron su nombre, Galeno igual a médico, denominación que en los países latinos todavía se usa.

En realidad, nada ha cambiado

Desde los comienzos de los tiempos, cuando los hombres se encontraban enfermos, acudían a otros hombres que podían curarles, con la fe y la confianza de que estos sanadores pondrían todo su saber y todos sus medios para conseguirlo. En realidad, nada fundamental ha cambiado.

Este artículo se ha realizado con ayuda de los siguientes textos:

ÁVILA GRANADOS, Jesús: *El culto a Asclepios-Esculapio.* Historia y Vida. Extra n.º 56, 1989.

GRAVES, Robert: *Los mitos griegos.* Editorial Ariel. Barcelona, 1984.

LAÍN ENTRALGO, Pedro: La curación por la palabra. Revista de Occidente. Madrid, 1958.

LYONS, A. y Petrucelli, J.: *Historia de la Medicina.* Ediciones Doyma, Barcelona, 1980.

MEJÍA RIVERA, Orlando: *Medicina antigua.* Punto de Vista Editores. Madrid, 2018.

PARACELSO, EL ALQUIMISTA DE LA MEDICINA

Un hombre reñido con su época

Paracelso fue un hombre reñido con su época. Nacido en la pobreza, nunca salió de ella a pesar de haber podido progresar económicamente. Tuvo que caminar por los confusos senderos que llevaban de la Edad Media al Renacimiento. Alquimista y médico de formación (más bien cirujano, que en aquellos años era un escalón por debajo de los médicos), utilizó su alquimia para purificar minerales, con objeto de usarlos como medicamentos. Fue el primero en hacerlo, por lo que tuvo que enfrentarse al resto de sus colegas. Su extremadamente mal carácter le hizo enfrentarse con la clase médica y política del momento y siempre fue obligado a abandonar sus ciudades de residencia a pesar de su prestigio médico. Simplemente no podía dejar de criticar agriamente a quienes todavía sostenían como ciertas los conceptos de Galeno y Avicena. En lugar de considerar todas las enfermedades como una alteración global de organismo, separó las diversas dolencias en distintas enfermedades e insistió en la dosificación precisa de los medicamentos. A pesar de estas ideas tan adelantadas para su época, le quedaban resabios medievales, como considerar que la posición de los astros influía en las enfermedades y su tratamiento. En lo social siempre estuvo al lado de los más pobres, uniéndose a la rebelión de los anabaptistas a pesar de no estar de acuerdo con sus ideas religiosas. Este hecho a punto estuvo de costarle la vida. Nos dejó un legado muy importante de textos médicos, pero a pesar de todo su rebeldía contra todo lo establecido le llevó al ostracismo y la pobreza. Murió solo y casi indigente en 1541 a los 48 años de edad.

Paracelso fue un reformador de la medicina de su época, contra todo y contra todos. Y lo pagó bien caro.

Infancia y juventud

Paracelso nace en la villa alemana de Einsiedeln en 1493. Su padre, que se llamaba Guillermo, por alguna razón bautizó a su hijo con el nombre de Teofrasto. Médico y alquimista, enseñó a su hijo las primeras letras y los rudimentos de la alquimia. Era hijo ilegítimo de la familia Bombast de Hohenheim, pero su ilegitimidad le impedía usar este apellido. De no ser así, su hijo debería llamarse Teofrasto Bombastus von Hohenheim (de hecho, con este nombre ha pasado a la historia). Guillermo fue médico de gente humilde y no hizo fortuna y Teofrasto pasó estos años en la pobreza. Su madre, deprimida crónica, se suicidó tirándose al río desde un puente.

La situación de la familia mejoró cuando se trasladaron a la ciudad de Villach, porque allí cerca, en Huttengerg, la familia de banqueros Fugger tenía unas minas, donde el padre, gracias a sus conocimientos de alquimia, pudo conseguir un empleo bien remunerado. Con su padre, Teofrasto aprende a clasificar metales y en el cercano monasterio benedictino de Lavanthal conoce al obispo Erhard, gran alquimista con el que perfecciona sus conocimientos.

Estudia Medicina

A partir de entonces comienza un peregrinaje por diversas universidades (Heidelberg, Friburgo y Colonia, entre otras) sin gran aprovechamiento. Por fin, en Viena, consigue el título de bachiller (era así como se denominaba el título de los primeros cuatro años de universidad estudiando el *trivium* y el *quadrivium*). Finalmente, en Ferrara, inicia los estudios de Medicina, pero no los acaba, porque pronto se enrola en diversos ejércitos, siempre en guerra por aquellos contornos (el Ejército francés de Francisco I, el español enviado por Cisneros para defender intereses españoles) como cirujano. Desde entonces siempre será cirujano y nunca llegará a obtener la titulación de médico. Siempre vestirá, por lo tanto, la toga corta y no la larga de los médicos latinistas.

De 1517 en adelante realiza numerosos viajes, pero es difícil saber si sus relatos son reales o solo fruto de su fantasía. Parece que viajó a Lisboa a través de España con parada en Granada. También es posible que viajara a Inglaterra, Prusia, Polonia y Hungría. En 1520, viaja a Constantinopla donde conoce a un mago que le proporciona la piedra filosofal. Parece ser que fue en esta ciudad donde consiguió el láudano, una droga que tanto y con tanto provecho iba a usar en el futuro. También es posible que con la flota veneciana recorriera el Mediterráneo hasta Egipto. Es imposible confirmar la veracidad de estos hechos.

LA MEDICINA DE SU ÉPOCA

La medicina de su época, transición de la Edad Media al Renacimiento, mira hacia el pasado, hacia los clásicos griegos y latinos. Se estudia a Galeno y a Avicena. Se considera que en el cuerpo humano hay cuatro elementos fundamentales: el agua, el aire, la tierra y el fuego. Estos elementos dan lugar a los humores corporales: la flema (agua), bilis negra (tierra), bilis amarilla (fuego) y sangre (aire). La salud consiste en el equilibrio de estos humores y la enfermedad en su alteración. Los tratamientos se basan, según estos criterios, en eméticos, purgas y sangrías. El axioma fundamental es que lo contrario cura a lo contrario, por lo que, por ejemplo, una enfermedad caliente como la fiebre se ha de tratar con agua helada. Los alimentos también tienen su importancia. Los de origen animal dan energía, los vegetales pueden ser medicamentos y los minerales son veneno. Galeno y Avicena en su cumbre.

MÉDICO Y ALQUIMISTA CONTRA TODOS

Teofrasto se enfrenta a toda esta situación. No acepta la separación de médicos y cirujanos y trata las enfermedades encomendadas a unos y a otros. En sus enseñanzas y escritos utiliza muchas veces su lengua vernácula, el alemán, en lugar del latín, aunque no siempre es posible. No acepta la teoría de los humores y considera que cada enfermedad tiene una causa concreta y, por tanto, debe tratase con medicación concreta. Ya utilizaba el láudano como hemos visto y rechaza que los minerales sean venenosos. Simplemente es preciso dulcificar los minerales mediante la alquimia para evitar su toxicidad. Así modifica el tratamiento de la sífilis con el mercurio, ajustando la dosis y evitando la enorme toxicidad que había desacreditado a este metal. Utiliza otro metal, el antimonio, como purga. Recomienda las aguas minerales para diversos procesos porque nada en la naturaleza es nocivo, todo depende de la cantidad y la calidad. Como vemos, no utiliza la alquimia para trasmutar metales y conseguir oro, cosa en la que no cree, sino para purificar minerales y metales para conseguir medicamentos. Se burla de las supersticiones curativas y de las reliquias como remedios para las enfermedades. Pero, aun así, acepta que la locura puede ser una posesión demoniaca. En general, es contrario a todo lo establecido en medicina y defiende sus ideas con gran vigor, lo que le acarrea la enemistad de los estamentos profesionales e incluso políticos.

Siempre con los más necesitados

En lo social está siempre al lado de los desvalidos y oprimidos. Así, en la revuelta de los campesinos anabaptistas que defendían tanto sus ideas religiosas frente a los luteranos como sus deseos de libertad para salir de su condición de casi esclavitud, Teofrasto se pone de su parte y les asiste como médico. Deja claro que no comparte sus ideas religiosas, que le parecen extravagantes, pero apoya sus peticiones que le parecen justas. Finalmente, los anabaptistas son derrotados y represaliados con dureza, especialmente en Salzburgo, y Teofrasto tiene que escapar con gran riesgo para su vida.

De ciudad en ciudad

En 1528 se traslada a Estrasburgo porque se ha enterado de que en aquella ciudad se acepta a los cirujanos con el mismo nivel que a los médicos. Pero sus ideas chocan con lo establecido. Quema en público los libros de Avicena, al que llama el Lutero de la medicina, con lo que la medicina queda purgada. Teofrasto siempre se mantuvo dentro del catolicismo, aunque a veces bordeando la herejía. En fin, fue expulsado sin contemplaciones de esta ciudad.

Marcha a Basilea. Allí, el famoso impresor Frobenius padece un problema (no sabemos cuál) en una pierna y sus médicos aconsejan la amputación. Por consejo de Erasmo de Róterdam, Teofrasto es llamado en consulta. Trata a Frobenius y evita la amputación. Este éxito incrementa su ya importante prestigio y es nombrado médico municipal con derecho a dar clase en la universidad. Pero los grandes profesores no le admiten y se ve obligado a dar clase al aire libre enfrente de la universidad con gran éxito de público. Pero su mal carácter le traiciona de nuevo. Se enfrenta e insulta a los boticarios. Ya enfrentado con la universidad, se indispone con los ediles municipales y se hace enemigos por todas partes. Como era de esperar, es invitado a dejar la ciudad.

En Nuremberg lo intenta de nuevo. Ya era prestigioso como médico, pero aborrecido como persona. Para intentar desprestigiarle, los médicos locales le envían quince enfermos desahuciados para ver si es capaz de curarlos. Teofrasto cura a nueve de ellos ante el asombro de sus detractores. También escribe un folleto sobre el tratamiento de la sífilis mediante el mercurio adecuadamente purificado y dosificado. Hasta entonces, el tratamiento admitido era base del guayaco, una planta traída de América y que, por lo tanto, no figuraba en las farmacopeas clásicas. Teofrasto denuncia este tratamiento como ineficaz. El problema era que la familia de banqueros Fugger tenía el monopolio de importación y venta del guayaco. Cómo no, Teofrasto tiene que abandonar la ciudad.

Se establece en Saint Gall, donde escribe la que seguramente es su obra más importante. Se trata de su *Opus paramirum* (que quiere decir «lo que está por encima de toda maravilla»), que es un compendio de escritos anteriores. Por primera vez firma como Paracelso, lo que algunos han atribuido a su megalomanía, traduciendo este nombre como «el que está por encima de Celso, gran médico de la medicina clásica».

En su *Opus paramirum* se deslindan algunas enfermedades como la locura y las enfermedades de la mujer. ¿La primera mención a las especialidades? Habla del cuerpo humano como un centro de alquimia con su horno en el estómago donde se cuecen las sustancias primordiales que llama arcanos.

CAMINO DEL FINAL

Con la edad y los distintos enfrentamientos, Paracelso se va moderando y busca la tranquilidad. Marcha a Neoburgo y se refugia en el castillo del duque de Baviera. Es una época de tranquilidad. Allí conoce a dos personas que serán importantes en su vida. Una de ellas, Killian, es un alquimista con el que trabaja muy a gusto. La otra es el bibliotecario del castillo, que se da cuenta de la importancia de la obra de Paracelso y le insiste para que ponga por escrito sus conocimientos y experiencias. Paracelso así lo hace y escribe algo totalmente nuevo, *La archidoxia,* un tratado de química para médicos. Todavía hoy, la biblioteca del castillo de Neoburgo es un importante depósito de los escritos de Paracelso. En 1536 publica *La gran cirugía,* que obtiene tanto éxito que ha de reimprimirse.

Continúa su peregrinaje camino de sus últimos días. Regresa a Efferdingen, donde se aloja en casa de Johann von Brant, un humanista interesado en las ciencias ocultas que insiste a Paracelso para que deje por escrito un resumen de sus conocimientos. Por fin, escribe su *Gran astrología o filosofía sagaz de los mundos superior e inferior.*

En 1537, ya cansado, regresa a Villach donde había fallecido su padre, que fue un personaje querido y respetado por todos. Pero los médicos de la ciudad no le quieren y le invitan a marcharse.

En 1540, llega a Salzburgo, de donde hace años tuvo que huir por el problema con los anabaptistas, pero el obispo le ofrece asilo para que pase sus últimos días. Paracelso muere solo y pobre el 24 de septiembre de 1541. Dispuso que sus pocas pertenencias fuesen distribuidas entre los pobres. Como era su deseo, fue enterrado en el hospicio de San Sebastián.

Para realizar este artículo nos hemos basado fundamentalmente en estas referencias:

GARCÍA FONT, Juan: *Paracelso, mago, cirujano y colectivista.* Historia y Vida, n.º 50, mayo 1972.

PUERTO, Javier: *Paracelso, el hombre en llamas.* Nivola Ediciones. Madrid, 2001.

FRACASTORO NOS EXPLICÓ LAS EPIDEMIAS

En la historia de la medicina se da el caso de un hallazgo esclarecedor que explica de forma sensata la causa y resolución de un problema médico importante, pero que no fue reconocido por los médicos de la época, médicos que incluso se opusieron frontalmente a estos hallazgos en contra de toda lógica y evidencia. Hallazgos que fueron reconocidos como ciertos varios siglos después. Este es el caso del médico renacentista Girolamo Fracastoro.

QUIÉN FUE FRACASTORO

Girolamo Fracastoro (1478-1553) nace en Verona, pero se traslada a Padua para estudiar en su universidad, donde fue compañero del que sería un importante astrónomo, Copérnico. Pero Fracastoro se inclina por los estudios médicos, aunque también adquirió ciertos conocimientos de astronomía. Regresa a su ciudad natal donde ejerce la medicina. Pero como buen hombre del Renacimiento tiene una completa formación humanista, por lo que también cultiva la poesía, la física, la astronomía, las matemáticas, la filosofía natural (que hoy llamaríamos ciencias naturales) y la música. Su interés por la astronomía le llevó a idear el telescopio, pero nunca tuvo ocasión de ponerlo en práctica.

Su prestigio como médico llevó al papa Paulo III a nombrarlo médico del Concilio de Trento en 1545. Cuando se declara la peste en esta ciudad, Fracastoro recomienda trasladar el concilio a Bolonia en 1547. Esta decisión la toma Fracastoro en base a sus nuevas ideas sobre la propagación de las enfermedades, como veremos más abajo.

FRACASTORO Y LA HISTORIA DE LA SÍFILIS

Tal vez por lo que es más conocido hoy en día Fracastoro sea por ponerle nombre a una enfermedad de transmisión sexual muy frecuente en su época: la sífilis. Escribe un poema llamado «*Syphilis sive morbus gallicus*» (que podemos traducir como «sífilis o sobre el morbo francés»), en el que describe con toda crudeza los signos externos de esa enfermedad: úlceras repugnantes, pústulas que supuran, piel corroída por el pus, huesos pútridos. En aquellos tiempos la sífilis no tenía tratamiento eficaz y los estados avanzados se manifestaban por severas lesiones en la piel.

El nombre lo obtiene de una leyenda clásica en la que el pastor Syphilo (en los textos en español se transcribe como Sifilo) a causa de una deslealtad es castigado por los dioses que le envían una enfermedad que llena de llagas todo su cuerpo. Otro dios, Apolo, se apiada del pobre pastor y le revela los remedios para curar su enfermedad. Le recomienda la tintura de guayaco y el ungüento de mercurio. Este poema nos muestra el gran conocimiento que Fracastoro tenía de la enfermedad, que le recordó a las llagas del pobre pastor Sifilo. De ahí, el nombre de la enfermedad, ya muy conocida, pero sin nombre propio. Y los remedios propuestos no eran sino los que ya se utilizaban por los médicos contemporáneos de Fracastoro.

Lo de *morbo gallicum* (francés) viene por atribuirse en Nápoles su contagio a las tropas del rey de Francia, Carlos VIII, cuando invade el sur de Italia. En reciprocidad, los franceses llamaron a esta enfermedad el mal napolitano por creerla endémica de Nápoles. Otra posibilidad, hoy más aceptada, es que esta enfermedad sea originaria de América y fuese traída a Europa por los descubridores españoles. La propagación no fue difícil por el trasiego de tropas durante las múltiples guerras europeas.

La causa y la trasmisión de las enfermedades infecciosas. El contagio

Pero el hallazgo que nos parece más importante y que es poco recordado en nuestros días es el que describe en un opúsculo editado en 1546 con el título de *De contagione et contagiosis morbis*. En este texto aparece por primera vez la idea de la transmisión de las enfermedades infecciosas mediante el contagio.

Fracastoro fue un gran observador y llegó a la conclusión de que los humores corrompidos engendran espontáneamente ciertos corpúsculos vivientes que llamó seminaria (semilleros), que serían los agentes causales de las enfermedades contagiosas y que, al pasar de un individuo a otro, propagarán la enfermedad de forma epidémica. No aportó ninguna prueba, simplemente desarrolló su teoría observando la evolución de las enfermedades contagiosas y de las epidemias.

Pero Fracastoro describe otras formas de transmisión que no son sino la extensión lógica de su teoría. Una es el contagio directo, por contacto, como en el caso de la lepra y la sarna. Otra forma sería el contagio mediante fómites (vestidos, pañuelos, objetos) portadores de estos seminaria. Y otra forma sería el contagio a distancia sin contacto ni fómites. Esta teoría lleva directamente al concepto de cuarentena o aislamiento durante cuarenta días, tanto de los pacientes ya infectados como de lo sanos que viniesen de una zona epidémica.

Sin embargo, también se pregunta por qué los seminaria se trasmiten a unos cuerpos y no a otros. Y por qué hay enfermedades infecciosas que atacan solo al hombre y otras solo a animales o a plantas. Y por qué hay cierta afinidad entre algunas enfermedades y algunos órganos, como ocurre con la tisis y los pulmones.

Fracastoro intenta explicar estos interrogantes mediante otra teoría: la simpatía o antipatía naturales y mutuas que existen entre todos los seres del universo.

Toda esta teoría de la transmisión de las enfermedades infecciosas la desarrolla por la simple observación del comportamiento de las enfermedades y los enfermos, de los signos y síntomas para diferenciar las distintas variedades de una enfermedad. No aporta ningún dato objetivo ni experimental, pues era imposible con los conocimientos de su época.

El olvido

Aunque inicialmente su *De contagione* fue bien recibido, poco a poco estos hallazgos fueron cayendo en el olvido hasta ser puestos de nuevo de actualidad en el siglo XIX con el descubrimiento de las bacterias por Louis Pasteur y la demostración experimental de la propagación de las enfermedades infecciosas. Trescientos años de espera.

Fracastoro fue más conocido en su época como médico buen observador que como investigador. Sus hallazgos los realizó cómodamente desde su villa en el campo, no en contacto directo con las epidemias. Fue más bien un catalogador que un investigador, según los criterios modernos. Pero, en su tiempo, poco más podía hacer.

Para realizar este artículo nos hemos ayudado de las siguientes referencias:

INGLIS, Brian: *Historia de la Medicina*. Ediciones Grijalbo. Barcelona, 1968.

LAÍN ENTRALGO, Pedro: *Historia de la medicina moderna y contemporánea*. Editorial Científico Médica. Barcelona, 1963.

MCNEILL, William H.: *Plagas y pueblos*. Siglo XXI de España Editores. Madrid, 2016.

EL DR. MESMER. LA CURACIÓN POR EL MAGNETISMO

El Dr. Franz Antón Mesmer fundamentó una teoría médica basada en la existencia de un magnetismo intrínseco en los seres vivos, incluyendo el hombre. Una alteración de esas fuerzas magnéticas sería la causa de múltiples enfermedades, y su control por distintos medios llevaría a su curación. Hoy esta idea nos puede parecer absurda, pero el llamado mesmerismo estuvo en vigor durante casi un siglo. Y no un siglo cualquiera, sino el siglo de la razón, el Siglo de las Luces, los días de la Revolución Francesa y el enciclopedismo. Cierto es que la medicina oficial (digamos ortodoxa) nunca aceptó el mesmerismo, que siempre lo consideró como simple charlatanería. Pero muchos personajes ilustres creyeron en el magnetismo del Dr. Mesmer y se sometieron a su tratamiento.

El Dr. Mesmer

Franz Antón Mesmer nace en 1734 en algún lugar de Alemania no bien identificado. Lo más probable es que su ciudad de nacimiento fuese Itzmang de Bodensee, cerca del lago Constanza. Su desahogada posición económica le permitió dedicarse al estudio de todos los nuevos conocimientos que el siglo de la Ilustración desvelaba para los interesados en la cultura. Ciencia, técnica y cultura fueron el interés de Mesmer.

El Dr. Mesmer era un hombre muy culto. Su elevada cultura fue consolidada por sus estudios de Derecho, Filosofía y Teología, que realizó en Viena. Finalmente ingresa en la Facultad de Medicina vienesa, donde se gradúa en 1766 con una tesis sobre «La influencia de los planetas sobre el cuerpo humano».

Contrae matrimonio con la acaudalada viuda de un consejero real. Esto permite a Mesmer, que ya poseía una respetable fortuna, abrir casa en uno de los mejores barrios de Viena. Su afición a la música y su buen gusto tocando el armonio le permiten relacionarse con los mejores músicos de la ciudad. Por su casa pasan Mozart, Beethoven, Haydn y Gluck, entre otros. En su teatro privado Mozart llega a estrenar una composición escénica, *Bastien y Bastienne.*

En definitiva, la casa del Dr. Antón Mesmer era un centro cultural de la capital del Imperio austrohúngaro.

El imán del padre Hell

En 1774, aparece por Viena un padre jesuita que, provisto de un imán, realizaba tratamientos de diversas dolencias leves aplicando el imán a la zona afectada. El propio Mesmer se sometió a este tratamiento mejorando de forma notable un reumatismo que padecía. Mesmer se interesa por este método y, como médico que era, lo empieza a utilizar para tratar diversas dolencias. La gota, el insomnio, convulsiones y algunas parálisis responden favorablemente al tratamiento con el imán. Obtiene un gran éxito al curar de una parálisis al director de la Academia de Ciencias de Múnich. La notoriedad de este paciente contribuye a extender el prestigio del Dr. Mesmer y su tratamiento magnético.

A través de la experiencia que va adquiriendo con los distintos pacientes, Mesmer va articulando una teoría de la acción del magnetismo. Así como los astros influyen unos sobre otros, como había demostrado Newton, a través de la fuerza de la gravedad, también los astros podían influir en las personas. Y el mecanismo de acción no podía ser otro que el magnetismo. Estas corrientes magnéticas debidamente controladas constituían, en palabras del propio Mesmer, la más valiosa de todas las enseñanzas que los médicos hayan conseguido en su vida.

El triunfo del Dr. Mesmer

Mesmer es ya un prestigioso médico de Viena. Su casa se transforma en una especie de centro médico al que acuden todo tipo se pacientes. Ricos y pobres, todos reciben tratamiento sin importar su condición económica. En 1775, Mesmer publica su primer artículo sobre este tratamiento y en el mismo año es elegido miembro de la Academia del Electorado de Baviera, una institución científica muy acreditada.

El hallazgo del magnetismo animal

Inicialmente, el tratamiento magnético se basa en un imán. Después, Mesmer imanta diversos objetos metálicos, como una varilla que utiliza para tocar las diversas partes del cuerpo para conseguir la curación. Pero poco después comprueba que puede conseguir las curaciones sin utilizar ningún objeto imantado que, con el simple contacto o masaje de la zona afectada con sus manos, obtiene las mismas curaciones. De todos los cuerpos de la naturaleza es el hombre mismo quien con más eficacia obra sobre el hombre, diría Mesmer. No era el imán el que curaba, sino algún tipo de magnetismo que provenía del cuerpo humano. Lo llamó magnetismo animal.

Con este nuevo concepto era posible imantar muchos objetos. Mesmer imantó árboles, a cuyos alrededores se sentaban los pacientes para obtener la curación. Imantó el agua con la que humedecía las partes enfermas. Instaló en su casa una «sala de crisis», donde recibían tratamiento los pacientes con crisis nerviosas, sala totalmente cerrada y con paredes acolchadas para que los enfermos con convulsiones no pudieran lesionarse.

Sin embargo, a pesar de sus numerosas curaciones, el estamento médico de Viena nunca aceptó el tratamiento magnético como una terapia eficaz. Consideraban que las mejorías obtenidas se debían a una autosugestión y que Mesmer era, simplemente, un charlatán. Este rechazo fue muy doloroso para Mesmer, que no veía reconocido su éxito.

El caso Paradies

María Teresa Paradies era una joven y prometedora pianista vienesa, protegida de la propia emperatriz. Pero María Teresa era ciega y había visitado a los más afamados especialistas buscando una curación. Los médicos resolvieron que esta ceguera era incurable, que no había tratamiento eficaz.

Como último remedio, la Paradies es llevada a la consulta de Mesmer. Contra la opinión de los médicos, Mesmer aplica su tratamiento magnético y finalmente proclama que María Teresa puede ver. Como era de esperar, se comprobó que la joven seguía ciega. Este caso echó por tierra todo el montaje de Mesmer, que decide abandonar Viena y marchar a París.

El Dr. Mesmer en París. Las veintisiete proposiciones

Mesmer no se siente reconocido por las instituciones médicas vienesas, a pesar de su éxito con el público general, y en 1778 traslada su residencia a París. En esta ciudad vuelve a reunir una abundante y selecta clientela que acude a ser tratada por el método magnético. Pacientes reales o imaginarios llenan su consulta. Mesmer continúa con su técnica de magnetizarlo todo: el agua, su varita metálica, que cura todo lo que toca, los instrumentos musicales para que su música también cure, los árboles, como ya hizo en Viena.

En 1779, publica en lengua francesa su *Memoria sobre el descubrimiento del magnetismo animal*. En esta obra, Mesmer enumera sus veintisiete proposiciones, con las que explica la forma en la que el magnetismo actúa como medio de tratamiento. No se trata, explica Mesmer, de un método milagroso. Existe una influencia mutua entre los cuerpos celestes, la Tierra y los cuerpos animados. Esta influencia está sometida a leyes todavía desconocidas y se manifiesta en el cuerpo humano mediante propiedades similares a las de un imán. Existen en el cuerpo polos magnéticos opuestos que pueden ser cambiados, destruidos o reforzados. Su actividad puede tener lugar a distancia y su energía puede ser acumulada, concentrada y transportada. También puede ser propagada y comunicada por el sonido, de ahí que la música imantada pueda ser terapéutica. Y la última proposición, el número veintisiete, termina con estas palabras: «El arte de curar alcanzará así su última perfección».

El prestigio del tratamiento magnético lleva a la consulta de Mesmer a muchos notables de la sociedad parisina. Incluso la reina María Antonieta es una incondicional del mesmerismo y, a pesar de que su esposo, el rey Luis XVI, es muy escéptico, consigue que se asigne a Mesmer un sueldo vitalicio de veinte mil libras.

EL DICTAMEN DE LA COMISIÓN CIENTÍFICA

El rey Luis XVI, que era un racionalista convencido y no creía en Mesmer ni en el mesmerismo, ordena crear una comisión científica que emita un dictamen definitivo. Esta comisión se reúne en 1784. Está compuesta por personajes muy acreditados en el mundo de la ciencia: el Dr. Guillotin, el médico que inventaría la guillotina en la que, poco después, sería ajusticiado el propio rey; Benjamin Franklin, que en ese momento representaba en París a la joven nación americana; el astrónomo Bailly; el químico Lavoisier (que también acabaría en la guillotina) y el botánico Jussieu. El dictamen de la comisión fue negativo. No había ninguna evidencia que permitiera creer en la existencia de un fluido magnético ni de que este supuesto fluido tuviese utilidad alguna. Mesmer y el mesmerismo estaban acabados. Mesmer abandona París y se refugia en un pueblecito de los Alpes, según algunos, en Spa o en Suiza, según otros. Trabaja como médico rural hasta el fin de sus días.

ACABADO, PERO NO DEL TODO

A pesar de la desactivación científica del mesmerismo, su influencia social permaneció viva. En París y en otras ciudades europeas se crean las llamadas Sociedades de la Armonía para seguir practicando la terapia magnética. El escritor Balzac es partidario. Lafayette, el militar francés que viaja a los Estados Unidos para unirse a su proceso de independencia, lleva consigo las ideas del magnetismo animal. En América, algunos personajes famosos como el escritor Edgar Allan Poe es un firme partidario de este método. Incluso hubo intentos de hacer regresar a Mesmer a París y, para ello, se le ofreció una importante cantidad de dinero. Nuevos estudios llegan a la conclusión de que algunos de los éxitos del tratamiento magnético se deben a la sugestión que, sin saberlo, pueden llegar al hipnotismo. Sus partidarios desarrollan el hipnotismo como medio terapéutico que alcanzaría un gran desarrollo, ahora sí avalado por la ciencia, y en el que destacaron algunos médicos como el neurólogo Charcot.

En 1812, la Academia de Ciencias de Berlín rehabilita a Mesmer, aún en vida. El Gobierno francés le concede una renta vitalicia. Mesmer muere en marzo de 1814 sin haber vuelto a París.

Este artículo ha sido escrito apoyándonos en las siguientes referencias:

BACHS, Agustí: *Mesmer y el mesmerismo.* Historia y Vida. Extra 20, 1881.

BACHS, Agustí: *Mesmer y la terapia magnética.* Historia y Vida. Extra 56 sobre Médicos y Enfermos, 1990.

SOUTER, Keith: *Medical Meddlers, Mediums and Magicians.* The History Press. Stroud, Gloucestershire, UK, 2012.

ANDRÉS VESALIO, EL GENIO DE LA ANATOMÍA HUMANA QUE MURIÓ EN COMPLETA SOLEDAD

Andrés Vesalio es una figura clave en el desarrollo de la medicina moderna. Médico humanista, fue el primero en combatir las ideas de Galeno, que en el siglo XVI todavía estaban vigentes. Vesalio fue el primero en hacer disecciones anatómicas en el cadáver humano poniendo a disposición de los médicos y, especialmente, de los cirujanos la verdadera anatomía de los seres humanos. Galeno solo había estudiado la anatomía en los animales, especialmente el mono y el cerdo, por lo que sus textos estaban llenos de errores cuando sus hallazgos tenían que aplicarse al hombre. A pesar de la evidencia de sus hallazgos, Vesalio fue duramente combatido por los anatomistas de su tiempo que defendían a Galeno. Incluso Sylvio, gran anatomista y maestro de Vesalio en París, defendía que, si Vesalio había encontrado diferencias con Galeno, no era porque este estuviese equivocado, sino porque la raza humana había degenerado y producido los cambios que había encontrado Vesalio.

En cualquier caso, la obra magna de Vesalio, *De humani corporis fabrica,* cambió para siempre el concepto de la anatomía y, aunque ha sido corregida en parte por los anatomistas que le sucedieron, sigue siendo el gran tratado de anatomía que incluso los médicos modernos han de tener en cuenta.

Por otro lado, Vesalio alcanzó un gran prestigio como médico. Fue médico del emperador Carlos V y de su hijo Felipe II de España. Esos cargos, unidos a su importante y selecta clientela particular, le permitieron acumular un gran patrimonio que fue causa de envidias y menosprecios por parte de otros médicos de su entorno.

La vida de Vesalio ha sido estudiada extensamente. Nosotros solo vamos a hacer un breve esbozo de su biografía, pues nuestros lectores pueden informarse mejor en otros textos. Pero los detalles de su muerte han pasado casi desapercibidos y, en muchos casos, rodeados de leyendas. En este artículo vamos a intentar esclarecer los pormenores de su muerte a partir de los datos que hemos encontrado.

Breve bosquejo biográfico

Andrés Vesalio nace en Bruselas el 30 de diciembre de 1514. Nieto y bisnieto de médicos relacionados con la Casa de Austria, su padre, Andrés van Wesele (apellido latinizado Vesalii, españolizado Vesalio) fue boticario del emperador Carlos V. Su madre, Isabel Crabbe, era inglesa y tuvo el cuidado de guardar los libros médicos del abuelo y bisabuelo de su hijo, libros que Vesalio apreciaría en sus años de estudiante. A los 16 años de edad se traslada a Lovaina, donde sus padres le matriculan en el Colegio Trilingüe, fundado por el célebre humanista Erasmo de Róterdam, para recibir una buena educación humanista, como era requisito imprescindible para tener acceso a la educación universitaria en aquellos tiempos. Colegio Trilingüe donde se estudiaban tres idiomas: latín, griego y hebreo. En realidad, el único idioma que Vesalio llegó a dominar fue el latín, que era la lengua oficial en cualquier universidad europea.

En 1533, marcha a París para iniciar sus estudios de Medicina. París era entonces una universidad conservadora donde se seguían firmemente las enseñanzas de Galeno y donde la anatomía se consideraba un conocimiento secundario. En París, Vesalio tiene como condiscípulo al español Miguel Servet y, como profesor, al gran anatomista Jacobo Sylvius, que más adelante sería uno de sus principales detractores.

La amenaza de guerra entre el emperador Carlos V y el rey Francisco I de Francia obliga a Vesalio a dejar París en 1536 con destino de nuevo a Lovaina. Un año después marcha a Venecia con la intención de completar sus estudios de Medicina. En aquellos años el ducado de Venecia comprendía un extenso territorio que abarcaba, entre otras, a las ciudades de Verona, Vicenza, Treviso, Bérgamo y, sobre todo, a Padua con su universidad. En Venecia, Vesalio conoce a Ignacio de Loyola y, sobre todo, al artista y grabador Juan Stephen Calcar, que trabajaba en el estudio del pintor Tiziano. Calcar sería un artista fundamental en la confección de las ilustraciones de la obra anatómica de Vesalio. A finales de 1537 recibe el grado de doctor en Medicina en la Universidad de Padua.

En 1542, Vesalio completa su gran obra de anatomía, *De humani corporis fabrica,* que le daría fama mundial a pesar de los ataques de los galenistas. Se trata de una obra de 663 páginas en folio ilustrada por numerosos grabados realizados, probablemente, por Juan Calcar e incluso alguno por el mismo Tiziano. En cualquier caso, fue en el taller de Tiziano donde se realizaron las planchas de grabado con las que se compuso el libro. Se editó en Basilea, en la imprenta de Oporinus. Vesalio supervisó personalmente esta edición, que causaría un gran asombro en el mundo de la medicina, pues nunca antes se había publicado un tratado de esta magnitud y calidad. Vesalio tenía 28 años y dedicó esta obra al príncipe Felipe, futuro rey de España. El estudio y comentario de esta gran obra merece un espacio y un tiempo de que no disponemos en este artículo.

En 1544, Carlos V ofrece a Vesalio el puesto de médico personal (médico de familia era el título oficial) y Vesalio acepta. El emperador era un hombre con mala salud. Entre sus enfermedades se mencionan la ictericia, los trastornos intestinales, las fiebres, el asma, las hemorroides y, como enfermedad más frecuente, la gota. Antes de abdicar, Carlos V nombra a Vesalio conde palatino y gentilhombre de Cámara, nombramientos que encumbran a Vesalio a lo más alto de escala cortesana.

Carlos V abdica en su hijo, Felipe II, el 16 de enero de 1556. El nuevo rey solicita a Vesalio mantenerse como su médico personal y este acepta. En el ambiente de la corte consigue una importante clientela privada, especialmente entre los embajadores extranjeros y sus respectivos séquitos. Sin duda, su ya conocido prestigio internacional y su dominio de idiomas le ayudaron de forma clara. Los extranjeros consideraban a los médicos españoles como ignorantes y supersticiosos. La envidia por este éxito fue la causa de la animadversión y críticas del resto de los médicos de la corte, que vieron en Vesalio a un extranjero favorecido por el rey.

A pesar de su éxito profesional y económico y del evidente respaldo del rey, Vesalio no era feliz en Madrid. No está clara la causa, pero en 1564 solicita a Felipe II licencia para viajar a Tierra Santa, licencia que le es concedida. Mucho se ha debatido sobre las causas que llevaron a Vesalio a hacer este inesperado viaje en el que encontraría la muerte. En las próximas líneas vamos a intentar explicarlo, basándonos en la documentación de la que disponemos.

El viaje a Tierra Santa

En agosto de 1559 Vesalio regresa a España con el séquito de Felipe II, para instalarse en la Corte de Madrid. Tenía entonces 44 años. A pesar de su elevada posición como médico del rey, de su distinguida clientela particular y de su consiguiente excelente nivel económico, Vesalio no era feliz y pronto pensó en alejarse temporalmente de la corte y tomarse un descanso. Para ello, pensó en hacer una peregrinación a Tierra Santa.

Los motivos

La animadversión de los médicos españoles

Los motivos de esta decisión nunca estuvieron claros y han dado lugar a múltiples interpretaciones. Es cierto que su relación con los colegas españoles, envidiosos de su éxito, nunca fueron buenas. Estas diferencias se hicieron especialmente patentes con motivo del accidente que sufrió en Alcalá el príncipe Carlos, el heredero de la Corona, en 1562. Los médicos que le atendieron hicieron todo lo posible para que Vesalio no participase en el tratamiento, pero el rey Felipe II insistió en que su médico fuese consultado y le llevó personalmente a Alcalá de Henares en la carroza real. Ni que decir tiene que esta situación de privilegio aumentó el desdén hacia Vesalio, especialmente por el prestigioso cirujano Daza Chacón, que consideraba que Vesalio era un buen anatomista, pero un mal cirujano. Sin duda, este ambiente negativo tuvo que influir de alguna manera en la decisión final de Vesalio.

Su deseo de regresar a Italia

También se ha propuesto que Vesalio tenía la intención de abandonar definitivamente España y su corte para regresar a Italia, donde el nivel de la medicina era más elevado y más en consonancia con su categoría. En 1562 había fallecido Falopio, antiguo discípulo de Vesalio y más tarde su detractor, que ocupaba la cátedra de Anatomía de la Universidad de Padua. El pretendido viaje a Palestina no sería sino una excusa para dejar

España e ir a Padua y no regresar más. Vesalio podía estar interesado en ocupar esta prestigiosa cátedra, ahora vacante. Pero los que así pensaban nunca han aportado pruebas que sostuvieran esta teoría. Hoy parece claro que Vesalio tenía la intención de regresar término de su peregrinación.

Supuestos problemas con la Inquisición

Hay otra teoría más espectacular, rayana en la leyenda, pero que ha sido sostenida por muchos autores a lo largo de la historia. Incluso algún autor generalmente bien documentado, como Gabriel Albiac, se han hecho eco de esta versión. Según esta teoría, Vesalio había realizado una disección anatómica del cuerpo de un caballero español que había fallecido siendo Vesalio su médico. Al examinar los órganos del tórax, se pudo ver que el corazón todavía latía. Es decir, que la disección se había realizado en un cuerpo todavía vivo. Por este motivo, la Inquisición entra en juego y condena a muerte a Vesalio. La intercesión del rey ante el Santo Tribunal consigue que la sentencia a muerte sea modificada y conmutada por un viaje a Tierra Santa para expiar su pecado. A pesar de la popularidad de esta teoría, hoy ha quedado establecido que es totalmente falsa. No hay ninguna evidencia de que dicha disección se llevara a cabo y no existe ningún protocolo ni expediente de la Inquisición contra Vesalio.

La posible enfermedad

Otra teoría, tampoco documentada, considera que Vesalio padecía una enfermedad incurable y que deseaba visitar Tierra Santa antes de morir.

El viaje

Lo que sí es seguro es que Vesalio pidió licencia al rey para hacer este viaje y Felipe II la otorga y firma en enero de 1564. Vesalio inicia el viaje en febrero y llega a Venecia el 10 de marzo, como lo atestiguan las cartas del embajador español. Sale para Chipre el 15 de abril de 1564. Aquí se pierden los detalles del resto del viaje e incluso se ha llegado a dudar de que Vesalio llegase a Tierra Santa. Pero una carta del capellán custodio y vicario apostólico de los Santos Lugares a Felipe II confirma que Vesalio estuvo allí. Esta carta tiene fecha de 29 de mayo de 1564.

Naufragio y muerte

A su regreso hacia Italia, una tempestad obligó al barco donde viajaba Vesalio a refugiarse en la isla de Zakynthos (isla del archipiélago de las islas Jónicas, hoy conocida con el nombre de Zante), que pertenecía a Venecia. En realidad, la embarcación no sufrió un naufragio, pero en la mayoría de los relatos se habla de naufragio. Vesalio, ya enfermo, se refugió en una miserable choza y falleció poco después. Fue atendido en sus últimas horas por un pasajero de otro barco que también buscó refugio. De este pasajero solo sabemos que era un orfebre veneciano que tal vez también regresaba de los Santos Lugares. Este pasajero cavó una tumba en un lugar cercano y allí enterró el cuerpo de Vesalio. Tiempo después, en octubre del mismo año, sus restos fueron trasladados a la iglesia católica de Santa María de Gracia en la misma isla.

Ya en tiempos modernos, el farmacéutico Nicolas Barbani, oriundo de Zante, ha investigado el lugar de la muerte de Vesalio, llegando a la conclusión de que se produjo en un paraje conocido como Kalogherata, en las orillas del golfo de Lagana. El consejo municipal de Zante ha querido honrar la memoria de Vesalio dando su nombre a una plaza de la ciudad.

En el lugar donde falleció Vesalio, se ha erigido una columna conmemorativa con una leyenda que traducida del griego dice así:

«Aquí, en Kalogherata, en 1471, se erigió un monasterio franciscano, los Santos Teodoros, en la vecindad de cuyo desierto, el gran anatomista Andrés Vesalio sufrió un naufragio y murió en 1564».

Para realizar este artículo, nos hemos ayudado de los siguientes textos:
ALBIAC, Gabriel: *La sinagoga vacía*. Editorial Tecnos. Madrid, 2013.
BARÓN FERNÁNDEZ, José: *Andrés Vesalio. Su vida y su obra*. Consejo Superior de Investigaciones Científicas. Instituto Arnaldo de Vilanova. Madrid, 1970.
BARÓN FERNÁNDEZ, José: *El viaje de Vesalio a Tierra Santa*. Medicina e Historia. Fascículo LII. Febrero, 1969.

MIGUEL SERVET. TEÓLOGO Y MÉDICO

Miguel Servet (su apellido real era Serveto y no Servet, pero fue latinizado posteriormente) nació, según la mayoría de los autores, en Villanueva de Sijena, provincia de Huesca. Así figura en los textos de Laín Entralgo y José Luis Abellán, pero Menéndez Pelayo cita como lugar de nacimiento la ciudad navarra de Tudela. En cualquier caso, Villanueva fue la residencia habitual de sus padres y donde Serveto viviría durante su infancia y consideró su ciudad de origen. Incluso cuando, ya adulto, huyó de Ginebra a Francia y quiso ocultar su rastro, tomó el nombre de Michel de Villeneuve.

Estudió en Zaragoza latín, griego y hebreo, y después se desplazó en 1528 a la ciudad francesa de Tolosa donde estudió leyes. Pero más que a las leyes dedicó su tiempo a la lectura de la Biblia. Encuentra y estudia textos franceses sobre la Reforma protestante y especialmente los escritos de Melanchton. Se contagia de la doctrina del libre examen de las Escrituras y poco a poco abandona su fe católica. Aun así, trabaja como secretario de fray Juan de Quintana, confesor de Carlos V, y con él viaja por Italia y Alemania. En lugar de regresar a España, decide instalarse en Basilea, donde creyó encontrar mejor comprensión para sus nuevas ideas religiosas.

En realidad, las cosas no fueron tan fáciles. Por estas fechas publica su primera obra, obra impetuosa de juventud, *Los errores trinitarios*. No es este el lugar de comentar las ideas teológicas de Servet, pero el caso es que fue rechazado enérgicamente por todos, católicos y protestantes. Las iglesias reformadas no lo admitieron en su seno, por lo que nuestro autor decide marchar a Francia, tal vez con la esperanza de que pasara la tormenta. Es en este momento en que cambia su nombre por el de Michel de Villeneuve y se instala en la ciudad de Lyon.

Para sobrevivir acepta un encargo de los editores Treschsel para realizar una nueva edición del *Ptolomeo*. Aprovechando sus conocimientos de lenguas clásicas, corrige la antigua versión latina de este texto que estaba llena de errores. Esta obra corregida tuvo un gran éxito y le proporcionó un reconocido prestigio.

En Lyon conoce a Sinfoniano Champler, médico, botánico y astrólogo, y Servet se hace su discípulo. Animado por este nuevo giro que da su vida, decide marchar a París en 1536 para estudiar medicina, primero en el colegio Calvi y después en el de los Lombardos. Tiene como maestros a los acreditados doctores Jacobo Silvio, Juan Fernel y el anatomista Jean Gunter. Más importante aún, tuvo como condiscípulo al mismísimo Andrés Vesalio, padre de la anatomía moderna. Con él tuvo la oportunidad de realizar numerosas disecciones anatómicas, que tan importantes serían para su posterior descubrimiento de la circulación pulmonar.

Finamente tomó en París los grados de maestro en artes y doctor en Medicina. Es precisamente, valga el inciso, en esta época de París en la que conoce a Juan Calvino, el estricto reformador protestante, con el que no llega a tener buenas relaciones.

Ejerció la medicina en París con gran éxito y en 1539 publica un tratado de terapéutica que logra cinco ediciones. Curiosamente en este libro no se habla de la circulación pulmonar, su gran descubrimiento. Más adelante, ejerció como médico en Aviñón, Charlieu y finalmente en Viena del Delfinado, ciudad francesa al sur de Lyon. Fueron más de diez años como médico de gran reputación.

Pero Servet se siente teólogo más que médico y vuelve a adentrarse en la controversia religiosa. En 1546 comienza la correspondencia con Calvino, discutiendo sobre los sacramentos y la Trinidad. Cartas a veces muy subidas de tono, incluso con insultos (ímprobo, ladrón, blasfemo, sacrílego), cartas que en un futuro le costarían la vida a su autor.

Pero su obra fundamental es la *Restitución del cristianismo,* impresa en 1553. Como su nombre indica, se trataba de la revocación de la Iglesia apostólica y sus dogmas. Servet solo reconoce dos sacramentos: el bautismo de los adultos (Servet se reconocía anabaptista y se volvió a bautizar a los 30 años de edad) y la cena o eucaristía. Rechazaba toda jerarquía eclesiástica. Se enfrenta tanto al catolicismo como a las iglesias reformadas. No vamos a entrar en esta controversia religiosa, pero sí a apuntar un hecho fundamental. Es en esta obra teológica, al tratar sobre la acción del Espíritu Santo sobre la naturaleza humana, cuando Servet describe su hallazgo anatómico sobre la circulación pulmonar.

> Los espíritus no son tres, sino dos distintos. El espíritu vital es el que por anastomosis se comunica de las arterias a las venas, en las cuales se llama espíritu natural. El segundo es el espíritu animal, verdadero rayo de luz cuyo asiento está en el cerebro y en los nervios. El espíritu vital, o llamémosle sangre arterial, tiene su origen en el ventrículo izquierdo del corazón ayudando mucho los pulmones para su generación. Es un espíritu tenue, elaborado por la fuerza del calor, de color rojo claro, de potencia ígnea, a modo de un vapor lúcido formado de lo más puro de la sangre y que contiene en si la sustancia del agua, aire y fuego. Se engendra de la mezcla, hecha en los pulmones, del aire inspirado con la sangre sutil elaborada, que el ventrículo derecho del corazón comunica a izquierdo. Y la comunicación no se hace por la pared media del corazón, como se cree vulgarmente sino, con grande artificio, por el ventrículo derecho del corazón cuando la sangre sutil es agitada en largo circuito por los pulmones. Ellos le preparan, en ellos toma su color y de la vena arteriosa pasa a la arteria venosa, en la cual se mezcla con el aire inspirado, y por la inspiración se purga de toda impureza. Que así se verifica este fenómeno lo prueba la varia conjunción y la comunicación de la vena arteriosa con la arteria venosa en los pulmones.

Poco hay que añadir a esta descripción, aunque podemos modernizar sus términos llamando arteria pulmonar a la vena arteriosa y vena pulmonar la arteria venosa. Faltaban unos años para que Malpigio describiese la comunicación capilar entre venas y arterias (anastomosis arteriovenosa) y para que se descubra el oxígeno como componente de aire inspirado al que Servet se refiere en su descripción.

Sin embargo, Servet no le da demasiada importancia a este descubrimiento anatómico y continúa en su controversia teológica. Revisa la obra fundamental de Calvino, *La institución de la religión cristiana*, escribiendo anotaciones al margen muy críticas. No se le ocurre a Servet más que enviarle a Calvino esta obra revisada. También le envía su *Restitución del cristianismo* en una edición completada con las 30 cartas injuriosas ya mencionadas. Como era de esperar, Calvino toma esta actitud como una ofensa imperdonable. Y Calvino tenía mucho poder…

Servet es apresado, procesado y condenado a muerte por sus ideas heréticas. El 27 de octubre de 1553 es quemado en la hoguera junto a sus libros y otros escritos. El tribunal especifica que la hoguera ha de ser alimentada con leña verde para que el suplicio dure más tiempo.

El descubrimiento de la circulación pulmonar realizado por Miguel Servet pasó inadvertido durante mucho tiempo por el hecho de haber sido publicado en un libro de teología y no en uno científico. Por eso, cuando el médico inglés William Harvey describe la circulación mayor de la sangre en 1628, ya conocía la circulación menor o pulmonar, pero no a través de los escritos de Servet. La conoció a través de la obra del italiano Realdo Colombo que publicó su *De re anatomica* en 1556, varios años después de Servet. Por esta razón, Miguel Servet es más conocido, sobre todo fuera de España, por su rocambolesca historia religiosa que por su importante descubrimiento anatómico.

En esta referencia nos hemos informado para realizar este artículo:
MENÉNDEZ PELAYO, Marcelino: *Historia de los heterodoxos españoles.* Biblioteca de Autores Cristianos. Madrid, 1956.

EL DOCTOR LOMBROSO Y EL CRIMINAL NATO

QUIÉN FUE

Ezechia Marco Lombroso nace en la ciudad italiana de Verona en 1835, en una familia judía. Aunque su familia se inclinaba porque estudiase Derecho, Lombroso se decidió por la Medicina, iniciando sus estudios en la Universidad de Pavía, completando su formación en Padua y Viena. Se doctora en Medicina en la Universidad de Pavía en 1858 con una tesis sobre el cretinismo.

Al acabar la carrera, ingresa en el ejército como médico militar, participando en la guerra contra Austria. Posteriormente, se inclinaría por la psiquiatría, especialidad que le llevaría a interesarse por la antropología y, más adelante, por la criminología. En 1871 es nombrado director del manicomio de Pésaro y en 1876 accede a la cátedra de Psiquiatría, Medicina Legal y Antropología de la Universidad de Turín, en la que permanecería hasta el final de sus días.

En 1864, publica un libro titulado *Genio y locura,* y en 1876 *El hombre delincuente.* En 1880, junto a sus colaboradores Enrico Ferri y Garofalo, funda la revista *Psicología y antropología criminal.* En estos años produce numerosas publicaciones sobre antropología y criminología.

El doctor Lombroso, que había cambiado su nombre a Cesare Lombroso, tal vez para disimular su origen judío, fallece en Turín en 1909.

LOS COMIENZOS

La primera idea le viene en 1864 cuando era médico militar. Le llamó la atención la diferencia que había entre dos tipos de soldados. El primero era un soldado disciplinado y cumplidor. El segundo era un soldado agresivo y, en palabras de Lombroso, vicioso, lleno de tatuajes, muchos de ellos con contenido obsceno.

La segunda idea viene cuando ya está estudiando psiquiatría en 1866. Comienza a tomar medidas antropométricas de los cráneos de los asilados en un manicomio. Llega a la conclusión de que entre los asilados hay verdaderos enfermos mentales desde el punto de vista médico, pero otros están ingresados por haber cometido delitos atribuidos a su locura. Llega a la conclusión de que el derecho penal no diferencia a aquellos delincuentes con una tendencia criminal de los que son realmente locos.

Comienza a estudiar a los criminales ingresados en distintas prisiones. En esta situación es llamado para realizar la autopsia de un conocido criminal, llamado Vilella, uno de los delincuentes más agresivos, que tuvo en jaque a la policía durante años y que presumía públicamente de sus atrocidades. Cuando estudia su cráneo, encuentra ciertos cambios, como la presencia de una fovea occipital y el aumento de tamaño del vermis (la zona central que separa ambos hemisferios del cerebelo). Estos hallazgos son similares a las estructuras normales de algunos animales inferiores como los roedores y las aves.

El criminal nato. La teoría del atavismo

Sigue con el estudio de los cráneos de criminales convictos. Encuentra en muchos de ellos rasgos que le llaman la atención por coincidir en muchos casos: mandíbulas grandes, dientes caninos muy desarrollados, órbitas oculares también de gran tamaño, arcos superciliares muy marcados, orejas muy separadas del cráneo, poca sensibilidad al dolor y visión muy aguda. En cuanto a su comportamiento, eran habituales el sadismo, el llevar al extremo sus crímenes mutilando a sus víctimas, desgarrando los miembros e incluso bebiendo su sangre. Un nuevo caso, el del criminal Vernezi, que además tenía tendencias caníbales, le terminó de convencer. Estos criminales tenían la ferocidad que las bestias salvajes muestran con sus presas.

Para Lombroso, la conclusión era clara. El criminal era un ser atávico, es decir, que en el proceso de evolución de los animales hacia formas superiores, la evolución se había detenido antes de llegar a completarse. El criminal era un ser intermedio entra las bestias y el hombre. Y era posible identificarlos por sus rasgos incluso antes de que cometieran un delito.

Es preciso recordar que Charles Darwin había publicado su obra *El origen de las especies* en 1856, por lo que las ideas evolucionistas ya eran conocidas, aunque no aceptadas por todos. Sin duda, Lombroso conocía la obra de Darwin y bajo su influencia desarrolló la idea de que había seres humanos que se habían mantenido en un estado intermedio entre el animal y el hombre, seres que mantenían rasgos de comportamiento que correspondían a animales feroces.

Un investigador incansable

Lombroso fue un trabajador infatigable. Sus conclusiones, aunque en la actualidad no sean aceptadas en su totalidad, están basadas en un gran número de observaciones. A lo largo de su vida como investigador realizó 400 autopsias de criminales, estudió directamente a más de 6.000 delincuentes vivos y a más de 25.000 reclusos en distintas cárceles de Europa. Se interesó por los aspectos biológicos, antropológicos y sociales del delito. Cuando en 1876 publica *El hombre delincuente,* la repercusión en los medios jurídicos y penales de Europa y América fue enorme. Puede decirse que con esta obra se inicia la ciencia de la criminología moderna, y su influencia en las distintas leyes penales y la organización de las prisiones fue indudable.

Sus investigaciones le llegaron a identificar en las distintas prisiones la presencia de enfermos mentales que no eran conscientes de sus delitos. Hasta el 15 % de estos presos eran enfermos mentales que no deberían estar en la cárcel, sino en otras instituciones. También identificó a los que llamó locos morales, individuos antisociales, sin conciencia moral, que hoy catalogamos como psicópatas. Llegó a la conclusión, hoy no aceptada, de que los individuos epilépticos tenían una propensión a delinquir, y que existía una forma larvada de epilepsia, no clínicamente evidente, que también inclinaba al delito. Asimismo, describió los aspectos diferenciales de las mujeres y los niños delincuentes.

Hoy, las ideas de Lombroso sobre la criminalidad humana han sido debidamente matizadas y algunas de sus tesis completamente desechadas. Pero su influencia ha sido importante. Así en el *Tratado de anatomía* de L. Testut, texto habitual entre los estudiantes de medicina del siglo XX, todavía se menciona y discute, en el estudio del pabellón auditivo humano, la presencia del tubérculo de Darwin, hallazgo habitual en las orejas de los simios y que, según Lombroso, aparecía en los criminales humanos como muestra de su atavismo.

Lo que queda

Hoy está totalmente rechazada la tesis de Lombroso de que el delincuente es un ser atávico resultado de la evolución incompleta que resulta en un ser intermedio entre el animal y el humano y de que este atavismo predisponía (nunca se habló de predestinación, sino de predisposición) al crimen. Tampoco se sostiene su idea de que la epilepsia conduce al delito. Pero justo es decir que algunos de sus hallazgos permanecen y son plenamente aceptados por los especialistas actuales, como es la identificación de los enfermos mentales como causante de delitos de los que no son conscientes y, por lo tanto, tampoco son responsables. También identificó al delincuente asocial que hoy llamamos psicópata, figura que está plenamente aceptada por el derecho penal actual. Sus estudios llevaron a la creación de centros de asilo y educación de menores huérfanos y en estado de exclusión social para evitar que entren en el mundo de la delincuencia. Asimismo, estudió las situaciones sociales relacionadas con la criminalidad, como la falta de acceso a la educación, el hacinamiento en viviendas inadecuadas o los problemas asociados a la inmigración mal controlada.

Es justo reconocer que Cesáreo Lombroso, médico, psiquiatra y antropólogo, fue el primero en estudiar al delincuente desde el punto de vista biológico, psicológico, social y cultural, y que con sus aciertos y errores puso la base de la criminología científica. Cesáreo Lombroso es reconocido universalmente hoy en día como el padre de la criminología moderna.

Para la redacción de este artículo nos hemos ayudado de las siguientes referencias:

LOMBROSO, César: *El atlas criminal de Lombroso*. Editorial Maxtor. Valladolid, 2006.

LOMBROSO, Gina: *Criminal Man*. Fabio Di Benedetto editor, 2015.

TESTUT, L.: *Tratado de anatomía humana*. Tomo Tercero. Editorial Salvat. Barcelona, 1922.

EL DOCTOR PEYRONIE

El Dr. Françoise Gigot de la Peyronie nació en la ciudad francesa de Montpellier en el año 1678. Estudió medicina en su ciudad natal y posteriormente se trasladó a París a estudiar anatomía y cirugía. Realizó sus primeras actuaciones como cirujano en el Hôtel de Dieux y, posteriormente, en el año 1704, consiguió un destino como cirujano militar.

En 1714 regresa a París para ocupar el puesto de cirujano personal del rey Luis XV. Durante estos años se dedicó a la enseñanza de la cirugía y en el año 1731 fundó la Real Academia de Cirugía de Francia. La creación de esta academia supuso un importante impulso a la mejora de la enseñanza y práctica de la cirugía, terminando con las atribuciones de los barberos que, hasta entonces, podían realizar ciertas intervenciones.

El Dr. Peyronie fue un cirujano general, ya que en aquellos tiempos no existían las especialidades quirúrgicas. Pero no cabe duda de que tuvo un especial interés por la urología. Perfeccionó la técnica del sondaje vesical y realizó la primera punción evacuadora de la vejiga por vía perineal. Pero hoy le recordamos por su descripción de la curvatura del pene o enfermedad de Peyronie. Esta descripción se incluyó en una publicación en la revista de la Academia de Cirugía en 1743. Su título: «Causas de los obstáculos que dificultan la eyaculación natural del semen». No se menciona en el título la curvatura del pene, que es, sin duda, su aportación más perdurable.

El Dr. Peyronie murió en Montpellier en 1747.

Para realizar este artículo nos hemos ayudado de la siguiente referencia:

MUSITELLI, Sergio.: *A Brief Survey Of The History Of Peyronie's Disease*. Historia Urologiae Europaenae. Vol. 15. 2008.

HIPÓCRATES Y SU GRAN OBRA. ALGO MÁS QUE UN JURAMENTO Y UNOS AFORISMOS

Es bien conocido que Hipócrates fue una figura fundamental en la historia de la medicina y que sus ideas y recomendaciones han sido seguidas por los médicos durante más de dos mil años. Pero pocos, incluyendo gran parte de los profesionales de la medicina, conocen en detalle la obra de este personaje. Como mucho conocen su *Juramento* y sus *Aforismos,* pero desconocen que Hipócrates redactó unos setenta tratados que abarcan prácticamente todos los temas de la patología, tanto de la medicina interna como de la cirugía.

Es cierto que no todos estos tratados, agrupados y conocidos como el Corpus Hipocrático, fueron obra del propio Hipócrates. Algunos fueron escritos por sus discípulos y otros, probablemente los más tardíos, por autores ajenos que quisieron aprovecharse de la autoridad de Hipócrates para colocar su obra en un tratado de gran prestigio. Como veremos más adelante, muchos han sido los esfuerzos realizados para dilucidar la autenticidad de los escritos hipocráticos. Pero, en cualquier caso, el conjunto de las obras contenidas en el Corpus Hipocrático, sean auténticas o no, forman un tratado que ha sido seguido por los médicos de todas las épocas hasta casi el siglo XIX de nuestra era.

Quién fue Hipócrates

Hipócrates nace en la isla griega de Cos en el año 460 a. C. Su padre, Heráclito, era médico de la familia de los Asclepiades que habían ejercido la medicina por espacio de dieciocho generaciones. Como era lo habitual en los médicos de aquellos tiempos, Hipócrates viajó constantemente de ciudad en ciudad, ofreciendo sus servicios. Residió en varias ciudades de Macedonia, Tasos, el Ponto y Tesalia e incluso en Damasco, aunque su visita a esta última ciudad no está demostrada. Era una época gloriosa de la cultura helena, tiempos de Platón, Sócrates, Demócrito, Aristófanes, Tucídides y otros, a muchos de los cuales conoció Hipócrates. Es posible que Hipócrates fuese el médico de Demócrito.

Alcanzó un gran prestigio como médico. Rechazó las viejas ideas de que las enfermedades eran causadas por los dioses como castigo a los hombres. La enfermedad tenía causas naturales que podían descubrirse mediante la cuidadosa observación y exploración del enfermo. Y los tratamientos tenían como objetivo la eliminación de estas causas. Su fama fue tal que incluso fue considerado un dios por algunos.

Hipócrates muere en la ciudad de Larisa, capital de la Tesalia, después del año 300 a. C. Con estas fechas hay que tener cierta benevolencia, pues en aquellos tiempos no se estimaba la exactitud como lo hacemos hoy en día. Por eso la edad de Hipócrates al morir fue de 85 años, o 90 o incluso 109, según la fuente que se consulte.

PERO ¿REALMENTE EXISTIÓ HIPÓCRATES?

Es cierto que las obras atribuidas a Hipócrates muestran diferencias estilísticas y lexicográficas evidentes, lo que demuestra que algunos de los tratados no pueden atribuirse directamente al médico de Cos. Esto ha hecho pensar a algunos autores que la persona de Hipócrates era, en realidad, una serie de autores contemporáneos que escribieron estos textos guiados por un mismo sentimiento médico originado en la isla de Cos.

Pero existen evidencias que demuestran que la persona de Hipócrates realmente existió. Algunas de sus obras, las que se consideran realmente auténticas, muestran una unidad de estilo y lenguaje que solo pueden explicarse por haber sido escritas por un único autor. Además, tenemos el testimonio de alguno de sus contemporáneos. Así, Platón, en sus *Diálogos* hace que Sócrates mantenga una conversación con un tal Hipócrates que era médico. En otro diálogo, el Fedro, Sócrates dialoga con Fedro sobre el médico Hipócrates. Pocos años después, Aristóteles lo cita en su *Política* y lo describe como el médico más grande.

Estos testimonios de sus contemporáneos demuestran, sin lugar a dudas, que la persona del médico Hipócrates realmente existió.

La modernidad de Hipócrates

Hipócrates era natural de la isla de Cos, donde existía uno de los más importantes templos de Asclepio, que podemos considerar como los hospitales de entonces, en los que unos médicos-sacerdotes atendían a los enfermos que no habían sido curados en otros lugares. Seguían del concepto tradicional de que la enfermedad era consecuencia de un designio divino. Los tratamientos incluían la famosa incubación, donde el paciente pasaba la noche en una habitación oscura en la que caía en un profundo sueño con ayuda de ciertas drogas. Durante el sueño se le aparecía el dios Asclepio, que le indicaba el procedimiento a seguir para obtener la curación. Además de la evidente sugestión, se ayudaban de animales con supuestos poderes curativos. También utilizaban distintas dietas, masajes y baños termales.

Hipócrates creció en este ambiente en el que recibió sus primeras enseñanzas médicas. La modernidad de Hipócrates precisamente consiste en que, sin ningún antecedente en el que apoyarse, cambia radicalmente el concepto de la enfermedad. Todas las enfermedades tienen cusas naturales, no hay ninguna intervención sobrenatural en su origen. Cada signo o síntoma tiene su causa y el tratamiento ha de dirigirse a eliminar esta causa para que el organismo vuelva a su estado de salud. La observación cuidadosa y detallada del enfermo, unida a la experiencia del médico, harán posible esta medicina práctica libre de todo empirismo. Particular esfuerzo se hará para entender la historia natural de la enfermedad, su pronóstico. Hipócrates dedica uno de sus tratados al pronóstico, disciplina que los médicos hipocráticos dominaban especialmente.

En el tratamiento había que dejar actuar a la naturaleza sin interferir en su proceso una vez eliminadas las causas conocidas de la enfermedad. Hacer el bien o, por lo menos, no hacer daño.

Sin embargo

Pero hombre de su tiempo, Hipócrates creía en la teoría humoral, pues su compromiso con la objetividad le permitía observar cuatro elementos visibles, humores, que se asociaban con las distintas enfermedades:

la flema, la sangre, la bilis amarilla y la bilis negra. Como la enfermedad sufría la influencia de su entorno, estos humores se asociaban a los distintos elementos de la naturaleza: la flema con el agua y el invierno; la sangre con el aire y la primavera; la bilis amarilla con el fuego y el verano, y la bilis negra con la tierra y el otoño. Hoy nos pueden parecer muy primitivos estos conceptos, porque lo son, pero son conceptos que han permanecido vigentes durante más de mil años.

En cuanto a los tratamientos, a pesar de su propósito de no interferir con la naturaleza, en ocasiones se vieron obligados a utilizar productos algo agresivos como los laxantes y las purgas, el mercurio y narcóticos como la mandrágora y el extracto de amapola (¿opio?).

En cuanto a la cirugía, a pesar de aparentemente estar en su contra (en el *Juramento* recomienda no practicar la talla, dejando esta operación para otros), la realidad es que Hipócrates fue bastante agresivo en este sentido. Sangrías, escarificaciones y ventosas eran habituales. También las trepanaciones en casos de traumatismos craneales y los drenajes en empiemas torácicos. Tiene varios tratados dedicados al tratamiento de las fracturas y luxaciones e incluso describe un tratamiento para el pie equino congénito. Estas discrepancias pueden explicarse por la distinta autoría de algunos de sus tratados, realizados a lo largo de muchos años durante los cuales los conceptos y métodos de tratamiento fueron cambiando.

OTRA NOVEDAD: LA ÉTICA MÉDICA

La medicina hipocrática se distingue por su comportamiento, que la diferencia de otros sistemas de tratamiento de las enfermedades vigentes entonces. Es la ética. Para entender los orígenes de esta forma de proceder tenemos que acudir a unos pocos, pero fundamentales, de los tratados hipocráticos: el *Juramento*, los *Aforismos*, la *Ley* y, en menor medida, los *Pronósticos*.

En los tiempos de transición de la medicina asclepiadea a la hipocrática, existía un numeroso y variado grupo de sanadores cuya ciencia era puramente empírica y fantasiosa. Eran un grupo de charlatanes, nigromantes y curanderos que habían llevado a un gran desprestigio a todo lo relacionado con la medicina. En el primer párrafo de la *Ley* se dice que la medicina es la más noble de todas las artes, mas por la ignorancia de quienes la ejercen ha venido ser colocada en un último lugar.

La *Ley* continúa diciendo que quien se consagra a la medicina ha de reunir una serie de condiciones como la enseñanza (la formación), el amor al trabajo y la actividad. Y hace una importante distinción entre saber y creer que se sabe. La ciencia consiste en saber. En el creer que se sabe está la ignorancia.

En el *Juramento* se establece un principio fundamental: fijaré el régimen de los enfermos del modo que les sea más provechoso, evitando todo mal e injusticia. Y más adelante continúa: ejerceré mi profesión con inocencia y pureza y guardaré reserva acerca de lo que oiga y vea.

Los *Aforismos* seguramente es una obra tardía de Hipócrates en la que resume toda su experiencia. Casi podemos considerarla como un tratado completo de medicina general para uso en la práctica diaria. Y el primer aforismo resume toda una filosofía de lo que es la práctica de la medicina, criterio que sigue vigente en la actualidad, más de dos mil años después, y que por su importancia destacamos de forma señalada.

En el libro de los *Pronósticos* se insiste en la conveniencia de conocer las cosas del presente y las que vendrán en el curso de la enfermedad. Es precisamente esta capacidad de pronosticar con acierto la que permitirá distinguir al verdadero médico de los charlatanes y curanderos.

De lo anteriormente expuesto se deduce, según algunos autores, que los principios éticos de la medicina hipocrática son: la vida es breve, la ciencia extensa, la ocasión fugaz, la experiencia insegura, el juicio difícil.

LA GRAN OBRA

Lo que ha llegado hasta nosotros y que conocemos como el Corpus Hipocrático está compuestos por unos 70 textos escritos en la variante jónica del idioma griego. Son textos escritos con una gran variedad de estilos, con descripciones a veces poco claras y diversos conceptos que se contradicen unos con otros. Esto es debido, según la mayoría de los que han estudiado estos textos, a que fueron escritos por diversos autores a lo largo de muchos años. Estos textos probablemente estuvieron desperdigados por distintas bibliotecas, hoy desconocidas para nosotros.

La primera vez que todos estos libros aparecen juntos fue en la biblioteca de Alejandría más de cien años después de la muerte de Hipócrates. Posteriormente estos textos fueron traducidos al latín. Galeno, el médico romano del siglo II de nuestra era, conoció la obra de Hipócrates, dedicándole grandes elogios. No fue hasta el siglo XIX cuando el Corpus Hipocrático fue traducido a las lenguas modernas y sometido a estudios lexicográficos de gran interés.

Puesta al día por los estudios modernos

Uno de los estudios más importantes fue el de Émile Littré, lexicógrafo y filósofo francés que además era médico. Littré tardó 22 años en traducir el Corpus del griego jónico al francés, un total de diez volúmenes, trabajo que terminó en 1861. Utilizó los textos que se encontraban en la Biblioteca Nacional de París. Su estudio fue muy completo y dedicó tiempo y esfuerzo para discernir cuáles eran los textos que podían atribuirse sin duda a Hipócrates y distinguirlos de los de atribución dudosa y de los claramente escritos por sus discípulos y seguidores.

Otra traducción directa del griego, esta vez al inglés, es la del médico y cirujano Francis Adams. Adams publicó su obra en 1856 bajo los auspicios de la Sociedad Sydenham. Gran conocedor de la lengua griega y lexicógrafo experto, se dedicó fundamentalmente a poner en claro cuáles eran las obras genuinas de Hipócrates, las que sin duda fueron escritas por él. De hecho, su libro se publicó con el título de *Las obras genuinas de Hipócrates.* Ya en 1923, el erudito y traductor William Jones publicó una versión corregida de la obra de Hipócrates para la Loeb Classical Library.

Con esta información, y siguiendo sobre todo a Francis Adams, las obras genuinas de Hipócrates serían los *Pronósticos, Sobre el aire, el agua y los lugares, El régimen de las enfermedades agudas,* los *Aforismos, Las epidemias I y III, Sobre las articulaciones, Sobre las fracturas, Sobre los instrumentos para la reducción* (de las fracturas), *Sobre los traumatismos craneales* y el *Juramento.*

Las obras seguramente escritas por Hipócrates, pero con algunas dudas, incluyen *Sobre la medicina antigua, Sobre la cirugía,* la *Ley, Sobre las úlceras, Sobre las fístulas, Sobre las hemorroides* y *Sobre la enfermedad sagrada* (lo que hoy llamamos la epilepsia).

Siguiendo a Littré, hay que incluir obras consideradas de los discípulos de Hipócrates de la escuela de Cos. Aquí tenemos que anotar *Sobre el pneuma*, *Los lugares del hombre*, *Sobre el arte* (seguramente se refiere a la ciencia médica), *Sobre el régimen y los sueños*, *Sobre las afecciones internas*, *Sobre las enfermedades I, II y III*, *Sobre el séptimo mes del feto* y *Sobre el octavo mes del feto*.

Hay tratados incluidos en el Corpus Hipocrático que son de autores desconocidos, pero que en algún momento fueron añadidos. Mencionamos *Sobre la generación*, *Sobre la naturaleza del niño*, *Sobre las enfermedades IV*, *Sobre las enfermedades de la mujer* y *Sobre la mujer estéril*.

A esta lista hay que incluir otra veintena de textos, algunos muy posteriores a Hipócrates, escritos en tiempos de Aristóteles, y muchos de los que solo han llegado hasta nosotros en forma incompleta, a veces solo algunos fragmentos. Tratan diversos temas como el corazón, las glándulas, la visión y la dentición.

Lo que nos queda

Este es un somero análisis de la inmensa obra de Hipócrates, propia o de su escuela y discípulos, que comprende un completo tratado de patología médica y quirúrgica.

A partir del siglo XIX, los avances de la medicina apoyados por los descubrimientos de la anatomía, la fisiología, la microbiología y la anatomía patológica, han apartado de la práctica médica moderna los contenidos del Corpus Hipocrático. Pero algo queda, pues, por ejemplo, las llamadas maniobras de Hipócrates para la reducción de las luxaciones del hombro y la mandíbula siguen siendo practicadas hoy en día.

Y, sobre todo, nos queda el espíritu de Hipócrates, enunciados en su *Juramento*, en los *Aforismos* y en la *Ley*. Sus principios, hacer solo lo que beneficie al paciente, han guiado, y siguen guiando, el quehacer de los médicos occidentales desde los tiempos de Hipócrates hasta la actualidad.

Nota: no hemos incluido los textos completos de obras fundamentales como el *Juramento* y los *Aforismos* por ocupar mucho espacio y porque nuestros lectores pueden encontrarlos fácilmente en otros lugares.

Para realizar este artículo nos hemos ayudado de las siguientes referencias:

ADAMS, Francis: *The Genuine Works of Hippocrates.* Printed for the Syndenham Society. London, 1849.

NULAND, Sherwin B.: *The Genuine Works of Hippocrates.* The Classics of Medicine Library. Birmingham, Alabama, 1985.

ZOZAYA, Antonio: *Aforismos y pronósticos de Hipócrates.* Biblioteca Económica y Filosófica. Madrid, 1904. Nosotros hemos utilizado la impresión facsímil de Editorial Maxtor, 2014.

MEJÍA RIVERA, Orlando: *Medicina antigua.* Punto de Vista Editores. Madrid, 2018.

EL JURAMENTO DE HIPÓCRATES.
SU EVOLUCIÓN A TRAVÉS DE LOS SIGLOS

Forma parte del conocimiento general, de médicos y no médicos, que existe un juramento escrito por Hipócrates, al que están obligados todos los médicos. Este juramento incluye fundamentalmente preceptos éticos que obligan a los médicos a poner siempre por delante el beneficio y el bienestar del paciente en el curso de su tratamiento.

Pero, en realidad, no tenemos ninguna descripción escrita de dicho juramento hasta tiempos muy tardíos. Parece ser que Aristófanes (444-386 a. C.) lo menciona en una de sus comedias casi de pasada. Tenemos que esperar al siglo I de nuestra era para encontrar otras menciones. Así, Scribonius Largus, en tiempos del emperador Claudio, fue el primero sin mencionarlo claramente, pero sin dejar nada por escrito. Poco después, en tiempos del emperador Nerón, que sucedió a su tío Claudio, el lexicógrafo Erotian vuelve a hablar del juramento, pero tampoco dejó nada escrito. Estas manifestaciones verbales, realizadas hace dos mil años, hay que tomarlas con mucha precaución. Galeno, en el siglo II de nuestra era, personaje que conoció y comentó la obra de Hipócrates, no menciona el juramento.

Hay que esperar al siglo X de nuestra era para encontrar documentos, ya escritos, sobre el juramento hipocrático. El manuscrito de Marcianus Venetus, que se conserva en la biblioteca de San Marcos de Venecia, es posiblemente el primer documento fiable del juramento. Otro manuscrito, el conocido como *Urbinas 64* y que se conserva en la biblioteca del Vaticano, ofrece una versión corregida «para que los cristianos puedan jurarla». También en la biblioteca del Vaticano se encuentra el manuscrito *Vaticanus graecus,* obra ya del siglo XII.

Se dispone de otros manuscritos, más o menos completos, a partir de siglo XIII (bibliotecas de París, Roma, Florencia, Milán, Roma, Londres, Viena, Praga, Oxford, Cambridge), pero en general son versiones modificadas de los manuscritos más antiguos mencionados anteriormente.

Los *Juramentos*

Es evidente que los manuscritos de que disponemos, todos tardíos a partir del siglo X, fueron confeccionados copiando otros manuscritos más antiguos que no han llegado hasta nosotros. No sabemos cómo de fieles fueron estas copias, cómo de precisas las diversas traducciones y si se introdujeron en algún momento distintas interpolaciones, como parece desprenderse del estudio cruzado de los distintos textos.

En cualquier caso, encontramos dos versiones que seguramente coincidieron en el tiempo y fueron adoptadas por distintos grupos según su conveniencia. Estos dos textos son conocidos como la versión pagana y la versión cristiana. Después vendrían diversas traducciones adaptadas a otras culturas.

Versión pagana

Vamos a incluir la llamada versión pagana por ser, seguramente, la más aproximada al original. Vamos a utilizar la traducción de Antonio Zozaya de 1904. Es básicamente la misma versión que incluye en su texto Orlando Mejía Rivera en 2016 y la que es más conocida por los médicos de hoy.

> Por Apolo médico y Esculapio juro:
> Por Higias, Panacea y todos los dioses y diosas a quienes pongo por testigos de la observancia de este voto que me obligo a cumplir, lo que ofrezco con todas mis fuerzas y voluntad.
> Tributaré a mi maestro de Medicina igual respeto que los autores de mis días, partiendo con ellos mi fortuna y socorriéndolos en caso necesario. Trataré a sus hijos como a mis hermanos y, si quisieran aprender la ciencia, se la enseñaré desinteresadamente y sin otro género de recompensa. Instruiré con preceptos, lecciones habladas y demás métodos de enseñanza a mis hijos, a los de mis maestros y a los discípulos que me sigan bajo el convenio y juramento que determina la ley médica y a nadie más.

Fijaré el régimen de los enfermos del modo que les sea más provechoso según mis facultades y mi conocimiento, evitando todo mal e injusticia. No me avendré a pretensiones que afecten a la administración de venenos, ni persuadiré a persona alguna con sugestiones de esta especie. Me abstendré igualmente de administrar a las mujeres embarazadas pesarios abortivos. Mi vida pasaré y ejerceré mi profesión con inocencia y pureza. No practicaré la talla, dejando esta operación y otras a los especialistas que se dedican a practicarla ordinariamente.

Cuando entre en una casa, no llevaré otro propósito que el bien y la salud de los enfermos, cuidando mucho de no cometer intencionadamente faltas injuriosas o acciones corruptoras y evitando principalmente la seducción de las mujeres jóvenes, libres o esclavas. Guardaré reserva acerca de lo que oiga y vea en la sociedad y no sea preciso que se divulgue, sea o no del dominio de mi profesión, considerando el ser discreto como un deber en semejantes casos.

Si observo con fidelidad mi juramento, séame concedido gozar felizmente mi vida y mi profesión, honrado siempre entre los hombres. Si lo quebranto y soy perjuro, caiga sobre mí la suerte adversa.

Versión cristiana

La versión cristiana del juramento debió circular libremente durante siglos a partir de la aparición del cristianismo. Es prácticamente la misma que la versión pagana, a veces no literalmente, pero sí en su espíritu. La adaptación al cristianismo aparece en su comienzo, en la que se elimina la advocación a los dioses paganos:

Bendito sea Dios, Padre de Nuestro Señor Jesucristo, que sea bendito para siempre. Nunca mentiré.

El resto del texto es igual, excepto que no se hace mención a la cirugía de la talla, es decir, a la cirugía de los cálculos de la vejiga urinaria. Esta ausencia no tiene apoyo en ninguna creencia religiosa cristiana, por lo que seguramente existían copias del juramento que no lo mencionaban. Si la exclusión de la cirugía no se menciona en el texto cristiano, se ha de deber a que, simplemente, no estaba en los textos antiguos. Es probable que la mención a la talla sea una interpolación tardía, tal vez en tiempos de Roma, como intento de los médicos de entonces de distinguirse de los cirujanos barberos que hacían este tipo de operaciones, y que eran considerados una clase profesional inferior a los médicos no cirujanos.

También evita la palabra juramento, dando a entender que este texto es más bien un compromiso. Jurar está prohibido por el cristianismo. Así, en el Evangelio de Mateo (5-34), se dice: «Pero yo os digo que no juréis de ninguna manera, ni por el cielo ni por la tierra». Asimismo, suprime los párrafos iniciales sobre el compromiso con sus maestros y con los hijos de sus maestros que serían considerados como sus hermanos.

OTRAS VERSIONES

Existe una versión árabe que figura en el libro *Vida de los médicos,* escrito por Ibn abi Usaybia en 1269. Sin duda es la traducción de un texto griego muy anterior. De nuevo, la diferencia aparece en la introducción en la que se invoca a Dios, Dueño de la vida y la muerte, el que da la salud y Creador de todas las curaciones y tratamientos. Se excluye así tanto a los dioses paganos (aunque hay una mención a Esculapio) como cristianos. Pero en el texto se menciona, explícitamente, la exclusión de «la operación de los que tienen un cálculo en la vejiga». Sin duda, porque el texto original griego que sirvió de base a esta versión árabe así lo mencionaba.

Posteriormente han aparecido versiones del *Juramento* de Hipócrates en universidades medievales europeas, tales como Montpellier y Glasgow, cuyos estudiantes de Medicina habían de jurar para poder graduarse. El *Juramento* se extendió gradualmente por toda Europa, pero más como una directriz ética que como una obligación jurídica. El texto de Montpellier mantiene el juramento (en presencia de mis maestros, mis condiscípulos y ante la imagen de Hipócrates prometo y juro). El texto de Glasgow no utiliza la palabra juramento (solemnemente y sinceramente declaro). Es una muestra de cómo el prestigio del *Juramento,* con su aura de mito, fue ampliamente utilizado y modificado según los usos y cultura de cada momento.

Comentario

Se ha discutido si el *Juramento* de Hipócrates fue inicialmente un juramento obligatorio de iniciación en una hermandad, gremio o secta. Todo el primer párrafo en el que se insta a «respetar a mi Maestro como a los autores de mis días, partiendo con ellos mi fortuna y socorriéndolos en caso necesario, tratando s sus hijos como a mis hermanos y les enseñaré mi ciencia desinteresadamente, así como a los discípulos que me sigan bajo juramento» tiene todo el aspecto de un compromiso iniciático. Tal vez los médicos hipocráticos constituían una sociedad cerrada y exclusiva que seleccionaba cuidadosamente a sus miembros. Esta idea se apoya en otra obra del Corpus Hipocrático, la *Ley*, en la que se determina las cualidades que debían presentar quienes quisieran entrar en la profesión: disposición natural, enseñanza, instrucción desde la niñez y amor al trabajo. Y el texto de la *Ley* termina con estas palabras: «Las cosas santas solo a los santos se revelan y les está vedado comunicarlas a los profanos hasta que en los misterios de la Ciencia consigan iniciarse».

Probablemente, el *Juramento* estuvo dirigido a los miembros de esta secta y a nadie más. Es posible que en la versión cristiana se suprimiesen estos párrafos por su aversión a los gremios exclusivistas, ya que el cristianismo era esencialmente igualitario.

En cualquier caso, el *Juramento* adquirió desde tiempos antiguos un gran prestigio. Aunque los primeros textos escritos que han llegado hasta nosotros datan del siglo X, no cabe duda de que circularon manuscritos muchos siglos antes. Galeno, en el siglo II, no menciona el *Juramento*, seguramente porque no circulaba entonces un texto de este tipo. Pero la versión cristiana, que tuvo que ser posterior a la versión pagana, tuvo que crearse en los primeros siglos del cristianismo. No sabemos si anteriormente existió algún manuscrito hoy perdido o si simplemente circuló una tradición oral, casi un mito hipocrático.

Sea como fuere, la fuerza ética del *Juramento*, en tiempos en que la ética, tal como la conocemos hoy, no estaba bien establecida, tuvo un gran impacto. Bien es cierto que esta ética estaba dirigida y limitada al estamento médico. Su incumplimiento no tenía más sanción que el deshonor sin ninguna sanción legal. Las leyes de los Estados iban por otra parte.

Así, a lo largo de los siglos hasta nuestros días, el *Juramento* de Hipócrates nunca ha tenido fuerza legal, pero, aunque solo sea de forma simbólica, ha marcado la línea ética del comportamiento de los médicos desde hace dos mil años.

Para la realización de este artículo nos hemos ayudado de los siguientes textos:

ADAMS, Francis: *The Genuine Works of Hippocrates.* Editado por la Sydenham Society. Londres, 1849.

JONES, W. H. S.: *The Doctor's Oath.* Cambridge University Press, 1924.

MEJÍA RIVERA, Orlando: *Medicina antigua.* Punto de Vista Editores. Madrid, 2018.

ZOZAYA, Antonio: *Aforismos y pronósticos de Hipócrates.* Biblioteca Económica y Filosófica. Madrid, 1904. Nosotros hemos usado la edición facsímil de Editorial Maxtor, 2008.

LA IMPOSICIÓN DE MANOS POR LOS REYES COMO TRATAMIENTO MÉDICO

Durante siglos, tal vez miles de años y en diversas culturas primitivas, la imposición de manos se ha utilizado como un mecanismo para traspasar una virtud superior desde un individuo ungido por los dioses a otro individuo, generalmente su sucesor en el poder. El acto consiste en la colocación de ambas manos sobre la cabeza del receptor mientras se pronuncian algunas palabras sagradas.

El cristianismo siempre ha utilizado este rito en su liturgia desde sus comienzos. Seguramente fue un rito adquirido de creencias más primitivas sobre las que se apoyaron los primeros cristianos. De hecho, hay mención de esta imposición de manos en varios libros del Antiguo Testamento, pero también era utilizado mucho antes en ritos paganos primitivos. En la actualidad, la Iglesia católica en su liturgia, dentro de su simbolismo sacramental, mantiene la imposición de manos durante la administración de ciertos sacramentos como el orden sacerdotal y la confirmación. Cuando se produce la separación de la Iglesia de Inglaterra en tiempos del rey Enrique VIII, la nueva Iglesia Anglicana mantiene la imposición de manos en sus ritos por su poderoso simbolismo. Así, en el primer libro de oraciones del anglicanismo, el *Prayer Book* de 1549 (libro de oraciones que sigue vigente en la actualidad), su autor, el obispo de Canterbury, Thomas Cranmer, mantiene la imposición de manos como una ceremonia que debe ser conservada en la nueva liturgia.

Pero es menos sabido que en algunas monarquías europeas, concretamente en la francesa y la inglesa, la imposición de manos fue utilizada por los reyes para curar enfermedades. Cuando se impuso el concepto del derecho divino de los reyes, es decir, que los reyes eran reyes por designio divino, pareció natural que los reyes pudieran imponer las manos como lo hacían los obispos y el papa.

En Francia, algunas crónicas consideran que fue Clodoveo, rey de los francos, convertido al cristianismo por San Remigio en el año 496, el primero en usar este privilegio. Pero lo que sí queda como cierto es que fue el rey Luis I, San Luis, en 1226 el primero en utilizar estos poderes. El rey imponía las manos el día de la Pascua de Pentecostés a los enfermos de escrófula para su curación. La escrófula era y es una enfermedad de los ganglios linfáticos del cuello de origen tuberculoso que producía grandes deformidades, aunque en aquellos tiempos pasaría por escrófula cualquier enfermedad crónica en esta región. Al mismo tiempo que se imponían las manos, se pronunciaban las palabras sagradas «yo te toco y Dios te cura». Por cierto, el rey Luis I fue canonizado por el papa Bonifacio VIII en el año 1297. Por eso lo de San Luis.

Todos los reyes de Francia continuaron con esta ceremonia. En Pentecostés, el rey asistía a la santa misa, confesaba y comulgaba. A continuación, comenzaba la ceremonia. El rey Luis XIV trasladó el acto al Jueves Santo y llegó, en una sola ceremonia, a imponer las manos a más de tres mil enfermos. El último rey de Francia en realizar la ceremonia fue Carlos X en 1825. Está bien documentado que en un día impuso manos a 120 enfermos. Pero eran ya tiempos más modernos y el reputado cirujano Dupuytren pudo examinar a estos pacientes y constatar que solo cinco habían curado de su enfermedad. Con resultados tan pobres y con la supervisión de los médicos modernos, no es de extrañar que esta ceremonia cayera en desuso.

En Inglaterra se supone que fue el rey anglosajón Eduardo III, también conocido como el Confesor, debido a su piedad, y que subió al trono en 1402, quien estableció la ceremonia de imposición de manos. Los reyes ingleses continuaron con este rito, incluyendo Enrique VIII, como ya hemos visto. Esta ceremonia continuó, aunque en el reinado de Guillermo de Orange (1650 a 1702) fue decayendo debido al escepticismo del monarca. Pero a su muerte fue sucedido por Ana, hermana de su mujer. Ana, muy piadosa ella, da un nuevo impulso a la imposición de manos, pero a su muerte la ceremonia se pierde para siempre.

Nunca sabremos el porqué de esta asociación de tantos siglos entre el poder supuestamente divino de la imposición de manos con la escrófula. Ciertamente que esta enfermedad, que en la actualidad consideramos de origen tuberculoso, debía de ser corriente en aquellos tiempos, pero también lo eran otras enfermedades. Y si se sucedieron año tras año y siglo tras siglo, tuvo que deberse a que tanto los reyes como los enfermos creían firmemente en su eficacia. La historia de la medicina está llena de tratamientos que hoy nos sorprenden, pero que en otros tiempos tuvieron gran predicamento.

Para realizar este artículo nos hemos apoyado en los siguientes textos:

FERNÁNDEZ PICKFORD, Ramón: *La imposición de manos de los reyes de Francia e Inglaterra*. Historia y Vida, n.º 119, 1978.

Diccionario Larousse de Historia Universal. Ed. Planeta Agostini, 1988.

RIGHETTI, Mario: *Historia de la liturgia*. Biblioteca de Autores Cristianos, 1955.

The Book of Common Prayer. Penguin Classics, 2012.

LA SANGRÍA. UN TRATAMIENTO MÉDICO DE 2.500 AÑOS DE ANTIGÜEDAD

En los tiempos actuales estamos tan acostumbrados a ser atendidos por la medicina moderna que no somos conscientes de que tantos adelantos como la existencia de los gérmenes, la anestesia, las transfusiones, las intervenciones quirúrgicas habituales y los antibióticos, hace poco más de 100 años no existían. Y muchos de los modernos métodos diagnósticos como, por ejemplo, la ecografía o el escáner apenas llevan unas décadas entre nosotros. Pero durante más de 2.500 años los únicos tratamientos activos, al margen de los medicamentos de origen vegetal, fueron las purgas y las sangrías. 2.500 años son la mayor parte de la civilización occidental.

Hipócrates (460 a 380 a. C.) recomendaba la práctica de la sangría. No fue el introductor de la sangría en la terapéutica, pues la comenta y utiliza como algo ya conocido. No hemos podido concretar en qué fecha se comenzó a utilizar.

Por otro lado, bien entrado el siglo XIX, tenemos constancia de su uso, al menos en España. El Dr. Carlos María Cortezo nos deja constancia de ello en sus memorias. El Dr. Cortezo comienza sus estudios de Medicina en el año 1864 y nos dice que en aquella época existían en España 16 títulos distintos para la práctica de esta profesión. Recomendamos a nuestros lectores el artículo «La medicina en España en el aiglo XIX».

Entre todos estos títulos, tres eran referidos a los cirujanos. En primer lugar, los cirujanos latinistas o de primera clase, que estudiaban y recetaban en latín. En segundo lugar, los cirujanos romancistas o de segunda clase, que estudiaban y recetaban en el idioma romance, es decir, en español. Y los cirujanos sangradores o de tercera categoría, cuya función era obvia. Además, entre los ayudantes estaban los barberos con licencia para practicar la sangría y la aplicación de sanguijuelas. Hablamos de la segunda mitad del siglo XIX. Hipócrates vivió en el siglo IV a. C.

Los fundamentos de la sangría

Para intentar comprender mejor los fundamentos en los que se basaba la práctica de la sangría, debemos recurrir a la doctrina humoral de Hipócrates. Se entendía por humor un fluido más o menos acuoso contenido en la sangre y que permanecía inmutable durante la buena salud. Su alteración conduce a la enfermedad.

Para Hipócrates existen cuatro humores fundamentales: la sangre, la flema o pituita, la bilis amarilla y la bilis negra o melancolía. Cada uno de estos humores era el soporte de unas cualidades elementales. La pituita, lo frío y lo húmedo. La sangre, lo caliente y lo húmedo. La bilis amarilla, lo caliente y seco. Y la bilis negra, lo frío y seco.

Galeno (129 a 216 d. C.) utiliza estos humores para establecer una tipología biológica de los individuos, que se clasifican en sanguíneos, flemáticos, coléricos y melancólicos.

Estos conceptos van a permanecer prácticamente inalterados durante muchos siglos y van a servir de base a la justificación de la sangría: eliminar todo lo que sobra, lo que por causa de la enfermedad se ha añadido al cuerpo humano y altera el equilibrio de los humores. Eliminar lo que sobra, lo que no debería estar en el cuerpo. A esta situación de exceso Galeno la llamó plétora o plenitud.

La plétora

Galeno define la plétora como una superabundancia de humores en la totalidad del organismo. En esta situación pletórica, Galeno recomienda la sangría para extraer del cuerpo el exceso de humores, cuya abundancia puede fijarse en algún órgano produciendo inflamación y corrupción.

Avicena (980 a 1037 d. C.), nacido en Persia y autor de numerosos tratados de medicina árabe, se nutrió de las traducciones de las obras de Galeno y Aristóteles y de otras obras de la cultura griega. Sus ideas médicas siguen la teoría humoral de Hipócrates con ligeras variaciones. Menciona la plétora como situación en la que la sangría era necesaria.

No nos deja una definición de la plétora, seguramente porque daba por hecho que era un término bien conocido. En caso de plétora, «el único remedio es la sangría y haz salir de cada órgano lo que deseas que expulse», nos dice. Sigue a Hipócrates en su recomendación de sangrar mejor en primavera y otoño, así como la mejor hora del día.

Ya en el siglo XVI, el prestigioso cirujano de Carlos V y Felipe II, Dionisio Daza Chacón, reconoce dos tipos de plétora. La plétora propia sucede cuando la sangre y los otros humores aumentan proporcionalmente. La plétora impropia sucede cuando con la sangre aumenta desproporcionadamente solo uno de los humores. Los siglos transcurridos y la experiencia acumulada permitían afinar los conceptos.

LOS EFECTOS DE LA SANGRÍA

El propio Daza Chacón no esconde su entusiasmo por la sangría. Reconoce cinco razones para hacerla. La primera es disminuir la cantidad de la sangre, como en los cuerpos muy pletóricos, y aunque no lo estén, si hubiera dolor o inflamación. La segunda, para revertir como cuando hay un fluxo de sangre por las narices que sangramos el brazo del lado de la ventana por donde sale. La tercera, para llamar a la sangre, como cuando sangramos en el tobillo para que baje mejor la regla. La cuarta para alterar el cuerpo, como hacemos en las grandes calenturas, que sacamos la sangre que está hirviendo y enfriamos la que queda. Y la quinta, para preservar que uno no caiga en enfermedades en las que tiene por costumbre caer.

Ya en el siglo XVII, el Dr. Gui Patin, decano de la Facultad de Medicina de París, defiende este tratamiento ante sus detractores: no existe remedio en el mundo que haga tantos milagros como la sangría. Reprimir la impetuosidad del humor vagabundo, vaciar los grandes vasos y castigar la intemperancia del hígado, esos son sus efectos. El propio Dr. Patin declaró haber sangrado trece veces a un niño con pleuresía y lo curó. Él mismo, por un mal resfriado, se hizo sangrar siete veces con buen resultado.

La técnica

En principio, la técnica de la sangría es muy sencilla. Consiste en hacer una pequeña incisión o puntura en una vena superficial y, una vez drenada una determinada cantidad de sangre, se consigue la hemostasia por simple presión. Se puede hacer una sangría en cualquier vena superficial del cuerpo, pero cada enfermedad requiere sangrar una vena determinada.

Tradicionalmente, dos han sido las teorías sobre dónde practicar la flebotomía o sangría: la revulsión y la derivación. Según los partidarios de la revulsión, el corte se tenía que hacer en una vena alejada del órgano enfermo. Los partidarios de la derivación consideraban que la vena elegida tenía que estar lo más cerca posible del órgano a tratar. Generalmente, los médicos occidentales seguían a Hipócrates en su preferencia por la revulsión, mientras que en la medicina árabe se practicaba más la derivación.

Las venas más utilizadas siempre fueron las venas superficiales del antebrazo, por su fácil acceso. Estas tres venas, llamadas por los anatomistas venas cefálica, basílica y mediana, pueden verse con facilidad en la cara anterior del antebrazo. Si se comprime el brazo con un torniquete, estas venas se dilatan y son más fáciles de ver. Nuestros lectores lo habrán comprobado cada vez que se hayan hecho unos análisis de sangre, pues son estas venas las más utilizadas para la extracción, generalmente a nivel de la flexura del codo.

Pero cualquier vena superficial del cuerpo se podía sangrar según la naturaleza y la localización de la enfermedad. Incluso las venas más pequeñas e insignificantes podían ser utilizadas, como veremos más adelante.

Indicaciones

Hipócrates nos deja un buen catálogo de indicaciones para sangrar. Mejor en primavera y otoño, y excluye a las mujeres embarazadas, porque la sangría puede provocar el aborto. También excluye a los niños. La dificultad para orinar se trata con la sangría, pero debe hacerse en los vasos internos. En el dolor de cabeza es bueno sangrar la vena perpendicular a la frente. Los dolores de espalda que se transmiten al codo se curan con la sangría. Los dolores de los ojos ceden al vino puro, al baño, a los fomentos, a los purgantes o a la sangría.

Galeno utilizó la sangría como tratamiento del paludismo y de la plétora. Durante el sueño tuvo una visión por la que estableció la indicación de sangría a un paciente enfermo del bazo.

Con Avicena las indicaciones de la sangría adquieren una gran complejidad. En el anciano pletórico y robusto debe hacerse dos veces al año, en primavera y otoño, pero evitando sangrar la vena cefálica. Cuando el hombre llega a los 70 años de edad, debe sangrarse solo una vez al año, pero evitando la vena mediana. A los 75 años, sangrar la vena basílica. Después de esa edad deben evitarse las sangrías.

Para Avicena el catálogo de sangrías es abundante. Lógicamente, en la plétora, que se manifiesta por hemorragias nasales, de las encías y de los oídos. Las hemorroides también entran en este apartado. También en diversas enfermedades internas y externas de la cabeza y las extremidades. En la inflamación de las orejas, en la conjuntivitis. Inflamaciones de la lengua, encías y amígdalas. Para no alargar más esta lista, solo mencionaremos la migraña y el vértigo. Y la pleuresía, que sería durante muchos siglos la indicación más importante de la sangría.

La pleuresía

Una de las grandes indicaciones concretas de la sangría (la plétora era más bien una indicación general) fue la pleuresía, que se refería a enfermedades del pulmón. Sin posibilidad de hacer un diagnóstico preciso, este término podía incluir la neumonía, el cáncer de pulmón, el neumotórax e incluso los dolores costales de cualquier causa. Hipócrates lo llamó *doloris lateralis* y consideraba que la sangría era el mejor tratamiento.

En el siglo XVI, la controversia entre pleuresía y sangría alcanzó gran virulencia no solo sobre sus indicaciones, sino sobre su técnica, sobre qué vena había que abrir durante una pleuresía. Los partidarios de la revulsión recomendaban sangrar una vena alejada de la zona afecta. Pero como cualquiera de los dos brazos estaba bastante alejado del lado afecto de pleuresía, tanto daba sangrar en un lado u otro. Esta opinión fue predominante en el tratamiento de una «epidemia» de pleuresía ocurrida en París en 1514. En España hubo partidarios de sangrar en venas próximas al punto doloroso.

Finalmente fue preciso recurrir a un consenso en la llamada Consulta de Bolonia presidida por el papa Clemente VII. Se declaró que debía sangrarse en las partes sanas y remotas al principio del mal, pero cuando el mal está muy avanzado es mejor sangrar en las venas más cercanas. Todos contentos.

Aun así, el debate no quedó completamente resuelto y la Universidad de Salamanca pidió al emperador Carlos V que publicase un edicto fallando la polémica a favor del criterio árabe, es decir, de la sangría en puntos próximos. Carlos V no aceptó esta petición cuando supo que el duque de Saboya había fallecido después de hacerle una sangría por el método árabe.

El médico y anatómico Andrés Vesalio había publicado su obra *Humani corporis fabrica* en 1543, obra con la que puso al día la anatomía humana basada en la disección directa del cadáver del hombre. Su conocimiento de la anatomía de las venas fue causa de que diversas autoridades le pidiesen opinión sobre cómo realizar la sangría y el mejor lugar para hacerla. Vesalio publicó su *Carta sobre la sangría,* en la que, en los casos de *doloris lateralis* o pleuresía, la sangría se hiciese siempre en las venas del brazo derecho. A esta conclusión había llegado por su descubrimiento de la vena ázigos mayor, que corre a lo largo del tórax en el lado derecho y desemboca en la vena cava. A esta vena ázigos o a la propia cava, que también está en el lado derecho, desembocan también las venas del lado izquierdo. Vesalio no llegó a detectar la vena ázigos menor, cuyo trayecto está en el lado izquierdo. No sería hasta 1628 cuando William Harvey dejaría aclarado el sistema de la circulación arterial y venosa.

Esta controversia se refería al tratamiento de lo que se entendía como pleuresía, diagnóstico que, como hemos dicho más arriba, era muy poco preciso.

Conclusión

Este ha sido un breve resumen de lo que la sangría ha significado a lo largo de la historia de la medicina. Hoy nos cuesta asimilar que, a lo largo de toda la historia de nuestra civilización, los únicos tratamientos activos de que se disponía eran las purgas y las sangrías. Ambos tratamientos indicados y practicados sin más criterio que «así se había hecho siempre» y apoyados por la autoridad de los más antiguos médicos conocidos como Hipócrates y Galeno. El sentido común y la cuidadosa observación no bastaban. Ni Hipócrates ni Galeno conocieron la anatomía del ser humano, ya que apenas hicieron algunos estudios en animales. Hasta 1543 Vesalio no publicó su verdadera anatomía humana y hasta 1628 Harvey no describe la verdadera circulación de la sangre. Esto sucedía en los siglos XVI y XVII, cuando Hipócrates vivió en el siglo IV a. C. Avances en la anatomía, no siempre precisa y siempre combatida por el inmovilismo de las corporaciones médicas. Los personajes con mejor acceso a la medicina de su tiempo —reyes, reinas, grandes nobles, purpurados, papas— fueron tratados por los mejores médicos con purgas y sangrías. Podemos recordar casos bien conocidos como Felipe IV, Carlos II, el conde-duque de Olivares, el cardenal Richelieu y seguramente muchos otros, cuyos tratamientos no figuran en los libros de historia que generalmente olvidan que las grandes figuras de la historia son seres humanos y, por lo tanto, sujetos a la enfermedad y la muerte.

Gran aforismo el que dice que «la enfermedad y la muerte al pobre y al rico igualan».

Un momento, aún queda algo

Todavía hoy en día se practica la sangría, conocida por el término más moderno de flebotomía. Hay enfermedades caracterizadas por un exceso de glóbulos rojos. Son los casos de las poliglobulias como la policitemia vera o la hemocromatosis. La sangría permite extraer lo que sobra, como era la intención en tiempos antiguos. La diferencia es que ahora disponemos de medios para hacer un diagnóstico preciso y calcular con exactitud la cantidad de sangra a extraer.

También podemos incluir en ese apartado de sangría moderna la donación de sangre. No sobra sangre, pero el cuerpo sano puede prescindir de una pequeña cantidad que el organismo repondrá en pocos días.

No todo ha sido inútil.

Para realizar este artículo, nos hemos ayudado de los siguientes textos:

Aforismos de Hipócrates. Traducción de Antonio Zozaya en 1904. Versión de Editorial Maxtor. Valladolid, 2014.

LAÍN ENTRALGO, Pedro: *Historia de la Medicina.* Salvat Editores. Madrid, 1982.

CORTEZO, Carlos María. *Paseos de un solitario.* Ruiz Hermanos Editores. Madrid, 1923.

Avicena: *Poema de la Medicina.* Editorial Trasantier, Valladolid, 2020.

BARÓN FERNÁNDEZ, José: *Andrés Vesalio. Su vida y su obra.* Consejo Superior de Investigaciones Científicas. Valencia, 1970.

ALEXANDRIAN, Sarane: *Historia de la filosofía oculta.* Ed. Valdemar. Madrid, 2013.

SORIANO DE LA ROSA, Concepción: *La obra quirúrgica de Dionisio Daza Chacón.* Tesis Doctoral. Salamanca, 1958.

VIS MEDICATRIX NATURAE.
LA NATURALEZA TAMBIÉN CURA

Vis medicatrix naturae, el poder curativo de la naturaleza. Este es un concepto muy simple, pero que ha constituido la base fundamental de la actitud de los médicos más sensatos cuando se enfrentaban al dilema de tratar enfermedades sin disponer de ningún tratamiento eficaz.

En el siglo V a. C., Hipócrates ya era consciente de esta situación. Sus famosos aforismos no son sino un tratado de terapéutica médica lleno de sentido común en el que recomienda confiar en la naturaleza de los pacientes más que en los tratamientos disponibles. Es conveniente, decía, favorecer la acción de la naturaleza y no entorpecer su capacidad de curar. El arte de curar es seguir el camino por el cual cura espontáneamente la naturaleza. Es preferible no hacer nada a empeorar la situación. Lo primero, no hacer daño. Como es evidente, Hipócrates era consciente de cuánto se podía perjudicar a un enfermo mediante la aplicación empírica de los tratamientos disponibles. Ya se usaban los purgantes y la sangría.

Pero no todos estaban de acuerdo con estos consejos tan juiciosos. No es fácil para un médico contemplar cómo un paciente se deteriora sin hacer nada para evitarlo. El hecho de hacer algo, de dar un tratamiento, calma la ansiedad del médico y de su paciente, aunque el tratamiento sea muy perjudicial. Algunos de sus contemporáneos llamaron a Hipócrates el procurador de la muerte.

El problema, que duró miles de años, es que no se conocía ni se podía conocer la causa de las enfermedades. Sin conocer la causa, el tratamiento sensato era imposible. Los purgantes, la sangría y la aplicación de medicación sin sentido (recuérdese la triaca magna) estuvieron vigentes hasta bien entrado el siglo XIX, nada menos. No podemos negar la buena intención con que se aplicaron estos remedios, en la desesperación de no tener nada mejor. Algunos intentos de seguir las recomendaciones de Hipócrates (lo primero no hacer daño) recurren a tratamientos como la homeopatía, con lo que la administración de medicamentos en dosis infinitesimales, si no curaban, por lo menos no perjudicaban. Era un intento de *vis medicatrix naturae.*

Aunque parezca mentira, esta situación no cambia hasta bien entrado el siglo XIX. El descubrimiento de las bacterias como causa de las enfermedades infecciosas fue un paso fundamental. Pasteur acaba con la creencia de la generación espontánea y establece la teoría bacteriana, lo que da lugar a la implementación de la asepsia y la antisepsia. El desarrollo de la anatomía patológica establece el conocimiento científico de la naturaleza de las enfermedades. Por fin se puede hacer el diagnóstico preciso de las enfermedades y sus causas. Por ejemplo, Addison describe la insuficiencia suprarrenal en 1885 y Hodgkin describe la enfermedad que lleva su nombre en 1832. Estos diagnósticos se hacían en base a la clínica, pues no se disponía de análisis de laboratorio ni de medios como la radiología (el ingeniero alemán Roentgen descubre los rayos X en 1895, pero pasan años hasta su aplicación en medicina). Un chiste de la época decía que en Viena, la capital médica de entonces, se podía recibir lo mejor de la medicina del momento: un diagnóstico perfecto por el Dr. Skoda seguido por una magnífica autopsia por el Dr. Rokitanski. Estos doctores eran lo mejor de la medicina interna y la patología de aquellos años. No se hablaba de tratamiento, porque no lo había.

El problema era entonces que ya se podía realizar el diagnóstico real de las enfermedades, pero no se disponía de los tratamientos necesarios. Disponemos de numerosos testimonios de médicos de la época en los que muestran su frustración ante su incapacidad de curar a sus enfermos. Imaginemos lo que suponía para un médico del siglo XIX ver como un enfermo de tuberculosis, enfermedad que hacía estragos entonces, perfectamente diagnosticado, se encaminaba hacia su muerte sin poder hacer nada. Desechados los tratamientos empíricos de siglos anteriores, los médicos vuelven a confiar en la *vis medicatrix naturae:* medidas higiénicas, reposo y dieta. Como en tiempos de Hipócrates, los médicos deben curar a veces, aliviar con frecuencia y consolar siempre. A finales del siglo XIX solo se disponía de un corto número de medicamentos eficaces: la quinina, los opiáceos, el arsénico, el hierro y la digital. Algunos intentos sensatos tienen éxito: a finales del siglo XIX se trata el hipotiroidismo con extractos de tiroides por vía oral con buenos resultados.

Hoy no somos conscientes de lo recientes que son los tratamientos que ahora nos parecen normales. Pero no fue hasta 1901 cuando Landsteiner descubre los grupos sanguíneos que permitirán las transfusiones y que fue en 1935 cuando Domagk descubre las sulfamidas, primer tratamiento eficaz de las infecciones. Fleming, en 1928, descubre por casualidad la penicilina, pero no fue hasta 1940 cuando Florey y Chain consiguen desarrollar un método para producir este antibiótico en grandes cantidades para que desde 1950 estuviese en todas las farmacias. Waksman descubre la estreptomicina, primer tratamiento eficaz de la tuberculosis, en 1943. La cortisona se sintetiza en 1942.

Los grandes avances de la medicina y de la cirugía, así como de la higiene y de la medicina preventiva, nos han llevado a un nivel de salud nunca conseguido anteriormente. Pero, al mismo tiempo, estos tratamientos tan eficaces, pero tan agresivos, conllevan la aparición de efectos secundarios importantes. La aplicación equivocada de algunos de ellos causa efectos muy negativos (la iatrogenia). Tal vez sea el momento de recordar algunos sabios consejos de otros tiempos: lo primero, no hacer daño.

Para realizar este artículo nos hemos ayudado del siguiente texto:
LAÍN ENTRALGO, Pedro: *La curación por la palabra*. Ed. Revista de Occidente. Madrid, 1958.

LA VARA Y LA SERPIENTE,
SÍMBOLO UNIVERSAL DE LA MEDICINA

Es interesante como un símbolo de origen mítico como el de la serpiente enroscada en una vara ha sido relacionado con la medicina desde los orígenes de la historia escrita. Y, más sorprendente aún, como este símbolo se ha transmitido a lo largo de toda la historia hasta nuestros días, resistiendo cambios de culturas y civilizaciones, manteniendo su significado original como emblema de la profesión médica.

La serpiente, animal sagrado

La serpiente ha sido considerada por muchas culturas como el símbolo del bien y del mal. Representa la astucia y la inteligencia, la capacidad de sobrevivir en las más adversas circunstancias. Animal que cambia de piel periódicamente, dejando atrás la piel muerta y continuando la vida como un animal nuevo, como si fuese inmortal. Tal vez esta circunstancia la llevó a ser símbolo de la fertilidad. En el mundo griego, en los templos de Asclepio dedicados a la curación de enfermedades, la esterilidad era tratada mediante una serpiente sagrada colocada sobre el vientre de la mujer.

En la civilización egipcia la serpiente también fue considerada un animal sagrado. El dios de la fertilidad, Serapis (en algunas épocas conocido como Osiris), se representaba acompañado de una serpiente. Seguramente también era símbolo del poder y la fuerza. La máscara funeraria de Tutankamón lleva una serpiente en la frente.

En las Sagradas Escrituras cristianas también aparece la serpiente en un lugar destacado. En el Génesis leemos que cuando Dios termina de crear el mundo, a continuación, crea el jardín del Edén, donde coloca al hombre y la mujer recién creados. Y en este jardín hace crecer numerosas plantas y árboles, uno de ellos el árbol de la ciencia del bien y del mal. Fue precisamente una serpiente alojada en este árbol la que causó la perdición del género humano. A pesar de todo, la serpiente fue considerada la representación de la inteligencia y la prudencia. Así, en el Evangelio según San Mateo, después del sermón de la montaña, Jesucristo instruye a sus apóstoles para que puedan llevar a cabo mejor su misión en este mundo y les dice: «Yo os envío como ovejas en medio de los lobos. Sed, pues, prudentes como serpientes y sencillos como palomas».

La epopeya de Gilgamesh

La primera vez que la serpiente es relacionada con la medicina, la encontramos en la cultura de Babilonia en el año 3000 a. C. Se trata se la epopeya de Gilgamesh, que nos ha llegado en escritura cuneiforme grabada en las tablillas de cerámica encontradas por el arqueólogo inglés George Smith en las excavaciones de Nínive en el siglo XIX.

El héroe Gilgamesh, mitad deidad, mitad mortal, no es del agrado de los dioses, que no ven con buenos ojos su fuerza y sus grandes poderes en la tierra. Para contrarrestar su poder envían a otro fuerte héroe llamado Enkidu. Pero Gilgamesh y Enkidu, en lugar de luchar por el poder, se hacen amigos, con lo que el plan de los dioses se ve así frustrado. Como represalia, los dioses envían una enfermedad misteriosa que mata a Enkidu.

Desesperado, Gilgamesh decide ir a buscar un remedio que evite la muerte. Viaja en busca de Utnapishtim, el único superviviente del diluvio universal, a quien, como premio, los dioses le otorgaron la inmortalidad. Cuando finalmente lo encuentra, Utnapishtim le revela el secreto: la hierba de la inmortalidad está en el fondo del mar. Gilgamesh bucea hasta encontrar la hierba y la sube a la superficie, pero, agotado por el esfuerzo, se acuesta para descansar. Mientras duerme, una serpiente le arrebata la hierba, con lo que Gilgamesh pierde la oportunidad de ser inmortal. Ahora es la serpiente la que tiene la llave de la inmortalidad.

Hermes, el heraldo de los dioses y su vara

El dios Hermes (en el mundo latino fue llamado Mercurio) era el heraldo de los dioses. Cuando Zeus le confirió la misión de heraldo, le entregó una vara como símbolo de su cargo. Tenía fama de astuto y tal vez por eso en algún momento se le representó con dos serpientes enroscadas en la vara, ya que la serpiente representaba la astucia y la inteligencia. Esta vara con las serpientes fue llamada caduceo. Una de las serpientes representaba el bien y otra el mal. En el paso de Hermes a Asclepio, el dios médico, se suprimió una de las serpientes. Al elegir Asclepio en su función de médico el poder de dar la vida y su renuncia a matar, se suprimieron las serpientes del mal.

El emblema de la Medicina

Asclepio (llamado Esculapio en el mundo latino) fue el primer médico de la historia. Su símbolo, la vara con una serpiente enroscada, se convirtió en el emblema de sus seguidores, los médicos. Tanto Asclepio como su vara forman parte de un mito, no son parte de la historia real. Pero, a veces, la fuerza de los mitos supera toda realidad y así los médicos de todos los tiempos, ya en la historia real, han mantenido la imagen de la vara y la serpiente como emblema inconfundible de su profesión.

Para escribir este artículo nos hemos apoyado en las siguientes referencias:

ÁVILA GRANADOS, Jesús: *La vara y la serpiente, símbolos de la Medicina*. Historia y Vida. Extra 56, 1990.

GRAVES, Robert: *Los mitos griegos*. Editorial Ariel. Barcelona, 1984.

MEJÍA RIVERA, Orlando. *Medicina antigua*. Punto de Vista Editores. Madrid, 2018.

MEJÍA RIVERA, Orlando: *Medicina arcaica*. Punto de Vista Editores. Madrid, 2020.

EL SANTO PREPUCIO.
LA RELIQUIA DE JESUCRISTO

La circunción del Niño Jesús

El Niño Jesús fue circuncidado, como era y es la norma entre los creyentes de la fe judía. Porque Jesús era judío y siempre se mantuvo dentro de la ortodoxia semita (sugerimos a nuestros lectores el artículo «La circuncisión de los judíos» en el apartado de La Inquisición y la Medicina).

La circuncisión es una breve intervención quirúrgica en la que se extirpa una pequeña porción de piel del pene que cubre el glande. En los niños muy pequeños esta intervención se hace sin necesidad de ningún tipo de anestesia.

La única mención de la circuncisión del Niño Jesús la encontramos en el Evangelio de San Lucas. Muy al principio (Lucas 2:21) se menciona la circuncisión en apenas dos o tres líneas: «Cuando se hubieron cumplido los ocho días para circuncidar al Niño, le dieron el nombre de Jesús, impuesto por el ángel antes de ser concebido en el seno». Fin de la cita. No hay otra mención en el resto de los Evangelios.

Se entiende que a los ocho días después del nacimiento, Jesús fue circuncidado como era habitual entre los judíos. No se nos dice cómo ni quién hizo la pequeña intervención, pero seguramente la realizó un mohel con un cuchillo de piedra bien afilado. El mohel era y es una persona muy versada en esta técnica, persona que no tenía que ser médico ni rabino.

Todo lo que se ha escrito sobre la circuncisión del Niño Jesús, a excepción de la cita de San Lucas, y el destino de su prepucio es simple tradición sin ninguna base documental. Forma parte de una leyenda del cristianismo. Tal vez la primera leyenda fuese la de que el mohel que realizó la circuncisión guardó el Santo Prepucio en una redoma con aceite. Por lo visto, el hijo del mohel, contra las instrucciones de su padre, vendió este frasco con el prepucio y aquí se pierde la pista de momento.

Aparecen las reliquias

Cuando en el siglo III el cristianismo se constituye en su forma definitiva, ya liberado de su judaísmo primitivo, aparece el culto a todos los objetos que tuvieron contacto con Jesucristo. Son las reliquias, a las que por su origen divino se atribuían poderes sobrenaturales. Así, son reliquias los clavos de la cruz, los fragmentos de la cruz *(lignum crucis),* las espinas de la corona, trozos de la mesa de la última cena y así una lista interminable. Y, por supuesto, el Santo Prepucio, la verdadera reliquia de Jesucristo, pues era una parte de su cuerpo.

La devoción por las reliquias divinas (más adelante se añadirían las de los santos) derivó en una competencia feroz sobre su propiedad. Así, en el caso del Santo Prepucio, han reclamado tener la verdadera reliquia Roma, Burgos, León, Milán, Colonia (donde también está el sepulcro de los Reyes Magos), París y muchas otras ciudades que harían la lista interminable. Nosotros vamos a reducir la lista a aquellas leyendas que por su origen o por su fantasía nos han parecido más interesantes.

La leyenda dorada

El dominico genovés Santiago de la Vorágine escribió en latín hacia el año 1264, un texto con la vida de los santos y las efemérides del cristianismo. Lo llamó *La leyenda* (en el sentido de lo que hay que leer) *dorada*. Inicialmente constaba de 182 capítulos. Pero su éxito fue enorme y durante los dos siguientes siglos se hicieron numerosas copias más o menos fieles al original. Algunos copistas incluyeron nuevos capítulos, de los que 61 son considerados compatibles con la idea original.

El capítulo dedicado a la circuncisión del Niño Jesús comienza explicando el significado cristiano de esta operación. Se hizo la circuncisión para demostrar que también era humano, además de ser Dios, y que supuso su primer derramamiento de sangre, adelanto del que sufriría en la cruz por todos nosotros. Pero los cristianos no necesitan ser circuncidados materialmente, pues lo importante es la circuncisión espiritual, la de los afectos para que sean puros y la de las intenciones para que sean rectas. La Iglesia católica celebra estas efemérides el día primero de año para significar el comienzo de una nueva vida libre de malas intenciones.

En cuanto a la reliquia del Santo Prepucio, *La leyenda dorada* nos dice que un ángel se la llevó al emperador Carlomagno, quien con suma reverencia la depositó en la iglesia de Santa María de Aquisgrán, y más adelante fue trasladada a Charroux. Finalmente, la reliquia fue llevada a la iglesia Sancta Sanctorum de Roma, donde, según parece, permanece. Para atestiguar esta pertenencia hay escrito sobre una lápida el siguiente testimonio: «La carne circuncidada de Cristo, sus venerables sandalias y su cordón umbilical se conservan en este templo como reliquias muy estimadas».

LA CURIOSA VERSIÓN DEL TEÓLOGO Y MÉDICO LEONE ALLATIUS

Leone Allatius nació en 1586 en la isla griega de Chios dentro de la religión ortodoxa griega. Muy joven, se trasladó a Italia donde adoptó el catolicismo como su fe definitiva. En 1616 se doctoró en Medicina en Roma. Gran parte de su vida la dedicó a intentar el acercamiento de ambas doctrinas, mostrando que sus diferencias no eran fundamentales. En 1661, el papa Alejandro VII lo nombró custodio de la biblioteca del Vaticano. Aprovechando que su lengua materna era el griego, tradujo gran número de textos originales al latín. En 1645, Allatius publica un curioso libro sobre los vampiros, cuya existencia era una creencia común en su natal isla de Chios.

Al hilo de una de las discusiones teológicas del momento, sobre si al ascender Jesucristo a los cielos lo hizo con prepucio o sin prepucio, Allatius escribió un curioso texto titulado *Discusiones sobre el prepucio de Nuestro Señor Jesucristo*. En este libro declara que tanto Cristo como su prepucio ascendieron por separado, pero, al mismo tiempo, convirtiéndose el prepucio en los anillos del planeta Saturno. Los anillos de Saturno fueron descubiertos por los astrónomos en aquellos tiempos y su origen estaba en discusión. Concretamente fue Galileo quien los observó por primera vez en 1610 y no fue hasta 1659 cuando el astrónomo holandés Christian Huygens explicó la naturaleza de estos anillos.

No vamos a entrar en las muchas otras leyendas que existen sobre el destino del Santo Prepucio, pues nuestros lectores pueden encontrarlos en otras fuentes. Solo mencionaremos, como simples ejemplos, la visión de Santa Catalina de Siena, que se consideraba casada con Cristo y cuya alianza matrimonial no era otra que el Santo Prepucio. El problema es que solo ella podía verlo, por lo que nadie más pudo atestiguarlo. También es curiosa la narración de la beata austriaca sor Agnes Blannbekin, muerta en 1715, que aseguraba que cada vez que comulgaba se tragaba el Santo Prepucio, lo que la llevaba a experiencias próximas al éxtasis.

La Iglesia rechaza el culto al Santo Prepucio y no lo considera una reliquia

Aquí tenemos que decir que la Iglesia católica, que considera que las reliquias pueden ser veneradas por fomentar la piedad, aunque su autenticidad no esté demostrada, ha rechazado rotundamente la consideración de reliquia del llamado Santo Prepucio, por lo que su veneración no es aceptada.

El problema teológico del prepucio de Cristo

Esta es la cuestión a dirimir y a la que ya hemos hecho mención más arriba: el prepucio, que es una parte integral del cuerpo de Jesucristo, ¿ascendió o no ascendió a los cielos junto al cuerpo resucitado? La verdad es que las Iglesias cristianas no se han preocupado de aclarar este punto por considerarlo no esencial.

Antes de que se estableciera el canon definitivo de la Iglesia alrededor del siglo III, fueron muchas las discusiones sobre la naturaleza de Jesucristo. Para el tema que nos ocupa, tal vez la controversia más interesante fue la del Docetismo (en griego, doceo quiere decir parecer). Según esta doctrina, Jesús era simplemente un humano en cuyo cuerpo se introdujo Dios para realizar su misión. Los docetas se apoyan en el Evangelio de San Marcos, que comienza cuando Jesús es bautizado por San Juan (de ahí el apelativo de Bautista) en el río Jordán. La descripción del bautismo es clara pero interpretable (Marcos 1:9): «Y sucedió que en aquellos días vino Jesús desde Nazaret, en Galilea, y fue bautizado por Juan en el Jordán. Y en saliendo del agua vio los cielos abiertos y el Espíritu, como paloma, que descendía sobre Él. Y se dejó oír de los cielos una voz: "Tú eres mi Hijo Amado, en quien Yo me complazco"».

Este versículo de la Biblia fue interpretado como que fue en el bautismo cuando Dios entra en el cuerpo de Jesús. Fue el humano Jesús el que fue circuncidado y el que sufrió el martirio, pues Dios no puede sufrir ni morir. Una vez dejado su mensaje, Dios abandona el cuerpo humano de Jesús para sufrir y morir. El prepucio era humano y no divino, y su destino es irrelevante.

Ni que decir tiene que el docetismo fue declarado herejía por el cristianismo primitivo.

En la misma línea encontramos al teólogo y evangelista del siglo II, Marción, quien considera que el Dios del Antiguo Testamento y el del Nuevo Testamento son dos Dioses distintos. Y que es el Dios del Nuevo Testamento el que viene a este mundo para redimirnos. Para ello ocupa el cuerpo de un humano, Jesús, que es quien sufre todas las penalidades de la pasión y muerte. Un Dios todopoderoso y eterno está por encima de la muerte. No puede sufrir dolor ni morir. Solo su envoltura humana es la que padeció el tormento y la muerte en la cruz. Como era de esperar, la Iglesia primitiva considera a Marción como un hereje consumado e hizo todo lo posible por destruir sus escritos, por lo que no ha llegado hasta nosotros la posible solución de este dilema. De nuevo, el prepucio era humano.

Colofón

Este ha sido un breve resumen de como una pequeña intervención urológica ha contribuido a engrosar el mundo de las reliquias, a perseguir durante siglos su destino y ubicación, y a crear controversias teológicas, todavía no completamente explicadas. La Iglesia ha intentado echar tierra al asunto, pero la fuerza de la fe en las reliquias pude más que papas y obispos.

Para realizar este artículo nos hemos ayudado de los siguientes textos:

ESLAVA GALÁN, Juan: *El fraude de la Sábana Santa y las reliquias de Cristo*. Ed. Planeta. Barcelona, 2010.

EHRMAN, Bart D.: *Cristianismos perdidos*. Editorial Ares y Mares. Barcelona, 2009.

NACAR, Eloino y COLUNGA, Alberto: *Sagrada Biblia*. Biblioteca de Autores Cristianos. Madrid, 1944.

SCABUZZO, Claudio: www.laterminalrosario.wordpress.com

TARÁNTULA Y TARANTELA: ENFERMEDAD O MITO

En la Edad Media aparece una enfermedad no descrita hasta entonces. No hay demasiados datos fidedignos para confirmar su origen y extensión, pero parece que los primeros casos conocidos sucedieron en el sur de Italia. Pero rápidamente se extendió por toda Europa, apareciendo casos en casi todos los países, especialmente en los cálidos del sur.

La enfermedad

Los síntomas eran variados, sin demasiada lógica. Hay casos en los que se describe la aparición de tristeza y malestar general. Después aparecía una intensa agitación motora que obligaba al supuesto paciente a realizar una especie de baile de forma intensa y continua que llegaba hasta el desfallecimiento por agotamiento. No era raro que estos episodios de agitación «contagiasen» a varios individuos y se produjesen verdaderas «fiestas», en las que la agitación incontrolada se convertía en una especie de baile de compases muy rápidos.

La picadura de la tarántula

Los lugareños del sur de Italia achacaban este fenómeno (considerado una enfermedad) a la picadura de una araña, la tarántula. De ahí que los episodios de agitación se denominasen tarantuela o tarantela. Se especula con que estos nombres, tanto tarántula como tarantela, se derivasen del nombre de la ciudad de Tarento, situada en el sur de Italia, en cuya región aparecieron los primeros casos conocidos.

Como hemos dicho, esta «enfermedad» se extiende rápidamente a otras regiones de Europa. En España se ha descrito esta enfermedad por picadura de la tarántula como malestar cada vez más intenso, dificultad para respirar, náuseas, vómitos y desmayos. Pero siempre acompañados de una intensa agitación motora con posturas grotescas y ademanes extravagantes. Lógicamente, la falta de descripciones objetivas de estos episodios lleva a la descripción por la tradición popular de síntomas in-conexos como el delirio y la parálisis. Los casos extremos podían llevar a la muerte por agotamiento.

El tratamiento, un baile

El hecho es que este cuadro clínico atribuido a la picadura de la ta-rántula llega a considerarse como una enfermedad incurable, cuyo único tratamiento era la agitación muy violenta que produjese abundante sudor, sudor que eliminaría el posible veneno de la araña. Poco a poco, y para facilitar este tratamiento de agitación, se añadió la música. El tratamiento así se convierte en un baile y por extensión lógica se llega a aceptar que el verdadero tratamiento de la picadura de la tarántula es la música. Al escuchar la música, las víctimas comienzan a bailar.

Tal vez sea un trastorno psicológico

Tan pronto como en el siglo XVII se puso en duda el origen orgánico de esta enfermedad, es decir, se puso en duda que fuese una verdadera enfermedad y no un episodio de sugestión colectiva, se comprobó que la tarántula era una araña inofensiva a pesar de su repugnante aspecto y que su picadura no tenía ningún efecto morboso. El médico renacentista Girolamo Fracastoro consideró que este supuesto trastorno no era más que una enfermedad fatal de la imaginación.

Se abría así paso el criterio científico de que la enfermedad de la tarántula era más bien un trastorno psicológico basado en una creencia popular. Pero las creencias populares no son fáciles de erradicar, pues se graban en el inconsciente colectivo y se convierten en un paradigma, casi en un dogma.

El peso de una creencia popular

En España esta creencia se fue debilitando, pero no desaparece hasta bien entrado el siglo XIX. En algunas regiones hasta hace poco se con-

servaban algunos dichos populares alusivos al riesgo de la tarántula y a
su tratamiento:

Si vas al campo llévate la vihuela,
por si te pica la tarantuela.

Todavía en el año 1872 se abre en España una investigación, el Expediente de la Tarántula, que incluye un registro de los casos declarados
entre 1787 y 1807. La conclusión de este expediente es que se trata de una
enfermedad real y que el baile es efectivo contra la picadura de esta araña.

De alguna manera, la conexión de la tarántula como animal dañino
para el hombre se mantuvo durante muchos años en el imaginario popular. Tan tarde como el año 1900 se estrena en el Teatro de la Zarzuela
de Madrid una zarzuela, *La tempranica,* que contiene un número musical
que se hizo muy popular y que sigue interpretándose en nuestros días:
el zapateado de la tarántula:

La tarántula es un bicho muy malo,
no se mata con piedra ni palo.

Nuestros lectores podrán encontrar varias versiones íntegras de este
popular zapateado interpretado por distintos cantantes de hoy, pues de
alguna forma mantiene su vigencia. El autor de la música de esta zarzuela
fue Gerónimo Jiménez y el autor del libreto fue Julián Romea Parra.

La tarántula es una araña del género Lycosa. La variedad que encontramos en España es la *lycosa hispanica,* también conocida como araña
lobo. Es una araña grande, de cuerpo de 4 centímetros y con las patas
extendidas puede medir 6 centímetros. Vive generalmente en terrenos
secos y arenosos y su picadura no es venenosa y es poco molesta, no más
que la picadura de una avispa. Es una araña de aspecto agresivo, pero
inofensiva para el ser humano.

Y ES QUE UNA ENFERMEDAD ES UNA ENFERMEDAD

Y es que la enfermedad, real o imaginaria, forma parte de la vida y afecta a la salud de las personas. Y todas tienen que ser tratadas por los médicos, unas veces con fármacos, otras con psicoterapia, pero siempre con comprensión y cariño.

Para realizar este artículo nos hemos ayudado sobre todo de la siguiente referencia:
MEJÍA RIVERA, Orlando: *Medicina arcaica*. Punto de Vista Editores. Madrid, 2020.

¿LA PRIMERA INSEMINACIÓN ARTIFICIAL DE LA HISTORIA? LA REINA JUANA DE PORTUGAL Y CASTILLA

El 20 de mayo de 1455 el rey Enrique IV de Castilla contrae matrimonio con una princesa portuguesa, doña Juana, hija del rey de Portugal, don Duarte, y la española Leonor de Aragón. Según las crónicas, la reina Juana era una mujer de espléndida belleza, pero su carácter era demasiado alegre y desenvuelto para lo que se acostumbraba en la corte castellana. Se formó así una reputación de frivolidad que no iba a ayudarle en los acontecimientos futuros.

Es ya un argumento tópico de la historia que el matrimonio de Enrique IV y la reina Juana tuvo problemas. De hecho, el rey Enrique ha pasado a la historia con el sobrenombre del Impotente. La historiografía moderna no termina de ponerse de acuerdo en este punto, pero el hecho es que en su época era la opinión dominante, al menos entre parte de la nobleza, por lo que podría ser opinión interesada. Así, cuando la reina se queda embarazada y da a luz, en febrero de 1462, a la princesa Juana, la corte y la nobleza dudan de la paternidad de esta criatura. De hecho, la paternidad se atribuyó por algunos (también de forma interesada por supuesto) al secretario del rey, don Beltrán de la Cueva, por lo que la joven princesa ha pasado a la historia conocida como Juana la Beltraneja.

Vamos a dejar esta controversia en manos de los historiadores, que todavía no se han puesto de acuerdo sobre la verdadera paternidad de Juana de Castilla la Beltraneja. Lo que aquí nos interesa es una noticia que no aparece en los libros de historia, pero que se ha reseñado en algunas crónicas. Concretamente, un tal Hieronymus Munzer, que viajó por España durante 1495 y 1495, dejó escrito que la reina Juana fue inseminada artificialmente, utilizando una cánula de oro para introducir el semen del rey en la vagina real. Por lo visto, esta maniobra fue realizada por un médico judío llamado Sumaya Lubel, ya que a los católicos les estaba prohibida la realización de prácticas de este tipo. Es más, el propio Munzer en su escrito menciona que la calidad del semen real utilizado era «acuoso y estéril», comentario que parece interesado en favorecer la tesis de quienes sostenían la bastardía de la princesa. Sea como fuere, es interesante el hecho de que ya en el siglo XV alguien mencione por escrito una maniobra ginecológica que cinco siglos más tarde se convertiría en algo habitual.

Como curiosidad, mencionaremos que un siglo después Bartolomeo Eustaquio (el anatómico que dio nombre a la trompa de Eustaquio) realizó alguna inseminación introduciendo el semen en la vagina ayudándose del dedo, recomendando esta maniobra como efectiva cuando fuese conveniente. Posteriormente Lázaro Spallanzani realizó inseminaciones en animales. No lo hizo en humanos por estar prohibido por la Iglesia, pero dejó mención de que también podría hacerse con éxito si fuese necesario

Este suceso tuvo consecuencias importantes. La nobleza castellana se divide en dos bandos: los partidarios de la Beltraneja y los de Isabel, la hermana del rey. No hay documentación de la época que justifique la bastardía de la hija de Enrique IV, y el padre Mariana, en su *Historia general de España,* editada en 1780, proclama que esta fábula se forjó en beneficio de la futura Reina Católica. El único estudio científico de que disponemos es el del Dr. Gregorio Marañón, quien en su libro sobre *Enrique IV de Castilla y su tiempo* concluye que, aunque el rey seguramente padecía una endocrinopatía, no era necesariamente impotente y que su hija Juana era legítima. En cualquier caso, esto provoca una guerra civil en Castilla que conoce episodios aún más sorprendentes. Así, en 1467, la reina Juana fue enviada contra su voluntad al castillo de Alarjos como garantía de las negociaciones de los dos bandos. En este castillo, la reina conoce y se enamora de un apuesto galán, don Pedro de Castilla, también conocido como el Mozo, sobrino del arzobispo de Sevilla. Con este amante, la reina Juana, casada aún con Enrique IV, tiene dos hijos. Como era de esperar, el rey se lo tomó bastante mal y seguramente este hecho precipita el final de la guerra civil castellana por el Tratado de los Toros de Guisando, por el que se reconoce a Isabel, futura Reina Católica, como heredera de Castilla en detrimento de la Beltraneja. Asimismo, por el mismo tratado se acuerda la separación de Enrique y Juana, regresando la reina a Portugal.

Para resumir, podríamos especular que esta maniobra de inseminación real fuese un dato importante en dudar de la verdadera paternidad de la princesa, dando origen a una guerra civil y al reinado de Isabel y Fernando, los Reyes Católicos.

Como anécdota, a la muerte de Isabel la Católica, su esposo, el también católico rey Fernando, pensó en desposarse con la reina viuda Juana de Portugal y resolver así el problema dinástico. Pero esa es otra historia.

Nuestras fuentes principales para la confección de este artículo son:

BALANSÓ, Juan: *La fecundación artificial de una reina de Castilla*. Historia y Vida, n.º 78, 1974.

Diccionario de Historia de España, Alianza Editorial, 1979.

HUMANIDADES

ANDRÉS LAGUNA, MÉDICO Y EUROPEÍSTA ESPAÑOL DEL SIGLO XVI

Hoy casi nadie recuerda quién fue Andrés Laguna. Sin embargo, Laguna fue un prestigioso médico español que atendió a reyes y papas. Su contribución a la medicina de su época fue notable y, además, sus opiniones sobre los problemas de Europa fueron escuchados en los foros más importantes del continente. Tal vez la razón por la que es poco conocido en España es que pasó gran parte de su vida en otros países europeos.

SU VIDA

Andrés Laguna nace en Segovia en 1499, aunque algunos autores, como Bataillon, prefieren la fecha de 1510. Estudia en la Universidad de Salamanca, donde obtiene el título de bachiller en letras. Su padre era un prestigioso médico, judío converso, que ejerció con éxito su profesión en Segovia. Seguramente, la influencia paterna le inclinó hacia los estudios de Medicina. Se traslada a París donde en la Universidad de la Sorbona estudia Humanidades y Medicina. Se gradúa como médico en 1534.

Regresa a España y en la corte de Toledo es requerido, junto a otros médicos, para asistir a la emperatriz Isabel de las complicaciones del parto que acabaría con su vida. Posteriormente se traslada, por requerimiento del emperador Carlos V a los Países Bajos. En Gante (ciudad natal del emperador) ejerce la medicina. En 1540 se traslada a la ciudad de Metz, contratado por esta ciudad para asistir a los enfermos de peste. Allí permanecerá hasta 1545. Esta experiencia le serviría para publicar un tratado sobre la peste. Aprovechando unos días de descanso, viaja a Colonia, en cuya universidad dictará su famoso discurso sobre los problemas de Europa, como veremos más adelante.

Se traslada a Italia, donde en 1545 es nombrado *doctor honoris causa* por la Universidad de Bolonia. Marcha a Roma donde pasará los siguientes nueve años. En agradecimiento a sus servicios, el papa Paulo III lo nombra conde palatino, entre otras distinciones. En 1551, el papa Julio III lo nombra su médico personal, cargo que mantendrá hasta la muerte del pontífice. En estos años italianos comienza a traducir el *Dioscórides*.

En 1557, enferma en Bruselas y aprovecha el obligado descanso para traducir las *Catilinarias* de Cicerón. También termina de escribir el *Viaje de Turquía*. Regresa a España, todavía enfermo. Fallece en Guadalajara en 1559 cuando formaba parte de la comitiva del duque del Infantado para recoger a Isabel de Valois que acudía a España para contraer matrimonio con el rey Felipe II. Sin embargo, Marcel Bataillon sitúa el lugar de la muerte en Segovia al regreso del mencionado viaje.

APORTACIONES A LA MEDICINA

Andrés Laguna, buen conocedor de las lenguas clásicas por su formación humanista, tradujo el *De mundo* de Aristóteles. De Galeno tradujo y publicó varios libros de medicina, casi todos en latín, como era preceptivo en aquella época, entre ellos su *Historia de la filosofía* y su *Epítome*. Por su parte, escribe y edita varios textos de medicina como el *Método de anatomía y disección* en 1534, el *Tratado de enfermedades articulares* en 1551 y el *Discurso sobre la cura y preservación de la pestilencia* en 1556. Sin olvidar su actividad como médico en varias ciudades europeas, como ya hemos indicado más arriba.

Laguna fue un médico con una mentalidad muy moderna para su época. Tenía un concepto negativo de la medicina de entonces. Llegó a dejar escrito que los médicos, al terminar la carrera, deberían pasar varios años en un hospital antes de poder ejercer libremente. Aún hoy suena a moderno.

Pero su aportación más relevante fue la traducción al castellano, por cierto, un castellano perfecto, del tratado de Dioscórides.

EL *DIOSCÓRIDES*

La medicina de la antigüedad basaba gran parte de sus tratamientos en plantas medicinales, por lo que abundaron los tratados sobe este tema. Sin embargo, el más conocido fue el escrito por Pedacio Dioscórides Anazarbeo, más conocido como Dioscórides.

Pedacio Dioscórides nació en el siglo I de nuestra era en Anazarba de Cilicia, en Asia Menor. De origen griego, fue médico del Ejercito romano establecido en esa parte del Imperio. Con el ejército tuvo la ocasión de viajar frecuentemente y conocer las distintas tradiciones médicas, sobre todo la de Egipto. Esto le permitió conocer las hierbas medicinales de los diversos territorios bajo dominio romano. Con todos estos conocimientos escribió un tratado con el nombre de *Materia médica*, que incluía remedios de origen animal, mineral y, sobre todo, vegetal. Describe numerosas plantas con su nombre vulgar en griego de forma concisa y a veces desordenada, pero de gran utilidad práctica. Durante la Edad Media se hicieron muchas copias del tratado por su gran demanda entre los médicos de entonces. Cuando aparece la imprenta, *Materia médica* fue uno de los primeros libros en imprimirse. Ya entonces, se conocía como el *Dioscórides,* en honor a su primitivo autor.

La primera traducción al latín es de 1478. La primera traducción al italiano, editada en Venecia por Curtio Trojano, data de 1442. Fue en 1543 cuando otro italiano, Andrea Mattioli, publica una versión corregida y aumentada por muchas nuevas entradas. Esta edición tan cuidada se impondría en los siglos siguientes como versión a consultar.

La primera edición del *Dioscórides* en España es la de Antonio de Nebrija en 1518, que no es sino una simple reimpresión de la traducida por Jean Ruel (ver más abajo), en la que se incluyen ya muchos vocablos en castellano traducidos del griego y latín.

Pero es la traducción y edición de Andrés Laguna la que iba a poner a disposición de los médicos españoles una cuidada, muy corregida y muy aumentada versión del *Dioscórides* en un exquisito castellano. Durante sus años de estudiante en París, Laguna fue discípulo de Jean Ruel, profesor de la Facultad de Medicina, quien hizo una renombrada traducción del *Dioscórides* del griego al latín. Es entonces cuando Laguna se familiariza por primera vez con esta obra.

Seguramente en los años siguientes desarrolló su afición por la botánica y sobre todo por las plantas medicinales. Durante sus años en Roma comienza a traducir el *Dioscórides* al castellano. Completa este gran tratado de botánica médica con aportaciones personales. Laguna siempre había tenido gran interés por la botánica y en sus muchos viajes había hecho acopio de nuevos datos. En 1554 viaja a Amberes para editar el libro y en el trayecto sigue recogiendo plantas para incluir en su *Dioscórides*. Su edición contiene más de setecientas nuevas descripciones que no se encontraban en el original. Finamente, se imprime en 1555 con una dedicatoria al rey Felipe II. Andrés Laguna, hombre honrado, reconoce haberse apoyado en la versión latina de Ruel y en la italiana de Mattioli. Esta obra ha sido reeditada en numerosas ocasiones a lo largo de los siglos siguientes y en cada edición se han añadido nuevas plantas medicinales que se encuentran en España. Nosotros disponemos de una edición de 1979.

ANDRÉS LAGUNA, HUMANISTA Y EUROPEÍSTA

Laguna fue un hombre muy moderno para su tiempo. Su cultura humanista fue enorme. Ya hemos visto más arriba el gran número de traducciones del griego y del latín que llevó a cabo. Aristóteles y Galeno figuran entre sus favoritos. También traduce la *Tragopodagra* de Luciano de Samosata. Dominaba seis idiomas (criticaba a los españoles por no esforzarse en los idiomas extranjeros) y vivió gran parte de su vida en distintos países europeos. Eran tiempos de Reforma protestante, de guerras de religión y de amenaza de los otomanos. Tiempos muy difíciles para Europa. En 1543 es invitado por la Universidad de Colonia para disertar sobre Europa. Su discurso, «Europa que se atormenta a sí misma», más conocido como el «Discurso sobre Europa», es una descripción de los males que aquejan al continente, que achaca al egoísmo de príncipes y prelados que hacen imposible la unión política y religiosa europea. Alaba al emperador Carlos V (el divino Carlos, le llama) como adalid de una monarquía universal integradora. Achaca a la envidia de los príncipes del poder de la Casa de Habsburgo, inventando calumnias y causando discordias. Los enemigos de Europa estaban dentro, no eran de fuera. Pero no pudo ser. El fracaso del Coloquio de Ratisbona, promovido por Carlos V para intentar la unión de católicos y protestantes, fue el golpe final. Laguna era un adelantado a su tiempo, tiempo que llevaría a todo lo contrario, a las monarquías absolutas y nacionales. Bataillon ha llegado a decir que Laguna era un español europeísimo.

Andrés Laguna nunca llegó a conocer las obras de Erasmo de Róterdam, pero su talante de alguna forma era erasmista. El erasmismo era una ideología que había prendido en los ambientes intelectuales que impulsaban ideas contrarias al conservadurismo de la época y que chocaba claramente con algunas disciplinas de la Iglesia de Roma. Laguna criticó sin empacho muchas de las actitudes de la Iglesia romana. Criticó la falsa religiosidad de las grandes ceremonias, la ostentación de la riqueza eclesiástica, el culto a las reliquias y el abuso de los sacerdotes para aprovecharse de la ignorancia de los fieles. Esta actitud, claramente erasmista, le llevó a ser acusado de luteranismo. Una de sus obras fundamentales, *Viaje de Turquía,* publicada al final de sus días, es una obra evidentemente autobiográfica. El protagonista Juan de Urdemala es claramente un retrato del propio Laguna. Se trata de un viaje imaginario (Laguna nunca viajó a Turquía), donde se relativiza la diferencia entre musulmanes y cristianos. Hay buenos y malos en ambos bandos. Hay turcos que son valientes, sobrios y trabajadores. Entre los cristianos hay soldados muy valerosos, pero también capitanes ladrones. En una Europa amenazada por los otomanos estos comentarios eran, cuando menos, temerarios. Fustiga a los españoles por su soberbia, que les hace antipáticos a ojos de los europeos. También les critica por no esforzarse en aprender idiomas, que los italianos, franceses y alemanes saben mejor latín que los españoles. Pero todas estas críticas son realizadas desde un profundo amor por España, a la que desea esté a la altura de los países vecinos.

LO QUE NOS QUEDA DE ANDRÉS LAGUNA

Desgraciadamente, Andrés Laguna es hoy un personaje casi olvidado. Muchas de sus ideas, no lo olvidemos, en el siglo XVI, hoy nos parecen actuales. Personaje completamente fuera de lugar en la España y la Europa de su tiempo, adelantó ideas y actitudes imposibles entonces, pero modernas hoy. Como médico, obtuvo un innegable prestigio y fue solicitado por reyes y papas. Su *Dioscórides* ha sido libro de cabecera de muchas generaciones de médicos españoles. Como humanista, acercó a los clásicos griegos y latinos a sus contemporáneos a través de cuidadas traducciones y ediciones. Pero su gran ambición, la unión de los pueblos de Europa, terminó en un gran fracaso.

Quién sabe si cuando, ya en el siglo XX, Ortega y Gasset dijo que la historia de Europa era un movimiento pendular entre lo nacional y lo europeo estaba recordando a Andrés Laguna.

Para realizar este artículo nos hemos apoyado en las siguientes referencias:

ABELLÁN, José Luis: *Historia crítica del pensamiento español.* Círculo de Lectores, Barcelona, 1992.

BATAILLON, Marcel: *Erasmo y España.* Fondo de Cultura Económica. México, 1966.

El Dioscórides renovado. Editorial Labor. Barcelona, 1979.

DESCARTES, LA MEDICINA Y LA GLÁNDULA PINEAL

René Descartes (1596-1650) es la figura decisiva del paso de una época a otra. Supone el paso de la mente medieval a la modernidad. Su extensa obra incluye la filosofía, las matemáticas, la geometría analítica, la óptica, la física e incluso la meteorología. Escribió, sobre todo, en latín, como era habitual en los científicos de aquel tiempo, pero también empleó el francés ocasionalmente. No vamos a entrar en la discusión de la obra filosófica de Descartes, pues nuestros lectores pueden encontrarlo en otros textos mejor documentados.

Su obra más conocida es el *Discurso del método,* método que supone encontrar el fundamento de las ciencias mediante la aplicación de un método similar a las matemáticas. Quiere abarcar todo el saber conocido, la metafísica, la física, la antropología y la moral. Escribió, generalmente, en latín, como era habitual en su tiempo, pero también utilizó el francés en ocasiones. No vamos a entrar en el estudio de la obra detallada de Descartes, pues nuestros lectores pueden encontrarlo en otros textos más autorizados. Aquí nos vamos a limitar a comentar los puntos en los que el pensamiento del filósofo conecta con la medicina.

EL DILEMA DE LA *RES COGITANS* Y LA *RES EXTENSA*

Es conocida la famosa sentencia de Descartes en la que se basa su búsqueda de la verdad sin posible error: *«Cogito ergo sum»,* pienso luego existo. Si pienso es que existo. Desde aquí desarrolla el concepto de sujeto pensante, *res cogitans,* cuya naturaleza consiste en pensar y que para existir no necesita ni depende de ninguna cosa material. Por lo tanto, este yo pensante, que Descartes identifica con el espíritu, el alma, existe por sí mismo, no necesita al cuerpo; existiría, aunque el cuerpo no existiese.

Pero la realidad es que existen cosas materiales, cuerpos, objetos. Su naturaleza, dice Descartes, es la extensión, porque las reconocemos por su tamaño, su longitud, anchura y profundidad. A estas cosas materiales las llama *res extensa.*

El punto de unión

Aquí surge un problema. Si tanto la *res cogitans* como la *res extensa* existen sin necesidad la una de la otra, la evidencia muestra que funcionan al unísono. Descartes lo denomina unión sustancial. El espíritu, el pensamiento, envía órdenes que el cuerpo ejecuta, y el cuerpo tiene reacciones que el espíritu capta. ¿Cómo resolver este problema filosófico? Descartes busca y encuentra un lugar que considera adecuado, un punto en el centro del cerebro: la glándula pineal. Descartes lo escoge, porque está en el cerebro, porque es el único órgano impar que encuentra y por no tener función conocida. En la glándula pineal se ha de alojar el alma, punto en el que el alma y el cuerpo pueden accionarse mutuamente.

La glándula pineal

Se trata de una pequeña estructura, situada en la línea media del cerebro, bajo el borde posterior del cuerpo calloso. Pesa apenas 120 mg y mide de 5 a 9 cm de longitud, de 3 a 6 mm de altura y de 3 a 5 mm de grosor. Su función era desconocida hasta que en 1958 se descubre que elabora una sustancia hormonal llamada melatonina, cuya liberación se produce bajo el influjo de la luz ambiente. Se la relaciona con el ciclo circadiano y con la regulación y los trastornos del sueño.

Descartes y la medicina

Durante años, Descartes intenta elaborar una medicina fundada en demostraciones infalibles, basada en las matemáticas, que nos libraría de las enfermedades y prolongaría nuestra vida. Pero finalmente tuvo que desistir por no encontrar la solución. En lugar de encontrar el medio de conservar la vida, dijo, he encontrado algo más fácil y seguro: no temer a la muerte.

René Descartes murió en Estocolmo en 1650. Se había trasladado a esta ciudad invitado por la reina Cristina de Suecia para enseñar y desarrollar sus ideas en la corte, cosa que hizo con bastante éxito. Pero Descartes, cuya naturaleza era más bien enfermiza, no pudo resistir los rigores del invierno sueco. No había manera de calentar sus habitaciones. Contrajo una pulmonía que le llevaría a la muerte cuando no había trascurrido un año desde su llegada a este país. No nos ha quedado constancia de que se enfrentase a la muerte sin temerla, como había proclamado.

Para escribir este artículo, nos hemos ayudado de los siguientes textos:

DESCARTES, René: *El discurso del método.* Edicomunicación, S.A. Barcelona, 1998.

GRAY, Henry: *Anatomy of the Human Body.* Ed. Lea & Febiger. Philadelphia, 1971.

Harrison's Principles of Internal Medicine. McGraw-Hill Inc., 1974.

MARÍAS, Julián: *Historia de la Filosofía.* Editorial Revista de Occidente. Madrid, 1958.

SANZ SANTACRUZ, Víctor: *De Descartes a Kant: historia de la filosofía moderna.* Ediciones de la Universidad de Navarra. Barañain (Navarra), 2005.

FRIEDRICH NIETZSCHE. FILOSOFÍA QUE LLEVA A LA LOCURA, O LOCURA QUE LLEVA A LA FILOSOFÍA

El ambiente

La vida de Friedrich Nietzsche transcurre durante la segunda mitad del siglo XIX. Es una época en la que los avances científicos y técnicos parece que van a poder responder a todas las dudas de la humanidad, por lo que la especulación filosófica y metafísica ya no es útil. Las corrientes liberales, materialistas, socialistas y evolucionistas han llegado para cambiar la sociedad establecida. Son tiempos de cambio, de positivismo y de racionalismo. Ya no hace falta la religión ni su sucedáneo, la filosofía, para explicar el mundo.

La situación política en Europa es tensa. Muchas fronteras son inestables. Se produce la unificación de Alemania e Italia. Tiempos de guerra franco-prusiana. Tiempos en los que las ideas de ajustes de cuentas anuncian la que sería la Gran Guerra.

En este ambiente aparece la filosofía de Nietzsche, que rompe con todo lo establecido. Su pensamiento es la crítica más absoluta de la religión, la filosofía, la ciencia y la moral. El camino recorrido por la humanidad desde el comienzo de la historia es equivocado. Hay que renunciar a todo lo que hasta entonces se consideraba establecido. El hombre se encuentra en una etapa intermedia hacia su verdadero destino, el superhombre.

No vamos a entrar aquí en un análisis de la filosofía de Nietzsche. Nuestros lectores pueden encontrar excelentes textos donde estudiar en profundidad lo que las ideas de nuestro personaje han supuesto para el mundo. Nosotros vamos a enfocarnos en la enfermedad mental de Nietzsche y la posibilidad de que esta perturbación de su mente pudiera haber influido en las ideas que dejó escritas.

SU VIDA

Friedrich Nietzsche nació en la casa parroquial de Röcken cerca de la ciudad alemana de Lutzen en Sajonia. Esto sucede el 15 de octubre del año 1844. Su padre era pastor protestante y su madre, Francisca, era hija de otro pastor protestante. El ambiente familiar era estrictamente religioso. Nietzsche tiene dos hermanos, Elisabeth y José, pero este último moriría a los dos años de edad. Cuando Nietzsche tenía cinco años, su padre muere en un accidente doméstico. El resto de su infancia transcurre rodeado de mujeres: su madre Francisca, su abuela, una tía, su hermana Elisabeth y Alwina, una criada de toda la vida y que tan importante iba a ser en los últimos años de la vida del filósofo.

Su educación en la escuela primaria y en el instituto es fundamentalmente humanista. Además, realiza estudios de música, llegando a ser un buen pianista. A los 20 años ingresa en la Universidad de Bonn para estudiar teología y filosofía, así como lenguas clásicas.

Posteriormente se traslada a la Universidad de Leipzig para especializarse en filología clásica, abandonando definitivamente la teología. En 1867, ha de interrumpir sus estudios para incorporarse al servicio militar obligatorio alemán, siendo destinado a un regimiento de caballería. Al completar sus obligaciones militares, Nietzsche es nombrado profesor de Filología Griega en la Universidad de Basilea, en Suiza. Posteriormente le es otorgada la cátedra de Filosofía en la misma universidad. En estos años renuncia a la nacionalidad alemana y adquiere la suiza. En Basilea conoce a Franz Overbeck, profesor de Historia Eclesiástica. Esta amistad durará toda la vida del filósofo y, como veremos más adelante, fue un gran apoyo en los peores años de la enfermedad de Nietzsche.

LA ENFERMEDAD

Durante sus años en Basilea, la salud de Nietzsche no es buena. Alrededor de 1865 sufre de jaquecas y es tratado de meningitis y de una infección de origen sifilítico. En 1872 publica su primer trabajo, *El nacimiento de la tragedia en el espíritu de la música* y, posteriormente, *Ecce Homo*. Sigue publicando en los años siguientes, pero su salud empeora.

En 1873, comienza a sufrir de fotofobia, vómitos, vértigos y sensación de parálisis y en 1875 pide una licencia temporal en la universidad por enfermedad. Sufre episodios, cada vez más frecuentes, de jaquecas, dolores oculares y vómitos. En 1879 pide la jubilación por enfermedad y se le asigna una pequeña pensión.

Continúa escribiendo, ahora casi siempre dictando a su amigo Peter Gast. Desde que dejó la cátedra vive en Suiza y en el norte de Italia. Entre 1881 y 1889 escribe el resto de sus obras, entre las que mencionaremos *Aurora* («con este libro comienzo mi campaña contra la moral»), *Más allá del bien y del mal,* y *Así habló Zaratustra,* tal vez su obra fundamental.

El día 3 de enero de 1889 sufre un ataque de locura en la plaza Carlos Alberto de Turín. Se abraza a un caballo para protegerle de los latigazos que le daba su dueño. Trasladado a la pensión donde vivía, en vista de su lamentable estado, el posadero avisa sus allegados. Su amigo, el profesor Overbeck viaja urgentemente a Turín para recoger a Nietzsche y trasladarlo a un sanatorio de Basilea. Overbeck se hace cargo de todos los gastos del viaje e incluso paga las facturas pendientes. En el sanatorio es difícil controlar al enfermo, pues su estado de locura le lleva a gritar constantemente y a enfrentarse con el personal. Los médicos hacen el siguiente diagnóstico: parálisis general progresiva. Aunque no disponemos de datos más concretos, este diagnóstico era considerado como un episodio tardío de la sífilis no tratada, ya que en aquellos tiempos no había un tratamiento efectivo para esta enfermedad.

Ante las dificultades de atender a Nietzsche a causa de su comportamiento incontrolable, su madre decide trasladarlo a un sanatorio de la ciudad de Jena y finalmente lo traslada a su domicilio en le ciudad de Naumburgo, donde queda instalado en 1890. La madre se niega a que su hijo sea tratado por médicos, pues, mujer de intensa fe cristiana, cree que Dios pondrá remedio a esta situación. Siempre contó con la ayuda de la fiel Alwina, su criada de toda la vida.

La salud empeora. Se alternan momentos de intensa depresión con momentos de euforia e incluso violencia. Hoy tal vez lo llamaríamos trastorno bipolar. Su madre, Francisca, lo tiene que lavar, y darle de comer, pues por sí mismo es incapaz de hacerlo. Poco a poco pierde la fuerza en las piernas y ha de moverse en una silla de ruedas. En los momentos de euforia, grita constantemente. Su madre tiene que cantar con fuerza para que los vecinos no oigan a su hijo. Como la modesta pensión de que disponen no llega a cubrir todos los gastos, Francisca alquila algunas habitaciones de la casa a diversos huéspedes. Pero estos inquilinos terminan marchándose, porque no pueden soportar los gritos de Nietzsche. Aun así, no olvida la música e incluso toca el piano.

En 1897 muere la madre. Nietzsche queda a cargo de su hermana Elisabeth, que lo traslada a la ciudad de Weimar, donde el filósofo fallecería el 25 de agosto de 1900.

Su legado

Desde el comienzo de su locura en Turín en 1889, Nietzsche no volvió a escribir una sola línea. Pero a pesar de su aislamiento social, su obra comenzó a ser apreciada. Sus amigos, Peter Gast y sobre todo Overbeck, se hicieron cargo de la edición de sus escritos. Pero finalmente fue la hermana Elisabeth quien se hizo cargo de todos los derechos. Ovebeck intentó impedirlo, pues temía que la hermana no respetase la integridad de la obra y la manipulase y alterase, como así fue. Gran parte de la obra fue publicada después de la muerte del filósofo.

Hoy la obra filosófica de Friedrich Nietzsche forma parte de la historia de la filosofía contemporánea. Pero siempre nos quedará la duda de si era la obra de un loco por la filosofía o de un filósofo loco, porque toda su obra la escribió cuando ya su mente estaba enferma.

Para realizar este artículo nos hemos apoyado de las siguientes referencias:
FLAQUÉ, Carlos: *Friedrich Nietzsche.* Historia y Vida, n.º 182, 1983.
NIETZSCHE, Francisca y OVERBECK, Franz: *Los años de la locura.* Hermida Editores. Madrid, 2018.

KIERKEGAARD Y LA ENFERMEDAD MORTAL

Justificamos la inclusión de este artículo en una web de medicina e historia, porque consideramos que gran parte de la obra de Kierkegaard no puede entenderse sin tener en cuenta su temor a la enfermedad física y su influencia sobre el pensamiento del filósofo, que lo llevó a dar el nombre de *La enfermedad mortal* a un libro básicamente de filosofía.

El ambiente

Soren Kierkegaard fue un filósofo danés que nació el 5 de mayo de 1813. El ambiente en que nació y creció influyó de forma notable en su vida y su obra. Dinamarca era entonces un país protestante con una iglesia nacional, la Iglesia de Dinamarca, de inclinación luterana. Su padre, profundamente religioso, estaba convencido de estar predestinado a la condenación eterna a causa de sus pecados. El luteranismo estricto de aquellos tiempos en Dinamarca insiste en la teoría de la predestinación (Dios ya sabe quién se va a salvar y quién se va a condenar, por lo que las buenas obras son inútiles), lo que lleva a muchos creyentes a una situación de incertidumbre, que causa angustia y puede llevar a la desesperación. Este ambiente lo vive intensamente Kierkegaard hasta el punto de que, a la muerte de su padre, en 1838, se hace pastor de la Iglesia de Dinamarca. Pero al mismo tiempo es crítico con el protestantismo que considera una simple rebelión contra el cristianismo y un desafío a Satanás, al papa y al mundo entero. Su opinión sobre Lutero tampoco es favorable, pues quien al principio fue un reformador se transformó en un hombre mundano y amante de los placeres de la vida. Al final de su vida su distanciamiento de la Iglesia de Dinamarca era evidente. Cuando murió, en diciembre de 1856, se celebró un funeral de Estado en la catedral. Algunos de sus familiares protestaron, porque era sabido que Kierkegaard había dejado claro que no quería un funeral religioso.

Su obra filosófica tuvo poca difusión al principio. El propio Kierke-gaard dijo que era difícil ser un hombre muy conocido en un país muy pequeño. Efectivamente, siempre escribió en el idioma de Dinamarca, que no tenía difusión fuera de su país. País que, además, por su reducida extensión y poca población no proporcionaba demasiados lectores. Pero poco a poco aparecieron las traducciones y filósofos como Sartre y Heidegger admitieron su influencia.

KIERKEGAARD Y LA ENFERMEDAD

Tenemos pocas manifestaciones de Kierkegaard como enfermo, pero era evidente que era un hipocondríaco. «Apenas escucho una información sobre cualquier enfermedad siento que la padezco», dejó escrito. En otros lugares de su *Diario íntimo* escribe sobre la sugestión que le produce la lectura de historias de enfermos. Estaba seguro de morir a los 33 año de edad, como Cristo. Ningún hombre puede llevar una verdadera vida espiritual si goza de una perfecta salud corporal. «Los sufrimientos», escribe en otro lugar, «sirven de ayuda, son un peso útil como los tutores que se usan en ortopedia». «¿Acaso si fuese completamente sano alcanzaría la perfección más fácilmente?», se pregunta en otro lugar. Otro comentario: «Mi salud decrece a diario, tal vez dentro de poco haya dejado de existir».

Como pastor protestante, Kierkegaard utiliza términos médicos. «Toda exposición cristiana», dice, «ha de guardar cierta semejanza con las explicaciones de un médico a un enfermo».

LA ENFERMEDAD MORTAL

Con estos antecedentes no ha de extrañarnos que Kierkegaard escribiese una obra con el título de *La enfermedad mortal*. «La existencia entera me angustia. La angustia», escribe, «vuelve al individuo impotente, es una fuerza extraña que se apodera de la persona sin que esta pueda liberarse. Y la angustia lleva a la desesperación».

Este libro, publicado en 1849, dice claramente cuál es la enfermedad mortal para Kierkegaard: la desesperación. Y la causa de la desesperación es el pecado, el pecado delante de Dios.

Solo en el cristianismo hay pecado; en el paganismo no hay pecado, hay faltas o delitos, pero no pecado. La muerte corporal es el final de todo, pero la desesperación es más muerte todavía, equivale a un enfermo (de nuevo, la terminología médica de Kierkegaard) que agoniza, pero no puede morirse. En el sentido cristiano, la muerte no puede considerarse una enfermedad mortal, pues espera otra vida eterna. Pero la desesperación es la falta total de esperanza.

Para algunos comentaristas de la obra de Kierkegaard, la enfermedad era la angustia mencionada frecuentemente en otras de sus obras. Pero en este libro se habla claramente de la desesperación, que es un sentimiento similar.

Hoy podríamos considerar a Kierkegaard como un buen caso para un psiquiatra o un psicoanalista. Pero Sigmund Freud, el primer explorador de la mente, nació el mismo año en que moría Kierkegaard. Freud consideraba a Dios como una proyección del ser humano, sin existencia real, por lo que desmontaba toda la estructura intelectual que tanto había atormentado al filósofo. No conocemos ningún estudio psicoanalítico sobre Kierkegaard, y bien que lo sentimos.

Para realizar este estudio nos hemos apoyado fundamentalmente en estas referencias.
KIERKEGAARD, Soren: *Diario íntimo*. Santiago Rueda Editor. Buenos Aires, 1955.
KIERKEGAARD, Soren: *La enfermedad mortal*. Editorial Trotta. Madrid, 2008.

RAMÓN Y CAJAL,
IDEAS SOCIALES Y POLÍTICAS

Santiago Ramón y Cajal es conocido en España y en el resto el mundo por sus aportaciones al conocimiento de la estructura del sistema nervioso que incluso le llevó a ser galardonado con el Premio Nobel de Fisiología y Medicina. Pero es menos conocido por sus opiniones, como ciudadano español de a pie, opiniones muy interesantes sobre la vida social, política y universitaria de la España de su época. Estas opiniones podemos entresacarlas de algunos de sus escritos. Es especialmente útil para este propósito su autobiografía, publicada con el nombre de *Recuerdos de mi vida,* y que el autor lleva hasta el año 1917. También es muy útil un breve escrito del año 1899 dirigido a los estudiantes de su tiempo, con el título *Post scriptum,* en el que se queja de las deficiencias de la enseñanza e investigación en nuestro país y de sus posibles remedios. Y también es muy interesante y llena de ideas que podríamos llamar informales sus *Charlas de café,* editado inicialmente en 1921 y cuya última edición fue de 1932, poco antes de la muerte de su autor.

Pero para poder valorar adecuadamente las opiniones de Ramón y Cajal es importante conocer el entorno social y político en el que se desenvolvió su vida.

Nace nuestro protagonista en 1852 en Petilla de Aragón, pequeño pueblo de Aragón que por esas extrañas circunstancias de la historia pertenecía (y todavía pertenece) a Navarra. Su padre era, en su denominación oficial, «cirujano de segunda clase» que después de muchos esfuerzos y estudios consigue el título de Médico-Cirujano, con el que se ganó holgadamente el sustento de su familia. En 1861 se traslada a Jaca para estudiar el bachillerato y en 1864 a Huesca a completar estos estudios en su instituto. Tenía Ramón y Cajal cuando llega a Huesca 12 años de edad y corrían por España los turbulentos años finales del reinado de Isabel II.

En 1871, a los 19 años de edad, se traslada a Zaragoza para iniciar sus estudios en la Facultad de Medicina. Son años también turbulentos. En 1868 ha sido depuesta Isabel II tras el golpe de Estado dirigido por el general Prim y en enero de 1871 jura la constitución como nuevo rey Amadeo de Saboya.

Termina la carrera de Medicina en 1873, año en el que, tras la abdicación del monarca, Amadeo de Saboya, se constituye la Primera República española. Este mismo año gana las oposiciones a médico militar y es destinado a Cataluña, donde se libraba una de las muchas fases de la guerra carlista.

En enero de 1874 finaliza el tormentoso experimento de la República española. En abril de este mismo año, tras el recrudecimiento de la guerra en Cuba, Ramón y Cajal es destinado al ejército expedicionario de aquella isla antillana. Allí conoce las grandes deficiencias de este ejército, minado por la carencia de medios, las enfermedades tropicales y la corrupción administrativa. Cajal contrae la malaria, de la que no termina de recuperarse, por lo que es declarado inútil para el servicio y trasladado a la península en 1875. Recordemos que estos son los años, también tormentosos, de la Restauración de Alfonso XII, que es proclamado rey tras el pronunciamiento en Sagunto del general Martínez Campos, con la colaboración intelectual del político conservador Cánovas del Castillo. Esto sucedía en diciembre de 1874 y en enero de 1875 llega a España Alfonso XII. En 1976 se proclamaría la nueva Constitución.

A su regreso a España, Ramón y Cajal se traslada a Zaragoza, donde obtiene una plaza de auxiliar en la cátedra de Anatomía. En 1879, se convocan oposiciones para la cátedra de Anatomía de la Universidad de Granada y Cajal decide presentarse. Un amigo bien enterado le aconseja no presentarse, pues ya es sabido que la plaza está asignada de antemano a un determinado candidato. No obstante, Ramón y Cajal decide opositar y, efectivamente, comprueba que la cátedra es asignada al candidato señalado. En este mismo año se produce el matrimonio del rey Alfonso XII con María Cristina, y Pablo Iglesias funda el Partido Socialista Obrero Español.

A pesar de esta decepción, Cajal insiste y se presenta en 1883, cuando tenía 31 años, a las oposiciones a la cátedra de Anatomía de la Universidad de Valencia. El tribunal, presidido por el Dr. Letamendi, se la otorga por unanimidad. Así comienza la vida académica de este insigne investigador.

En el año 1887 consigue la cátedra de Barcelona por traslado y, finalmente, en 1892 consigue la cátedra de Madrid.

Pero hemos de volver momentáneamente al año 1889, que es fundamental en la vida de Cajal como investigador. Hasta entonces, sus muchos hallazgos sobre la anatomía microscópica del sistema nervioso habían pasado inadvertidos por haber sido publicados en revistas españolas de poca difusión. Pero este año, costeándoselo de su propio bolsillo, acude a la reunión de la Sociedad Anatómica Alemana e Berlín donde sus presentaciones causan una gran expectación. Cajal finalmente es conocido y reconocido por los más importantes investigadores europeos y ya será siempre tenido en cuenta en el campo de la anatomía del sistema nervioso.

Ya en la capital de España, se relaciona con los personajes de la sociedad madrileña. Acude a las tertulias de Castelar, que había sido presidente de la República, donde conoce a Salmerón y a Giner de los Ríos, y con ellos expresa su voluntad republicana. Reinaba, como ya hemos dicho, Alfonso XII.

1898 es el año del desastre colonial, con la pérdida de las últimas colonias, Cuba y Filipinas. La opinión pública española no esperaba un desenlace tan rápido y este conflicto con la destrucción de la escuadra española en pocas horas por la marina de los Estados Unidos. Cajal se confiesa abatido. Durante un tiempo es incapaz de continuar con sus experimentos. Publica algunos artículos en la prensa, especialmente en *El Liberal,* en los que atribuye el desastre a la ignorancia de nuestros políticos sobre la diferencia en la magnitud y eficacia de nuestras fuerzas y las de nuestros oponentes. Nuestros viejos navíos de madera fueron literalmente arrasados por lo modernos barcos metálicos de los americanos y por sus eficientes artilleros e ingenieros. Las soluciones que reclama Ramón y Cajal en estos artículos coinciden con los de los regeneracionistas Joaquín Costa y Macías Picabea. Finalmente, logra continuar con sus investigaciones y completa el estudio sobre el quiasma de los vertebrados.

El año siguiente es algo mejor. Cajal, ya muy conocido en el mundo científico, es invitado a visitar algunas universidades americanas, especialmente la de Harvard. No es la primera vez que visita universidades extranjeras, pues en 1894 había sido invitado a las de Cambridge y Oxford en Inglaterra. También había visitado algunas universidades alemanas y de estos viajes nos quedan sus comentarios admirativos sobre su nivel científico y docente en comparación con las pobres universidades españolas.

En 1906, cuando contaba con 54 años de edad, Ramón y Cajal recibe el Premio Nobel de Fisiología y Medicina. No vamos a entretenernos en esta efeméride por ser sobradamente conocida. Solo decir que en este mismo año tiene lugar el matrimonio del Rey Alfonso XIII y doña Victoria Eugenia de Battemberg y durante la comitiva real se produce un atentado. El anarquista Mateo Morral lanza una bomba sobre el cortejo, provocando varias muertes. En este mismo año, el gobierno liberal de Segismundo Moret ofrece a Ramón y Cajal la cartera de Instrucción Pública. Pero nuestro Premio Nobel la rechaza y el cargo recae en uno de sus compañeros de claustro, el cirujano Alejandro San Martín. Como era habitual en esos años, el gobierno apenas duró unos meses, sin haber podido hacer nada efectivo. Es evidente que Cajal tuvo mucha vista.

Al cumplir 70 años, Ramón y Cajal es jubilado como catedrático de la Universidad de Madrid. Este mismo año otro español recibe un Premio Nobel, esta vez de Literatura, Jacinto Benavente. El país vive todavía bajo la conmoción de dos graves sucesos acaecidos un año antes: el asesinato de Eduardo Dato, presidente del Gobierno, y el desastre de Anual en la guerra de Marruecos.

Una vez jubilado, la vida de Ramón y Cajal transcurre con tranquilidad, dedicado sobre todo a escribir. Alguna de sus obras queda incompleta cuando muere el 17 de octubre de 1934. Estamos ya en la Segunda República y gobernaba una coalición conservadora (radicales y agrarios), presidida por Alejandro Lerroux. Son los sangrientos días de la revolución de Asturias. Tal vez por lo agitado del momento, la representación oficial fue mínima en el entierro de Ramón y Cajal. Solo acudió en representación del gobierno el ministro de Instrucción Pública. El día del entierro, el poeta mexicano Alfonso Camín escribió un magnífico soneto, digno recuerdo de este gran científico español.

Ya estamos en condiciones de colocar en el contexto histórico adecuado las reflexiones de Santiago Ramón y Cajal.

La religión y lo religioso

Como hombre de ciencia, Ramón y Cajal tiene una relación no siempre fácil con lo religioso. La vida es un azar y un misterio, nos dice este hombre que tanto sabía sobre los aspectos biológicos de la vida. Se hace preguntas trascendentes: quien no se preocupa de la constitución del universo, de la vida y de la muerte no pasa de ser un cuadrúmano con pretensiones. Y continúa: el temor a la muerte, el terror a no ser ha sido el mejor instrumento de progreso. Tal vez por eso, añadimos nosotros creyendo adivinar su pensamiento, el ser humano es el único animal que ha progresado. Y en algún sitio nos deja dicho que lo peor de la vejez es la falta de futuro y que lo más terrible de la muerte es su eternidad. Pero, a pesar de todo, no pierde el sentido del humor cuando señala que poco vales si tu muerte no es deseada por muchas personas.

Las opiniones que nos dejó sobre la Iglesia son escasas, pero interesantes. Se entiende que se trata de la española Iglesia católica. Ramón y Cajal no era creacionista, sino positivista como la mayoría de los científicos de su tiempo, incluso en España. Por eso juega humorísticamente con ciertos conceptos: Dios creó el mundo en seis días y al séptimo descansó, fácil es presumir que descansa todavía. Y más en serio, tiene algún encontronazo cuando enfrenta la fe y la razón: lo que entra en la mente por medio de la razón puede ser corregido, pero lo admitido por la fe, nunca. Y más en serio, aun niega el libre albedrío cuando manifiesta como científico que las células son todo en el hombre en su aspecto racional y fisiológico; las células reaccionan contra los estímulos del medio ambiente, por lo que en realidad el libre albedrío es una ilusión, no existe. De nuevo, positivismo puro. Y más positivismo: la metafísica es el arte de patalear en las tinieblas.

La Iglesia como institución tampoco sale bien librada. La Inquisición y el clericalismo son las causas de la decadencia de España. Y envía una petición al clero: no llenar el cielo de españoles, sino la tierra.

La educación, la técnica y la ciencia

Como hombre dedicado a la docencia, Ramón y Cajal tenía una gran preocupación por los temas de educación. Es consciente del atraso español comparado con otros países que ha visitado y concluye con la afirmación de que la pobreza y la ignorancia son las causas de nuestra incultura y nuestra dependencia del extranjero. Los telares, las máquinas de coser, los microscopios, telescopios, aparatos de radio, automóviles, locomotoras, aeroplanos, todo viene del extranjero. En una ocasión nos recuerda la frase del regeneracionista Joaquín Costa de que los españoles son capaces de descubrir un continente, pero no son capaces de descubrir una bacteria.

Cajal sabe de lo que habla, porque ha visitado numerosas universidades y laboratorios científicos extranjeros. En el año 1894 es invitado a dar la Croonan Lecture en la Royal Society de Londres. Además de conocer varios hospitales docentes de esta ciudad (King's College Hospital, London Hospital, entre otros), tiene ocasión de visitar las universidades de Oxford y Cambridge. Queda impresionado por los magníficos edificios (los compara con los viejos y destartalados de España) y los modernos laboratorios. Universidades costeadas por capital privado y con métodos de selección del profesorado basados en el mérito. Similares impresiones, incluso aumentadas, obtiene en su viaje a los Estados Unidos en 1899, invitado a visitar varias universidades, entre ellas Harvard en Boston y Columbia en Nueva York. Por cierto, que en este viaje coincide con la celebración del 4 de julio, fiesta de la independencia americana, y queda sorprendido por el unánime y sano patriotismo de esas gentes. Son interesantes también sus reflexiones de su viaje a Alemania en 1890 sobre el funcionamiento de sus universidades: supresión de exámenes, autonomía universitaria, selección del profesorado sin oposición ni concurso. Pero su admiración no le lleva a engaño: el carácter español es distinto y, si aplicáramos este sistema en nuestro país, la rutina y el favoritismo nos harían retroceder antes de diez años al estado salvaje.

Y es que, sigue reflexionando, nuestro problema no son los medios ni las instalaciones tanto como las personas. La ciencia no tiene patria, pero los científicos sí la tienen. He ahí el problema. Paréceme, continúa, que, en España, al revés que en el extranjero, los hombres de arte o de ciencia se asocian para descansar sin haber trabajado nunca. Y terminamos este apartado con otra de sus reflexiones: la instrucción es a la moralidad lo que el ejercicio físico es a la salud.

REFLEXIONES SOBRE LOS ESPAÑOLES DE SU TIEMPO

Su opinión sobre los españoles tampoco es demasiado buena, desde su punto de vista, claro: el ideal del español es jubilarse después de haber trabajado poco y, si es posible, sin haber trabajado nunca. Pero también deja abierta una puerta a la esperanza cuando nos explica lo que entiende por patriotismo: fomentar la industria, mejorar la agricultura, crear institutos docentes, subvencionar la investigación, proteger las ciencias y las artes, y poner el oro y la inteligencia al servicio de la cultura y el bienestar de la nación. Estas palabras, escritas en su *Post scriptum* y dirigidas a los estudiantes, van realmente dirigidas a las clases capitalistas para que (recordemos que Ramón y Cajal simpatizaba con el republicanismo y que escribe estas palabras en 1917 cuando la lucha de clases estaba en el ambiente social) la riqueza no solo represente el duro trabajo del proletariado y el placer del capitalista.

Hace hincapié en numerosas ocasiones sobre las causas del atraso de España. Las causas principales son la pobreza y la ignorancia, que llevan a la incultura y todo intento de remediar esta situación pasa por reconocer estas circunstancias (dice, textualmente, «reconocer nuestra inferioridad»). «Este atraso bochornoso» (de nuevo, palabras textuales de Cajal) «se debe a la intolerancia extrema y a la endeblez del movimiento renacentista en nuestro país. En España no hemos tenido hondas conmociones filosóficas ni políticas, nunca hemos tenido movimientos profundamente renovadores».

Y ya en clave de humor (o tal vez no) insiste en que hay que sustituir los funestos vicios de la lotería, el flamenquismo y las corridas de toros por actividades más modernas, tal vez el deporte.

La política y los políticos

Como ya hemos visto, a Ramón y Cajal le tocó vivir una convulsa historia de España. Nacido en la monarquía de Isabel II, cuando tenía 16 años, vivió la revolución que destronó a esta reina. Después vino la Primera República, de accidentada y corta vida. Le siguió la Restauración de la monarquía en la figura de Alfonso XII y, ya jubilado, la dictadura de Primo de Rivera y finalmente la Segunda República. Todo ello con la guerra de Cuba, las guerras carlistas, el desastre colonial de 1898, la Primera Guerra Mundial y la guerra de Marruecos. No es de extrañar que su opinión sobre la política y los políticos no sea demasiado buena.

«En política», nos dice, «todo necio es peligroso. Los políticos españoles progresan en su carrera a base de fracasos como los militares progresan a fuerza de recibir heridas». Esta opinión, como tantas otras que mencionaremos a continuación, la podría volver a suscribir Cajal si viviese en nuestros días. Y sigue: «¿De qué modo sacar a nuestros políticos de esa inmunda charca en la que se agitan y se devoran movidos por mezquinos egoísmos?». No acaban aquí las críticas: «Los políticos españoles gobiernan el primer año para su familia y sus amigos; el segundo año para su región y el tercero para el país». Claro, y esto lo añadimos nosotros, porque se sobreentiende que en una situación en la que los gobiernos apenas duraban unos meses no daba tiempo a gobernar para el país.

Otra perla: «Si los debates parlamentarios terminan con una votación, sería preferible votar sin discutir, pues el resultado sería el mismo y ahorraríamos tiempo, resquemores y enconos. Y una queja amarga: «En España, la casaca ministerial y la toga no delinquen jamás».

No puede Ramón y Cajal aislarse del ambiente revolucionario de ciertas épocas. En un momento de su vida habla del anarquismo: «La revolución anarquista hace el efecto de bedeles empeñados en sustituir a los catedráticos para actuar sin rector, sin decanos y sin alumnos».

Aunque Cajal no lo menciona, tuvo que conocer el famoso aserto de Cánovas del Castillo, artífice de la Restauración, de que Gran Bretaña era el país mejor gobernado del mundo. Sin llegar a tanto, Cajal estaba en la misma onda: «La diferencia entre un político inglés y uno español es que el inglés cree que su obligación es mantener al Estado, mientras que el español cree que el Estado tiene la obligación de mantenerle a él».

Por estas manifestaciones parece que Ramón y Cajal tenía mala opinión de los políticos españoles más que de los políticos en general. Aun así, algunos se salvan. Menciona como los mejores políticos españoles a tres generales metidos a políticos: Espartero, Prim y Martínez Campos. Es curiosa esta opinión, pues, aunque Ramón y Cajal fue médico militar, nunca tuvo una buena opinión sobre el ejército. Pero también se salvan algunos civiles: Cánovas del Castillo, a quien considera un hombre culto e inteligente, pero que no supo resolver el problema colonial de 1898 por su desconocimiento del poder de los enemigos. Porque, según el propio Cajal, «las naciones no sucumben por ser débiles, sino por ignorar que lo son». Tiene también buenas palabras para algunos políticos republicanos como Castelar y, sobre todo, Salmerón.

Como hombre viajero, también tuvo opiniones sobre la política extranjera, pero no vamos a extendernos por falta de espacio. Solo notar que en 1922 pudo decir, alguna razón tendría, que el mundo tendría un amo: los Estados Unidos. Y, después de la Primera Guerra Mundial, vaticinó que habría otra, pues las guerras traen más guerra. «¿Quién no prevé para dentro de quince o veinte años otro choque terrible entre Francia y Alemania?». Por suerte para él, no tuvo que vivir para ver la Segunda Guerra Mundial.

SOBRE EL SER HUMANO

«El mundo es una comedia escrita por locos y representada por borrachos». No es de extrañar esta opinión, pues Ramón y Cajal, hombre de ciencia, ve al hombre como un animal más. Cajal conoce bien las teorías de Darwin, pero solo las acepta parcialmente, no es un darwinista convencido. Pero el influjo de Darwin es innegable cuando dice que el origen del mal es la evolución. El hombre es naturalmente malo y su instinto guerrero es una tendencia fatal del ser humano. Porque el progreso de la humanidad, como el de los animales, está regido por el severo principio de la utilidad. Y continúa evolucionista: el hombre es el último animal de presa aparecido. Todo esto le lleva a una conclusión aún más pesimista, tomando como pie el famoso aforismo de Thomas Hobbes: «Decir que el hombre es un lobo para el hombre es calumniar al lobo».

Todo esto le lleva a conclusiones más generales: «Las guerras son inevitables y solo las naciones débiles son pacifistas y se vuelven guerreras en cuanto llegan a ser fuertes». Y se muestra contrario a la creencia común de que el mutuo conocimiento de los pueblos favorece la paz. «No», nos dice, «las guerras nos demuestran que las naciones se aborrecen más cuanto más se conocen.

CONCLUSIÓN

En estas líneas apenas hemos podido esbozar el perfil humano de don Santiago Ramón y Cajal. Un estudio detallado de su pensamiento como ciudadano de a pie necesitaría mucho más espacio del que disponemos en este momento. Pero podemos llegar a una conclusión: Ramón y Cajal fue un español que, con su esfuerzo personal y prácticamente sin ayuda institucional, fue capaz de sobresalir por encima de la mediocridad y del atraso científico, educativo, político y social de la España de su tiempo.

Para realizar este artículo nos hemos ayudado de los siguientes textos:

RAMÓN Y CAJAL, Santiago: *Charlas de café / Cuentos de vacaciones*. Editorial Pramés. Zaragoza, 2007.

RAMÓN Y CAJAL, Santiago: Recuerdos de mi vida. Editorial Crítica. Barcelona, 2006.

CHARLES DARWIN, UN GRAN CIENTÍFICO Y UN GRAN ENFERMO

Charles Darwin es uno de los investigadores que han dejado una huella más profunda en la historia de la humanidad. Su obra sobre la evolución de las especies fue recibida con gran escepticismo y generó una enorme controversia tanto en los medios científicos como en los religiosos. Darwin, educado inicialmente para ser un clérigo de la Iglesia Anglicana y, por lo tanto, gran estudioso de la Biblia, dio un vuelco a las creencias de su época en lo relativo a la creación del mundo. Su teoría sobre la evolución de las especies, incluyendo al hombre como una especie animal más, puso en entredicho lo enseñado en el Génesis de la Biblia cristiana.

Darwin no fue completamente original. Sus ideas fueron precedidas por el francés Lamark (la función crea el órgano) y por su propio abuelo, Erasmus Darwin, cuyos escritos fueron bien conocidos por Charles. Además, otro investigador inglés contemporáneo de Darwin, Wallace, había publicado una teoría de la evolución (la supervivencia del que mejor se adapta), lo que supuso una gran sorpresa para Darwin cuando se enteró. Pero Wallace no tenía interés en profundizar en su teoría y dio su autorización a Darwin para seguir adelante. En realidad, fue después de su viaje alrededor del mundo en el navío Beagle y mientras ordenaba los hallazgos obtenidos durante el viaje, cuando cayó en sus manos el libro del clérigo y economista inglés Thomas Malthus, *Ensayo sobre el principio de la población*, cuando a Darwin le vino a la cabeza la idea de la evolución. Como vemos, muchas y variadas fueron las influencias que tuvo que asimilar Darwin para llegar a la idea que revolucionó la ciencia de su época. La teoría de la evolución es solo una teoría, es decir, la mejor explicación posible con los datos de que disponemos, pero no es un hecho demostrado y, por lo tanto, es susceptible de ser modificada si aparecen nuevos datos.

La obra escrita de Darwin es muy extensa. Las más conocidas son su *Diario de viaje de un naturalista alrededor del mundo, El origen de las especies* y, sobre todo, *El origen del hombre*. Pero escribió muchas otras de las que solo mencionaremos *Los arrecifes de coral, La fertilización de las orquídeas* y *La expresión de las emociones en el hombre y los animales*.

Breve bosquejo biográfico

Charles Darwin nace el 12 de febrero de 1809 en la ciudad inglesa de Schrewsbury. Su padre era médico en esa ciudad y tenía una próspera clientela. Charles fue el segundo de los seis hijos del Dr. Darwin. Su madre fue Susanah Wedgwood, hija del propietario de una importante industria de la porcelana. Charles siempre fue un mal estudiante, aficionado sobre todo a la caza. Destacó como buen tirador y jinete. Su padre lo tenía claro: este hijo, Charles, no sirve para nada y será la vergüenza de la familia. Pero Charles también lo tenía claro: para qué se iba a esforzar en estudiar si con lo que iba a heredar de su padre podría vivir cómodamente.

En 1825, su padre lo envía a la Universidad de Edimburgo para estudiar Medicina. A Charles no le gusta esta carrera y termina abandonándola. En 1828, acude a la Universidad de Cambridge para iniciar los estudios que le llevarían a ser clérigo de la Iglesia de Inglaterra. En estos años de Cambridge, Charles se interesa más por la geología y la botánica que por la teología. En 1831, mientras estaba en casa de su padre pasando las vacaciones, recibe la noticia de que un barco de la marina de su majestad, de nombre Beagle, va a comenzar un viaje alrededor del mundo y disponía de una plaza para un naturalista sin remuneración económica y compartiendo camarote con el capitán del barco, el capitán Fitz Roy. Charles no se lo piensa y, tras vencer la oposición de su padre, se enrola en el Beagle. Aunque no fuese una plaza remunerada, la asignación de su padre cubría los gastos sin problemas.

El viaje del Beagle alrededor del mundo se inicia el 27 de diciembre de 1831 y regresa el 2 de octubre de 1836. El equipaje de Darwin era escaso, pues escaso era el espacio de que disponía. Destaca un martillo de geólogo, materia a la que era muy aficionado, y un libro, *El paraíso perdido*, de Milton. Este extraordinario viaje está relatado con todo detalle en su obra *Viaje de un naturalista alrededor del mundo,* cuya lectura no podemos menos que recomendar.

A su vuelta, Darwin se establece en Londres hasta que en 1842 se traslada a la pequeña ciudad de Down, donde pasará el resto de su vida. En 1839, se había casado con su prima Emma Wedgwood y el matrimonio tendría diez hijos de los que sobrevivirán siete. En esta ciudad de

Down y en la casa en la que viviría el resto de su vida, Charles Darwin escribiría su gran obra.

No vamos a entrar en el detalle de la vida y la obra de Charles Darwin, pues nuestros lectores pueden informarse fácilmente en otras publicaciones. Nosotros vamos a concentrarnos en las enfermedades que sufrió y que tanto le hicieron padecer durante toda su vida.

La salud de Charles Darwin

No tenemos demasiada información directa sobre la salud de Darwin. Es posible que, de forma deliberada, los datos sobre su salud fueran ocultados. Es cierto que se publicó una autobiografía, pero en realidad no era una auténtica autobiografía. Darwin escribió una serie de notas sobre su vida destinadas a sus descendientes, hijos y nietos, para que conociesen su trayectoria personal. Eran unas notas de carácter íntimo no destinadas para su publicación. A la muerte de Darwin, su hijo menor, Francis, decidió que era importante que el mundo conociese aspectos de la vida de este gran científico y reunió estas notas para su publicación. Pero Francis Darwin nos advierte que ha eliminado todos aquellos aspectos de carácter íntimo que no creyó necesario publicar. Entre los datos eliminados se encuentran, sin duda, lo referente a la salud de Charles Darwin. La salud del científico fue bastante mala, tanto que en ocasiones tuvo que dejar de trabajar durante varias semanas hasta reponerse. Esta información la encontramos generalmente en alguna de las muchas cartas que Darwin, hombre famoso, escribió a sus muchos amigos y corresponsales. Esto es, que la autobiografía publicada está llena de omisiones en lo que a la salud se refiere.

El viaje alrededor del mundo

Cuando Darwin se embarca en el Beagle para dar la vuelta al mundo, tenía 22 años y, seguramente, una buena salud. En un viaje que había de durar cinco años podía esperarse deterioros en la salud de tripulantes y viajeros. Por eso, la tripulación al mando del capitán Fitz Roy estaba compuesta por dos tenientes, treinta y cuatro marineros, dos grumetes, un contramaestre, ocho soldados de marina, un carpintero, un contador, un escribiente y, además, un oficial médico y un ayudante sanitario. Aunque en su extenso relato del viaje alrededor del mundo Darwin apenas menciona problemas de salud, es evidente que los tuvo. En el prólogo del libro, donde menciona los diferentes agradecimientos a quienes le ayudaron, da las gracias al Dr. Bynoe, médico del Beagle, «por los solícitos cuidados que me prodigó cuando estuve enfermo en Valparaíso». Darwin relata con gran precisión y detalle todos los episodios del viaje, con mención explícita de la fecha y lugar en que ocurrieron. Pero cuando llega a Valparaíso, no hace mención de ninguna enfermedad, lo que podemos interpretar como su intención de pasar por alto sus problemas de salud que consideraba poco importantes como para interrumpir el resto del relato.

Lo que sí menciona Darwin, como de pasada, es que pocos días antes de iniciar el viaje tuvo un episodio de «palpitaciones y dolores en el corazón» que le asustó mucho y le hizo pensar que podía tener una enfermedad cardiaca. Pero no quiso consultar con ningún médico por el temor de que le prohibiese realizar el viaje, algo a lo que no estaba dispuesto por peligroso que fuese.

El 3 de octubre de 1832 se encontraba realizando una excursión en los alrededores de la ciudad argentina de Santa Fe. Tuvo un episodio de dolor de cabeza que le tuvo postrado en cama durante dos días. Fue tratado con remedios locales, como aplicar hojas del naranjo a las sienes, aplicar una habichuela cortada por la mitad también a las sienes y algunos otros remedios más repugnantes, como matar y abrir en canal a un cachorro. En cualquier caso, no hace mención de la causa del dolor de cabeza, pero de alguna manera curó y Darwin pudo proseguir el viaje. Pocos días después, el 1 de octubre, se encontraba en la ribera del río Paraná explorando la zona, pero en un momento «no se sentía enteramente bien», por lo que tuvo que suspender el viaje y regresar a Buenos Aires. No da más explicaciones.

En marzo de 1835 se encontraba en el Perú. Muy interesado por la geología de la zona, organiza una ascensión a la cordillera de los Andes. El ascenso se hace cada vez más fatigoso por la disminución del oxígeno según se subía. Tenían que descansar cada cincuenta metros para recobrar el aliento. Darwin padece el mal de altura por el enrarecimiento del aire, que los indígenas que le acompañaban llaman puna. Darwin se sobrepuso a este inconveniente y continuó la ascensión con la satisfacción de encontrar algunas conchas fósiles en el cerro más elevado.

Ya al final de su relato sobre la vuelta al mundo menciona el mareo, que probablemente sufrió frecuentemente durante la travesía. Habla, dice, por su experiencia. «La persona a quien afecte el mareo ha de conceder gran importancia a las molestias que ocasiona, no es un mal pasajero que se cure en una semana».

Esto es todo lo que nos cuenta sobre su salud durante los cinco años que duró el viaje.

DE REGRESO

Al regreso de su viaje, después de una breve estancia en Londres, en 1842, Darwin se establece en la pequeña ciudad de Down, donde permanecerá el resto de su vida y donde escribirá su extensa obra. Los detalles sobre su salud son escasos, pero no debió de ser buena, ya que son constantes los comentarios sobre su mala salud que, en ocasiones, le obligaba a suspender su trabajo. Al principio, los Darwin hicieron cierta vida social recibiendo amigos en su domicilio. Pero «mi salud se resentía a causa de la excitación» (no especifica el significado de la excitación) que le provocaba violentos escalofríos y accesos de vómitos, por lo que tuvieron que reducir su vida social, declinando invitaciones a comer y recibiendo en su casa a muy escasos invitados.

Más adelante anota en su diario que había perdido casi dos años por su enfermedad (no da más detalles), lo que le llevó al balneario de Malvern en 1848, donde pasó dos meses, para tomar un tratamiento hidropático que le sentó muy bien, de modo que pudo reanudar su trabajo. Pero la mejoría no fue suficiente, pues cuando su padre fallece el 13 de noviembre de 1848, Charles Darwin no puede acudir a su entierro ni a su funeral, dado que su salud no le permitía viajar. Se encontraba de nuevo muy enfermo, así que tuvo que suspender temporalmente la corrección de pruebas de unos de sus libros sobre *Plantas trepadoras*.

Su hijo, Francis Darwin, incluye en la autobiografía una carta dirigida por su padre a un amigo, el Sr. J. Fordyce en 1871. Se discuten los problemas que surgen entre la ciencia y la religión. Charles Darwin es escéptico sobre los criterios habituales de la religión, pero no descarta la existencia de Dios. En un momento de esta larga carta, le dice a su amigo que su salud es muy débil y que jamás pasa 24 horas seguidas sin algún malestar, lo que le hace perder meses enteros de trabajar.

Son abundantes las menciones sobre su mala salud en su correspondencia dirigida a amigos y colegas científicos, en la que se disculpa por los retrasos en responder debido a su mala salud que le obliga a descansar en cama, a veces durante semanas o meses, sin poder trabajar. En una de ellas se queja de sus enormes molestias de estómago y gran debilidad. En el año 1868, en una carta a su amigo Hooker, menciona que solamente la música (se refería al *Mesías* de Haendel) le permitía olvidarse durante unas horas de «su maldito estómago». Es la primera vez que se enfoca en el estómago. En otra ocasión dice que no ha pasado un solo día en los últimos años sin enormes molestias de estómago. En 1872, en una carta a la Sra. Haliburton, declara que durante muchos años su salud ha sido mala y ahora se siente muy viejo. Pero, a excepción de su mala salud, que le ha apartado de la sociedad, su vida ha sido muy feliz.

El final

Durante sus últimos años, la salud de Darwin se fue deteriorando, haciendo cada vez más difícil trabajar en sus diversas publicaciones científicas. «Durante todo el invierno he estado bastante mal. Me temblaban las manos y la cabeza me daba vueltas. Un día de cada tres no podía hacer nada» escribía en una ocasión. «Las noches las paso siempre mal, lo que me impide recuperarme» dice en otra carta.

En diciembre de 1881 fue a visitar a su amigo el Sr. Romanes y, como no se encontraba bien, decidió marcharse a su casa antes de lo previsto. Al salir, cuando había caminado menos de doscientos metros, se tambaleó y tuvo que agarrarse a una verja para no caer al suelo. Fue ayudado por el mayordomo del Sr. Romanes, pero Darwin insistió en continuar el camino por su cuenta. Durante la última semana de febrero de 1882 tuvo frecuentes episodios de dolor en la región del corazón con irregularidad del pulso y fue atendido por dos prestigiosos médicos de Londres que acudieron presurosos a su casa de Down. El 18 de abril tuvo otro ataque, esta vez más serio, y perdió el conocimiento. Cuando volvió en sí, consciente de la proximidad de la muerte, dijo que no tenía ningún miedo a morir. Durante todo el día siguiente sufrió terribles náuseas y debilidad de las que no se pudo rehacer. Murió el 19 de abril a los 74 años de edad.

Charles Darwin fue enterrado en la Abadía de Westminster como hombre ilustre que había sido. Asistieron al funeral representantes de Francia, Alemania, Italia, España, Rusia y de universidades y sociedades científicas. Reposa junto a compañeros tan ilustres como Isaac Newton, Stephen Hawking, Charles Dickens y Rudyard Kipling, por mencionar solo a unos pocos.

LO QUE NOS QUEDA

Charles Darwin fue un hombre muy trabajador, pero muy metódico. En varias ocasiones dice que dedica exactamente tres horas al día a trabajar, aunque seguramente trabajaba durante muchas más horas. Fue muy aficionado al dulce, que le fue prohibido por los médicos. Fumaba y tomaba rape. Apenas bebía vino. Aficionado a los paseos, de los que disfrutaba mucho, los tuvo que reducir en sus años finales por la pérdida de fuerza. Casi toda su vida la pasó afectado por sus intensas molestias de estómago, que fueron casi constantes desde 1842 cuando se traslada a su residencia definitiva en Down. Estas molestias le hicieron sufrir mucho y le forzaron a interrumpir su trabajo frecuentemente, a veces durante semanas y meses. En aquellos tiempos no se disponía de medios para hacer un diagnóstico preciso, pero seguramente se trataba de una úlcera gastroduodenal. Tampoco había tratamientos específicos, por lo que se acudía a cambios en la dieta y a la hidroterapia en balnearios, balnearios a los que Darwin acudió en numerosas ocasiones. En sus últimos años no cabe duda de que sufrió un grave problema cardiaco que fue la causa inmediata de su muerte. Tenemos que recordar que pocos días antes de iniciar el viaje en el Beagle tuvo un episodio de palpitaciones y dolor en la región cardiaca; sin embargo, no hay evidencia de que tuviese problemas de corazón a lo largo de su vida, excepto muy al final.

Pero la gran contribución de Darwin fue la teoría de la evolución por la que es recordado. La teoría de la evolución es solo eso, una teoría. No hay una demostración definitiva de su realidad y son muchos los datos que la contradicen y no pocos los estudiosos que no la aceptan. Pero, hasta ahora, nadie ha sido capaz de encontrar una teoría mejor para explicar el mundo.

Para realizar este artículo nos hemos ayudado de los siguientes textos.

DARWIN, Charles: *Autobiografía*. Selección de Francis Darwin. Alianza Editorial. Madrid, 1977.

DARWIN, Charles: *Diario del viaje de un naturalista alrededor del mundo*. Editorial Espasa Calpe. Madrid, 2009.

DARWIN, Charles: *El origen de las especies.* Editorial Bruguera. Barcelona, 1967.

DARWIN, Charles: *El origen del hombre.* Biblioteca EDAF. Madrid, 1963.

LUJÁN, Nestor: *Charles Darwin.* Historia y Vida. Extra n.º 28. Barcelona, 1983.

MALTHUS, Thomas: *Ensayo sobre el principio de la población.* Editorial Akal. Madrid, 1990.

JAMES JOYCE, EL ESCRITOR ENFERMO

INTRODUCCIÓN

James Joyce es uno de los escritores más discutidos del siglo XX. Aunque su obra es variada, ha sido su libro *Ulises* el que le ha dado más fama y el que ha sido más estudiado y criticado, tanto por el público general como por los eruditos. Es un libro de difícil lectura por el gran número de mensajes ocultos y alusiones a distintos personajes que contiene. Casi todas las personas que aparecen en la obra son gente conocida por el autor, aunque con el nombre cambiado. Su lectura no deja indiferente a nadie. Para algunos, *Ulises* es una obra detestable llena de groserías y obscenidades que no merece la pena molestarse en leer. Para otros, se trata de la obra más importante de la literatura europea de la primera mitad del siglo XX. Solo por esta obra James Joyce alcanzó mucha fama y algo de fortuna, ambas tardíamente.

Nosotros no vamos a entrar en las discusiones sobre la obra literaria de James Joyce, empresa que dejamos para los abundantes eruditos que se han dedicado a ello. Aquí nos vamos a centrar en el largo y complejo historial médico de Joyce, que tanto influyó en su vida personal y familiar y, por lo tanto, en su obra. Para no perdernos, vamos, de entrada, a delimitar sus diversos lugares de residencia y las distintas enfermedades que le aquejaron.

Irlandés de nacimiento (cuando Irlanda era parte del Reino Unido), todavía joven decide autoexiliarse en busca de mejores ambientes para llevar a cabo su obra literaria. Trieste, entonces una de las ciudades más importantes del Imperio austrohúngaro y donde nacerían sus dos hijos, Zúrich y París. Salvo por esporádicas visitas, James Joyce nunca volvería a vivir en su país natal.

En cuanto a su historial médico, motivo fundamental de este artículo, vamos a centrarlo en su excesivo consumo de alcohol, sus muy graves problemas oculares, la enfermedad de su hija Lucía, de la que tanto se ocupó Joyce con verdadero amor paternal, y sus problemas digestivos inicialmente considerados como «cosa de nervios», pero que finalmente le llevarían a la muerte.

Breve biografía

James Joyce nace en Rathgar, un suburbio de Dublín, el 2 de febrero de 1882. Su padre, John Joyce, era un buen deportista y cazador, pero nunca hizo nada positivo como estudiante. A la temprana muerte de su padre hereda una serie de propiedades que poco a poco va vendiendo e hipotecando hasta llegar a la ruina. Su madre, May Murray, era diez años más joven que su marido y pertenecía a una familia con afición y dotes para la música. El matrimonio tuvo numerosa descendencia: 4 hijos y 3 hijas. Alguien dijo que John Joyce había llenado su casa de hijos y de hipotecas. James era el segundo hijo.

En aquellos tiempos, Irlanda, fervorosamente católica, formaba parte del Reino Unido, donde la religión oficial era la Iglesia Anglicana y donde las distintas denominaciones protestantes también proliferaban. Así, Irlanda era una especie de hermana pobre y además católica. La relación de ambas comunidades no era buena, pues los irlandeses deseaban independizarse de Inglaterra, lo que no lograrían hasta 1922.

En ese ambiente, James Joyce inicia su educación en 1888 en el Clongowes Wood College, institución regida por los jesuitas. Tras un breve intervalo en la escuela de los Hermanos Cristianos, reanuda sus estudios en el Belvedere College, también regido por la Compañía de Jesús. Los estudios universitarios los realiza en la University College de Dublín, universidad católica de menos prestigio que la protestante Trinity College, también de Dublín. Estudia humanidades, sobre todo literatura inglesa, francesa e italiana, así como los idiomas francés e italiano. Para asegurarse un futuro laboral, su padre le apremió a aceptar un empleo como oficinista en la cervecería Guinness de la ciudad. Pero, sorprendentemente, en abril de 1902 decide inscribirse en la Royal University Medical School con la intención de hacerse médico. Tiene ciertos problemas, especialmente con la asignatura de Química y finalmente decide que esta universidad no es buena para él. De forma sorpresiva y sin ninguna razón clara, se traslada a París para estudiar la carrera de Medicina en esa ciudad. Lo que Joyce quería realmente era abandonar Irlanda y marchar a Europa, donde creía tener más oportunidades para lo que en el fondo deseaba, que era dedicarse a la literatura. Tenía en mente a los escritores irlandeses

Oscar Wilde, Bernard Shaw y William Yeats, que decidieron marcharse de Irlanda para progresar en su carrera. En la Facultad de Medicina de París no consigue progresar, en parte por dificultades con el idioma, en parte por dificultades económicas que no le permitían pagar la matrícula y en parte porque tampoco en París pudo aprobar los exámenes de Química.

Regresa a Dublín, porque su madre estaba gravemente enferma y murió en agosto de 1903 de un cáncer de estómago. Un año antes, su hermano George había muerto de una peritonitis, seguramente una apendicitis perforada. James lo intenta de nuevo en la Facultad de Medicina de Dublín, pero de nuevo se atasca con la asignatura de Química. Renuncia definitivamente a la medicina y prueba a trabajar como profesor en un colegio. No le gustaba y lo dejó.

Había decidido dedicarse a la literatura, quería ser escritor. Su estilo era poco convencional para la tradicional sociedad irlandesa y una serie de cuentos fueron rechazados por los editores. Es entonces cuando definitivamente decidió que solo marchando a otro país más abierto podría desarrollarse como escritor. En 1904 había conocido a una joven que trabajaba en un hotel y se enamoró de ella. Se llamaba Nora Barnacle. Joyce había conseguido por correo una oferta para dar clases de inglés en la academia Berlitz de Zúrich y no lo dudó. Nora decidió acompañarle y comenzaron el viaje marchando a París. No habían legalizado su relación, pero esta unión fue tan sólida que duró toda la vida. Nora siempre se presentó como Nora Joyce, aunque el matrimonio no se legalizó hasta 1931.

El 9 de octubre de 1904 James y Nora Joyce viajan a París. Unos días después toman el tren para Zúrich a donde llegan el 11 de octubre. Su sorpresa es que en el instituto Berlitz de Zúrich no le esperaban y no tenían una plaza para él. Después de unos tensos días de espera, pueden conseguirle una plaza en el Berlitz en la cercana ciudad austriaca de Trieste. El 20 de octubre la pareja de James y Nora viaja a Trieste.

La vida en Trieste no es fácil, porque los ingresos de James son escasos y las dificultades económicas son constantes. Pero en esta ciudad permanecerán hasta 1915 cuando se trasladan a Zúrich. El motivo es que la Primera Guerra Mundial está en marcha. James es ciudadano británico y puede ser llamado a filas cuando Gran Bretaña entra en la guerra. Además, Trieste era ciudad austriaca, lo que complicaba las cosas. En Suiza, país neutral, los Joyce se encontraban más seguros. Pero la vida en Trieste fue productiva, pues en esta ciudad nacieron sus dos hijos, Giorgio y Lucia, y como escritor Joyce consigue editor para su primera gran obra, *Dublineses,* en 1906, aunque no se publicaría finalmente hasta 1914. Fue el comienzo de su consagración como escritor.

En Zúrich consigue ciertos ingresos dando clases de inglés y además obtiene una beca de la Fundación de Escritores, institución británica en la que el escritor americano Ezra Pound y el irlandés William Yeats tenían buena influencia. Estos dos escritores serían valedores de Joyce durante toda su vida literaria. Gracias a estas ayudas puede dedicar tiempo a escribir la que sería su gran obra, *Ulises.* Pero también consigue que otra de sus obras, *Retrato de un artista adolescente,* se publique en Nueva York.

En 1920 viaja a París con la intención de acelerar la publicación de su *Ulises.* Lo que iba a ser una estancia de unos pocos días resultó una estancia en París de más de 20 años. París era entonces la capital cultural de Europa. Joyce conoce en esta ciudad a escritores como André Gide, Paul Valery, Proust, Zola, Hemingway y Gertrude Stein. Sigue su relación con Ezra Pound, que también pasaba largas temporadas en París y que tanto le ayudó a progresar en su carrera literaria. Y, sobre todo, conoce a Sylvia Beach, propietaria de la librería Shakespeare and Company que, ante las dificultades encontradas por Joyce para publicar *Ulises,* se ofrece a publicarlo ella. Se firma el contrato de edición en abril de 1922 y se encarga a una imprenta de la ciudad de Dijon su realización. Es una edición en inglés que encuentra dificultades para su difusión. *Ulises* es prohibido en los Estados Unidos por considerarla una obra obscena e inmoral. En 1923 la censura americana ordena quemar 500 ejemplares. En Inglaterra también encuentra dificultades para su publicación por el mismo motivo.

Pero, en París, Joyce conoce la popularidad como escritor y mejoran sus condiciones económicas. A pesar de todo, derrocha el dinero sin límite, por lo que vive siempre lleno de deudas. En cualquier caso, en 1927 se edita la versión alemana de *Ulises* y en 1928, la traducción francesa. También en ese año de 1928 se publica otra de sus obras fundamentales,

Finnegans Wake, en los Estados Unidos. En 1931 muere su padre, John Joyce, y deja a James como único heredero. Sorprendentemente todavía quedaba alguna propiedad no embargada, por lo que la herencia aportó algo a la economía de su hijo.

En 1939, comienza la Segunda Guerra Mundial. Los rápidos avances de las tropas alemanas hacen temer que París sea bombardeado, por lo que muchos deciden abandonar la ciudad. Los Joyce se trasladan al pueblecito de Saint-Gerard-le-Puy, cerca de la ciudad de Vichy. Pero la guerra avanza y las tropas alemanas invaden Holanda y Bélgica, y también entran en Francia. Los Joyce no se sienten seguros y deciden marchar a Suiza, país neutral. Tuvieron que superar muchos obstáculos burocráticos, tanto ante las autoridades francesas como suizas, pero finalmente consiguen pasar la frontera y llegar a Zúrich el 14 de diciembre de 1940. Esta sería la etapa final de su peregrinaje.

Su historial médico

Afición al alcohol

El padre de James, John Joyce, tenía épocas en las que bebía abundantemente, por lo que fue recriminado con frecuencia por su familia. Por lo tanto, para James el alcohol era familiar. Sus primeros contactos con la bebida a lo grande tienen lugar en 1903 a su regreso de sus estudios en París. Con un grupo de amigos bebe frecuentemente hasta llegar a emborracharse en varias ocasiones. Se aficiona al vino de Canarias, que era algo caro, por lo que se pasa al vino del país y a la cerveza local, la Guinness, que era más barata. En ocasiones tuvo que ser rescatado por su hermano Stanislaus para poder regresar a casa.

Recién llegado a Trieste, tal vez apesadumbrado por las dificultades económicas y la decepción sobre las posibilidades de encontrar trabajo bien remunerado, James vuelve beber, sobre todo por las noches. Su esposa, Nora, nunca sabía a qué hora volvería a casa. En una ocasión, alarmada por la tardanza, pidió a un amigo que fuera a buscarlo. Lo encontró completamente borracho, tirado en una cloaca. A lo largo de su prolongada estancia en Trieste, había épocas en que el mayor gasto de la familia era el alcohol de James, casi siempre vino blanco. El vino tinto no le gustaba y no era aficionado a las bebidas de alta graduación.

Ya en Zúrich, frecuentaba los ambientes literarios y, de nuevo, bebía intensamente, llegando a emborracharse con frecuencia. A pesar de todo, no abandonaba la escritura y dedicaba mucho tiempo a su *Ulises*. En una ocasión, Nora fue a buscarlo a una taberna y lo amenazó con quemar el manuscrito de su *Ulises* si no dejaba la bebida. De hecho, llegó a quemar una parte, pero sabía que James tenía una copia.

Ya en París, su situación económica había mejorado y participaba en los círculos literarios de la ciudad. Era un escritor conocido y tenía aduladores que lo acompañaban frecuentemente. Con dinero y rodeado de admiradores, volvió a beber y a pasarse con la bebida. Sin embargo, a pesar de la mejoría económica, los gastos de su tren de vida le llevaban a las deudas y a pedir dinero prestado.

A pesar de su historial de bebida y borracheras, James Joyce nunca fue un alcohólico. Podía dejar de beber durante largas temporadas sin desarrollar síntomas de abstinencia. A su muerte, la autopsia no mostró lesiones en el hígado compatibles con el exceso de alcohol como podría ser una cirrosis. Disponemos del informe de la autopsia que así lo atestigua.

El problema de sus ojos

Desde joven, Joyce tuvo problemas con los ojos. Sin duda, su patología ocular condicionó de forma importante su trabajo como escritor, pues una buena visión es una herramienta fundamental para quien se dedica a escribir. Joyce tuvo que llevar gafas desde niño a causa de su miopía. No fue hasta su época de Trieste cuando empezó a tener dolores en el ojo izquierdo compatibles con un principio de glaucoma. Pero no fue hasta 1917, a los 35 años de edad, ya en Zúrich, cuando tuvo un intenso ataque de dolor en el ojo izquierdo. Fue visto por un oftalmólogo que hizo el diagnóstico de glaucoma y advirtió a Joyce de la importancia de hacer un tratamiento adecuado, pues, de lo contrario, podría perder la vista. Este le recomendó una intervención quirúrgica, pero Joyce inicialmente se negó. Finalmente, no tuvo más remedio que someterse a la intervención, una iridectomía, para reducir la presión en el globo ocular. La convalecencia duró cuatro semanas y Joyce mejoró. Pero un año después vuelven los dolores, esta vez en ambos ojos, que le incapacitan casi por completo.

Ya en París, a donde se traslada en 1920, siguen los dolores oculares, que le obligan a tomar cocaína para calmarlos. En mayo de 1922 acude a la consulta del Dr. Morax, oftalmólogo, que le advirtió de que otra operación iba a ser necesaria. Posteriormente consultó con el Dr. Louise Borsch, un afamado oftalmólogo de París. Borsch examinó detenidamente a Joyce y notó que toda su dentadura estaba en muy mal estado y podía ser la fuente de posibles infecciones oculares. Le recomendó una nueva cirugía ocular, pero antes debía extraerse todos los dientes. Como Joyce tenía programado un viaje a Londres, lo dejaron todo para su vuelta. En Londres consulta con tres oftalmólogos, uno de los cuales le aconseja operarse con urgencia, por lo que Joyce regresa de inmediato a París. Pero el Dr. Borsch estaba de vacaciones y Joyce se traslada a Niza para pasar unos días mientras su oftalmólogo regresa. Pero se pone peor y tiene que consultar a un especialista local que comprueba que la cámara del ojo izquierdo está llena de sangre. Aplica sanguijuelas para sacar la sangre y una solución fuerte y dolorosa de diodina (salicilato de soda).

De vuelta en París, se somete a la extracción de todos los dientes en dos sesiones, 17 extracciones en total. Después, el Dr. Borsch le opera el ojo izquierdo realizando una esfinterectomía. Mejora poco a poco y, además, termina con una dentadura postiza. El problema sigue y en junio de 1924 el Dr. Borsch le opera de nuevo. Esta vez hace una irisectomía en el ojo izquierdo, similar a la realizada en Zúrich en 1917. La convalecencia fue larga y Joyce tuvo que permanecer en la clínica, en cama y con el ojo vendado durante casi un mes.

En noviembre de 1924, se operó de catarata en el ojo izquierdo. En febrero de 1925, se programa una nueva intervención, pero tiene que ser aplazada por una grave conjuntivitis, esta vez en el ojo derecho. Tratamiento con sanguijuelas y morfina por el intenso dolor. Total, diez días en la clínica. En diciembre se opera de nuevo y ya van ocho operaciones en los ojos. Y no serían las últimas.

Con tanta operación, la visión del ojo izquierdo quedó bastante deteriorada. Tenía que escribir con letra muy grande para poder verla, lo que retrasaba sus planes editoriales. No le gustaba dictar ni quería usar una máquina de escribir. Pero a pesar de todo no perdía el sentido del humor, hasta el punto de realizar una clasificación de sus problemas, según un código de colores, colores que al parecer distinguía bien. La ceguera verde sería el glaucoma, la ceguera gris sería la catarata y la ceguera negra la pérdida total de la visión.

En diciembre de 1925, el Dr. Borsch le opera de nuevo y prescribe inyecciones de arsénico y fósforo para mejorar el nervio óptico. En 1928, en vista de la insuficiente mejoría, es tratado con un colirio de pilocarpina. En 1930, fallece el Dr. Borsch, lo que supuso un golpe para Joyce, pues tenía una gran confianza en este médico. Como sus problemas oculares persistían, buscó consejo entre sus conocidos y le recomendaron a acudir al Dr. Alfred Vogt de Zúrich, ciudad bien conocida por Joyce. Allí se va y el Dr. Vogt le opera de nuevo, una catarata terciaria en el ojo izquierdo. Esta es la operación ocular número once, según el cálculo del propio Joyce. Ahora el ojo derecho también estaba mal. No se había recuperado del todo de su grave conjuntivitis y en él se estaba formando una catarata, pero el Dr. Vogt decide no operar.

Entre tanta operación y tanto oftalmólogo, en noviembre de 1928 Nora es diagnosticada de un cáncer de útero y tuvo que ser operada, una histerectomía, y posteriormente tratada con radio.

Con todo esto, James Joyce tenía una visión muy deteriorada. Necesitaba llevar gafas contantemente, incluso gafas oscuras. En alguna ocasión le fue preciso tapar su ojo izquierdo con un parche. Usaba un bastón para ayudarse al caminar para mayor seguridad. Medio en serio, medio en broma le dijo a un amigo que no le vería más, no porque se fuera a marchar, sino porque temía quedarse ciego.

La enfermedad de su hija Lucía

Lucía nació en Trieste el 26 de julio de 1908. Se comportó como una niña normal hasta que en febrero de 1932 empieza a dar muestras de enajenación mental, atacando furiosamente a su madre —llegó a tirarle incluso una silla—. Fue preciso internarla en una clínica durante unos días hasta que pareció mejorar. En abril de ese mismo año es diagnosticada de esquizofrenia y tiene que ser ingresada de nuevo en una clínica mental. Con la vana esperanza de que el problema se iba a resolver, Joyce dedica mucho tiempo a su hija, hasta el punto de que descuida su trabajo de escritor. Pero la enfermedad progresa, a pesar de que uno de los especialistas consultados dijo que Lucía no era una lunática, sino una neurótica y recomendó un tratamiento con inyecciones de suero bobino. Esto dio ciertas esperanzas a Joyce, pero llegó un momento de que Lucia necesitaba vigilancia constantemente y vivía siempre en compañía de una enfermera. Pese a ello, se escapó de la clínica en varias ocasiones y llegó a incendiar su habitación. Finalmente, no hubo más remedio que recurrir a la camisa de fuerza.

Esta grave situación prolongada en el tiempo supuso para Joyce un enorme gasto emocional y económico, problemas que intentaba superar por medio de la bebida. Aunque Joyce, en esta época, estaba en una buena situación económica, a veces tuvo que pedir ayuda a sus familiares y amigos. Y siempre angustiado por el futuro de su hija: ¿qué sería de ella cuando él faltase?

El problema digestivo que le llevaría a su final

A mediados de 1933, Joyce se siente muy mal. Se encuentra en medio de una epidemia de gripe y se atribuyen sus molestias a esta enfermedad. Pero, por si acaso, los médicos realizan una revisión a fondo y no encuentran nada preocupante. Especifican que tanto el hígado como el estómago están bien. En septiembre de ese mismo año, Joyce padece un episodio de intenso dolor abdominal que los médicos achacan a los nervios. Poco a poco mejora.

En 1938, vuelven los episodios de dolor en el estómago y de nuevo se achacan a «dolencia nerviosa». Aun así, los médicos recomiendan hacer un estudio radiológico del estómago, pero Joyce se niega. En diciembre de 1940, la familia Joyce se traslada a Suiza, concretamente a la ciudad de Zúrich, huyendo de la guerra. Según testigos, Joyce parece cansado, enfermo y envejecido. El 9 de enero de 1941 sufre un episodio de intenso dolor. Se le administra morfina como calmante, pero como no mejora es ingresado en un hospital. Entonces se realiza un estudio radiológico del estómago que muestra una úlcera duodenal perforada. En esta situación no hay más remedio que operar.

Aquel mismo día, el Dr. H. Freysz, cirujano de la clínica Schwesterhaus donde Joyce había sido ingresado de urgencia, le opera suturando la úlcera perforada. Fueron necesarias unas transfusiones de sangre, sangre donada por dos soldados suizos, ya que en aquel tiempo no existían los bancos de sangre como los conocemos hoy. Inicialmente se produjo una leve mejoría, pero al final, después de entrar en coma, Joyce fallece el 13 de enero de 1941.

La autopsia muestra una peritonitis generalizada. Una úlcera duodenal perforada y suturada, y otras dos úlceras duodenales no perforadas, pero con evidencia de haber sangrado. El hígado y el bazo eran normales. El resto de los órganos, sin alteraciones significativas.

El resto de la historia

El 15 de enero James Joyce fue enterrado en el cementerio de Fluntern en Zúrich. El embajador británico en Berna pronunció unas palabras. Después habló el poeta Max Geilinger en representación de la Sociedad de Autores de Suiza. El tenor Max Melli cantó el aria *Addio terra, addio cielo* de Monteverdi.

Nora Joyce siguió viviendo en Zúrich y murió en abril de 1951. Fue enterrada en el mismo cementerio que su marido. Su hija Lucia, siempre bajo custodia en un sanatorio, murió en 1982.

Para realizar este artículo nos hemos apoyado en el siguiente texto:
ELLMAN, Richard: *James Joyce*. Editorial Anagrama. Barcelona, 2002.

UNAMUNO, EL HOMBRE QUE TANTO TEMÍA A LA MUERTE MURIÓ SIN DARSE CUENTA

Introducción

Miguel de Unamuno y Jugo ha sido uno de los intelectuales más importantes de la primera mitad del siglo XX en España. Su irrupción en la vida universitaria e intelectual española fue iconoclasta y rompedora, lo que le causó numerosos conflictos con todas las autoridades establecidas, bien fuesen políticas, religiosas o académicas.

Unamuno probablemente es más conocido como filósofo, pero fue mucho más que un filósofo. Fue escritor de novelas y estrenó varias obras de teatro. Su obra poética, tal vez menos apreciada de lo que se merece, fue considerable. Sus artículos periodísticos se cuentan por cientos. Se relacionó asiduamente con los intelectuales de su época como Ángel Ganivet, Ortega y Gasset, y Gregorio Marañón, quienes siempre lo apoyaron en sus momentos difíciles. Fue retratado en 16 ocasiones por los pintores más reputados de su época, como Zuloaga, Vázquez Díaz, Gutiérrez Solana y Joaquín Sorolla, entre otros.

Se implicó activamente en política y siempre se consideró republicano y socialista. Con la llegada de la República en 1931, fue elegido concejal del Ayuntamiento de Salamanca primero y diputado en el Congreso Constituyente después.

Su actividad académica sufrió los vaivenes de la política de su época. El gobierno conservador de la reina regente María Cristina aprueba una ley por la que todos los catedráticos tenían que jubilarse al cumplir los 70 años de edad, con lo que el Rectorado de la Universidad de Salamanca queda vacante. Sorprendentemente, el gobierno conservador nombra nuevo rector a Unamuno. La comunidad universitaria protesta airadamente por el nombramiento para este cargo de un confeso socialista y heterodoxo de apenas 36 años.

Con el advenimiento de la dictadura de Primo de Rivera, Unamuno no solo es cesado de su cargo de rector y de su cátedra, sino que es desterrado a la isla de Fuerteventura. Cuando llega la amnistía marcha a París primero y después a Hendaya, pues se niega a regresar a España mientras gobierne el dictador. Así, pasa seis años fuera de España y a su regreso recupera su cátedra y su puesto como rector. Cuando cumple la edad de jubilación, ya en la República, es nombrado rector honorario vitalicio.

Al comienzo de la guerra civil, la supuesta simpatía por los rebeldes lleva al gobierno del Frente Popular a cesarlo como rector honorario. Con la entrada de las tropas franquistas en Salamanca, Unamuno es nombrado de nuevo rector honorario, cargo del que poco después sería cesado a causa de sus críticas, decepcionado con el gobierno de los nacionales.

Además de su historia exterior, por decirlo de alguna manera, Miguel de Unamuno vivió siempre atormentado por sus dudas religiosas, por su dudosa fe y por su miedo al más allá, la muerte. Nunca perdió la fe, aunque sí perdió la fe del carbonero. Se alejó de la Iglesia oficial y dejó de ir a misa a los 19 años, siendo ya estudiante en Madrid. Cuando tuvo algún problema de salud, frecuentemente entraba en depresión y sentía el aleteo de la muerte, según sus propias palabras. Estos conflictos espirituales los dejó bien plasmados en su obra escrita, especialmente en la poética, que nos ha sido muy útil en descifrar sus miedos ante la enfermedad.

La vida y obra de Miguel de Unamuno ha sido extensamente estudiada. Nosotros vamos a limitarnos a destacar los aspectos de su salud que fueron relevantes para su obra como creador.

LOS COMIENZOS

En la primera página de su libro *Recuerdos de niñez y de mocedad*, Unamuno nos dice que no se acuerda de haber nacido, pero que documentos fehacientes indican que nació en Bilbao el 29 de septiembre de 1864. Esta es la fecha que vamos a aceptar como cierta.

Miguel nace en una familia muy tradicional y religiosa. Su padre, Félix, es panadero y comerciante de harinas, lo que permite a su familia vivir con holgura. Su madre, Salomé, era una mujer muy religiosa. La segunda hija de este matrimonio, María Jesusa, muere al poco de nacer. Félix, el padre, muere a los 48 años de edad en el balneario de Urberuaga de tisis pulmonar. La madre, viuda a los 30 años, después de 10 años de matrimonio, se refugia en la religión. Se nombra tutor de la familia a Félix de Aranzadi, padrino de Miguel. Es importante reseñar que a su muerte, Félix Unamuno deja una pequeña pero selecta biblioteca que fue importante en la iniciación intelectual de Miguel de Unamuno.

A los once años de edad, Miguel ingresa en el Instituto Vizcaíno de Bilbao, institución privada de tendencia liberal. Estos estudios fueron costeados por su abuela Benita, que disponía de una modesta fortuna que no dudó en dedicar a su nieto favorito, Miguel.

Aunque no disponemos de datos sobre su salud en esa época, sí sabemos que Miguel era un chico de complexión físicamente débil que contrastaba con su brillantez intelectual. Seguramente por sus antecedentes paternos, los médicos le aconsejaron los paseos al aire libre y la gimnasia, lo que le agradaba particularmente. De nuevo, los médicos insisten en el ejercicio al aire libre cuando Miguel se disponía a marchar a Madrid para iniciar sus estudios en la universidad.

EN LA UNIVERSIDAD

En el otoño de 1880 se traslada a Madrid para estudiar la carrera de Filosofía y Letras. Entre sus profesores están Marcelino Menéndez Pelayo, Emilio Castelar y Francisco Giner de los Ríos. Lee su tesis doctoral en 1884, titulada «Crítica del problema sobre el origen y prehistoria de la raza vasca», tesis que aprueba con sobresaliente. Regresa a Bilbao.

LA DURA LUCHA POR LA VIDA. LOS DIFÍCILES COMIENZOS

Desde entonces, Unamuno, que ha decidido dedicarse a la enseñanza, comienza el largo e ingrato camino de las oposiciones. Prepara oposiciones a cátedras de Latín y Castellano para los institutos de Murcia, Tarragona, Zamora, Canarias y Figueras. Al mismo tiempo, oposita a las plazas de Psicología, Lógica y Ética de los institutos de Bilbao y Cabra. De nuevo, oposita a las cátedras de Latín y Castellano de Jerez, León, Baeza y Tapia. También se presenta a la cátedra de Metafísica en la Universidad de Valladolid. No consigue aprobar ninguna de estas oposiciones. En 1887 opta a una cátedra de profesor de vascuence dotada por la Diputación de Vizcaya, sin éxito. Otro intento, esta vez para cronista y archivero de Vizcaya, termina en un nuevo fracaso.

A Unamuno no le queda más remedio que dedicarse a dar clases particulares y a escribir artículos periodísticos. En uno de estos artículos describe a los partidos políticos como «una reunión de hombres rutinarios y sin ideas propias dirigidos por unos rebaños de ciegos guiados por un tuerto, toda cuya crítica consiste en aceptar cuanto acepta el jefe y rechazar cuanto él rechaza». A buen seguro, muchos pensarán que esta descripción realizada en 1888 se mantiene vigente.

CATEDRÁTICO EN SALAMANCA

El 5 de mayo de 1889 se convocan oposiciones para la cátedra de Lengua Griega de la Universidad de Salamanca. Aunque no era un tema de su especialidad, Unamuno se dedica intensamente al estudio de la lengua griega. Realiza unos magníficos ejercicios y el tribunal le otorga la plaza por unanimidad. Era el 5 de junio de 1891. El otro opositor era Ángel Ganivet, que desde entonces se convertiría en uno de sus mejores amigos. El 12 de julio toma posesión de su plaza, que estaba dotada con 3.500 pesetas anuales. Esto le permitió casarse con su novia de toda la vida, Concepción Lizárraga, Concha para siempre.

SU SALUD Y LA DE LOS SUYOS

Aunque de complexión débil, parece que la salud de Unamuno era buena. La enormidad de su obra y su destacada actividad universitaria y política hacen que sus biógrafos hayan prestado poco interés a su salud. Pero no puede evitar verse rodeado por la enfermedad. En enero de 1886 nace su tercer hijo, Raimundo. A los pocos días, el niño sufre una meningitis que desemboca en una hidrocefalia, con lo que el pequeño Raimundo se convierte en un discapacitado profundo. Unamuno se dedica especialmente al cuidado de su hijo, pero sufre de intensos sentimientos de culpabilidad que le llevan a un estado de depresión e incluso a pensar en el suicidio. El pobre Raimundo moriría finalmente a los 6 años de edad. En junio de 1887 nace su hija Salomé, que va a padecer un severo problema de columna, una escoliosis, que solo con el tiempo se manifestaría su causa.

RECTOR DE LA UNIVERSIDAD DE SALAMANCA

En octubre de 1900 se crea el Ministerio de Instrucción Pública, cuyo primer titular es Antonio García Alix, que trae nuevos aires al anquilosado sistema universitario. Se decreta que la edad de jubilación de los catedráticos son los 70 años. Así, queda vacante la plaza de rector. Inesperadamente, Miguel de Unamuno es nombrado nuevo rector de la Universidad de Salamanca.

También hay alguna alegría: en 1905 nace su octavo hijo, al que llamará Raimundo en recuerdo de su otro hijo fallecido.

CRISIS RELIGIOSA Y PROBLEMAS DE SALUD

1906 es un año complicado. Sufre de un estado depresivo a resultas de una nueva crisis religiosa y de su desencanto por el desinterés de sus estudiantes. Además, su hermana María está enferma y la salud de su madre tampoco es buena y moriría poco después. A su desencanto moral se añaden padecimientos físicos. Por primera vez padece unos dolores en el pecho que se consideran como angina cardiaca (no se mencionan las correspondientes pruebas que pudieran corroborar este diagnóstico) y que hace pensar a Unamuno en la muerte o, en sus propias palabras, «en la nada de ultratumba». Tal vez para animarse, escribe un sentido poema sobre su miedo a morir. Era la Nochevieja de 1906.

Seguramente, su salud le seguía dando algún problema, pero hemos de esperar hasta 1910 para encontrar otra mención. En una carta a su amigo el poeta Joan Maragall, se queja de que su corazón comienza a trastornarse y pasa los carnavales en la cama, sin más que unas horas para pasear al sol. Finalmente se somete a una revisión médica, pues tiene el brazo izquierdo dolorido de continuo y lleva meses con un molesto insomnio. Se comprueba su tensión arterial y se le diagnostica «estado hipertensivo».

En 1911, muere su gran amigo, el poeta catalán Joan Maragall. Unamuno, muy afectado, vuelve a su depresión y al problema que tanto le atormenta, el problema del más allá. El corazón le dice que sí, pero la cabeza le dice que no. «El terrible problema del más allá me persigue como una pesadilla» escribe a su amigo Alcides Arguedas. Ese mismo año empieza a publicar por entregas la que sería una de sus obras fundamentales, *Del sentimiento trágico de la vida,* que inicialmente iba a titularse *Tratado del amor de Dios.*

En el año 1913, encontramos otra mención sobre su estado de salud. Considera que su pobre corazón «flaquea un poquito», hecho que achaca a su angustia e irritabilidad. Pero decide consultar a otro médico amigo, el Dr. Hipólito Rodríguez Pinilla, que confirma su patología cardiaca hipertensiva y le recomienda reposo, que esté mucho tiempo acostado. Desde entonces, Unamuno escribirá y leerá siempre echado en la cama. Tenemos una muy conocida fotografía en la que podemos verle echado en la cama, completamente vestido, mientras escribe. No tenemos información sobre el resto del tratamiento, pero en una ocasión se queja de tener que pasar tantas horas acostado y de tener que tomar medicinas por obligación.

La dictadura de Primo de Rivera. El destierro

En septiembre de 1923 se produce el golpe militar, aprobado por el rey Alfonso XIII, del general Primo de Rivera y se instaura la dictadura. Unamuno siempre se ha declarado republicano y socialista y ha escrito numerosos artículos en la prensa en contra del régimen. El dictador decreta suspender a Unamuno de empleo y sueldo y es desterrado a la isla de Fuerteventura. La Real Orden que así lo promulga lleva fecha de 20 de febrero de 1924. Unamuno se lleva al destierro tres libros: el Nuevo Testamento en su edición en griego, la *Divina comedia* y las poesías de

Leopardi. No tiene quejas sobre su salud en este tiempo; al contrario, presume de una salud inmejorable.

En su destierro, Unamuno obtiene el apoyo de muchos intelectuales españoles y europeos. El dictador, dándose cuenta de su error, prepara la amnistía y así lo señala en una carta que envía a Unamuno en Fuerteventura. Pero Unamuno no está dispuesto a aceptar favores de Primo de Rivera y decide fugarse de su exilio antes de que llegue la amnistía, lo que consigue con ayuda de los habitantes de la isla. El 13 de junio, de noche, embarca en un bergantín goleta francés que su hijo Fernando había contratado. Después de hacer escala en Las Palmas y Lisboa, finalmente llegan a Cherburgo el 26 de julio y de allí en tren a París, donde llegaría el día 28 a las once de la noche a la estación de Saint-Lazare, donde le esperaba su hijo Fernando.

En París sufre una angina de pecho que le hizo temer por su vida. En sus propias palabras, «sintió sobre su frente el soplo del aletazo del Ángel de la Muerte». Pensó que iba a morir. Deprimido, vuelve a tener pensamientos suicidas.

Regresa a España

Unamuno se traslada a Hendaya para estar más cerca de España hasta finalizar su autoexilio. Había decidido no egresar a su país mientras existiera la dictadura. El 28 de enero de 1930 dimite Primo de Rivera y finaliza la dictadura. Le sucede en la jefatura del Gobierno el general Dámaso Berenguer y se reinstaura la Constitución, lo que suponía la reintegración de Unamuno a todos sus cargos. Entonces, sí, Unamuno decide regresar y entra en España por Irún el 9 de febrero de 1930 después de seis años de ausencia.

Unamuno recupera su cátedra de Salamanca aunque con la oposición de gran parte del claustro y del propio rector saliente, Enrique Esperabe, que recuerda los tiempos en los que Unamuno fue Rector como una verdadera dictadura. Altanería, arrogancia, intransigencia y soberbia son algunos de los epítetos que le dedica. Mientras tanto Unamuno dedica su tiempo a escribir y conferenciar contra la monarquía y a favor de una futura república. En febrero de 1931 se constituye la Agrupación al Servicio de la República que patrocinan Gregorio Marañón, Ortega y Gasset y Pérez de Ayala.

De nuevo, su salud

Es a primeros de 1931 cuando encontramos otra nota sobre su salud. En una carta que Unamuno escribe a su amigo portugués Vitorino Nemesio, dice que le han hecho una pequeña operación quirúrgica, pero que su problema principal es la depresión. Dice que empieza a sufrir los achaques de la edad, pero que intenta llevar una vida normal paseando y haciendo ejercicio al aire libre. No hemos podido encontrar ninguna información sobre su pequeña operación quirúrgica.

Llega la República

En abril de 1931, tras unas elecciones municipales, el rey Alfonso XIII abandona España y se constituye la Segunda República española. Unamuno recibe a la República con entusiasmo y es elegido concejal del Ayuntamiento de Salamanca. En julio es elegido diputado de la Asamblea Constituyente que ha de elaborar una nueva Constitución. Se dispone a participar en lo que considera una república de intelectuales.

Aun así, tiene ciertas reservas, pues tiene una mala opinión del nuevo presidente del Gobierno, Manuel Azaña, del que dijo que era un escritor sin lectores y que nada hay más peligroso en política que un resentido con talento.

En octubre de 1932 escribe a su hijo Fernando que está inmerso en una «grandísima depresión de ánimo» y que se le está agriando el carácter.

Durante estos primeros años de la República, la figura pública de Unamuno es muy valorada. Es elegido Académico de la Lengua. El 28 de septiembre de 1934 Unamuno cumple 70 años, la edad de la jubilación. Su última lección es todo un acontecimiento. Acuden al acto el presidente de la República y varios ministros, así como el claustro de la universidad en pleno. Los homenajes a su persona se realizan por todo el país y sigue presidiendo los tribunales de varias oposiciones a cátedras. Unamuno, ya viejo y cansado, cumple con todos estos compromisos. Viaja a Inglaterra, donde es nombrado doctor *honoris causa* de la Universidad de Oxford. Viaja a París para inaugurar el Instituto de España. Incluso se pide para él el Premio Nobel.

MUERTES EN LA FAMILIA

Su salud parece mantenerse estable, excepto por varias crisis depresivas. También la muerte le rodea. Muere su hermana María, que vivía en su casa desde hacía muchos años. También fallece su hermana Susana, que era monja en Logroño y que le hace pensar en el Ángel de la Muerte. Fallece su hija Salomé, a los 36 años, de tuberculosis ósea. Y, lo peor de todo, el 15 de mayo de 1934 muere su esposa Concha de un problema vascular cerebral, después de un mes en coma.

EL FRENTE POPULAR. DESENCANTO CON LA REPÚBLICA

En las elecciones generales de febrero de 1936, se produce la victoria del Frente Popular. La política se radicaliza, el presidente de la República, Alcalá Zamora, es destituido y se nombra en su lugar a Manuel Azaña. Poco a poco, Unamuno se va decepcionando con el devenir de la política. En una carta al embajador de España en la República Argentina dice «en esta nuestra España veo cernerse una catástrofe si la providencia no lo impide». El anticlericalismo del nuevo gobierno tampoco le gusta y le parece «la más solapada e innoble persecución contra la fe tradicional de la mayoría de los españoles». Unamuno seguía siendo un hombre profundamente religioso, aunque distanciado de la jerarquía eclesiástica española. «Cada vez que dicen que hay que republicanizar algo me pongo a temblar esperando alguna estupidez inmensa» dice. Pero su apoyo a la República es firme, «porque el 14 de abril no se produjeron semejantes estupideces. Los que votaron a la República no sabían qué iba a ser esta República».

La guerra civil

Los acontecimientos se desbocan. El 12 de julio es asesinado el teniente Castillo por unos pistoleros de la extrema derecha. Al día siguiente es asesinado el jefe de la oposición (Bloque Nacional), José Calvo Sotelo, por un destacamento uniformado de la guardia de asalto. La derecha lo considera un crimen de Estado y el día 15 abandonan el Parlamento. El día 18 comienza la guerra civil con la sublevación de parte del Ejército. El día 19 el comandante militar de Salamanca proclama el estado de guerra y se pone a las órdenes de los sublevados.

Unamuno interpreta esta sublevación como otro de los pronunciamientos militares que tan frecuentemente se produjeron en España. Inicialmente los sublevados se proclamaban republicanos y no dejaban de clamar «viva la República». El himno nacional seguía siendo el republicano himno de Riego y la bandera tricolor ondeaba en los edificios públicos. La bandera roja y gualda no apareció hasta finales del mes de agosto.

Unamuno no fue crítico con los sublevados, al menos al principio. No sería hasta el mes de octubre cuando los militares rebeldes abandonaron los ideales republicanos e instauraron el caudillismo de Francisco Franco. Unamuno participa en la toma de posesión del nuevo ayuntamiento del que habían sido apartados los concejales más republicanos. El gobierno del Frente Popular considera que Unamuno se ha pasado al bando rebelde y lo destituye de su cargo de rector vitalicio. El Ayuntamiento de Bilbao retira su nombre de una de sus calles, que es renombrada Simón Bolívar. Unamuno insiste: «Yo no soy ni de derechas ni de izquierdas, yo no he cambiado, el que ha cambiado es el gobierno de Madrid». El gobierno de Franco, instalado en Burgos, nombra de nuevo a Unamuno rector vitalicio de la Universidad de Salamanca.

Desencanto con la derecha

Pero su idilio con el franquismo dura poco. Le horrorizan la crueldad de la guerra y las represalias. Se refugia en la lectura del Evangelio. Pero será el 12 de octubre, celebración del Día de la Raza, cuando la crisis llegará a su máximo. Unamuno preside la ceremonia en representación del jefe del Estado y la esposa de Franco está presente en el acto. Después de que varios oradores ensalzaran la guerra que salvaría a España, cierra el acto Miguel de Unamuno. Pero sus palabras van en otra dirección. Dice que esta no es una guerra civil, sino incivil. El odio no deja lugar a la compasión. Venceréis, pero no convenceréis.

Es entonces cuando se produce el bien conocido episodio con el general Millán Astray, uno de los fundadores de la Legión. Indignado por las palabras de Unamuno, el general interrumpe el acto y pronuncia sus célebres palabras: «Mueran los intelectuales y viva la muerte». Los asistentes a la reunión muestran ruidosamente su indignación contra el viejo profesor. Doña Carmen Polo de Franco se apresura a tomarle del brazo para que pueda salir sin ser agredido.

Ya es solo un catedrático jubilado abandonado por todos

Este es el fin de la vida civil de Miguel de Unamuno. Al día siguiente, la corporación municipal lo cesa como concejal y, días después, es cesado como rector vitalicio. Unamuno ya es solo un profesor jubilado. Apenas sale a la calle, pues al ser reconocido recibe constantes insultos de traidor y rojo. Sus amigos lo abandonan, unos por disconformidad y otros por conveniencia o temor. Cuando sale de casa, es seguido a todas partes por un policía que controla todos sus pasos.

La guerra sigue, y en noviembre el Gobierno republicano se traslada a Valencia ante el temor de que la capital pueda caer en manos de los rebeldes. El 29 del mismo mes, y tal vez como represalia, José Antonio Primo de Rivera, jefe de la Falange, es fusilado en la prisión de Alicante.

El 21 de diciembre, solo en su casa, siente su soledad y expresa su deseo de eternidad en un soneto cuyos últimos versos dicen:

¿Soñar la muerte no es matar el sueño?
¿Vivir el sueño no es matar la vida?

La muerte llega sin avisar

El día 31 de diciembre de 1936 hace frío y nieva en Salamanca. Por la tarde, Unamuno recibe a uno de sus antiguos alumnos, Bartolomé Aragón. Este alumno es falangista, pero aprecia francamente a su profesor. Unamuno le agradece que haya venido sin la camisa azul como otras veces. Bartolomé le pregunta por su salud y el maestro le dice que mejor que nunca. Se sientan frente a frente en la mesa camilla al calor del típico brasero. Hablan como en otras ocasiones sobre el porvenir de España. Bartolomé intenta explicarle los efectos positivos que traerá a España el nuevo régimen. Unamuno discute a veces en voz tan alta que incluso Aurelia, la criada, acude a ver qué es lo que pasa, pero se queda tranquila porque los dos hombres están bien. Minutos después, Unamuno guarda silencio con la cabeza inclinada mientras su interlocutor habla. Bartolomé Aragón nota un olor a chamusquina, a algo que se quema. Levanta el faldón de la mesa camilla y comprueba que una de las zapatillas de Unamuno se estaba quemando. Unamuno no se da cuenta porque está muerto.

Bartolomé grita, acude la criada y tienden el cuerpo inerme del viejo profesor en un sofá. Acude su amigo, médico y compañero de tertulia Adolfo Núñez, que solo puede certificar su muerte.

Hay que aprovecharse de la muerte de un hombre insigne

La noticia de la muerte de Miguel de Unamuno corre rápidamente por todo Salamanca. De pronto, todos los personajes que tanto le habían despreciado acuden presurosos, pues no siempre es posible apropiarse, aunque sea después de muerto, de la memoria de uno de los intelectuales más importantes de España. Los falangistas no se quedan atrás.

A la mañana siguiente, 1 de enero, se celebra el funeral en la parroquia de las Agustinas, bajo la advocación de la Purísima Concepción. Solemne misa de réquiem con tres oficiantes. Presiden sus hijos Fernando y Rafael, junto a sus hermanos Pablo, Felisa y María. No faltan el nuevo rector y el decano de Filosofía y Letras. A las cuatro de la tarde se celebra el entierro. Acude una nutrida representación del claustro universitario, escritores, periodistas y miembros de la Falange. El féretro es llevado a hombros por cuatro falangistas. Las cintas del ataúd son llevadas por el decano de la Facultad de Derecho y otros catedráticos, sin importarles que todos ellos habían firmado la destitución de Unamuno unos meses antes. El féretro, cubierto por la bandera roja y negra de la Falange, con el birrete de doctor encima, es depositado en el nicho 340 de la galería este del cementerio de Salamanca. Cerca reposan los restos de su pequeño hijo Raimundo, de su hija Salomé y de su esposa Concha.

Sus hijos deciden que su epitafio sea la última estrofa de un largo salmo escrito por Unamuno treinta años antes:

Méteme, Padre Eterno, en tu pecho,
misterioso hogar,
dormiré allí, pues vengo desecho
del duro bregar.

Nota final

El certificado de defunción, firmado por su amigo el Dr. Adolfo Núñez, concluye con que la muerte de Miguel de Unamuno se debió a una hemorragia bulbar secundaria a una arteriosclerosis e hipertensión arterial. Esta muerte súbita es más frecuente en casos de infarto cardiaco masivo, ya que una hemorragia cerebral suele acompañarse de síntomas neurológicos, pero hemos de respetar el criterio del médico que estuvo presente en el fatal momento. Hay quien ha mencionado la posibilidad de una intoxicación por monóxido de carbono producido por el brasero, pero su contertulio no mostró signos de tal intoxicación. Las emisoras de radio del Gobierno republicano insinuaron la posibilidad de que Unamuno fuese envenenado.

En cualquier caso, el hombre que tanto había temido a la muerte y al más allá murió sin darse cuenta.

Para realizar este artículo, nos hemos ayudado de los siguientes textos:
EGIDO, Luciano G.: *Agonizar en Salamanca*. Tusquets Editores. Barcelona, 2006.

RABATÉ, Collette y Jean-Claude: *Miguel de Unamuno. Biografía.* Editorial Taurus Santillana. Madrid, 2009.

UNAMUNO, Miguel de: *Recuerdos de niñez y de mocedad.* Editorial Espasa Calpe. Colección Austral. Buenos Aires, 1942.

DON QUIJOTE HA MUERTO.
¿POR QUE TENÍA QUE MORIR?

EL AUTOR

Miguel de Cervantes nace el 29 de septiembre de 1547. No sabemos con certeza su lugar de nacimiento, pero sí que fue bautizado en Alcalá de Henares el 9 de octubre del mismo año. Su padre era cirujano, que en aquella época era más un barbero que hacía sangrías que lo que hoy conocemos por ese título. Se definía a los cirujanos como «la mitad del justo precio del médico».

Por motivos económicos, la familia Cervantes cambió de residencia en varias ocasiones. Tal vez por ese motivo, Miguel y sus hermanos no pudieron recibir una educación adecuada. Solo sabemos que Miguel era muy aficionado a la lectura. Pero también sabemos que, en 1568, con casi 20 años, era alumno de humanidades del Estudio de Madrid que dirigía Juan López de Hoyos. Buscándose la vida, Miguel de Cervantes viaja a Roma como ayuda de cámara del cardenal Julio Acquaviva. Más adelante, toma la profesión militar y lucha en la batalla de Lepanto a bordo de la nave La Marquesa, mandada por Francisco de San Pedro. Como es bien sabido, en esta batalla Cervantes es herido y pierde la función de su brazo izquierdo.

En septiembre de 1575 sale de Nápoles en la galera Sol con destino a España, pero en el trayecto son apresados por piratas argelinos que lo llevan prisionero a Argel. Intenta fugarse en tres ocasiones, sin éxito. Finalmente, en 1580 es liberado por los frailes trinitarios, previo pago de un rescate. Regresa a España e intenta conseguir algún empleo en la corte. Obtiene una asignación como recaudador de impuestos en Andalucía donde pasa varios años. Algún problema con el dinero recaudado le lleva a la cárcel en Sevilla, pero por poco tiempo.

Antes de ir a Andalucía, Cervantes ha publicado su primera novela, *La Galatea,* en 1585. También escribe varias obras de teatro con la esperanza de conseguir algunos ingresos que aliviasen su siempre difícil situación económica.

El Quijote

En 1605, publica la primera parte de la que sería su gran obra. *El ingenioso hidalgo don Quijote de la Mancha* fue impreso en Madrid, en la imprenta de Juan Cuesta. Este libro fue dedicado al duque de Béjar, con el propósito de conseguir algún apoyo económico de este noble. Sorprendentemente, esta obra constituyó un éxito editorial extraordinario, teniendo que hacer 6 ediciones en el primer año y, posteriormente, en vida de Cervantes, 16 ediciones más. *El Quijote* se traduce al inglés en 1612 y al francés en 1614. El autor consigue gracias a esta obra fama y algún dinero.

La primera muerte de don Quijote

No vamos a entrar en los aspectos literarios de esta obra, de sobra conocidos, ampliamente estudiados y analizados por importantes críticos de la literatura española e internacional. Solo vamos a centrarnos en las razones de Cervantes para dar muerte a su personaje.

Al final de la primera parte, don Quijote regresa a su pueblo (por cierto, pueblo del que Cervantes nunca quiso dar el nombre en esta primera parte ni en la segunda), derrotado y abatido, y es atendido por su ama y su sobrina. En este punto, el autor, Cervantes, deja el futuro un tanto abierto y sin definir. Dice que no ha podido encontrar noticia de lo que pudo ser la vida de su héroe, si es que volvió a salir en busca de nuevas aventuras. Pero nos habla, sin dar fechas, de una caja que un médico había encontrado en las ruinas de una ermita, caja que contenía unos pergaminos escritos en castellano y con letra gótica donde informa sobre nuevas hazañas de don Quijote, la hermosura de Dulcinea del Toboso, de la figura de Rocinante y de la fidelidad de Sancho Panza. Pero, además, en estos pergaminos aparecen algunos epitafios en verso sobre las tumbas de estos personajes. Un ejemplo:

Aquí yace el caballero
bien molido y malandante
a quien llevó Rocinante
por uno y otro sendero.
Sancho Panza el majadero
yace también junto a él,
escudero el más fiel
que vio el trato de escudero.

De esta forma, Cervantes deja abierta la posibilidad de hacer o no una continuación de las hazañas de don Quijote. Al no poner fechas, entre el final de la primera parte y la posible muerte de don Quijote quedaba tiempo para nuevas aventuras.

La segunda y definitiva muerte de don Quijote

Ante el éxito de la primera parte, Cervantes decide escribir una continuación de las aventuras de don Quijote. En el planteamiento de esta segunda parte hay algunas novedades. En primer lugar, se da por hecho que don Quijote es conocido, pues los personajes que aparecen en la novela ya han leído la primera parte de *El ingenioso hidalgo don Quijote de la Mancha*. En segundo lugar, se considera que esta segunda parte es un texto encontrado en algún lugar de Toledo, escrito en lengua arábiga por un historiador llamado Cide Hamete Benengeli, texto que posteriormente fue traducido al castellano. Con este truco, Cervantes se permite dudar de algunas de las más inverosímiles aventuras de don Quijote, pero que así las había descrito su autor árabe.

Esta segunda parte se publica en el otoño de 1615 y está dedicada al conde de Lemos. Parece que Cervantes la escribe sin prisa, hasta que en 1614 aparece impresa una obra sobre las aventuras de don Quijote firmada por un tal Alonso Fernández de Avellaneda. El libro se titula *Segundo tomo del ingenioso hidalgo don Quijote de La Mancha* y está publicado en Tarragona. El nombre de Fernández de Avellaneda es un seudónimo y nunca se ha sabido quién fue el verdadero autor que se escondía tras ese nombre. Desde luego, no era un amigo, pues en su prólogo habla muy mal de Cervantes y le llama viejo y manco, entre otras cosas.

Cervantes decide contraatacar y acelera la publicación de su segunda parte. En el prólogo deja bien claro que Avellaneda es un impostor y que él es el único con derecho a escribir la segunda parte. Anuncia, todavía en el prólogo, que al final de la obra don Quijote quedará muerto y sepultado para que nadie pueda escribir nuevas aventuras.

A lo largo de esa segunda parte Cervantes no deja de aludir en varios pasajes su crítica a Fernández de Avellaneda, cuya verdadera personalidad nunca pudo averiguar.

Al final de la obra, don Quijote regresa a su pueblo vencido y derrotado. Tal como anunció Cervantes, don Quijote llega a su fin. Sufre una fuerte calentura que le postra en cama durante seis días. Cuando se recupera de la fiebre, sigue muy débil y el médico que le atiende es muy pesimista. Le recomienda que se preocupe de la salud de su alma, ya que la del cuerpo no tenía remedio. Don Quijote escucha este pronóstico y pide que le dejen dormir un rato. Cuando despierta, ha recuperado la razón y reconoce el trastorno que en su mente produjeron los libros de caballería. «Yo fui loco» dice, «y ahora soy cuerdo. Fui don Quijote y ahora soy Alonso Quijano». Confiesa con su amigo el cura y hace testamento con un escribano. Fallece, y el escribano, por expreso encargo de don Quijote, deja constancia por escrito de que este ha muerto y que no caben nuevas aventuras suyas en el futuro.

Sobre su tumba, un epitafio escrito por el bachiller Sansón Carrasco:

Yace aquí el hidalgo fuerte
que a tanto extremo llegó
de valiente, que se advierte
que la muerte no triunfó
de su vida con su muerte.

Tuvo a todo el mundo en poco,
fue el espantajo y el coco
del mundo, en tal coyuntura,

que acreditó su ventura
morir cuerdo y vivir loco.

Miguel de Cervantes aceleró la publicación de la segunda parte de *El Quijote* cuando apareció la versión de Fernández de Avellaneda. De no ser así, tal vez nunca la hubiese terminado, pues murió pocos meses después de su publicación, en abril de 1616, sin haber disfrutado del éxito de su obra. Tal vez ya se sentía enfermo y nos adelanta su propio final en un corto verso que incluye, sin gran razón, en uno de los episodios de esta segunda parte:

Ven, Muerte, tan escondida
sin que te sienta venir,
porque el placer de morir
no me torne a dar la vida.

Para escribir este artículo nos hemos apoyada en las siguientes referencias:
CERVANTES SAAVEDRA, Miguel de: *El ingenioso hidalgo don Quijote de la Mancha.* Colección Austral. Espasa Calpe. Madrid, 1960.
Historia de la Literatura Española. Ed. Plaza y Janés. Barcelona, 1987.
MENÉNDEZ PIDAL, Ramón: *De Cervantes y Lope de Vega.* Colección Austral. Espasa Calpe. Madrid, 1958.

SHERLOCK HOLMES Y LOS MÉDICOS

Sherlock Holmes fue el primer detective de ficción que usaba un método, hasta entonces nunca utilizado en las novelas policiacas, de encontrar al culpable de un delito mediante el estudio cuidadoso de las pistas que dejaba el delincuente. El análisis sistemático de estas pistas y de cualquier otro hallazgo por parte del detective llevaba mediante la lógica a la resolución del problema. Hoy estamos acostumbrados a este sistema deductivo en el mundo policiaco, pero en aquel tiempo (último tercio del siglo XIX) el método era muy novedoso.

El autor de las novelas de Sherlock Holmes fue Arthur Conan Doyle, médico de profesión. Estudió la carrera en la Universidad de Edimburgo y obtuvo la licenciatura en Medicina en 1881. En su autobiografía, Arthur Conan Doyle nos cuenta cómo llegó a idear la figura de su célebre detective. Fue durante las clases que impartía su profesor de cirugía, el Dr. Joseph Bell, que hacía delante de sus alumnos brillantes diagnósticos, analizando los síntomas y signos que presentaba el paciente para llegar a una conclusión lógica, que era el diagnóstico. En aquellos tiempos, el laboratorio y la radiología no existían y los médicos habían de servirse solamente de su habilidad para encontrar datos mediante el interrogatorio (lo que llamamos historia clínica) y la exploración.

Años después de haber acabado la carrera, cuando A. C. Doyle ideó la figura de su famoso detective, aplicó lo que había aprendido del Dr. Bell para diseñar el método de investigación de Sherlock Holmes. El escritor hizo saber a su profesor de cirugía esta circunstancia y al Dr. Bell le pareció muy bien. No solo eso, sino que el Dr. Bell, a lo largo de los años siguientes, le proporcionó nuevas ideas para aplicarlas a las siguientes aventuras del famoso detective.

Lo que realmente descubrió Arthur Conan Doyle es que los médicos son detectives de la enfermedad.

Estas son las referencias con las que nos hemos ayudado:

CONAN DOYLE, Arthur: *Memorias y aventuras*. Editorial Valdemar. Madrid, 1999.

ROBICHON, Jacques: *Conan Doyle y Sherlock Holmes*. Historia y Vida, Extra n.º 25, 1982.

DIEGO RIVERA, PINTOR Y MURALISTA. Y ENFERMO

Diego Rivera es, sin duda, el artista mexicano de mayor proyección internacional. Nace en la ciudad de Guanajuato, México, el 13 de diciembre de 1886. Desde niño muestra grandes cualidades para el arte y, contra el deseo de sus padres, que hubiesen querido que abrazara la carrera militar, a los 13 años ingresa en la Academia de Arte de San Carlos, en Ciudad de México. Más adelante fue becado por el Gobierno mexicano para estudiar en España, donde permaneció desde 1907 a 1910. En estos años tuvo la oportunidad de conocer el arte y la cultura españoles del momento y completó su formación como pintor en el estudio de Eduardo Chicharro, uno de los pintores de más renombre de España. Posteriormente viajaría a París, donde conocería las vanguardias artísticas de la época y donde tuvo la ocasión de codearse con artistas como Modigliani y Picasso. También viaja a Italia donde aprende la técnica de la pintura mural.

Diego Rivera tuvo una vida sentimental intensa y azarosa. Se casó en cuatro ocasiones. La primera vez con la pintora de origen ruso Angelina Beloff, con la que tuvo un hijo, Diego, que murió al año de edad de una meningitis. En 1922, Rivera, ya divorciado de su primera mujer, se casa con una de sus modelos, Guadalupe Marín. De este matrimonio nacen dos hijas, Guadalupe y Ruth. Su tercera esposa es la pintora Frida Kahlo, con quien se casa en 1929. Fue un tormentoso matrimonio que terminó en divorcio a causa de las infidelidades de Rivera, pero, de nuevo, se casaron años después. Frida muere en 1954. En 1955, Diego se casa con Emma Hurtado, amiga personal y propietaria de una galería de arte.

En el aspecto político, Rivera fue un comunista convencido. Junto a otro pintor, David Siqueiros, edita la revista *El Machete,* órgano oficial del Partido Comunista de México. En estos años se relaciona con León Trotski, huido de la Unión Soviética y que sería asesinado por el español Ramón Mercader, y con André Breton, destacado representante del movimiento surrealista.

Su obra es bien conocida y no vamos a entrar en detalles que pueden fácilmente encontrarse en otras publicaciones. Como es lógico, México alberga la mayoría de las pinturas y murales de Rivera. Pero tiene obras en muchos otros países, como por ejemplo en los Estados Unidos, donde realizó un mural para la bolsa de San Francisco y un fresco en la Escuela de Arte de la misma ciudad. Incluso fue encargado por la Fundación Rockefeller de Nueva York para realizar un mural en su sede. Rivera lo hizo, un mural que debía llevar por nombre *El hombre controlador del universo.* Pero el artista era un comunista convencido y no pudo resistir la tentación de incluir en esta obra un retrato de Lenin. A Rockefeller no le pareció bien, pagó al artista y destruyó el mural.

Todo lo dicho hasta ahora puede encontrarse en mucha de la bibliografía que existe sobre Diego Rivera, pero no es tan fácil encontrar datos sobre su salud. En 1952, a los 66 años, Rivera sufre un episodio de retención urinaria y es diagnosticado de un cáncer de pene. Es atendido por el Dr. Ignacio Millán, oncólogo, y el Dr. Manuel Aceves, patólogo. El diagnóstico fue de un carcinoma epidermoide del pene y le fue ofrecido el tratamiento más eficaz de que se disponía en ese momento y que consistía en la extirpación del pene y la limpieza de los ganglios linfáticos inguinales, por ser los ganglios de diseminación habitual de este tumor.

Rivera rechaza este tratamiento tan agresivo, por lo que finalmente es tratado mediante radioterapia.

En 1956, poco después de su matrimonio con Emma Hurtado, viaja a Europa por sus compromisos artísticos. Pero aprovecha la ocasión para ir a Moscú, lugar lógico para un buen comunista. Allí es atendido por el Dr. Frumkin, especialista en oncología, quien encuentra el tumor en avanzado estado de extensión local, aunque sin metástasis regionales. Se lleva a cabo un nuevo tratamiento con radioterapia, combinada braquiterapia y externa, y una cirugía local muy limitada, poco más que una circuncisión.

Regresa a México, donde es atendido por el Dr. Guillermo Montaño, que ya poco puede hacer por el paciente. Se aprecia ya la extensión del tumor a los ganglios regionales de ambas ingles. En septiembre de 1957, el pintor sufre un accidente cerebrovascular que lo deja paralizado del lado derecho. Ya no puede pintar y pide ser trasladado a su estudio, donde desea morir, lo que finalmente ocurre el 24 de noviembre de 1957.

Diego Rivera dejó dicho que a su muerte deseaba ser incinerado, pero su deseo no fue cumplido. El Gobierno de México decidió que fuese enterrado en el Panteón de Hombres Ilustres.

Nota: muchos de los datos que aparecen en este artículo son fáciles de encontrar en multitud de fuentes. Pero los datos correspondientes a su enfermedad los hemos obtenido, sobre todo, del volumen número 20 de *Historia de la urología europea*.

Para realizar este artículo nos hemos apoyado en el siguiente texto:

MORENO PALACIOS, Jorge: *Diego Rivera, His Art And Illness.* Historia Urologiae Europaeae. Volume n.º 20, 2013.

EL OBISPO USHER Y LA CREACIÓN DEL MUNDO

¿Cuál es la edad del universo? Esta pregunta todavía no ha sido contestada de forma definitiva, pues incluso, en la actualidad, utilizando los métodos más modernos de la física y la astronomía, cada fecha que se propone es modificada poco después por nuevos hallazgos científicos. Si esto nos ocurre hoy, tenemos que poder imaginar las grandes dificultades que, para calcular la edad de nuestro mundo, tuvieron nuestros antepasados antes de la era científica.

La primera referencia que hemos encontrado data de los primeros días del cristianismo, cuando Bernabé, compañero de viajes de San Pablo, calcula la duración de mundo. Claro que Bernabé disponía de la Biblia, donde aparecía lo más parecido a una cronología desde la creación del mundo por Dios según se refiere en el Génesis. Bernabé considera que el relato de la creación del mundo en seis días hay que interpretarlo a la luz de otros textos bíblicos en los que se menciona que, para Dios, un día es como mil años. El séptimo día del Génesis en el que Dios descansó lo interpreta Bernabé como los mil años en que reinará Dios en el mundo después de su venida para el juicio final. Es decir, que la duración del mundo quedaba establecida en 6.000 años. La carta de Bernabé a los cristianos de su tiempo, en la que se incluyen estos comentarios, tuvo tanta relevancia que fue incluida entre los libros del Nuevo Testamento de los primeros siglos del cristianismo, aunque no ha sido incluida en las ediciones más modernas de las Sagradas Escrituras.

En este contexto hay que analizar los esfuerzos de los estudiosos que en tiempos posteriores intentaron establecer la cronología de la creación. De todos ellos fue, sin duda, el obispo Usher el más destacado o, por lo menos, el más recordado.

James Usher nació en Dublín, la capital de Irlanda, en 1581 en el seno de una familia devota de la Iglesia Anglicana (aunque su madre, por cierto, era católica). Estudió en el Trinity Collage de su ciudad natal destacando en su interés y dominio de las lenguas clásicas. En mayo de 1602 es ordenado sacerdote de la Iglesia Anglicana. En 1621, el rey Jaime I (el rey es la cabeza de la Iglesia de Inglaterra) le nombró obispo de Meath y más adelante, en 1625, arzobispo y primado de Irlanda. Durante su episcopado destacó por su anticatolicismo, oponiéndose a todas las medidas que el monarca dictó para favorecer a los católicos con la intención de mantenerlos fieles a la Corona. En 1640 se traslada definitivamente a Inglaterra, huyendo de los disturbios religiosos de Irlanda. Murió en Londres en 1656 a los 75 años de edad.

Pero por lo que ahora nos interesa Usher es por su trabajo como estudioso de la historia de la religión y, especialmente, de las Sagradas Escrituras. Destacado conocedor del griego y del hebreo, dedicó muchos esfuerzos a la adquisición de manuscritos antiguos, labrándose una importante reputación como experto en estudios clásicos. Cuando el rey Jaime I de Inglaterra decide en 1604 que es necesario hacer una nueva traducción de la Biblia al inglés, reúne a más de cincuenta expertos para traducir el texto del arameo, griego y hebreo. El resultado es la conocida como Biblia del rey Jaime, que sigue siendo la más popular en el mundo de habla inglesa. Usher no figura entre los convocados, pero, como su prestigio era notable, fue consultado por alguno de los traductores y sus comentarios aparecen escritos en el margen de alguno de los borradores.

Pero por lo que el obispo James Usher es recordado es por su cuidadoso y preciso cálculo de la edad del mundo. Usher estudió la cronología disponible en las Sagradas Escrituras, así como datos históricos encontrados en documentos (como la destrucción del templo de Jerusalén, por ejemplo) de las culturas caldea, persa e, incluso, romana. Con todos estos datos, Usher llegó a la conclusión de que Dios creó el mundo en la madrugada del día 23 de octubre del año 4004 a. C. Y de paso calculó que el diluvio universal ocurrió hacia el año 2359 a. C., que el éxodo a Egipto sucedió en el 1491 a. C. y que el templo de Jerusalén fue construido en el 1012 a. C. En cualquier caso, como el mundo había de durar seis mil años (según los cálculos de Esteban que hemos mencionado más arriba), su final debía de llegar en el año 1996, cosa que evidentemente no ha ocurrido.

Unos años después, en 1644, John Lightfoot, un estudioso y experto de la lengua hebrea de la Universidad de Cambridge, corrigió la fecha propuesta por Usher. Lightfoot llegó a la conclusión de que el mundo fue creado en el año 3929 a. C., aunque coincidió con la fecha del día y del mes. También coincidió con la hora, en la madrugada del 23 de octubre, pero añadió que el hombre fue creado a las nueve de la mañana.

Hoy nos pueden parecer sin interés estos cálculos, pero la edad de la Creación ha sido motivo de estudio por numerosos autores a lo largo de los siglos. Incluso algunos de los que podemos considerar más científicos, como Kepler (que fechó la Creación en el 3992 a. C.) y Newton (que la fechó en el año 4000 a. C.), se interesaron por conocer este dato. Pero ninguna propuesta ha sido tan conocida como la del obispo Usher, probablemente porque su cálculo ha figurado como comentario en las primeras ediciones de la Biblia del rey Jaime, de tan gran difusión en el mundo protestante anglosajón.

Evidentemente, los cálculos de Usher están equivocados. Hoy lo podemos decir a la vista de los grandes descubrimientos científicos acumulados desde su tiempo. Pero en la época de Usher no existían los datos científicos y el único material de que se disponía eran las fechas bíblicas y las que aportaban las crónicas de la antigüedad. Y eso tiene su mérito.

La verdad es que incluso hoy en día no tenemos una idea, ni siquiera aproximada, de la edad del universo. En 1920, el astrónomo Hubble llegó a la conclusión de que el universo estaba expandiéndose, como si fuese el resultado de una gran explosión. A esta teoría el físico de Cambridge, Fred Hoyle, en 1949, le puso el jocoso nombre de Big Bang, no sin cierta ironía, pues la teoría parece que no acababa de convencerle. Ninguno de estos dos sabios se atrevió a poner fecha de comienzo a esta gran explosión. Más recientemente, el astrofísico Stephen Hawking dedica en su última obra divulgativa más de doscientas páginas a explicarnos cómo fue el origen del universo, pero, desde luego, tampoco le puso fecha. Seguramente todos ellos están convencidos de que antes o después aparecerán nuevos datos que anularán esta teoría en favor de otra nueva.

De alguna manera, da la impresión de que hoy en día, con cientos de miles (tal vez millones) de datos científicos acumulados, estamos tan lejos de saber la edad del mundo como lo estaba el obispo Usher.

Para realizar este artículo nos hemos apoyado en el siguiente texto:
NICOLSON, Adam: *God's Secretaries.* Harper Collins Publishers, 2005.

EL HUESO LUZ. LA RESURECCIÓN DE LOS MUERTOS SEGÚN EL TALMUD

La tradición semítica más antigua proclama que existe en el cuerpo humano un hueso indestructible a partir del cual se producirá la resurrección de los muertos en el juicio final. Este hueso es el hueso luz. Este hueso, real o imaginario, forma parte de la historia del judaísmo más arcaico. Tratándose de una estructura anatómica, creemos que su estudio tiene sitio en la historia de la medicina.

Para entender mejor el desarrollo de esta creencia, es necesario empezar por describir, aunque sea de forma somera, la historia del pueblo judío y sus creencias. La única fuente que tenemos es el Antiguo Testamento, cuyos datos no son de gran precisión, pues sus autores no estaban preocupados por la exactitud de sus fechas como lo están los historiadores actuales.

Primero fue Abraham

Unos veinte siglos antes de Cristo, en una región de Mesopotamia, cuya capital era la ciudad de Ur, habitaban un número indeterminado de tribus semitas nómadas, dedicadas fundamentalmente al pastoreo. Una de estas tribus era la del patriarca Abraham. En el Genesis se nos cuenta como Yahveh (Dios para los judíos) se aparece a Abraham y le dice: «Deja esta tierra y dirígete a la tierra que yo te indicaré y haré de tu pueblo un gran pueblo».

Así lo hizo Abraham, que entonces tenía 75 años. Con toda su familia y su ganado se pone en camino hasta llegar a la tierra de Canaán, en Palestina.

Tiempo después, cuando Abraham tenía 99 años, de nuevo Yahveh se dirige a él y le ofrece un pacto definitivo: «Pacto eterno de tu Dios con toda tu descendencia de toda la tierra de Canaán por eterna posesión». En señal de este pacto, Yahveh exigió que los varones de la casa de Abraham y todos sus descendientes fuesen circuncidados. Así, podrían ser reconocidos como miembros del pueblo elegido.

Abraham moriría a los 175 años de edad.

Moisés y la huida de Egipto

El segundo libro del Pentateuco, el Éxodo, es la única fuente de este relato.

En el texto sagrado no encontramos una explicación clara de por qué, en cierto momento, un gran número de judíos habían emigrado a Egipto, tal vez empujados por la escasez de alimentos a causa de malas cosechas. El hecho es que los hebreos prosperaron y adquirieron gran cantidad de ganado y otras riquezas. Al principio fueron bien acogidos por los egipcios, pero eventualmente su prosperidad fue causa de preocupación por parte de los egipcios que temían ser dominados por estos extranjeros que cada vez eran más numerosos y poderosos. Se inició entonces una época de represión y maltrato, llegando hasta la esclavitud.

Moisés, judío nacido en Egipto, creció y fue educado a manos de una hija del faraón. Su vida fue apacible en comparación con el resto de los judíos. Pero en un momento dado, Moisés ha de huir acusado de haber matado a un hombre. Ya dedicado al pastoreo lejos de los egipcios, Yahveh se le aparece en forma de una zarza ardiendo que no se consumía. Yahveh ordena a Moisés sacar a su pueblo de Egipto para llevarlo a la tierra prometida y le asegura su ayuda para vencer todos los obstáculos que pueda encontrar para llevar a cabo su misión.

Ante la negativa del faraón de dejar marchar a tantos esclavos que le eran tan útiles, Moisés utiliza los poderes que le ha otorgado Yahveh para vencer su resistencia. Después de varios intentos fallidos, envía las famosas diez plagas que esquilman y empobrecen el país. Finalmente, durante la última plaga muere el primogénito del faraón, por lo que este finalmente cede y deja marchar a los judíos dirigidos por Moisés.

Los judíos habían permanecido 430 años en Egipto. Se pusieron en marcha, liberados del cautiverio, seiscientos mil semitas sin contar los niños. Llevaron consigo gran cantidad de ganado y todos sus bienes personales. Los egipcios, arrepentidos, salieron en su persecución. Es durante esta persecución cuando se produce el conocido episodio del mar Rojo, que dividió sus aguas para dejar pasar a los judíos a salvo de sus perseguidores. Así llegan los fugitivos al desierto del Sinaí el día primero del tercer mes de la salida de Egipto.

EN EL MONTE SINAÍ

Moisés sube al monte Sinaí en varias ocasiones para recibir instrucciones de Yahveh. Inicialmente recibe el Decálogo, en forma de tablas de piedra, y después el resto de la Ley, cuyo nombre hebreo es la Torá. El conjunto de la Torá son los cinco primeros libros del Antiguo Testamento, el Pentateuco. Los tres últimos libros de la Torá, Levítico, Números y Deuteronomio, describen en gran detalle los distintos apartados de la Ley, de la vida y libertad, la propiedad y el ceremonial.

Por primera vez, el pueblo de Israel dispone de un texto escrito de la Ley. Hasta entonces, se habían regido por la tradición, que desde este momento ya no era necesaria.

En el año segundo del segundo mes, el día veinte del mes, los israelitas levantan el campamento en la base del Sinaí y emprenden la larga marcha hacia la tierra prometida. Esta travesía del desierto dura en total cuarenta años. Moisés no llegaría hasta el final del viaje, pues Yahveh lo había dispuesto así. Desde la cima del monte Pasga, Yahveh permite a Moisés ver la tierra prometida, la tierra que juró dar a Abraham. Moisés moriría poco después a los 120 años de edad. Nadie sabe dónde fue enterrado.

El lugarteniente de Moisés, Josué, lleva al pueblo de Israel a atravesar el río Jordán y entrar en la tierra prometida.

Abraham llevó a una familia a Canaán. Moisés llevó a un pueblo. Ya juntos formaron una nación.

EL TEMPLO

La instalación del pueblo judío en Palestina no fue fácil, pues a su llegada encontraron que la tierra prometida ya estaba habitada y fueron necesarias acciones violentas para desplazar a estos moradores y hacer sitio para los recién llegados. Palestina en su conjunto estaba bajo la tutela de Babilonia y bajo esta tutela quedaron los judíos recién llegados.

Ya tenían un territorio y una Ley, la Torá. Para llevar a cabo sus ritos y ceremonias necesitaban un lugar de culto. Construyeron un templo en Jerusalén, que sería el centro de toda la vida judía. Pero las relaciones con la potencia dominante, Babilonia, no fue fácil. Así, en el año 568 a. C., el rey babilonio Nabucodonosor invade Palestina, destruye el templo y lleva a los judíos al exilio a Babilonia. Solo dejan detrás a los agricultores.

Cuando los persas invaden y destruyen el reino de Babilonia, el rey de Persia, Ciro el Grande, permite al pueblo judío regresar a Palestina y volver a construir el templo. Por alguna razón desconocida, solo dos de las doce tribus de Israel regresan del exilio. El destino de las otras diez tribus permanece en la noche de la historia.

Israel continúa siendo tributario de potencias extranjeras y sometido a onerosos impuestos y tributos. Persia, Grecia (Alejandro Magno había derrotado a los persas) y Roma se sucedieron en este dominio. Solamente en un breve periodo, aprovechando la decadencia de la influencia helena, los israelitas disfrutaron de una verdadera independencia. Este periodo va desde el 134 a. C., cuando los asmoneos (descendientes de los macabeos) suben al poder, hasta el 37 a. C. con la llegada de los romanos. La convivencia de ambas culturas se hace imposible y en el año 70 d. C. las tropas del emperador romano Tito arrasan Israel y destruyen el templo. La política antijudía de los romanos es muy dura y lleva a la expulsión del pueblo de Israel al exilio. Es la diáspora.

El exilio

La nación judía de nuevo carece de un territorio propio, pero no quiere desaparecer como pueblo. Para ello toman dos decisiones. La primera es mantener la endogamia, que ningún judío se case fuera del pueblo judío. La segunda es la estricta observancia de la Ley, con sus ritos y ceremonias, contenida en la Torá. Se ha llegado a decir que la Biblia es la patria portátil del pueblo judío.

La ley y la tradición. La Torá y el Talmud

La Torá, el Pentateuco, es el texto sagrado fundamental de la vida de los judíos. Su observación y cumplimiento es obligatorio, sin excusas. Contiene no solo los detalles de la alianza con Dios (Yahveh) y sus obligaciones, sino toda una serie de instrucciones para su buen cumplimento. En el Éxodo son descritas con gran detalle las medidas del arca de la alianza, del tabernáculo, del altar de los holocaustos y del candelabro de siete lámparas. También se indica la forma y colores de las vestimentas sacerdotales. En el Levítico encontramos todo lo relativo a las ofrendas, diversas leyes religiosas, ceremoniales y morales, así como las leyes penales. En Números y Deuteronomio se habla de los alimentos puros e impuros, de la guerra, de los derechos del primogénito y así sucesivamente, hasta cubrir todos los aspectos de la vida del buen judío. Poque los judíos tienen que distinguirse de los demás pueblos no solo por sus creencias, sino también por su forma de vida.

El Midrash. En la Torá no falta ni sobra ninguna palabra. Pero su cumplimiento estricto es muy difícil para el hombre común. Por eso, los rabinos establecen unas aclaraciones, sin alterar el sentido de la Torá, para que pueda aplicarse en la vida diaria. El Midrash hace que la Torá sea una guía práctica de comportamiento.

El Mishnah. Durante los siglos siguientes, los estudiosos de las diferentes escuelas rabínicas añadieron comentarios a las escrituras sagradas para intentar adaptarlas a los cambios de los tiempos. Estos comentarios a veces se hicieron de forma oral y se trasmitieron como una tradición no escrita y no siempre rigurosa. De esta manera, se incluyeron temas que se discutían de manera informal en las distintas escuelas, temas referentes a la historia, a diversas leyendas, folklore, medicina, astronomía, botánica, zoología y otras. Los contenidos del Mishnah no tienen el mismo valor de obligatoriedad y algunos han sido olvidados.

El Talmud no es sino el conjunto del Midrash y el Mishnah, incluyendo los contenidos de la tradición oral, sus enseñanzas estrictas, sus comentarios informales y sus leyendas. Sus contenidos abarcan una época que se inicia cuando el pueblo judío regresa de su cautiverio en Babilonia y termina en el siglo V de nuestra era, cuando las escuelas rabínicas más influyentes agrupan todos los contenidos por escrito, con lo que se termina la tradición oral.

El hueso luz

Uno de los problemas con que se enfrenta la tradición judaica es que en la Torá no se menciona la resurrección de los muertos. Antes de la segunda destrucción del templo y la diáspora, las dos tendencias más importantes del judaísmo mantuvieron posturas encontradas. Los saduceos negaban la resurrección de los muertos y la vida eterna, porque no había ninguna mención en la Torá. En contraposición, los fariseos afirmaban que, aunque la Torá no lo mencionase de forma específica, sí podían encontrarse referencias indirectas en sus páginas.

Pero la tradición oral, incluida en el Talmud, sí que se ocupa con cierta amplitud de este tema. En su último capítulo, sobre el más allá, se encuentra un apartado sobre la resurrección de los muertos. Es una resurrección solo para quien se la merece, para aquellos judíos que han cumplido con la Ley durante su vida. Aun más, solo resucitan quienes han muerto y han sido enterrados en Israel. Los judíos observantes de la Torá muertos en el extranjero han de ser trasladados y enterrados en Palestina para merecer la resurrección y la vida eterna.

En este capítulo se cuenta una historia en la que el joven Hadrian pregunta al sabio anciano Joshua Chananya: «Si el cuerpo se descompone y se convierte en polvo, ¿de qué elementos se sirve el Altísimo para resucitar a los muertos y recomponer sus cuerpos?». Y Chananya le responde: «Del hueso luz». Y le explica: «El hueso luz es un pequeño hueso, más pequeño que una almendra, que se encuentra en la columna vertebral. Es un hueso indestructible y para demostrarlo consiguieron uno de estos huesos y lo sometieron a las más duras pruebas. Intentaron molerlo en un molino sin resultado. Lo quisieron quemar en una hoguera, pero el hueso no se consumía. Lo sumergieron en agua, pero no se disolvió. Lo sometieron golpes con yunque y martillo, pero se rompió el yunque y el hueso permaneció indemne. Es de este hueso indestructible, que siempre permanecerá intacto entre los restos del cadáver, de donde el Altísimo reconstruirá el cuerpo durante la resurrección».

El Talmud añade más datos. Los cuerpos resucitarán con la misma ropa con la que fueron enterrados. Y resucitarán con sus defectos: quien murió ciego resucitará ciego, quien murió cojo resucitará cojo. De esta manera, se estará seguro de que el cuerpo resucitado es verdaderamente de la persona a quien corresponde.

Esto dice el Talmud, que, como hemos dicho más arriba, incluye historias y leyendas que, aunque no son de obligada creencia, forman parte de la tradición de un pueblo milenario.

Para realizar este artículo nos hemos ayudado de las siguientes referencias:

ALBIAC, Gabriel: *La sinagoga vacía*. Editorial Tecnos. Madrid, 1987.

COHEN, Abraham: *Everyman's Talmud*. Shocken Books. New York, 1975.

GUINZBURG, Iser: *El Talmud*. M. Gleizer Editor. Buenos Aires, 1946. Nosotros hemos utilizado la edición española de Maxtor, Valladolid, 2009.

NACAR, Eloino y COLUNGA, Alberto: *Sagrada Biblia*. Biblioteca de Autores Cristianos. Madrid, 1944.

ZUBIRI, Xavier: *El problema teologal del hombre. Dios, religión y cristianismo*. Alianza Editorial. Madrid, 2015.

PLATÓN Y LOS MÉDICOS

PLATÓN. RESUMEN DE SU BIOGRAFÍA

Platón, cuyo verdadero nombre era Aristocles como su abuelo, nace en Atenas en el año 427 a. C. De familia aristocrática, su nacimiento coincide con la guerra del Peloponeso entre Atenas y Esparta. La muerte de Pericles, que dirigía el gobierno de Atenas, lleva a la derrota ante Esparta. Tenía entonces Platón apenas once años y algunos de sus familiares, Crítias y Cármides, ambos tíos suyos, forman parte del gobierno de los Treinta Tiranos impuesto por los vencedores, con lo que se da fin a la democracia de Atenas. A pesar de las conexiones de su familia con la política, Platón nunca se interesó en participar en ella. Había recibido una educación selecta y, desde muy joven, entró en contacto con algunos de los personajes más importantes de la filosofía del momento, especialmente con Sócrates, que sería su maestro fundamental.

La muerte de Sócrates en el año 399 a. C., acusado de impiedad y de corromper a la juventud, supuso un duro golpe para Platón, que abandona Atenas y viaja por primera vez a Sicilia. A su regreso, en el año 387 a. C., funda la Academia en su ciudad natal. La Academia estaba situada en un edificio dedicado al mausoleo del héroe local Academos. En este lugar, Platón enseña una filosofía opuesta a las tendencias de la época inclinadas a la retórica de los sofistas. Platón muere en el 348 a. C. a los 80 años y es enterrado en la propia Academia. Sus discípulos, incluido Aristóteles, que ingresó en la Academia en el 367 a. C., ya formaban una escuela filosófica que continuó las enseñanzas de Platón.

PLATÓN. SU OBRA

Es interesante que la extensa obra de Platón se ha conservado en su integridad. El conjunto de sus escritos, el llamado Corpus Platónico, fue reunido en el siglo I d. C., es decir, muchos años después de la muerte del filósofo. Esto ha llevado a pensar a muchos estudiosos que algunas de las obras incluidas en el Corpus no son originales de Platón, sino que fueron escritas por sus discípulos de la Academia.

En la mayor parte de sus escritos, Platón utiliza el método del diálogo, en contraposición al sistema de tratados tan en boga en aquellos años. Para ello utiliza la figura de su maestro Sócrates para dirigir estos diálogos frente a otros participantes. Estos que podemos llamar oponentes dialécticos de Platón son numerosos. Los oponentes fundamentales dan nombre a los diálogos: Gorgias, Fedón, Protágoras, Ion, Crítias, Timeo, Menón, Crátilo y otros. Pero en las discusiones introduce a otros tertulianos como Polo, Calicles, Equecrátes, Cebes y muchos más. Todos estos personajes participan en las diversas conversaciones con preguntas y respuestas a los dilemas que presenta Sócrates. Es de mencionar que todos los personajes que aparecen en estos diálogos ya habían fallecido cuando Platón los escribió. De esta manera evitó cualquier controversia.

Todas estas obras, incluyendo el extenso tratado de *La República,* que también está escrito en forma de diálogo, son protagonizados por el filósofo Sócrates. Sócrates, que es uno de los personajes más importantes de la historia de la filosofía, no dejó nada escrito, ni una sola palabra. Todo lo que de él sabemos lo sabemos a través de los diálogos de Platón. Así es difícil saber qué ideas corresponden a uno o a otro. Este dilema ha dado lugar a abundantes estudios por parte de los eruditos.

No nos sentimos capacitados para discutir la filosofía de Platón. Sus discusiones sobre el alma inmortal, que es sede del conocimiento, el bien y la justicia, las dejamos para quien está más capacitado. La influencia de su filosofía ha traspasado todas las culturas occidentales, el Imperio romano, el cristianismo con su teología, la filosofía medieval, el Renacimiento y hasta nuestros días.

Nosotros vamos a concentrarnos en un aspecto poco o nada tratado: la relación de Platón con la medicina y los médicos, según se desprende de sus escritos. Asumimos los errores que nuestros lectores puedan encontrar, pues la obra de Platón es extensa y no siempre fácil de descifrar.

LA REPÚBLICA

En esta extensa obra, Platón describe su ideal para el gobierno del Estado. Tres deben ser los grupos que componen la sociedad: los magistrados, los soldados y los mercenarios. El Estado debe ser dirigido por los magistrados que deben ser filósofos como el propio Platón, que dedica extensos argumentos para demostrar su razón. Los soldados tienen como única misión defender al Estado contra los enemigos que puedan atacarle. Los soldados deben absoluta dependencia de los magistrados a los que deben obedecer como el perro obedece al pastor. Por fin, el grupo de los mercenarios, la gente que cobra un salario por su trabajo. En este grupo se incluyen los trabajadores manuales, como los carpinteros, los herreros, alfareros y demás. Aunque Platón no lo especifique, seguramente en este grupo habría que incluir a los médicos, porque cobran por sus servicios. Pero más adelante lo aclara, el médico no es un mercenario, aunque exige un honorario por la curación de los enfermos.

Pero, a la largo de sus escritos, Platón tiene un trato muy especial y favorecedor a los médicos. Los menciona en muchas ocasiones como ejemplo de cómo deberían comportarse otros ciudadanos. En el tercer libro de *La República* los describe así: el médico más hábil es aquel que, después de haber estudiado en su juventud los principios de su arte, hubiese tratado el mayor número de cuerpos. Poco antes, Sócrates, conversando con Polemarco, le había peguntado a quién da el arte que llamamos medicina lo que debe dar, lo que conviene dar y a quién se lo da. Y Polemarco contesta que da al cuerpo los remedios, alimentos y bebidas suficientes.

Sócrates, esta vez conversando con Trasímaco, nos da su opinión del porqué se ha inventado la medicina. Sencillamente, porque el cuerpo enferma algunas veces y la enfermedad no le conviene. Porque la medicina no busca su propio interés, sino lo que conviene al cuerpo. Y siguiendo su conversación con Trasímaco, describe al mercenario como alguien que hace algo ventajoso para sí mismo y, a cambio, recibe un salario. No así el servidor púbico y el médico, que hacen cosas que son convenientes para los demás y no para sí mismos. Por lo tanto, deben recibir una remuneración y no son mercenarios. Platón, que se autoincluye entre los servidores públicos, aprovecha esta comparación con los médicos para su promoción.

Más adelante, discutiendo con Adimanto sobre la verdad y la mentira, señala que la mentira puede ser útil en algunas ocasiones, pero solo puede estar permitida a los magistrados y a los médicos. Los magistrados pueden mentir para engañar a los enemigos del Estado. Pero el ciudadano que engaña al Estado hace tanto mal como el enfermo que engaña a su médico.

Hablando con otro de sus interlocutores, Glauco, Sócrates se queja de la vida muelle que llevan muchos ciudadanos, comiendo desordenadamente en festines con variedad de manjares y pastelería ática, no cuidando sus cuerpos en el gimnasio, todo lo cual genera la enfermedad. Y concluye: «¿Puede concebirse un signo más seguro de una mala educación en un Estado que la carencia de médicos y jueces hábiles? ¿No es vergonzoso y prueba de una educación defectuosa el tener que recurrir a una justicia extraña y el tener que buscar médicos extranjeros?».

Sócrates sigue hablando con Glauco y le pone un ejemplo de cómo actúa un médico. Si un carpintero enfermo pide al médico un vomitivo, tal vez el médico le prescriba un régimen alimenticio y unas compresas alrededor de la cabeza, con lo que el carpintero se cura y puede volver a su trabajo. Recordemos que en el Estado que propugna Sócrates (es decir, Platón) es muy importante que cada persona esté sana y cumpla con el trabajo que tiene designado, pues el Estado debe dar a cada ciudadano la ocupación para la que la naturaleza le ha destinado. La justicia exige que el que hubiera nacido para carpintero, zapatero o cualquier otro oficio lo desempeñe bien sin entrometerse en hacer otra cosa.

Con frecuencia, Platón utiliza la medicina como medio de comparación, dado que su respeto por los médicos es evidente. Así, hablando de lo que es la justicia, le explica a Glauco que las acciones justas generan la justicia y las acciones injustas llevan a la injusticia, de la misma forma que las cosas sanas generan la salud y las cosas insanas la enfermedad.

En el libro sexto, Sócrates conversa con Adimanto y de nuevo insiste en que son los filósofos los que mejor pueden gobernar el Estado. De nuevo usa a los médicos como ejemplo y dice: «La verdad es que, rico o pobre, el que está enfermo necesita ir a golpear la puerta del médico. Y el que tenga necesidad de ser gobernado debe buscar quien le gobierne y no que quien gobierne suplique a sus inferiores que se dejen gobernar cuando, en realidad, son ellos los que necesitan de sus servicios». Y añade más adelante: «Mandarán en el Estado aquellos que sean ricos en ciencia y virtud, únicas riquezas del hombre feliz».

Aunque no tenga que ver directamente con el tema médico, vamos a incluir las ideas de Platón sobre la democracia. Platón, por boca de Sócrates, nos dice que la democracia llega cuando los pobres, después de obtener la victoria sobre los ricos, se reparten la administración de los asuntos y cargos públicos que se efectúan, por lo común, por la suerte. Y la democracia conduce a la tiranía. El gobierno tiránico debe su nacimiento a la democracia.

El tirano debe distinguir ente sus gobernados a los más valerosos, los prudentes y a los ricos para perseguirlos hasta purgar de ellos el Estado. Hacen al contrario que los médicos, que purgan el cuerpo de los malos humores dejando en ellos lo bueno solamente. Sócrates añade: «Es que el legislador debe ser el hábil médico del Estado».

Los males del alma son la injusticia y la impiedad. Los males del cuerpo son el fuego, el hierro, la corrupción y la enfermedad. La enfermedad va minando el cuerpo poco a poco. Pero ni la fiebre ni ninguna otra enfermedad pueden dar muerte al alma, que es inmortal. Hemos de recordar que Platón, a lo largo de toda su obra, proclama la existencia de un alma inmortal.

Los DIÁLOGOS

En sus *Diálogos,* escritos después de la muerte de su maestro Sócrates, Platón continúa con el mismo método de dar protagonismo a Sócrates en conversación con muchos distintos interlocutores. El tema yo no es el Estado y su gobierno, sino sobre temas variados. Y, como en *La República,* la mención a los médicos y la medicina es frecuente.

El diálogo con Protágoras tiene interés. Sócrates acude con unos amigos a casa de Calias donde se aloja el conocido sofista Protágoras. Muchos acuden a escucharlo, pues va a enseñar su ciencia, la retórica. Sócrates es contrario a los sofistas y cree que la retórica es una superchería. Antes de entrar, pues llegaron con demasiada antelación, Sócrates pregunta a sus amigos qué esperan aprender de Protágoras. Empieza preguntando qué aprenderían si fuesen a Hipócrates de Cos y le pagaran unos honorarios. Aprenderíamos medicina, seríamos médicos. Si fueseis a estudiar con el escultor Fidias de Atenas y le pagaseis por sus enseñanzas, seríais escultores. Pero ¿qué vais a ser después de escuchar al sofista Protágoras? El sofista sabe hablar hábilmente y enseña sabiduría, le contestaron. En presencia de Protágoras, Sócrates le pide que explique qué van a aprender sus alumnos a cambio de su dinero. Voy a hacerles mejores ciudadanos, voy a hacerles virtuosos. Aquí comienza un largo diálogo en el que Sócrates estima que la virtud no puede enseñarse, como puede enseñarse a ser médico o escultor.

Casi al final de este diálogo, Protágoras llega a concluir que lo agradable es bueno y que lo molesto es malo. Sócrates rebate esta afirmación peguntando: «¿Acaso los médicos cuando practican una cura mediante cauterización, amputación, administración de medicamentos desagradables o la prescripción de un ayuno están haciendo algo malo?».

En otro diálogo, Sócrates y su amigo Querofonte acuden a casa de Calicles donde está alojado el sofista Gorgias al que acompaña su hermano Heródico, que es médico. La discusión se centra en la retórica de la que Gorgias es un maestro. Y Gorgias explica cuál es el objeto de la retórica. La retórica es por excelencia el arte de persuadir, en el sentido de que da los medios de hacer prevalecer su opinión en todo y contra todos. Si el orador hace mal uso de la retórica, defendiendo algo injusto, no es un problema de la retórica, sino del orador. Sócrates se opone a este arte pérfido e inmoral, porque se limita a hacer creer a la gente que todo es bueno o malo, justo o injusto, bello o feo, según la necesidad del momento. Gorgias contraataca contando que ha ido a ver enfermos con su hermano, el médico Heródico, y los enfermos se negaban a tomar los medicamentos o a que se les aplicara el hierro o el fuego. Con el uso de la retórica se convenció al enfermo a obedecer al médico. Sócrates responde que por este principio se puede convencer a un hombre de que lo injusto es justo. La medicina es una ciencia y su aplicación no puede someterse a la retórica.

Más adelante discuten sobre la felicidad que, según Sócrates, consiste no solo en verse aliviado de un mal, sino en no estar sujeto a él. Hablando de la economía, la medicina y la justicia otro de los presentes, Polo piensa que la justicia es la más bella, pues es la que procura mayor placer y mayor utilidad. Entonces Sócrates pegunta: «¿Ponerse en manos de los médicos y someterse a sus tratamientos causa placer? Evidentemente no, porque lo placentero no siempre es lo más útil».

Y ya casi al final de este diálogo, Sócrates concluye: «Gobernar es hacer mejor a los ciudadanos, tal como hacen los médicos».

El diálogo de Fedón es muy particular. Transcurre el último día de la vida de Sócrates en la cárcel, rodeado de sus amigos y discípulos. Sócrates no da muestras de temor ni de tristeza. Consuela a sus amigos, porque muere solo el cuerpo, pues el alma es inmortal y con la muerte se libera del cuerpo, que es su prisión. Con toda tranquilidad, justo antes de que el verdugo le entregase la cicuta que le daría la muerte, Sócrates le recuerda a su amigo Critón que no se olvidase de ofrecer un gallo a Asclepio. Este era un sacrificio habitual en honor del dios de la medicina, Asclepio, porque por la muerte le libraba de todos los males de la vida.

Obra tardía es el diálogo de Timeo, en la que Sócrates dialoga con Critias y el propio Timeo. Es considerada como una de las obras más importantes de Platón y la que, debido a la oscuridad del texto, más estudios ha generado por parte de los eruditos. La finalidad de este diálogo es explicar extensamente la creación del mundo y del hombre para poder encontrar el Estado político más adecuado. En cierto modo, el comienzo de este diálogo es una continuación de *La República*.

Sin duda, el episodio más conocido de este diálogo es la descripción del mito de la Atlántida, una isla más allá de las columnas de Hércules, gobernada por reyes que no solo dominaban la isla, sino también zonas adyacentes como Libia, Egipto y parte de Europa. En cierto momento se produjo un cataclismo, un violento terremoto tras el cual la isla Atlántida se hundió en el mar, desapareciendo para siempre. Este mito está descrito con tanto detalle y de forma tan vívida que mucha gente lo ha tomado como un episodio real y siguen buscando esta isla imaginaria.

La descripción de la creación del mundo por Dios o por el demiurgo es compleja. El demiurgo encarga a sus hijos la creación de los mortales, entre ellos el ser humano. Le dieron un alma inmortal. De forma confusa se entiende que la parte inmortal se colocó en la cabeza y la parte mortal en el resto del cuerpo y para ello se creó el cuello para separar ambas zonas.

En el hígado reside la capacidad de adivinación, aspecto fundamental en aquellos tiempos. A su lado, el bazo, que filtraba todas las impurezas que se acumulaban alrededor del hígado y causaban las enfermedades. Como consecuencia, cuando está lleno de impurezas que ha limpiado del hígado, el bazo aumenta de tamaño y puede segregar pus. Y cuando el cuerpo se ha limpiado, el bazo vuelve a su tamaño normal.

Los que crearon el género humano eran conscientes del desenfreno que iban a tener con la comida y la bebida. Por ello, crearon el intestino largo y enrollado para que el alimento circulase despacio y se purificase. Los huesos, la carne y todo lo demás de la misma naturaleza tienen su origen en la médula. La médula proviene de muchos elementos muy diversos que proporcionaban con precisión las materias fundamentales: el fuego, el aire, el agua y la tierra. Después, modeló de forma circular el recipiente que iba a albergar la semilla divina, el alma inmortal, y lo llamó cerebro.

En otro pasaje pasa a describir con más detalle la formación de los huesos. Tras cribar tierra limpia y fina, la amasó con la médula. Después, la expuso al fuego y luego la sumergió en agua y de nuevo al fuego y de nuevo al agua. Con esta materia dura crea el envoltorio óseo que envuelve y protege el cerebro. De forma similar crea las vértebras. Después, pasa a describir en detalle la formación de los músculos, tendones y articulaciones, detalles que vamos a omitir por su complejidad y aridez, así como la creación de la lengua, los dientes y la piel. Todo un tratado de anatomía y embriología en un diálogo entre Sócrates y Timeo.

Las enfermedades aparecen por algo completamente evidente. Los cuatro elementos que constituyen nuestro cuerpo modifican su proporción, llegando en casos a la carencia de alguno de estos elementos. Estas alteraciones producen numerosas enfermedades y desgracias. Estas explicaciones que encontramos en el diálogo de Timeo recuerdan a las teorías de Hipócrates, pero no hay que olvidar que Sócrates, el protagonista principal de los diálogos, era contemporáneo del llamado padre de la medicina. Los médicos consiguen la purificación del organismo mediante la administración de drogas.

No vamos a extendernos más en el resto de los escritos de Platón. Solo algunos apuntes. Así, en el diálogo de Menón, Sócrates le dice a Menón: «Si quisieras ser un buen médico, ¿dónde irías? ¿No sería con los médicos?».Y en otra de sus obras, ya fuera de los diálogos, conocida como *El banquete,* uno de los interlocutores, Erixímaco, que era médico, fue encargado por el resto de los presentes para decidir qué comer y beber, porque un médico vale él solo por muchos hombres.

Nuestra conclusión

Es evidente que Platón tenía un gran concepto de los médicos. Aunque en su muy extensa obra no hay ninguna dedicada a los médicos, los utiliza con gran frecuencia para ponerlos como ejemplo del proceder recto. Se hable del Estado, de la justicia, de la verdad, de la ética, de la amistad o del valor, Platón se vale de los médicos como medio de comparación. Su dialéctica contra la retórica tampoco olvida a los médicos, como podemos apreciar en los diálogos con Gorgias y Protágoras.

Hacer como hacen los médicos parece ser uno de los argumentos más importantes que utiliza Platón en su dialéctica.

Para realizar este artículo nos hemos ayudado de los siguientes textos.

Apología de Sócrates. Alianza Editorial. Madrid, 2004.

La República. Casa Editorial Garnier Hermanos. París, 1920.

Dialogo de Fedón y Fedro. Alianza Editorial. Madrid, 2018.

Diálogos de Gorgias y Fedón. Editorial Austral. Madrid, 2021.

Diálogos de Menón, Crátilo, Ion, Timeo y Critias. Alianza Editorial. Madrid, 2004.

Diálogo de Parménides. Alianza Editorial. Madrid, 2015.

Diálogos de Protágoras, Gorgias y Carta Séptima. Alianza Editorial. Madrid, 1998.

El Banquete. Editorial Austral. Madrid, 2021.

LA MEDICINA VISTA
CON OTROS OJOS

LOS AMISH Y LA MEDICINA

QUIÉNES SON LOS AMISH

La Reforma protestante de Lutero en el siglo XVI dio lugar a un gran número de reformadores religiosos que, a partir del protestantismo, buscaban una forma de práctica de la religión que les aproximase en lo posible a la vida y la fe de los primeros cristianos, la vuelta a los orígenes. Estas manifestaciones se basaban en la libre interpretación de la Biblia y la salvación mediante una relación directa del fiel con Dios sin intermediarios eclesiásticos, como había ocurrido hasta entonces con la Iglesia católica romana.

Pero las nuevas denominaciones protestantes habían recurrido también al control por parte de la autoridad política. El concepto de unión de la Iglesia y el Estado fue asumido por los reformadores surgidos de la Reforma de Lutero. Así, en Zúrich, Ulrich Zwinglio fundó la Iglesia suiza reformada, controlada por el gobierno de esta ciudad. Pero algunos de los nuevos creyentes no aceptaron este control, pues para ellos el verdadero cristiano solo estaba sometido a la autoridad de la Biblia y su objetivo era seguir una vida como la de Jesucristo y los primeros cristianos y conseguir de esta manera la salvación. Esta actitud los iba a llevar a ser perseguidos, encarcelados e incluso ajusticiados durante los próximos siglos, pues los Estados no estaban dispuestos a perder el control de las nuevas denominaciones religiosas.

Consta que en al año 1525, en una de estas congregaciones cristianas de Zúrich, deciden bautizarse de nuevo como adultos. Por esto reciben desde entonces el nombre de anabaptistas, o los que se bautizan de nuevo. Creen que el bautismo infantil no es válido por no tener el bautizado, capacidad de entender lo que significa. También exigen la separación absoluta de la comunidad de quienes infrinjan las normas (pecadores). Esto supone excluirlos de cualquier trato, incluso sin son familiares o amigos. La comunión una vez al año, por Pascua. La vida sencilla, a imitación de los primeros cristianos (lo que suponía que se dedicarían a la agricultura), prescindiendo de cualquier comodidad de que los primeros cristianos no dispusieron. Y el pacifismo, por lo que se negarían a servir en el Ejército.

Desde su emplazamiento original en Suiza, los anabaptistas se fueron extendiendo por Alsacia, y el palatinado entre Francia y Alemania, el Tirol austriaco, Moravia y Holanda. Fue precisamente en Holanda donde un antiguo sacerdote católico convertido al anabaptismo, Menno Simons, quiso moderar las estrictas exigencias del anabaptismo. Seguían aceptando la comunión una vez al año, pero relajaron las causas de expulsión y permitieron la relación con familiares y amigos expulsados. Además, permitían el uso de vestimenta acorde con las costumbres del lugar en que residían, sin tener que atenerse a la vestimenta más primitiva.

Muchos le siguieron y, desde entonces, se les conoce como menonitas. Fue la primera escisión del grupo, ahora formado por anabaptistas y menonitas.

Pero en 1693 (la fecha podría ser solo aproximada), un pastor de los anabaptistas suizos emigrados a Alsacia, Jacobo Ammann, se rebeló contra la laxitud mostrada por los menonitas. Se pronunció contra la relajación de las normas de expulsión, así como de las normas de vestimenta. El anabaptista fiel seguidor de Cristo debía alejarse de toda vanidad, dejando crecer el pelo y la barba, y vistiendo ropajes muy simples. Muchos siguieron la doctrina de Ammann y desde entonces se les conoce como amish o seguidores de Ammann. Los amish no pueden utilizar vehículos de tracción mecánica ni la electricidad. Los primeros cristianos vivían así.

A lo largo de los siglos siguientes todos los anabaptistas, incluyendo los menonitas y los amish, sufrieron persecución y encarcelamiento a causa de sus creencias. Especialmente su pacifismo, que los llevaba a negarse a servir en los ejércitos. Esta actitud, en una Europa donde las guerras eran una constante, era perseguida por todos los Estados. En algunas zonas eran mejor tolerados por su eficiencia como agricultores, oficio imprescindible en aquellos tiempos. Esta situación de intolerancia y persecución llevó a los distintos grupos de anabaptistas a buscar refugio en otras tierras. Muchos emigraron a América del Norte, siguiendo la estela de otros emigrantes alemanes que se habían establecido en el estado de Pensilvania, concretamente en una ciudad llamada Germantown, literalmente ciudad alemana. Esto sucedía aproximadamente a partir de 1711 a causa de la política de Suiza de expulsar a todos los anabaptistas de su territorio. Dos grandes emigraciones de alemanes a América sucedieron en los siglos XVIII y XIX, incluyendo más anabaptistas y amish. Casi todos comenzaron su vida americana en el estado de Pensilvania.

LOS AMISH Y LA MEDICINA

La estructura social de los amish se basa en una estrecha relación familiar y de vecindad entre sus miembros. Una integración consecuencia de compartir unas creencias muy profundas.

Esto lleva a una sensación de seguridad, porque, en caso de necesidad, como una enfermedad, todos los miembros de la comunidad se volcarán en ayudar al necesitado. Ningún amish se encuentra solo en la enfermedad. Esta sensación de seguridad hace que el estrés y sus consecuencias sean poco frecuentes. Como curiosidad, esta sensación de seguridad hace que los suicidios entre los amish sean menos frecuentes (5,5 por cada 100.000 habitantes) que entre la población general (12,5 por cada 100.000 habitantes). Dios creó el mundo y sus criaturas y hay que aceptarlo con sus cosas buenas y malas. La enfermedad se afronta como algo natural que hay que sobrellevar aceptando la voluntad de Dios. Pero, al mismo tiempo, no hay ningún precepto bíblico que rechace el acudir a la medicina más eficaz de cada época cuando ello sea necesario. Nada hay en contra de la hospitalización, la cirugía, la anestesia, las transfusiones o las vacunas.

LA MEDICINA PRIMITIVA

Los primeros emigrantes trajeron consigo las tradiciones curativas de sus lugares de origen en Suiza y Alemania. Tengamos en cuenta lo que la medicina de los siglos XVII y XVIII podía ofrecer: conjuros y encantamientos de los curanderos de la vieja Europa fueron utilizados, pero muy pronto fueron descartados por los amish americanos. Los recursos habituales comprendían los remedios utilizados en la época, como emplastos caseros, elixires varios, cambios en la alimentación, utilización del calor en fuentes termales y el uso de masajes, inmovilizaciones y vendajes para las lesiones articulares.

Pero, según avanzaba la medicina, los amish no rehusaron hacer uso de sus recursos. Los amish tenían un concepto claro de la enfermedad. Para ellos, una persona sana era aquella que tenía buen apetito, buena condición física y capacidad para el trabajo duro. Los defectos físicos, incluso mentales, eran aceptados como algo natural y no como una enfermedad. Utilizaban remedios caseros para procesos leves como resfriados, gripes, pequeños traumatismos y alteraciones digestivas habituales. Para estos problemas no acudían al médico.

No existen médicos amish, pues su concepto de la educación impide los estudios superiores. Por lo tanto, los médicos a los que acuden son personas extrañas a su comunidad y esto, inicialmente, causa cierto recelo. Dan por hecho que todos los médicos tienen conocimientos suficientes, por lo que su elección de facultativo se basa en una relación personal de confianza. Un médico bien preparado, pero de carácter adusto y antipático, será rechazado a favor de otro menos preparado, pero más comunicativo.

Los problemas médicos más frecuentes

Como es lógico, los amish sufren las mismas enfermedades que la población general de su época y su ámbito geográfico. Pero su retraso en acudir al médico y dar menos importancia a ciertas situaciones consideradas como naturales hace que algunas patologías sean frecuentes, como la enuresis (orinarse en la cama), los problemas digestivos y algunas enfermedades mentales.

Una situación que favorece la aparición de ciertas enfermedades es la consanguinidad. En comunidades cerradas como los amish son frecuentes los matrimonios entre parientes más o menos cercanos. Estos matrimonios favorecen la aparición de enfermedades genéticas recesivas, esto es, aquellas que precisan que ambos miembros de la pareja tengan el gen causante de le enfermedad. Por ejemplo, en el condado de Lancaster de Pensilvania, de 1.850 parejas Amish todas menos tres estaban relacionadas. De ellas, 250 eran primos segundos.

Entre las enfermedades hereditarias más frecuentes se encuentran el enanismo y diversos tipos de anemia por deficiencias de algunos elementos, que de no ser reconocidos prontamente tienen efectos permanentes. También la hemofilia y la distrofia muscular son frecuentes. La consanguinidad se refleja claramente en la distribución de los grupos sanguíneos. El grupo A lo tiene más del 50 % de la población; en cambio, el grupo 0 es muy raro.

La relación con la medicina moderna

Como hemos apuntado más arriba, las creencias religiosas de los amish, basadas en la interpretación literal de la Biblia, no impiden acudir a la medicina moderna para resolver los problemas médicos. Cualquier especialidad de la medicina moderna es aceptada. Solo motivos culturales pueden retrasar en algunos casos el acceso a estos remedios.

Por ejemplo, y manteniéndonos en el condado de Lancaster en Pensilvania, la Universidad Johns Hopkins de Baltimore realizó una encuesta en el año 1978. La encuesta nos dice que el 76 % de las embarazadas amish acudían a revisiones a un médico y el 20 % acudían a la medicina alternativa (homeópatas y quiroprácticos). Pero, aun así, de las 472 embarazadas seguidas por la encuesta, el 90 % de los primeros partos se llevaron a cabo en el hospital. En los segundos embarazos, solo el 59 % de los partos se realizaron en el hospital. Esto puede deberse a que los partos de menos riesgo se realizaron a domicilio, pero no puede descartarse un móvil económico.

En cuanto a la medicina preventiva, existe la idea generalizada de que los amish se oponen a la vacunación, y esto no es cierto. Cuando la relación con su médico de cabecera es buena y reciben una explicación fácil de entender sobre lo que supone la inmunización, los amish la aceptan. Aun así, solo el 26 % se vacunan con DPT (difteria, sarampión y tétanos), el 22 % contra la poliomielitis y el 16 % contra la parotiditis. Estas cifras, aunque bajas, no difieren demasiado de otros grupos de población de su época y zona geográfica. Porque, aunque para asistir a la escuela pública se exige estar vacunados, existe la posibilidad de que los padres se nieguen por motivos religiosos o de otro tipo y esta negativa se acepta por las autoridades sanitarias.

Por lo demás, es habitual para los amish acudir a los centros hospitalarios para cirugía, quimioterapia y otros tipos de tratamientos actuales.

EN RESUMEN

Los amish forman parte de la denominación anabaptista en su forma más rígida. Emigran a los Estados Unidos en los siglos XVIII y XIX. Se establecen inicialmente en Pensilvania, pero gradualmente forman comunidades en otros estados como Ohio e Indiana. Viven en pequeñas comunidades de carácter religioso muy endogámicas. Sus modos de vida, regidos por sus creencias religiosas, les hacen vivir de forma primitiva, con vestimenta muy básica, trabajar como agricultores ayudados por caballos y sin utilización de medios mecánicos. No disponen de electricidad en sus domicilios y el teléfono solo se usa en caso de urgencia. Su concepto de la enfermedad es pasivo, la entienden como algo inevitable permitido por Dios y que hay que aceptar. Su relación con los cuidados médicos ha seguido los conceptos de cada época. Sus creencias religiosas no limitan en modo alguno el acudir a la medicina moderna para tratar sus enfermedades, pero por motivos culturales pueden retrasar su integración en los modernos sistemas de salud.

Para la realización de este artículo hemos consultado los textos siguientes:

HOSTETLER, John A.: *Amish Society.* The Johns Hopkins University Press, Baltimore, 1993.

NOLT, Steven M.: *A History of the Amish.* Good Books. Intercouse, Pennsylvania, 2003.

LOS MORMONES Y LA MEDICINA

A pesar de la gran cantidad de información que existe sobre los mormones, apenas hay datos sobre su actitud hacia la medicina y los médicos sobre todo en sus primeros tiempos. Para comprender mejor la poca información que ha llegado hasta nosotros, es conveniente conocer el origen y la historia de este movimiento religioso, así como sus creencias tanto religiosas como sociales.

Los mormones

La Iglesia mormona es una denominación religiosa estrictamente americana o, mejor dicho, estadounidense. Se origina en el siglo XIX, en un momento en que en los estados del noreste de los Estados Unidos se vivía una proliferación de multitudinarios acontecimientos religiosos (los llamados *revivals)* en los que los predicadores arengaban a multitudes de cientos o incluso miles de oyentes creyentes sobre nuevas formas de entender la Biblia y alcanzar la salvación. Tanto los predicadores como sus oyentes formaban parte del ambiente religioso protestante que era dominante en aquella región. Uno de estos oyentes, Joseph Smith, impresionado por alguno de estos predicadores, se retira a meditar a una cueva sobre cómo mejorar su vida espiritual. En esta cueva, según la tradición mormona, Joseph Smith recibe una aparición. El propio Smith cambia en varias ocasiones la versión sobre esta aparición, que inicialmente son dos ángeles; en otra versión son Dios Padre y el Hijo, y en otra versión es el ángel Moroni (tal vez de aquí el nombre de mormones). Esto sucede en la primavera de 1829 y el aparecido entrega a Joseph Smith unas placas de oro en las que están inscritas las instrucciones de Dios para crear una nueva Iglesia, ya que la Iglesia cristiana existente ha extraviado su camino y ya no es adecuada para los designios divinos.

Este no es el lugar para explayarnos en detalle sobre la historia y los contenidos del mormonismo, información que puede obtenerse en otras fuentes como las referencias que mencionamos al pie de este artículo.

Joseph Smith es un personaje muy discutido. Para unos, un gran reformador religioso; para otros, un simple charlatán y falsario. En cualquier caso, Smith sigue recibiendo mensajes del más allá con los que redacta un texto, el Libro de Mormón, que contiene la doctrina de su Iglesia. La primera edición de este libro es de 1830. Es en este año cuando la Iglesia mormona se organiza como tal en la ciudad de Fayette en el estado de Nueva York.

LA DOCTRINA MORMONA

El fin de esta Iglesia es restablecer el verdadero Reino de Dios en la Tierra. Según lo revelado a Smith, el cristianismo se ha apartado definitivamente del proyecto divino y ha de ser sustituido por una nueva Iglesia. La nueva fe, el mormonismo, ha de extenderse por todo el país, los Estados Unidos, ocupando todos los resortes de la economía, la sociedad y la política para después extenderse a todo el mundo. El milenarismo es una parte fundamental de su doctrina, es decir, que el regreso de Jesucristo a la tierra está próximo, para reinar durante mil años en compañía de los mártires (que son santos). Al final de estos mil años se produciría la resurrección de los muertos y el juicio final, donde Jesucristo impartiría su justicia. Todo esto nos lleva al verdadero nombre de la Iglesia mormona: Iglesia de Jesucristo de los Santos de los Últimos Días.

Una interpretación muy libre de la Biblia cristiana los lleva a entroncarse con el judaísmo primitivo. De aquí desarrollan una doctrina basada en la poligamia y en el racismo (los negros no pueden ser mormones por ser una raza mal vista por Dios). El gobierno es teocrático, es decir, regido por los líderes espirituales. Su justicia es justicia religiosa, es delito todo lo que se oponga a su doctrina.

LA EPOPEYA DE LOS MORMONES

Los mormones ganan adeptos rápidamente, pero, por motivos en los que no vamos a entrar en este momento, son mal vistos por sus vecinos y obligados a cambiar de residencia. Así marchan desde Nueva York, donde fundaron su primer templo en Fayette, al estado de Ohio primero, después al de Illinois para terminar en el de Missouri. Para entonces, ya tenían más de treinta mil adeptos. Pero es en este último estado donde Joseph Smith y su hermano Hyrum son puestos en prisión por un delito común. En una reyerta carcelaria Joseph Smith y su hermano son asesinados. Algunos historiadores próximos al mormonismo dan por hecho que fueron asesinados por miembros de la policía del Estado temerosos del poder que estaba consiguiendo esta Iglesia.

Muerto Smith, la dirección del mormonismo recae sobre uno de sus discípulos, Brigham Young, que sería así el segundo profeta (pues así eran llamados) de la Iglesia mormona. Ante el rechazo que siguen sufriendo por parte del resto de la población e incluso de las autoridades, Brigham Young decide trasladar a toda su comunidad a regiones más favorables. Así se produce un gran éxodo de miles de personas, familias completas con enseres y animales, en carretas a lo largo de todo el país desde el estado de Missouri hasta una región hasta entonces virgen cerca de California. Sería el estado de Utah, a donde llegaron a finales de 1847. Aquí organizarían un estado teocrático, controlado rígidamente por las autoridades religiosas. Una sociedad donde la poligamia y el racismo eran la base social. La ciudad del Lago Salado sería su capital y sigue siéndolo en el día de hoy. En esta ciudad construyeron el Tabernáculo, su gran templo, donde se custodian las placas de oro entregadas a Joseph Smith por el ángel Moroni, así como las primeras versiones del Libro de Mormón. Hoy en día, este Tabernáculo sigue siendo un lugar de peregrinación para los mormones de todo el mundo.

La medicina de los mormones

En aquel asentamiento mormón de Utah, la medicina también está sometida a los rígidos patrones religiosos. Dios lo controlaba todo, por lo que a Él había que encomendarse siempre en la enfermedad. La medicina más eficaz era la oración y solo había que recurrir a otros remedios en caso de estricta necesidad. Dios sabe por qué nos manda las enfermedades y hay que aceptarlo. Tratar solo los síntomas, el dolor y el malestar.

Los médicos siempre eran sospechosos por su intento de usar remedios no autorizados. Solo estaban permitidos la quinina para la fiebre, el láudano para los dolores y los trastornos intestinales, y las mercuriales para cualquier otra dolencia. Los médicos que se salieran de estas pautas eran castigados con una multa de mil dólares (de aquellos tiempos) y un año de prisión. El propio profeta Brigham Young moriría de una apendicitis aguda, que en cualquier caso era una enfermedad casi siempre mortal en aquellos tiempos.

La evolución

Un estado independiente como el de Utah causa problemas a los viajeros que transitan hacia California. A veces son asaltados y robados. Por eso, el Gobierno Americano declara a la fuerza a Utah territorio de los Estados Unidos, paso previo a constituirse en estado, lo que les permite vigilar de cerca a los gobernantes mormones. Brigham Young sería nombrado el primer gobernador de este territorio, con lo que el gobierno teocrático siguió en funciones. Finalmente, en 1896 el Ejército americano ocupa el estado de Utah, que es proclamado a la fuerza estado de la Unión y sometido a la legislación general. Son declarados ilegales la poligamia y el racismo. El Estado Mormón Independiente dura casi 50 años.

Desde entonces

Aunque obligados por la ley a modificar la mayoría de sus principios, los que llamaríamos mormones estrictos no han abandonado el proyecto a largo plazo de reconstruir el Reino de Dios en los Estados Unidos. La poligamia ha sido oficialmente abolida (aunque permanece en algunos lugares aislados), pero no renuncian a imponerla de nuevo el día en que puedan controlar la nación. El racismo está prohibido, pero es difícil, por no decir imposible, que una persona de raza negra llegue a ser mormón. Los mormones solo son el 2 % de la población de los Estados Unidos, pero su poder económico y político no guarda relación con esa proporción. La administración, la economía y la política tienen importantes miembros mormones. Por ejemplo, desde 1955 a 1961 el secretario (nosotros diríamos ministro) de Agricultura fue Ezra Taft Benton, mormón estricto. Otro mormón, George Romney, fue secretario de Vivienda con el presidente Nixon. Durante la presidencia de Reagan, Angela Buchanan fue secretaria de Hacienda, Terrel Bell de Educación y Rex Lee de Justicia, todos mormones declarados. En general, los mormones financian las campañas del Partido Republicano con grandes cantidades de dinero.

LA MEDICINA MORMONA HOY

En el campo de la medicina, la mayoría de los mormones han evolucionado hacia la medicina moderna. Hoy los médicos mormones son educados en las mejores escuelas de medicina del país. Quien estas líneas escriben ha tenido como profesores de cirugía a magníficos cirujanos mormones, que al mismo tiempo mantenían sus cargos religiosos en su Iglesia. Muy interesados por la educación, los mormones edificaron una prestigiosa universidad, que lleva el nombre de su segundo profeta, Brigham Young, que dispone de todas las facultades propias de una universidad de nuestro tiempo. De todas menos de una, la de Medicina. Solo se imparten cursos preparatorios para el ingreso en las escuelas de Medicina. Pero cuando los mormones de Utah quieren estudiar esta carrera, deben desplazarse a otros estados. ¿Medicina moderna, pero lejos?

Para realizar este artículo nos hemos apoyado en los siguientes textos:

ABANES, Richard: *One Nation Under Gods. A History of The Mormon Church*. Ed. Basic Books, New York.

BLOOM, Harold: *Las religiones americanas*. Editorial Taurus. Madrid, 2009.

LOS TESTIGOS DE JEHOVÁ Y LA MEDICINA

Los Testigos de Jehová constituyen una creencia que se incluye dentro de las denominadas religiones americanas, que aparecen en los Estados Unidos en el siglo XIX. Se originan dentro de un ambiente del protestantismo llevado a aquel país por los primeros colonos. Se desarrolla por los diversos predicadores que congregan a enormes multitudes para escuchar un nuevo mensaje cristiano que los libere de las estrictas normas de las varias denominaciones protestantes. Buscaban una relación más directa con Dios sin la mediación de las iglesias establecidas.

Un primer paso: el milenarismo

En este ambiente toma cuerpo una idea que durante siglos se había mantenido a un bajo nivel dentro del cristianismo: el milenarismo. El milenarismo interpreta distintos pasajes de las Sagradas Escrituras, especialmente del Apocalipsis de San Juan, en el sentido de que la nueva llegada de Jesucristo era inminente, para acabar con todas las falsas religiones y reinar durante mil años acompañado de los justos. Al final de estos mil años se produciría el juicio final donde Jesucristo premiaría a los justos y condenaría a los depravados.

En este ambiente de efervescencia religiosa de nuevo cuño se extendió la idea de que la llegada de Jesucristo había de suceder en el año 1844. Al no ocurrir esta esperada llegada, se produjo una gran decepción que llevó a la dispersión de los creyentes en diversas sectas con la intención de explicar cómo había fallado el cálculo de la fecha, pues la llegada de Jesucristo seguía estando próxima, solo que en otra fecha.

Un segundo paso: los adventistas del séptimo día

Una de estas sectas fue la de los adventistas del séptimo día, creada por una ama de casa de Maine educada en el metodismo protestante. Se llamaba Ellen White. En medio de la gran decepción de 1844, la señora White recibe una serie de revelaciones, más de doscientas, directamente del Espíritu Santo. Según ella, Jesucristo no había llegado físicamente a la tierra en esa fecha, pero había ingresado en la segunda estancia del celestial Santo de los Santos, donde, desde entonces se dedicaba a borrar nuestros pecados, Se instituyó el sábado judío (el séptimo día), el *Sabbath,* en lugar del domingo como día de celebración. Renunciaban a la idea tan americana del progreso material. Su preocupación por la vida sencilla y sana los llevó a prohibir el alcohol, el tabaco, las drogas, el café, el té y la carne. Desde el punto de vista teológico había que esperar la llegada de Jesucristo al final de los tiempos. Durante el tiempo transcurrido entre la muerte de los creyentes y la esperada resurrección con la llegada de Cristo permanecemos inconscientes.

Un tercer paso: los Testigos de Jehová

Pero no todos los adventistas quedaron satisfechos con esta propuesta. Uno de ellos, Charles Taze Russell, decide separarse y crear una nueva secta, la que hoy conocemos como Testigos de Jehová. Según Russell, el esperado fin del mundo no había llegado en 1844, pero habría de llegar 40 años después, en 1914. Casualmente en esa fecha da comienzo la Primera Guerra Mundial. Russell murió en 1916 sin estar seguro de si el fin del mundo realmente había llegado.

Su teología

Desde el punto de vista teológico, para los testigos, Jehová es un dios todopoderoso y solitario, más que una persona de la Trinidad. No es un dios cariñoso, sino un dios que busca la supremacía y el reconocimiento universal de esa supremacía. Espera la llegada del Apocalipsis para conseguir la victoria definitiva en el Armagedón (la última batalla que se realizará al final de los tiempos entre Cristo y las fuerzas del bien contra Satanás y las fuerzas del mal) para instaurar su poder para siempre. La misión de Jesucristo no es redimir a la humanidad, sino ayudar a conseguir el poder supremo de Jehová. El poder de Jehová es la preocupación obsesiva de los testigos. El buen testigo de a pie solo tiene que obedecer sin pensar. Tiene que ser un siervo fiel y prudente, como pide Mateo en su Evangelio (Mateo 24:45).

El presidente de los testigos, autoridad suprema

La dirección de los testigos está a cargo de un presidente, el primero de los cuales fue su fundador, Charles Russell. Desde entonces se han sucedido otros seis presidentes, el último de los cuales es Robert Ciranko, elegido en el año 2014. Este elenco presidencial constituye la Sociedad Wachtower, que es el centro decisorio de la secta. Está situado en el distrito de Brooklyn de la ciudad de Nueva York.

La autoridad de esta creencia viene directamente de las Sagradas Escrituras, del Antiguo y Nuevo Testamento. Una Biblia, un dios, una fe. Pero su interpretación solo corresponde al presidente de turno, única autoridad responsable de dictaminar lo que las Escrituras quieren decir en cada caso. No es necesario que un nuevo presidente respete la interpretación del anterior, por lo que el dogma puede variar y, de hecho, varía con el tiempo.

La doctrina en la práctica

Desde el punto de vista doctrinal, los Testigos de Jehová son considerados como una secta destructiva. Rechazan el patriotismo y todas sus manifestaciones como la bandera y el himno. En su país de origen, los Estados Unidos, constituyen una posición muy negativa. Muestran un claro rencor contra el Estado, las iglesias, el mercado y la universidad. Dicen que son una nación sin país, ya que su nación es el mundo entero. Se consideran cristianos, por lo que el bautismo es la ceremonia de entrada en su religión. Pero realizan el bautismo de los adultos por inmersión, ya que es preciso tener uso de razón para entender el significado del bautismo. Niegan la existencia del infierno como condena eterna. Además, como consecuencia de una interpretación muy forzada de algunos pasajes bíblicos, rechazan las transfusiones de sangre, incluso en peligro de muerte. El testigo, fiel a su fe, prefiere morir antes de recibir una transfusión.

En este artículo no vamos a profundizar en los aspectos teológicos de esta denominación ni de las otras llamadas religiones americanas, ya que nuestros lectores pueden encontrar esa información en nuestras referencias a pie de página y en otros muchos lugares. Nosotros vamos a concentrarnos en su actitud frente a la medicina y, en especial, frente a las transfusiones de sangre.

LOS TESTIGOS DE JEHOVÁ Y LA MEDICINA

Los Testigos de Jehová aceptan todos los medios de la medicina moderna, excepto las transfusiones de sangre. Aceptan las intervenciones quirúrgicas de todo tipo, el uso de antibióticos y otros medicamentos incluyendo la quimioterapia. También aceptan tratamientos como la radioterapia para los procesos cancerosos, así como los trasplantes. El autor de este artículo ha tenido la ocasión de tratar a pacientes testigos de Jehová sin ningún inconveniente y con plena colaboración de los enfermos. Eso sí, excepto en el caso de las transfusiones de sangre.

LAS TRANSFUSIONES DE SANGRE

Cuando se pregunta a alguno de los testigos de a pie, los que suelen acudir a las consultas del médico, por qué no aceptan las transfusiones, su respuesta es siempre «porque así lo dice la Biblia», sin entrar en más detalles. La mayoría conoce los pasajes del Antiguo Testamento, donde figura la prohibición de «comer sangre» que ellos consideran lo mismo que una transfusión. En cuanto a la utilización de los derivados de la sangre, como el plasma o las plaquetas, aparecen las dudas entre los testigos de a pie, pero, por si acaso, también los rechazan.

LO QUE DICE LA BIBLIA

Así, en el Génesis, Dios entrega a Noé y a sus hijos toda la creación. «Procread y multiplicaros para llenar la tierra. Cuanto vive y se mueve (animales, peces y plantas) os servirán de comida. Solamente os abstendréis de comer carne con su alma, es decir su sangre» (Génesis 9:1, 2, 3 y 4).

En el Levítico (17:14), se dice que la vida de toda carne es su sangre, «por eso he mandado yo a los hijos de Israel, no comeréis la sangre de carne alguna porque la vida de toda carne es la sangre». En otro versículo (17:10) se dice «yo me volveré contra todo el que coma sangre y le borraré de en medio de su pueblo».

En el Deuteronomio (12:23) se dice que se puede comer carne, «pero atente siempre a la prohibición de comer sangre que es la vida y no debes de comer la vida de la carne».

Pero esta prohibición no solo se señala en el Antiguo Testamento. En el Nuevo, en los Hechos de los Apóstoles (15:29), se aclara «que os abstengáis de las carnes inmoladas a los ídolos y de su sangre».

La interpretación de estos pasajes bíblicos

La interpretación de estos pasajes de la Biblia corresponde exclusivamente al presidente del Watchtower. No se admite otra interpretación, aunque venga de cualquier otro estudioso, intérprete, traductor o autoridad de las Sagradas Escrituras.

Evidentemente se identifica la sangre con el alma y con la vida. No se puede comer el alma y la vida, aunque sean de un animal. Porque la sanción divina a quien se atreva a comer sangre está bien clara en el Génesis 9:5. Al que comiere sangre se le advierte «y ciertamente os demandaré vuestra sangre que es vuestra vida pidiendo cuentas de la vida humana».

El problema surge cuando en una interpretación muy extrema de estos pasajes de la Biblia, tomados literalmente, se identifica la expresión de comer carne con las transfusiones.

El mayor peso de esta prohibición reside en el Antiguo Testamento, que es un conjunto de libros tradicionales del pueblo hebreo escritos y recopilados durante los diez mil años antes de Cristo. No podemos saber a qué se referían estos autores cuando prohíben comer sangre. Pero, desde luego, no conocían, ni siquiera podían imaginar, la posibilidad de transfundir sangre.

Como hemos dicho más arriba, las doctrinas de los Testigos de Jehová pueden ser modificadas por el presidente de turno. Así, el anterior presidente, Don Adams, que rigió la Sociedad Watchtower desde el año 2000 al 2014, parece que tuvo la intención de modificar la directiva sobre la transfusión de sangre, pero no llegó a decidirse. En este sentido, también es interesante constatar que en uno de los textos más completos sobre los testigos, el de Marley Cole Jehova's Witnesses, en sus 230 páginas ni siquiera se menciona el tema de las transfusiones de sangre. Y eso que en este texto se explica con gran detalle el origen, la historia, la doctrina y el futuro desarrollo de los Testigos de Jehová.

El resto del mundo no conoce nada sobre la doctrina de los testigos, excepto por su rechazo de las transfusiones. Para la mayoría de la gente, los Testigos de Jehová son unas personas que se niegan a recibir una transfusión incluso en peligro de muerte y nada más. Los testigos lo saben y, tal vez, eliminar esta fuerte seña de identidad les dificulta suprimir este precepto que, por lo demás, no tiene nada que ver con el fondo de su doctrina.

Para realizar este artículo nos hemos ayudado de las siguientes referencias:

ANKERBERG, John: *Qué es lo que los Testigos de Jehová creen*. Solo hemos encontrado la edición en *e-book*.

BLOOM, Harold: *La religión americana*. Santillana Ediciones. Madrid, 2009.

COLE, Morley: *Jehovah's Witnesses*. Rutledge Library Editions. Londres, 2019.

LOS VISIGODOS Y LA MEDICINA. SAN ISIDORO DE SEVILLA

El pueblo germánico de los visigodos se instaló en la península ibérica en el siglo VI, a la caída del Imperio romano. Gobernaron España hasta el año 711, cuando con la llegada de los árabes fueron derrotados militarmente y desaparecieron de nuestra historia.

El Fuero Juzgo

No tenemos demasiada información directa sobre el estado de la medicina durante el reinado visigodo. El código legal de la monarquía visigoda es conocido como el Fuero Juzgo y se compone de 12 libros que contienen todas las disposiciones del derecho civil, penal y mercantil aplicables en el reino. Las referencias a la medicina son escasas y casi siempre en aspectos relativos a las relaciones jurídicas entre los médicos y sus pacientes. Por ejemplo, ningún médico debe sangrar o medicar a un enfermo, si no es en presencia de sus familiares. O que el médico no debe ser remunerado, si el paciente no cura o muere. En casi todos los casos, el médico no era protegido en el ejercicio de su profesión. Otro ejemplo, en una ley del rey Sisenando referente a la sangría se decreta que, en caso de que el paciente no cure, el médico deberá abonarle ciento cincuenta sueldos y, si el paciente muere, el médico será entregado a la familia para que hagan con él lo que consideren oportuno. En el caso de que el fallecido fuese un siervo de la familia, el médico deberá compensar a la familia con otro siervo. Pero el Fuero Juzgo era un texto jurídico, por lo que no se refería nunca al ejercicio práctico de la medicina. Para ello tenemos que esperar a San Isidoro de Sevilla y su extraordinaria obra conocida como las *Etimologías*.

Isidoro de Sevilla

Isidoro nace en Sevilla hacia el año 560. Su padre, Severiano, había llegado a esta ciudad desde Cartagena huyendo de los bizantinos, que habían acudido en auxilio del arriano Agila, en guerra con el católico Atanagildo. Leandro, el hijo mayor de Severiano, sería nombrado obispo de Sevilla. Años después, Leandro es desterrado por ser partidario del rey Hermenegildo, derrotado por Leovigildo. Es entonces cuando Isidoro, hermano menor de Leandro, le reemplaza en la sede episcopal. Esto ocurría en el año 580. Muere en Sevilla en el 636 y sus restos fueron trasladados a León, donde reposan en la Basílica de San Isidoro.

Isidoro fue el gran erudito de su tiempo. Dedicó muchos años de su vida a recoger todos los saberes conocidos de su época en su obra cumbre conocida como *Etimologías,* de la que hablaremos más adelante. Y es poco conocido que, en el fondo de su enorme biblioteca, escondida tras una cortina, tenía una habitación llena de retortas, almireces y otros utensilios utilizados para la práctica los médicos y boticarios de la época. En las paredes de esta habitación estaban pintadas las efigies de algunos médicos famosos de la antigüedad como Hipócrates y Galeno, entre otros. Y a su lado algunas frases referentes a la práctica de la medicina:

> El médico recibe regalos mientras trabaja, pero cuando el enfermo ya está bueno ya no recibe ninguno.
> Lo que debas al médico, págalo ahora, para que otra vez males no te ocurran, pues nadie te socorrerá después.
> El médico atiende según la riqueza del pobre y del rico, pues la condición dispar de distinta manera ha de ser tenida.
> Si fuera rico, será justa la ocasión de lucro. Pero si es pobre le bastan unos simples honorarios.

Como puede observarse, estas máximas son unas indicaciones de deontología médica.

ETIMOLOGÍAS

Isidoro de Sevilla completó su gran obra, *Etimologías,* hacia el año 620. Al menos, esa fue la fecha en la que se le dedicó a Sisebuto, rey de los visigodos. Tardó más de quince años en completarla y se considera como el primer diccionario enciclopédico realizado por un solo hombre. No contiene ningún conocimiento original, es simplemente (pero nada menos) que una recopilación de todo el saber de la época. Se compone de un total de veinte libros que tratan de gramática, retórica, dialéctica, aritmética, geometría, música y astronomía. Incluye temas sobre historia profana y sagrada, trata de Dios y los ángeles, todos los conocimientos profanos, lenguas, la tierra con sus continentes, ciencias naturales, agricultura, mineralogía y muchos otros temas ordenados alfabéticamente. Durante varios siglos, ya muerto Isidoro, fue el texto más reproducido después de la Biblia.

El libro IV de *Etimologías* se titula «De Medicina», por estar dedicado a esta materia. Es curioso que los eruditos que comentan la obra de Isidoro de Sevilla no mencionan este libro, seguramente por considerarlo poco interesante comparado con el resto de la obra. Así, Menéndez Pelayo, en su *Historia de las ideas estéticas en España,* dedica muchas páginas a San Isidoro, pero no menciona el libro IV. Igualmente, José Luis Abellán, en su *Historia crítica del pensamiento español,* dedica largos comentarios a Isidoro sin mencionar siquiera el libro IV.

LIBRO IV DE *ETIMOLOGÍAS*. «DE MEDICINA»

Como ya hemos dicho, Isidoro no aporta ninguna idea propia, sino que simplemente reúne todo lo sabido entonces. Por ello podemos inferir que el contenido de este libro es un compendio de los conocimientos médicos durante el reinado de los visigodos.

Comienza diciendo que la medicina es el arte de proteger y restaurar la salud del cuerpo. Su materia se basa en las enfermedades y las heridas. Isidoro considera al dios Apolo como el autor y descubridor de la medicina. Su hijo Esculapio continuó su obra, pero después transcurrió un periodo de quinientos años de obscuridad médica hasta la aparición de Hipócrates, que al parecer era un descendiente lejano de Esculapio.

Tres son los sistemas de medicina. El primero, el metódico, que se basa en los remedios y en la superstición; el segundo, el empírico, que solo tiene en cuenta la experiencia y no la razón, y el tercero, el lógico, es decir, el racional, que busca la cura, lógicamente, teniendo en cuenta la edad del paciente y las condiciones de la enfermedad.

Todas las enfermedades proceden de cuatro humores: la sangre, la hiel o bilis, la melancolía y la flema. Cada uno de estos humores imita a su elemento natural. Así, la sangre al aire, la bilis al fuego, la melancolía a la tierra y la flema al agua. Cuando estos humores se desarrollan fuera de su curso natural, se produce la enfermedad.

Las enfermedades agudas son las que pasan pronto o producen una muerte rápida. La pleuresía, el frenesí o la locura son enfermedades con «punta rápida». Otras enfermedades rápidas son la fiebre, el letargo, el flemón, la pulmonía, la apoplejía y la tetania, que es la contracción de los nervios desde el cerebro a la espalda. También se incluyen en este apartado el íleo o dolor de los intestinos, la hidrofobia que procede de la mordedura de un perro rabioso, el carbunco y la peste.

Las enfermedades crónicas son las que duran mucho tiempo como la gota, la tisis, la cefalea o dolor de cabeza, y el escotoma o vértigo. También se incluye en este apartado la epilepsia que ataca al mismo tiempo al cuerpo y a la mente. Se forma siempre que hay una abundancia de humor melancólico contrario al cerebro. A estos enfermos también se les llama lunáticos, porque en ellos se ve la acción de los demonios por medio del curso de la luna. El tifus o fiebres intermitentes son fiebres frías. Se incluyen en este apartado el catarro que, cuando afecta al pulmón, se llama tisis que produce ulceración y tumor en los pulmones; el asma, que dificulta la respiración; la hidropesía o humor acuoso de la piel, y el cálculo de la vejiga de la orina, que se produce por la materia flemática.

Otras enfermedades se ven en la superficie de la piel. En la erisipela o fuego sagrado, la piel se enrojece y arde como si tuviera fuego, de tal forma que excita la fiebre. La lepra, que se extiende por toda la piel con un color uniforme «de aspecto raro». El cáncer, que es una herida que no sana con ningún medicamento. Se puede extirpar el miembro donde nazca para alargar un poco la vida, aunque haya de morir más tarde. La sanies o pus, que nace de la sangre; solo se forma donde hay sangre que se pudre.

En cuanto a los remedios y medicamentos, no se debe despreciar el tratamiento médico. En la Biblia hay varios ejemplos de curaciones tras la administración de un medicamento. San Pablo ya dijo que el vino bebido con moderación era saludable, es decir, que producía la salud.

La curación de los enfermos puede producirse por tres métodos: la farmacia, es decir, los medicamentos; la cirugía, que los latinos llaman operación manual, y la dietética, también llamada régimen, que consiste en un plan. La dieta es el régimen prescrito por el médico y al cual se ajusta la vida del enfermo. La farmacia es la curación por los medicamentos, mientras que la cirugía consiste en la incisión practicada con instrumentos metálicos, cortando las partes que no sienten la acción de los medicamentos.

En toda curación se pueden utilizar elementos opuestos a la enfermedad. Así, se aplica frío al calor, lo seco a lo húmedo. Por eso, el hombre no puede curar la soberbia, sino por la humildad. Es el concepto de antídoto, lo contrario de lo dado. En cuanto a los medicamentos, el diamorón se llama así porque se hace de jugo de moras; el diacodión de la adormidera; el electuario se llama así porque se traga fácilmente; la cataplasma que, por sí sola, cura; la lavativa o enema.

En los libros medicinales nos viene el aforismo, que es una frase breve que contiene el consejo propuesto. El pronóstico es la previsión de las enfermedades, porque es necesario que el médico conozca el presente, sepa el pasado y prevea el futuro. La dinamidia o fuerza es la virtud y potencia de las hierbas, pues en ellas está la propia fuerza curativa.

También se usan los perfumes y ungüentos. El tomillo, el incienso, el aceite puro; el ungüento, que es aceite mezclado con otras sustancias; el mirobálano, que se hace con bellotas olorosas. Ungüentos de mejorana, de rosa, de alheña, de eneldo y de hinojo.

EL PRINCIPIO DE LA MEDICINA

Preguntan algunos por qué la medicina no se encuentra entre las demás artes liberales. Pues por la sencilla razón de que estas tratan causas singulares y la medicina contiene la de todas. El médico debe saber gramática para que pueda entender y expresar lo que lee. Tiene que conocer la retórica para que pueda servirse de argumentos para definir el caso que trata. También la dialéctica para que investigue y cure según la razón. La aritmética, para saber las horas y días de los accesos. La geometría, para observar las condiciones de las partes y lugares en los que aprende. La música, pues son muchos los efectos que producen en los enfermos que son curados por esta disciplina. Y, por último, la astronomía, ya que en ella se estudia la razón de los astros y el cambio de los tiempos, pues nuestros cuerpos cambian según el estado de los astros.

Por lo tanto, la medicina es una segunda filosofía, ya que con la una se cura el cuerpo y con la otra se cura el alma.

Como se puede comprobar, los conceptos médicos compendiados en este tratado están fuertemente influidos por las ideas de Hipócrates y Galeno, influencia que persistiría todavía durante muchos siglos. De hecho, *Etimologías* fue un texto todavía vigente en el siglo XV y no hay constancia de que estos conceptos fuesen corregidos.

Para la realización de este artículo, nos hemos poyado en las siguientes referencias:

ABELLÁN, José Luis: *Historia crítica del pensamiento español.* Círculo de Lectores. Barcelona, 1992.

HISPALENSIS, Isidorus: *Etimologías,* libro IV. Editado por los Laboratorios del Norte de España como obsequio a los médicos participantes en las Jornadas Médicas Españolas, mayo 1944.

MENÉNDEZ PELAYO, Marcelino: *Historia de las ideas estéticas en España.* Consejo Superior de Investigaciones Científicas. Madrid, 1974.

LA MEDICINA ÁRABE EN EL SIGLO XIX
SEGÚN CUENTA ALI BEY

Ali Bey viajó por distintos países de cultura árabe desde 1803 hasta 1807. Los distintos episodios y experiencias vividas durante su estancia en el mundo musulmán los relata en un libro que escribió a su regreso. El libro se titula *Viajes por Marruecos, Trípoli, Grecia, Egipto, Arabia, Palestina, Siria y Turquía,* pues todos estos son los países que visitó.

Pero lo más interesante es que Ali Bey se llamaba, en realidad, Domingo Badía y había nacido en Barcelona. Cuando decidió hacer este viaje era el administrador del Monopolio Real de Tabacos en Córdoba. En aquellos años, el primer ministro del gobierno del rey Carlos IV de España, Manuel Godoy, tenía interés en explorar las posibilidades de España en intervenir en el norte de África, lo que hoy conocemos como Marruecos. De alguna manera, Godoy encomienda a Badía la misión de viajar por esa región, casi a modo de espía, e informarle a su vuelta de los posibles contactos que fuesen favorables a España y que estuviesen dispuestos a colaborar con nuestro país.

Nada mejor podía desear Domingo Badía, arabista autodidacta y aventurero de vocación. Como todo buen musulmán, ha de ser circuncidado, intervención que se lleva a cabo en Londres. Después, ataviado con ropajes árabes y provisto de un documento, falso por supuesto, que le hacía miembro de una noble y acaudalada familia siria, viaja a bordo de una lancha desde Tarifa a Tánger, donde dará comienzo su viaje. Esto sucede el 29 de junio de 1803.

En su libro, Ali Bey, o Domingo Badía, cuenta la multitud de abigarradas aventuras, muchas de ellas fantásticas y casi increíbles. Junto a muchos relatos también hay muchos silencios, pero en conjunto se trata de una obra interesante e instructiva que se lee con agrado. A nosotros, en este momento, solo nos interesa relatar lo que Badía cuenta, que no es mucho, sobre las enfermedades y su tratamiento que encontró en su viaje.

Al finalizar su viaje, Domingo Badía regresa a España y se pone a las órdenes de José Bonaparte, quien, a la sazón, gobernaba en el país. Cuando las tropas de Napoleón han de abandonar España en el año 1812, Badía marcha también a Francia. Es allí donde escribe y publica su libro, que es editado en francés.

En 1818, siente la llamada del mundo árabe y viaja a Damasco, donde fallecería al poco de llegar.

La circuncisión

Domingo Badía se hizo circuncidar en Londres antes de viajar a Marruecos para aseverar su condición de musulmán, aunque fuese fingido. Pero no deja ninguna mención de este acto en su relato. Sin embargo, sí describe la ceremonia de la circuncisión a poco de llegar a Tánger. Se festejaba el Malud, conmemoración del nacimiento de Mahoma. Esta fiesta duraba ocho días y todos ellos se practicaba la circuncisión ritual de los niños. Los muchachos eran llevados a una especie de procesión hasta el lugar convenido, que, en relato de Badía, era una ermita a las afueras de la ciudad. Se acompañaba de un grupo de músicos con gaitas y tambores. Llegado el momento, un hombre sujetaba al neófito mientras otro tiraba con fuerza del prepucio y lo cortaba con una tijera en un rápido movimiento. Se aplicaban unos polvos astringentes sobre la herida y se colocaba un vendaje. Toda la operación duraba menos de medio minuto, aunque, en palabras de Domingo Badia, se hacía muy groseramente. El ruido de las gaitas y tambores no dejaba oír los lamentos de los pobres pacientes, porque la operación se realizaba sin ningún tipo de anestesia.

Un hospital en Fez

En su viaje, nuestro autor llega a la ciudad de Fez y queda admirado por la gran cantidad de suntuosas mezquitas. Y también encuentra un hospital u hospicio, muy bien dotado, según palabras de Badía. Estaba destinado únicamente para el cuidado de los locos. Se financiaba fundamentalmente con donativos entregados por gentes caritativas, y su objeto era «asistir, dar remedios y enterrar en el mismo hospital a las grullas o cigüeñas enfermas o muertas». Para los musulmanes, estas aves no eran sino personas que se trasformaban en cigüeñas para viajar a países lejanos y a su regreso muchos perdían la razón. Por lo tanto, matar a uno de estos pájaros era delito grave castigado con severas penas.

Una planta narcótica llamada kiff

Todavía en Fez, el viajero encuentra que se produce una importante cosecha de una planta narcótica que los lugareños llaman kiff. Podemos asumir que corresponde a la que en la actualidad llamamos marihuana. Es una planta de primavera, pero nuestro autor solo pudo verla en forma seca y transformada en polvo. Una de las formas de usarla era ponerla en una vasija de barro con mucha manteca. Hacen hervir esta mezcla por espacio de doce horas. Después, la filtran y sirve para sazonar la comida o para hacer duces. O se toma en forma de píldoras. Otra forma de usarse es fumarla, como si fuese tabaco. Le dijeron que la intención no era embriagar, sino hacer desviar la imaginación con ideas agradables. Domingo Badía nunca se atrevió a comprobarlo.

Ali Bey se pone enfermo

Durante su estancia en la ciudad de Semellia, Alí Bey, Domingo Badia, cae enfermo. Como en tantas otras ocasiones, el autor da pocos detalles, pero dice que la enfermedad le puso a las puertas del sepulcro. En tres meses tuvo cinco recaídas y después pasó otro tanto tiempo en un estado de debilidad terrible, en palabras del propio viajero. No quiso consultar con ningún médico árabe, pues no se fiaba de sus métodos, y no había en el lugar ningún médico extranjero. Se vio obligado a curarse usando sus propias medicinas, de las que estaba bien provisto. No nos dice cuáles eran esas medicinas, pero podemos hacer algunas conjeturas. La medicina occidental de aquellos tiempos tampoco estaba provista de grandes remedios. Se usaban fundamentalmente la quinina, los polvos de digital, los opiáceos, el arsénico, el bismuto y algunos derivados del mercurio. Tampoco solían faltar en este botiquín algún purgante o el hierro. Evidentemente estamos especulando a la vista de la nula información que nos proporciona Badia, pero forzosamente alguno de estos remedios los llevaría en su equipaje.

LOS MÉDICOS DE LA MECA

En La Meca no se encuentran médicos propiamente dichos, pero hay dos individuos que tienen el atrevimiento, dice Badía, de llamarse médicos. Durante sus curas empleaban siempre oraciones y prácticas supersticiosas. No había farmacias ni vendedores de medicamentos. Cuando una persona caía enferma, acudía al barbero, que le hacía una sangría y le daba a beber agua de jengibre. También canela, clavo y otros aromas. El enfermo, dice Badía, cura o muere según la voluntad de Dios.

Menciona el bálsamo de La Meca, que, en realidad, no es de esta ciudad, pero lo traen los beduinos que vienen de otras partes de Arabia. Es un producto vegetal extraído de un árbol que llaman Gilead.

LA SALUD EN DAMASCO

Hacia el final de su viaje, Ali Bey viaja a Damasco, en Siria. Encuentra que la salud de sus habitantes es buena. Lo atribuye a la buena alimentación, la vida tranquila y el uso de los baños calientes. La única enfermedad endémica es la que el viajero llama terciana doble maligna, evidentemente, la malaria o paludismo. Mal curada, nos dice, degenera en hidropesía, obstrucción o cuartana. La peste es poco frecuente, pero cuando llega, causa muchas muertes, a pesar de lo cual los sirios no toman ninguna precaución, como sería el aislamiento de las zonas afectadas como se haría en Occidente. Menciona Badía que en Damasco había médicos europeos, pero no da más detalles.

EL FINAL

Como ya hemos dicho en la introducción, Domingo Badía, Ali Bey, dio por finalizado su viaje en 1807 y regresa a España para más tarde exiliarse en Francia. Pero en 1818 siente de nuevo la llamada de Oriente y decide volver a Damasco. El viajero y aventurero, que tantas peripecias y peligros, incluyendo enfermedades, tuvo que salvar, muere al poco tempo víctima de una disentería, enfermedad para la que no había remedio.

Para realizar este relato nos hemos servido de las siguientes referencias:

BEY, Ali: *Viajes por Marruecos, Trípoli, Grecia, Egipto, Arabia, Palestina, Siria y Turquía.* J. de Olañeta Editor. Barcelona, 2001.

FONTRODONA, Mariano: *Ali Bey. La increíble y agitada vida de Domingo Badía.* Historia y Vida, n.º 21, 1969.

LOS BEDUINOS Y LA MEDICINA. UN MÉDICO EN EL DESIERTO

En 1952, un médico italiano, el Dr. Alberto Denti, que, además de médico, era duque de Pirano, escribe un libro en el que cuenta su interesante experiencia como médico en Libia, entre los años 1924 y 1943, años en los que este país norteafricano era una colonia italiana.

ITALIA EN LIBIA

Recordemos la historia. En el año 1900 todo el norte de África era, al menos nominalmente, territorio bajo la soberanía del Imperio otomano. Imperio ya en franca decadencia que apenas podía ejercer su autoridad en esta región. Marruecos y Libia funcionaban casi como territorios autónomos dominados por diversos jefes tribales. En esta situación, las potencias europeas intentan introducirse en estos países descontrolados. En 1900, Francia e Italia firman un acuerdo secreto por el que se dividían el norte de África: Marruecos para Francia y Libia para Italia. Este tratado no suponía una soberanía formal, sino simplemente un reparto de áreas de influencia para una colonización gradual. Gran Bretaña hacía ya lo propio en Egipto, también formalmente territorio otomano.

En 1908, se produce la revolución de los Jóvenes Turcos, que supone la casi desaparición de la autoridad del sultán otomano. Turquía intenta instaurar de nuevo su autoridad en territorio libio, a lo que se opone Italia, autoridad de hecho en esta zona. El ultimátum italiano no es aceptado por Turquía y se declara la guerra entre ambas naciones. Vence Italia y Turquía abandona la zona. Esta situación se consolida al final de la Primera Guerra Mundial en 1917. El Imperio otomano, aliado de Alemania en esta contienda, es desmantelado, perdiendo todos sus territorios, salvo los de Asia Menor. Italia tiene manos libres para colonizar Libia.

Durante la Segunda Guerra Mundial, Italia es aliada de Alemania. Durante esta contienda, el norte de África es un campo de batalla entre las tropas alemanas e italianas frente a las británicas y estadounidenses. Derrotados los alemanes, el Ejército británico conquista Libia y entra en su capital, Trípoli, en 1943. El gobernador italiano, que era precisamente nuestro protagonista, el Dr. Alberto Denti, entrega la plaza al general Montgomery. Es el final de Italia en África.

El Dr. Denti, que en los últimos años del colonialismo italiano en Libia había tenido que aceptar algunos cargos administrativos, fue apresado y enviado a un campo de concentración en Kenia donde permanecería hasta el final de la guerra. Moriría en Roma en 1968, pero nos dejó escrita una historia de la que nos interesa su experiencia como médico.

Un médico en el desierto

En 1924, el Dr. Alberto Denti llega a Libia, concretamente a Trípoli, enviado por el Gobierno italiano, junto con otros funcionarios con la misión de consolidar la presencia de Italia en la región. Desde el punto de vista de un médico occidental, encuentra que las enfermedades más habituales eran la malaria, las diversas parasitosis intestinales, la tuberculosis, las oftalmias endémicas y las enfermedades venéreas. Pero la visión de la enfermedad y de la medicina de los habitantes de la zona era muy distinta. El Dr. Denti tuvo que, de alguna manera, entremezclar las primitivas creencias de las gentes locales con los conceptos de la medicina moderna. Medicina moderna que en aquellos tiempos era heredera de la medicina del siglo XIX. No existían los antibióticos ni la mayoría de los medicamentos que hoy nos parecen normales para tratar la hipertensión, los problemas cardiacos (excepto la digital), las hormonas y tantos otros que harían esta lista demasiado larga para exponerlos en este momento.

La población de Libia no era uniforme. El Dr. Denti se encontró con diferentes etnias, con culturas e incluso idiomas distintos, aunque muchos tenían conocimientos del árabe y practicaban la religión del islam. Los más importantes eran los bereberes, los beduinos y los tuaregs.

Los bereberes

Los bereberes creían que un espíritu, la Tba'a o Perseguidora, era la encarnación de todos los espíritus malignos, los genios y las hadas. Era la causa de todas las desdichas y desastres, turbaba el sueño, producía pesadillas y provocaba intensos dolores en los huesos y ceguera.

Los únicos remedios eran la oración y los exorcismos, pero había otros tres agentes que podían causar enfermedades. En primer lugar, las estrellas: los eclipses, las distintas fases de la luna y algunas constelaciones podían traer la enfermedad y la muerte. Después, los humanos, que podían invocar a los malos espíritus contra un vecino y provocar al mal de ojo. Y finalmente, los jins, que eran malos espíritus descendientes de los primeros pobladores del mundo, anteriores a Adán. En sus diversas variantes (trashumantes, sedentarios y personales) causaban epidemias, endemias y enfermedades comunes. La Taba era una de las formas de los jins.

Los bereberes tenían otras creencias insólitas como que un rayo podía dejar embarazada a una mujer, que orinar con la luna llena provocaba enfermedades venéreas o que tocar a un camaleón producía impotencia en los hombres.

Para todos los grupos étnicos de la zona, de religión islámica, la enfermedad era siempre enviada por Dios, por Alá, como castigo y expiación de los pecados. Y un médico no era más que un instrumento enviado por Alá, pues solo Alá tiene el poder de curar, pero no siempre actuaba directamente, sino que podía hacerlo por persona interpuesta como un médico.

Causaba una gran impresión que un médico occidental, evidentemente enviado por Alá, pudiese curar por medio de pastillas y jeringas en lugar de usar los métodos tradicionales como las bolas de fuego, las escarificaciones y las sangrías. Producía verdadera sorpresa que el médico extranjero pudiese curar el dolor de cabeza con unos polvos blancos, seguramente un salicilato, en lugar de recurrir al método tradicional de abrir una vena de la cabeza y dejarla sangrar. Como el médico era un enviado de Alá, lo podía curar todo, incluso resucitar a un muerto. Sobra decir que se produjeron algunas decepciones.

LOS BEDUINOS Y EL CASO DE LA SERPIENTE

Los beduinos también tenían algunas creencias supersticiosas muy arraigadas. Por ejemplo, el pájaro nocturno que enferma a los niños.

Su origen estaba en una mujer que maldijo a un hijo del primer matrimonio de su marido, para favorecer a su propio hijo. Lo maldijo y el niño murió aquella misma noche. Como castigo, los duendes y genios la convirtieron en un ave que desde entonces sobrevuela los hogares y hace enfermar a los niños.

Pero el episodio más singular, y que da nombre al libro del Dr. Denti, es el de un individuo descrito como un árabe de raza antigua, posiblemente un beduino. Esta persona padecía de fuertes dolores de estómago. Los sanadores locales habían diagnosticado que los dolores se debían a una serpiente que, mientras el individuo dormía, se había introducido por la boca y alojado en el estómago. Se trataba, sin duda, de un espíritu maligno de las regiones infernales. La conclusión era evidente. El paciente solo se curaría cuando se pudiese sacar la serpiente del estómago. Los curanderos acudieron a los distintos remedios conocidos, como los amuletos, los exorcismos e incluso las sangrías sin ningún resultado. Fue llamado a consulta el Dr. Denti con la esperanza de que, como enviado de Alá, pudiese curar al enfermo, pero ningún remedio razonable fue eficaz. El doctor, dándose cuenta de los aspectos psicológicos del caso no dudó en recurrir a un ardid. Ayudado por sus auxiliares convenientemente informados del caso, sometió al paciente a una «operación». Bajo una breve anestesia general con cloroformo, hizo una incisión superficial en la piel del abdomen, suturándola a continuación. Cuando el paciente despertó de la anestesia, le enseñaron una serpiente que habían obtenido previamente: aquí estaba la serpiente que se había alojado en el estómago y que ya estaba fuera. El paciente curó y nunca volvió a tener dolor de estómago.

Los beduinos también creían en «el pájaro que sienta en el hombro», que ataca fundamentalmente a las mujeres produciendo convulsiones, alucinaciones, risa, llanto y periodos de locura temporal. Hoy pensaríamos en reacciones histéricas.

Los tuaregs

Con los tuaregs, la relación fue más breve. Prácticamente ninguno hablaba árabe. Su gran ego les hacía difícil quejarse de estar enfermos. Se consideraban la raza más importante del mundo. Sus hombres eran los más valerosos, y sus mujeres, las más hermosas. Nunca se lavaban, porque solo se lava a los muertos. Las enfermedades de la piel eran, lógicamente, frecuentes y consideradas como cosa normal. Lo más llamativo que nos deja el Dr. Denti sobre esta etnia es que se negaban a guardar cama cuando el médico lo consideraba necesario. Lo hacían, en realidad, como un tributo a su médico, ya que si el paciente se levantaba pronto es que el médico era bueno porque les curaba rápidamente.

El Dr. Alberto Denti trabajaba con los medios de que disponía la medicina de la época: salicilatos, linimentos, tal vez mercuriales. En una ocasión trató unas fiebres tifoideas mediante la inyección intravenosa de un preparado de proteínas, algo que hoy nos sorprende, pero es lo que había. Algunos de sus diagnósticos podían no haber sido precisos, cosa explicable en una situación donde los medios diagnósticos eran casi inexistentes. Así menciona la curación de una sífilis avanzada, cosa imposible antes de la aparición de los antibióticos.

Un médico en el desierto: el Dr. Alberto Denti, duque de Pirano, tuvo la generosidad de dejarnos por escrito su inestimable experiencia, facilitándonos una información muy difícil de conseguir por otros medios.

Para escribir este artículo nos hemos apoyado en las siguientes referencias:

DENTI DI PIRAJNO, Alberto: *Medicina para serpientes.* Plaza y Janés, 1964.

TOGORES SÁNCHEZ, Luis E.: *Italia en Libia.* Historia 16. Año XV, n.º 176, diciembre 1990.

LOS MÉDICOS DE LA GUERRA DE TROYA

Es casi milagroso que los dos poemas más importantes de Homero, la *Ilíada* y la *Odisea,* llegaran hasta nuestros días prácticamente completos, no como otros de sus poemas, que solo nos han llegado en forma de pequeños fragmentos. Muchos estudiosos han puesto en duda la verdadera existencia de la persona de Homero, atribuyendo su obra a una serie de rapsodas independientes cuyos escritos han sido agrupados a través de los siglos. Pero disponemos de ocho biografías de este autor, biografías escritas por sus casi contemporáneos, por lo que la mayoría de los expertos en literatura griega clásica admiten la existencia de la persona del poeta Homero.

Homero nace, según parece, en el año 1102 a. C. Escribe la *Ilíada,* que se compone de 15.674 hexámetros divididos en 24 partes llamadas rapsodias. En esta obra relata unos episodios de la guerra de Troya, guerra declarada después del rapto por parte del troyano Paris (también llamado en la *Ilíada* Alejandro) de la bella Helena, que era la legítima esposa del griego (aqueo) Menelao. Nuestros lectores pueden encontrar en otros textos la historia completa de este episodio bélico.

En la *Ilíada,* Homero relata unos episodios que sucedieron durante 51 días. No es, por tanto, una historia completa de esta guerra que duró 10 años. El relato comienza cuando Aquiles, el mejor guerrero de los griegos aqueos, se enfada con el rey Agamenón por haberle despojado de parte de su botín, incluyendo la bella Briseida. Aquiles decide apartarse de la batalla y los griegos aqueos, privados así de su mejor guerrero, sufren numerosas derrotas a manos de los troyanos dirigidos por su héroe Héctor. El relato termina cuando, después de numerosos episodios, Aquiles regresa a la batalla y mata a Héctor en singular combate.

La *Ilíada* no es un libro fácil de leer. Los distintos dioses del Olimpo participan en la guerra en favor o en contra de uno u otro bando. Es fácil perderse en el tumulto de los numerosos dioses (algunos dioses tienen varios nombres distintos) y los muy numerosos combatientes, cuyos antecedentes se describen detalladamente, por lo que el relato es lento y, a veces, farragoso. Pero el lector minucioso y atento a los detalles, sin duda disfrutará de esta gran obra.

EL PRIMER MÉDICO

Uno de los primeros médicos de la Grecia clásica y, sin duda, el más conocido fue Esculapio, también conocido como Asclepio. Huérfano desde muy joven, Asclepio fue adoptado por el centauro Quirón, hermano de Zeus (ambos eran hijos de Cronos). Quirón, dios médico e incluso cirujano, enseñó a Asclepio todo lo conocido en artes curativas y en hierbas medicinales. Lo interesante para nuestro relato es que dos hijos de Asclepio fueron a la guerra de Troya como médicos, como veremos más adelante.

La pericia de Asclepio curando enfermos fue tan notable que los dioses se quejaron de que estaba despoblando el Hades (Infierno). Para remediar esta situación, Zeus lanza un rayo que destruye al Asclepio humano y lo transforma en un dios. Comienza entonces una época de construcción de templos en su honor, a donde peregrinaban grandes multitudes en busca de curación. Y eso que los tratamientos se limitaban a dietas, masajes e hidroterapia. Y, por supuesto, mucha sugestión.

LA MEDICINA

La medicina en tiempos de Homero estaba dominada por creencias mágicas. Los dioses enviaban caprichosamente las enfermedades a los humanos. Para aplacar a estos dioses, lo único que podían hacer los hombres era ofrecer hecatombes (sacrificios de animales), en número proporcional a la gravedad de la enfermedad, para así aplacar la ira divina y conseguir la curación. Quedaban muchos siglos hasta Hipócrates (460 a. C.) y sus métodos de observación, historia clínica y diferenciación sistemática de las diversas enfermedades. Hipócrates quitó a los dioses la responsabilidad de las enfermedades y las achacó a causas naturales. Pero todavía estábamos muy lejos de Hipócrates.

Los tratamientos eran empíricos, sencillos y lógicos. En el caso de una guerra, casi todos los problemas eran heridas por arma blanca. Primero era necesario extraer el arma de la herida y, después, controlar la hemorragia mediante vendajes, limpiar la herida y aplicar diversos emplastes.

COMIENZA NUESTRA HISTORIA. LA PESTE

La primera rapsodia de la *Ilíada* se titula nada menos que «Peste y cólera». Los griegos aqueos están acampados frente a Troya. Crises, sacerdote de Apolo, acude al rey Agamenón para que le devuelva a su hija prisionera, Criseida, para lo que está dispuesto a pagar un cuantioso rescate. Agamenón se niega y despide a Crises de mala manera. Enojado, el sacerdote pide a Apolo venganza. El dios, irritado por la ofensa causada a su sacerdote, dispara sus flechas (tanto Apolo como su hermana Artemisa eran buenos arqueros) contra los griegos, causando una gran mortandad. Es la peste. Consultados los augures, estos concluyen que la causa de esta epidemia es el enfado del dios Apolo por la ofensa a Crises. La única solución es aplacar al dios mediante una hecatombe y devolver a la bella Criseida a su padre. Así se hace con gran enfado de Agamenón, quien para compensarse, se apropia de una de las esclavas de Aquiles, la bella Briseida. Aquiles se enfada y decide retirarse de la batalla con lo que la suerte de los griegos será negativa.

La primera estrofa de esta primera rapsodia, el principio de la *Ilíada,* dice: «Canta, oh diosa, la cólera de Aquileo, cólera funesta que causó infinitos males a los aqueos todos». El resultado es que Apolo envía la peste, pues era creencia habitual que las enfermedades eran enviadas por los dioses como castigo por alguna ofensa o, simplemente, por capricho.

LA HERIDA DE MENELAO

Entre los numerosos combatientes griegos aqueos que acudieron a Troya se cuentan dos hijos de Asclepio, Podalirio y Macaón, médicos ambos como su padre. En el curso de la lucha, Menelao, rey de Lacedemonia y hermano de Agamenón, fue herido por una flecha. Inmediatamente, Macaón fue llamado para curarle. Este arrancó la flecha, chupó la sangre de la herida y aplicó drogas calmantes que le habían dado a su padre, el centauro Quirón. Menelao curó y a los pocos días pudo retornar a la batalla.

LOS DIOSES TAMBIÉN TENÍAN SU MÉDICO

Los dioses del Olimpo eran inmortales, pero podían sufrir heridas. Así, en la confusión de las batallas en las que se mezclaban los hombres guerreros con los dioses, que para la ocasión tomaban forma humana, el dios Hades fue herido por una flecha en la espalda. Acude Hades al Olimpo y Zeus ordena a su médico, Peón, que le atienda. Peón cura la herida con drogas y calmantes, pues, como Hades no había nacido mortal, no podía ser curado por médicos mortales.

En otra ocasión, Ares, dios de la guerra, acudió en ayuda de los troyanos contra los griegos aqueos. Se encontró frente al bravo Diomedes, rey de Argos. Ares lanzó un venablo contra Diomedes con intención de causarle la muerte, pero la diosa Atenea, que estaba de parte de los griegos, desvió la flecha salvando al guerrero. Pero Diomedes, que no reconoció a Ares por haberse este presentado con figura humana, lanza su arma y, también con la ayuda de Atenea, hiere al dios de la guerra en la cintura. El dios herido marcha furioso al Olimpo y se queja ante Zeus. Esta llama al médico Peón que no encuentra nada grave. Lava la herida y aplica drogas calmantes y Ares cura rápidamente.

LOS MÉDICOS TAMBIÉN LUCHAN. Y TAMBIÉN SON HERIDOS

En otra ocasión, el médico Macaón estaba lejos luchando en la batalla (los médicos también eran guerreros) y el otro médico, Podalirio, estaba herido y no podía encargarse de los otros heridos. En esto, el héroe Euripilo, hijo de Heracles (Hércules), ha sido herido en el muslo por una flecha. Encuentra a Patroclo, el amigo y compañero de Aquiles, y le pide que haga algo para detener la hemorragia. Patroclo no tiene más remedio que actuar ante la falta de médico. Tiende a Euripilo sobre una piel de buey y, utilizando su daga, extrae la flecha del muslo. Seguidamente lava la herida con agua tibia y la espolvorea con polvo de una raíz amarga, fórmula utilizada por el centauro Quirón, que también había sido maestro de Aquiles. Ni que decir tiene que Euripilo cura de su herida y queda listo de nuevo para el combate.

En otras ocasiones, los métodos eran más expeditivos. Menelao hiere en la mano con su lanza a Heleno, hijo de Príamo, rey de Troya. La mano queda colgando por un trozo de piel, y Agenor, príncipe teucro, al verlo en esta situación, arranca completamente la mano y cubre el muñón con una venda de lana de oveja que le facilitó su escudero. En otra ocasión, Glauco, guerrero troyano, fue gravemente herido en la batalla y ante la urgencia del caso invocó al dios Apolo, que, como sabemos, estaba del lado de los troyanos, que vino en su ayuda y controló la hemorragia, aunque no se nos cuenta qué método usó.

Poco más podemos decir de las medicinas usadas en la guerra de Troya. Alguna pista nos la da la ninfa Tetis, madre de Aquiles, que utiliza un llamado pingüe aceite y un ungüento que tenía nueve años que, aplicado a las heridas, las cicatrizaba inmediatamente. La misma Tetis utilizaba unas gotas de ambrosía y rojo néctar que, aplicadas a la nariz de los muertos, sus cuerpos se hacían incorruptibles.

POCO MÁS PODEMOS DECIR

En la guerra de Troya, el trabajo de los médicos no fue determinante, pues la mayoría de las heridas eran mortales de inicio. Mortales, bien por la gravedad de las lesiones mismas, por cierto, detalladamente descritas en el texto, como por la falta de medios curativos para las heridas que no fuesen mortales de entrada. Tampoco parecía importarle mucho a Homero, pues el mensaje que quería transmitir era la gran crueldad de esta guerra, donde hombres y dioses luchaban sin tregua y donde la mayor parte de los guerreros encontraban la muerte. Esto ha sido así siempre, las guerras han causado una gran mortandad y los médicos han hecho lo que podían.

Para realizar este artículo nos hemos apoyado en las siguientes referencias:
HOMERO: *Ilíada*. Colección Crisol. Editorial Aguilar. Madrid, 1956.
INGLIS, Brian: *Historia de la Medicina*. Ediciones Grijalbo, 1968.
LYONS, Albert S.: *Historia de la Medicina*. Ediciones Doyma, 1980.

EL MÉDICO DE BUDA

Siddartha Gautama fue un príncipe de la casta de los nobles satriya, que gobernaba la república aristocrática de los sakya, en la actual región fronteriza entre India y Nepal. Los datos de que disponemos sobre sus primeros años son leyenda, ya que no hay nada escrito de aquella época. La fecha de su nacimiento es incierta y la de su muerte algo más segura y se cifra alrededor del 480 a. C. A los 29 años de edad decide prescindir de su acomodada vida principesca. Abandona su hogar, a su esposa y su hijo para convertirse en un monje mendicante para buscar la liberación definitiva. Todo lo existente es sufrimiento, por lo que su liberación se entendía como encontrar un estado en el que el sufrimiento dejaría de existir. Esto lo había de conseguir mediante una vida ascética dedicada a la meditación. No es este el lugar para entrar en detalle en esta doctrina, pero, según la leyenda, un día en que estaba sentado debajo de un árbol en profunda meditación a la orilla del río Neranjará alcanzó súbitamente la contemplación de la verdad. Era el camino de la liberación, la eliminación de todo deseo y sufrimiento, es decir, el nirvana (que quiere decir extinción). Así, Gautama se convirtió en Buda, es decir, en iluminado.

Noticia escrita sobre la vida de Buda no aparece hasta más de doscientos años después de su muerte. Por eso es difícil estar seguro de la exactitud de los datos de su biografía. Es, entonces, cuando se recopilan sus enseñanzas en un canon, el canon Pali, por estar escrito en el idioma pali, que es el que hablaba Buda. Posteriormente se escribieron otros cánones, en lengua china y en sánscrito. No todos estos documentos coinciden, pero contienen la única información de que disponemos.

Por estos escritos sabemos algo de la salud de Buda. Sabemos que al comienzo de su vida ascética practicó un ayuno extremo para eliminar todo deseo. Según parece, este periodo de ayuno duró seis años. En este tiempo, según la leyenda, lo único que comía cada día era una sola baya, una sola semilla de sésamo y un solo grano de arroz. Esta dieta tan severa llevó a un estado de desnutrición que casi le causa la muerte. No sabemos cómo afectó este ayuno a su salud en el futuro. Poco sabemos sobre la salud de Buda. Probablemente sufría de algún tipo de anquilosis de la columna vertebral, pues en el canon Pali se dice que, para mirar hacia atrás, Buda tenía que darse la vuelta como hacen los elefantes. También sabemos que murió a los 80 años de una disentería, una gastroenteritis aguda después de tomar un alimento envenenado o en malas condiciones.

Todos estos escritos contenidos en el canon nos permiten saber una cosa: Buda tuvo un médico que le acompañó y atendió gratuitamente durante toda su vida. Se llamaba Jivaka Komarabhacca. Su historia la conocemos a través del Mahavagga, que es un escrito contenido en la primera parte del más antiguo canon Pali.

Jivaka nació en la ciudad de Rajagaha y fue abandonado de niño, pero fue adoptado por el rey Bimbisara, en cuya corte se crio. Fue este rey quien le puso el nombre de Jivaka, que significa el que vive, y Komarabhacca, que significa criado por un príncipe. Estudió en la Escuela de Medicina de Taxila, ciudad que no existe en la actualidad, dentro de la tradición de la medicina ayurveda (del sánscrito «ayur» que significa vida, y «veda», que significa conocimiento). Estudió los tratados conocidos como Caraka (cuyo autor fue el principal maestro de Jivaka) y Susruta.

Después de siete años de estudios, logró superar con brillantez los exámenes finales y ya pudo dedicarse al ejercicio de la medicina. Inicialmente se dedicó al cuidado de varias comunidades monásticas, alcanzando una gran reputación que le llevó a ser conocido como «el gran rey de los médicos».

La medicina ayurvédica figura en los Vedas, texto religioso hindú que se remonta al año 3000 a. C. Se basa en el conocimiento de tres humores: el aire, la flema y la bilis. Sus equivalentes somáticos son el viento, el agua y el fuego. Un cuarto elemento, la tierra, se considera inerte. El tratado Caraka contiene descripciones de la medicina ayurvédica, mezcladas con conceptos religiosos y filosóficos, pero también muchas descripciones de procesos médicos. El tratado Susruta contiene procesos médicos y quirúrgicos, con secciones dedicadas a la anatomía, plantas medicinales, así como instrumentos e intervenciones quirúrgicas. Estamos hablando de tratados escritos en la sexta centuria a. C. Algunos autores han destacado la similitud de algunos conceptos con la medicina de Grecia de la misma época, tanto en conocimientos anatómicos, en la fisiopatología de la teoría humoral, en la farmacopea y en la adopción de tratamientos empíricos. Estas coincidencias han hecho pensar en la influencia recíproca de ambas culturas, ya demostrada en otros ámbitos.

Los tratados ayurvédicos incluyen descripciones de operaciones quirúrgicas como la rinoplastia, la reparación de hernias y la laparotomía (cirugía abdominal). Se describen asimismo 122 instrumentos quirúrgicos distintos. En este ambiente se educó Jivaka, que nos ha dejado la descripción de dos de las operaciones realizadas por él mismo. La primera es, nada menos, que una operación craneal: «incisión en la piel, abertura del cráneo por una de sus suturas, extracción de dos criaturas vivas y cierre de la herida». La segunda operación es sobre la cavidad abdominal y resolución de un vólvulo intestinal. Cuánto hay de verdad en todo esto es imposible de concretar. Jivaka nos deja la descripción de otros tres casos en los que utilizó una mezcla de manteca y leche de búfala como emoliente para tratar la cefalea e incluso la ictericia. Uno de sus pacientes descritos es el propio Buda, que en una ocasión tuvo que ser tratado por Jivaka con un purgante a base de flores de loto mezcladas con otros compuestos.

Sobre las causas de la muerte de Buda nos tenemos que atener a lo escrito en el canon Pali. Buda sufrió un episodio de intenso dolor (no se especifica dónde, pero se supone que en el abdomen) y diarrea con sangre. Seguramente se trataba de una disentería a consecuencia de alimentos en mal estado. No hay mención escrita de que Jivaka le atendiese en este momento, pero todo hace suponer que sí lo hizo.

Para escribir este artículo nos hemos apoyado en los siguientes textos:
KÜNG, Hans: *El cristianismo y las grandes religiones.* Círculo de Lectores 1993.
Los Vedas. Librería Bergua, Madrid, 1935.

MACKOWIAK, Philip A.: Diagnosing Giants. Oxford University Press, 2013.

S. N. CHEN, Thomas y S.Y. CHEN, Peter: *Jivaka, physician to the Buddha*. Journal of Medical Biography, 2002; 10: 88-91.

¿SE PUEDE MORIR ASÍ?
LEYENDAS O HISTORIA

Morir de oído

En su obra *Hamlet,* escrita alrededor del año 1600, Shakespeare nos describe una forma curiosa de morir. El rey de Dinamarca es asesinado por su hermano Claudio vertiendo un veneno en el oído del rey mientras dormía. Muerto el rey, Claudio se casa con la reina Gertrudis, madre de Hamlet, y ambos reinan en Dinamarca. El resto de la historia es conocida. El espectro del fallecido rey se aparece a Hamlet en las murallas del castillo de Elsinor, le cuenta lo sucedido y pide venganza. Esta tragedia en cinco actos termina con la muerte violenta de todos los protagonistas. Que a una persona se la pueda envenenar vertiendo un producto tóxico en el oído no es científicamente verosímil. Pero la fuerza de una obra maestra de Shakespeare puede con cualquier realidad.

Cleopatra y su serpiente

La historia de la muerte de la reina de Egipto, Cleopatra, la última reina de la estirpe de los Tolomeos, la conocemos a través del historiador Plutarco. Hay que tener en cuenta que los historiadores de aquellos tiempos no se consideraban obligados a ceñirse a la estricta realidad como los de ahora. Contar la realidad mejorada por la leyenda era lícito.

Cleopatra decidió quitarse la vida a la muerte de Marco Antonio para evitar que el triunfador Octavio Augusto se la llevara a Roma como un trofeo de guerra. Para llevar a cabo su plan, se encerró en sus aposentos, acompañada de dos sirvientas, y se hizo morder un pecho por una serpiente venenosa. La serpiente fue introducida en la habitación de la reina escondida en una cesta de higos que pasó sin sospecha la supervisión de los guardianes. Al día siguiente, cuando los carceleros entraron en la habitación, encontraron a las tres mujeres muertas. Así lo cuente Plutarco.

En realidad, no es verosímil que una serpiente, suficientemente pequeña para caber en una cesta con higos sin ser vista, pudiera matar a tres personas. Lo más probable es que Cleopatra, buena conocedora de los venenos de la época, tomase junto con sus sirvientas uno de ellos para acabar con su vida. Pero la fuerza de la leyenda es inmensa y ha llevado a muchos artistas a reproducir a Cleopatra y su serpiente en este momento fatal.

El misterio de las botas envenenadas

Don Juan de Austria, hijo natural del emperador Carlos I de España y V de Alemania, y hermano bastardo, por lo tanto, del rey Felipe II, es conocido fundamentalmente por vencer a los turcos en la batalla naval de Lepanto. Es menos conocido que don Juan, militar de reconocido prestigio, fue enviado a Flandes por su hermano Felipe II para luchar contra los rebeldes flamencos que se oponían al dominio español. Y fue en esta campaña militar en la que murió don Juan de Austria.

Don Juan ya estaba enfermo de una dolencia que le afectó desde los días de la batalla de Lepanto. Los médicos que le atendieron en el momento de su muerte, el Dr. Ramírez, el Dr. Pérez y otro médico que trabajaba para el príncipe de Parma, certificaron que el fallecimiento se debió a un agravamiento del tabardillo (seguramente, el tifus exantemático). Otra versión, esta debida al Dr. Daza Chacón, que fue médico de don Juan en Lepanto, achaca la muerte a una infortunada intervención quirúrgica para tratar unas molestas hemorroides que sufría este audaz militar. Los cirujanos que le trataban decidieron hacer una incisión en las hemorroides para drenarlas, produciéndose una hemorragia tan intensa que acabaron con la vida del paciente. Muerte indigna, según Daza Chacón, para un militar que había arriesgado su vida en tantas batallas.

Pero aún hay otra versión. Según esta, sus enemigos, entre los que la leyenda menciona a los rebeldes flamencos, la reina de Inglaterra y su aliado, el duque de Orange, y la princesa de Éboli, tramaron un plan para deshacerse de don Juan. Para ello le hicieron llegar unas elegantes botas de piel, pero impregnadas de un veneno letal. Don Juan, complacido, no sabía quién se las enviaba; se las puso y, al poco, falleció.

Esta historia o leyenda no es verosímil, pero aparece casi siempre que se habla de la muerte de don Juan de Austria. Incluso el Dr. Marañón, en su obra sobre Antonio Pérez, secretario de Felipe II, dedica varias páginas a comentar las posibles causas del fallecimiento, descartando las botas envenenadas por poco probable. Aun así, la leyenda de las botas envenenadas seguirá apareciendo cada vez que se hable de la muerte de don Juan de Austria.

AHOGADO EN VINO

Georges, duque de Clarence, fue hijo de Ricardo de York y hermano del rey de Inglaterra, Eduardo IV. Estamos en el siglo XV en la guerra de las Dos Rosas. Georges conspiró contra su hermano con poca fortuna. Fue apresado y encerrado en la Torre de Londres. Fue condenado a muerte y ejecutado. Perdió la cabeza, allí no se andaban con tonterías.

Pero existe otra versión. Es la que cuenta Shakespeare, otra vez Shakespeare, en su obra *Ricardo III*. Según esta versión, se dio al duque de Clarence la posibilidad de elegir la forma de morir, y este eligió morir ahogado dentro de un barril lleno de vino dulce de malvasía. Dulce muerte, sin duda, aunque poco verosímil. Una leyenda es una leyenda, pero Shakespeare es Shakespeare.

DEJÓ DE RESPIRAR

Diógenes fue un filósofo griego nacido en el 404 a. C. Perteneció a la escuela cínica de Antístenes. Diógenes no ha dejado una huella demasiado profunda en la historia de la filosofía, pero es bien conocido por sus anécdotas. Partidario de vivir con lo mínimo, despreciaba a quienes ostentaban el poder y la riqueza. Vivía en un tonel y se paseaba con un candil encendido en la mano mientras proclamaba que buscaba al hombre. Según parece, nunca lo encontró. Su anécdota más conocida le sucedió con Alejandro Magno. Cuando el rey le dijo que podía pedirle lo que quisiera, el filósofo simplemente le contestó que se apartase, ya que le estaba quitando el sol.

Diógenes se suicidó a los 90 años de edad. Simplemente contuvo la respiración hasta morir. Esto es lo que nos cuentan los libros de historia de la filosofía.

MÚSICOS

MOZART, ¿DE QUÉ MURIÓ?

Nunca sabremos con exactitud cuál fue la causa de la muerte de Mozart. Sus restos no están disponibles, pues no sabemos dónde fue enterrado. Tal vez lo fue en una fosa común. En esta situación es fácil de entender que se desarrollaran diversas teorías, generalmente poco documentadas y algunas incluso fantásticas. Pero disponemos de algunos datos que han permitido a unos especialistas de la Universidad de Manheim, en Alemania, intentar esclarecer las causas de la muerte de Mozart con criterios científicos actuales. Este estudio ha sido publicado en el volumen 15 de la *Historia de la urología europea* y constituye la base principal de este artículo.

Johannes Chrysostomus Wolfgang Theophilus Mozart nace el 27 de enero de 1756 en la familia de Leopoldo y María Mozart. De un total de siete hermanos, solo dos llegaron a la edad adulta, Wolfgang y su hermana Nannerl. El compositor usaba habitualmente dos de sus nombres de pila, Wolfgang y Theophilus, pero modificó este último (que quiere decir el que ama a Dios) por el más latinizado y afrancesado Amadeus (que quiere decir lo mismo).

La leyenda más popular y extendida mantiene que Mozart murió envenenado por su rival, el compositor Antonio Salieri. No hay ninguna base para sostener esta teoría. Además, contra lo que popularmente se admite, la relación entre Mozart y Salieri siempre fue correcta. Pero, por ejemplo, en la obra *Mozart y Salieri,* escrita por Alexander Pushkin, y en su versión musical de Rimski-Korsakov, se insiste en la teoría del envenenamiento. Por el contrario, ninguno de los cuidadores de Salieri en sus últimos días, ni su médico de cabecera, el Dr. Röhrig, hicieron ninguna mención que pudiese apoyar la teoría del envenenamiento. Por lo tanto, es falso que Salieri, en sus últimos días, confesase haber envenenado a su rival.

Pero hay otras teorías menos conocidas y sin ninguna prueba, pero están escritas. La teoría de que Mozart fue envenenado por los miembros de su logia masónica se basa en que en su ópera *La flauta mágica* pone al descubierto algunos de los secretos de los masones.

Otra teoría señala que la muerte de Mozart pudo ser debida a un hipertiroidismo (actividad excesiva de la glándula tiroides), basada en el aspecto de los ojos de Mozart en uno de sus últimos retratos. Si los ojos del compositor se veían como excesivamente salientes, sería por la actividad del tiroides.

También se han querido achacar los síntomas de Mozart en sus últimos meses a la sífilis, enfermedad frecuente e incurable en aquellos años. Tampoco hay ninguna evidencia que sustente esta teoría. Su esposa Constanza, que le sobrevivió más de 50 años, nunca tuvo ninguna manifestación de esta enfermedad tan contagiosa por vía sexual. Por cierto, una de las pocas bases de la teoría del envenenamiento fue la amistad de Mozart con el Dr. Gerard van Swieten, conocido experto en el tratamiento de la sífilis con medicación mercurial, y el mercurio era un conocido veneno en esos días.

La teoría más extravagante tal vez sea la expuesta en el año 2001 por el médico americano Jan V. Hirschmann, que, basada en el conocido gusto de Mozart por la carne de cerdo, achaca su muerte a una triquinosis, enfermedad muy frecuente en la Viena de nuestro compositor.

Pero si analizamos de forma más científica los datos de que disponemos, ¿a qué conclusión podemos llegar? Sabemos que en su infancia Mozart padeció la escarlatina. También sufrió de tifus e incluso de viruela. A lo largo de su vida tuvo problemas dentales, especialmente una caries profunda en un molar. Está probado que padeció de un evidente reumatismo articular. A partir de 1774 tuvo varios cólicos nefríticos. En los últimos años de su vida padeció de jaquecas, sangrados nasales, dificultad para concentrarse y depresión. Durante sus últimos días tuvo fiebre, náuseas, vómitos y dificultad respiratoria. Su cuerpo se hinchó (edema).

Quedó postrado en cama y murió el 5 de diciembre de 1791 a los 35 años de edad.

Nunca sabremos cuál fue la enfermedad que llevó a Mozart a la muerte, pero parece seguro que murió de causas naturales y no envenenado. Sus antecedentes infantiles y juveniles, como los problemas dentales, escarlatina y probable fiebre reumática, junto con las manifestaciones clínicas de sus últimos días, hacen muy posible que Mozart acabase sus días por una insuficiencia renal que condujo a una uremia fatal.

Conclusión: Mozart murió por causas naturales. Las demás teorías carecen de fundamento.

Esta es la referencia que nos ha ayudado a escribir este artículo:
MACKOWIAK, Philip A.: *Post Mortem*. Edited By The American College of Physicians, 2007.

BEETHOVEN SORDO

Ludwig van Beethoven fue, sin duda, uno de los compositores de música clásica más importantes de todos los tiempos. Nosotros no vamos a entrar, en este artículo, en los aspectos musicales de este autor, pues nuestros lectores pueden informarse debidamente en otros textos. Aquí nos vamos a interesar por una enfermedad que tanto le hizo sufrir a lo largo de su vida. Beethoven desarrolló una sordera desde su juventud, que fue agravándose a lo largo de su vida hasta quedar completamente sordo. Gran parte de su obra la compuso cuando ya no podía oírla.

Su vida

Ludwig van Beethoven nace en la ciudad alemana de Bonn el 16 de diciembre de 1770 en el seno de una familia muy modesta. Bonn era entonces la capital de los príncipes electores de Colonia y dependía de la ciudad de Viena, capital del Sacro Imperio Romano Germánico, donde reinaba la dinastía de los Habsburgo.

Su abuelo, de origen flamenco, fue maestro de capilla en la corte de Maximiliano Federico en Bonn. Su padre, Johann, fue un mal tenor, borracho y alcohólico. Su madre, María Magdalena, era hija de un cocinero. En esta familia, el joven Ludwig fue educado en la fe católica. Johann y María Magdalena tuvieron siete hijos de los que tres llegaron a la edad adulta. Ludwig fue el segundo de los hermanos.

La infancia de Ludwig fue marcada por el maltrato que le dio su padre, un borracho que, consciente de la gran capacidad de su hijo para la música, le obligaba a pasar horas sentado al piano, incluso a altas horas de la noche. Por este motivo, el joven Beethoven casi llegó a aborrecer la música.

Su educación musical formal al principio fue algo irregular. En 1779 un músico itinerante, Tobías Pfeiffer, que tocaba el clavecín y el oboe, fue contratado por una orquesta de Bonn. Tobías frecuentaba las tabernas y en una de ellas conoció al padre de Ludwig que le encargó dar algunas clases a su hijo. En 1782, un organista de la corte,

Christian Neefe, se da cuenta de las enormes posibilidades de Ludwig para la música y se encarga de su educación formal. Neefe le consigue un modesto puesto, no remunerado, como acompañante de clavecín durante los ensayos y esto permite a Beethoven familiarizarse con el repertorio de la época.

También en 1782 se relacionó con algunas personas de la sociedad de Bonn. Uno de ellos fue Franz Gerhard Wegeler que estudiaba la carrera de Medicina. Wegeler llegó a ser un acreditado profesional, profesor de la universidad y uno de los mejores amigos de Beethoven a lo largo de su vida hasta la muerte del compositor.

Gracias a Wegeler, Ludwig entra en contacto con la familia Breuning, compuesta por la madre, viuda de un consejero áulico electoral, tres hijos y una hija de edades similares a las de Beethoven. Tal vez compadecidos por la difícil vida familiar de Beethoven, esta familia lo acogió como uno más de sus miembros. Los Breuning también mantendrían su relación con el compositor a lo largo de toda su vida. Ludwig tenía entonces doce años.

A los catorce años de edad, el elector archiduque Maximiliano Francisco, que había sucedido a Maximiliano Federico y era un gran aficionado a la música, nombra a Beethoven organista adjunto con un sueldo de 150 florines anuales. Es la primera vez que Beethoven tiene un ingreso económico.

En esta época Beethoven conocería en Bonn a otra persona que sería fundamental en su vida, el conde Waldstein. El conde, de 21 años de edad en aquel momento, era un gran amigo de la familia Breuning y del elector Maximiliano Francisco. Además, era un buen pianista que frecuentaba en Viena a Mozart y Haydn. Pero también era rico y generoso, y parece que fue él quien financió el viaje y la estancia de Beethoven a Viena, donde el compositor pasaría el resto de su vida.

Beethoven en Viena

En noviembre de 1792, Beethoven se establece definitivamente en Viena. Toma clases con Haydn y Salieri, así como con Albraschtsberger, quien le inicia en la música religiosa. En 1795 da su primer concierto de piano en Viena con gran éxito. Comienza a componer y en 1798 estrena su sonata para piano, la *Patética,* y en 1800 su primera sinfonía. En 1803 completa su segunda sinfonía y la sonata para piano conocida como *Kreutzer.* En 1804 estrena su tercera sinfonía, la *Heroica,* y la sonata *Waldstein,* dedicada a su amigo y protector.

Problemas con el oído

Pero en estos años empieza a tener problemas de salud. Entre 1796 y 1800 (es decir, con apenas 30 años) comenzaron los problemas de la sordera. Las orejas le zumbaban noche y día. Le minan los dolores de sus entrañas. Su oído se debilita progresivamente. No se lo dirá a nadie. Evita la compañía de otras personas para que no se den cuenta de que oye mal. No quiere decirles que tienen que gritar para que pueda oírlos. De todas estas quejas deja constancia en una carta dirigida a sus hermanos Karl y Johann, escrita en 1802 en la ciudad de Hellingenstadt, a donde se había trasladado para aislarse e intentar ocultar su problema. Esta carta fue encontrada después de la muerte de Beethoven, tal vez nunca fue enviada. Se conoce como el testamento de Hellingenstadt. Incluso piensa en la muerte y en el suicidio. Esta situación solo se la comunica a su amigo el Dr. Wegeler en una carta.

El Dr. Wegeler ya conocía el estado de la salud de Beethoven en general. El compositor le cuenta cómo se encuentra: «Llevo una vida miserable. Desde hace dos años eludo toda compañía, porque me es imposible conversar con los demás, soy sordo».Y continúa diciendo que ha de sentarse muy cerca de la orquesta para poder oírla.También menciona en su carta los otros problemas ya conocidos por el médico: dolores de estómago con intensas diarreas frecuentemente y cólicos espantosos, seguramente del vientre. Mejoró tomando baños en agua tibia del Danubio y poniendo en el agua de bebida multitud de licores fortificantes. Pero lo único que no mejoró fue el oído.

Pero sigue componiendo

A pesar de todo, entre 1802 y 1813, la actividad creadora de Beethoven, a pesar de la evolución de su sordera, es enorme. En estos diez años compone una ópera, una misa, seis sinfonías, cuatro conciertos, cinco cuartetos de cuerda, tres tríos para piano, dos sonatas para violín, seis sonatas para piano, numerosos *lieder,* variaciones para piano y oberturas.

En 1812, acude a la ciudad de Teplice, en Bohemia (hoy República Checa), por recomendación de su médico. Teplice era conocida por sus aguas termales que, según su médico, podían mejorar sus problemas de oído. Beethoven no mejoró de su sordera, pero dedicó su tiempo a hacer vida social. Allí conoció al escritor Goethe, a quien tanto admiraba, y a uno de sus antiguos amores platónicos, Amalie Sebald. Como en tantas otras ocasiones, esta relación no fructificó, pero Amalie se empeñó en cortar un mechón del cabello de Beethoven, mechón que conservaría toda su vida. Y dejó escrito: «Cortado de su cabeza en Teplice, hacia fines del mes de septiembre de 1812».

Sordera total. Los cuadernos de conversación

Desde el otoño de 1815, a los 45 años de edad, la sordera era total. Solo se podía comunicar con los demás por escrito mediante los llamados cuadernos de conversación. El más antiguo de los que han llegado hasta nosotros es de 1816. En total, más de once mil páginas. Y eso que muchos de los cuadernos fueron destruidos después de su muerte por su secretario Antón Schindler, seguramente con la intención de mejorar la imagen del compositor para la posteridad.

En 1822, Beethoven insiste en dirigir la orquesta en los ensayos de su ópera *Fidelio,* pero fue imposible. Simplemente, no podía marcar el compás ni dar entrada a los músicos. Sencillamente, no oía nada.

Completamente sordo, compone y estrena dos de sus obras cumbre. En 1822, la *Misa solemne,* y en 1824, su *Novena sinfonía.* El estreno de la *Novena sinfonía* fue un éxito clamoroso y el público no cesaba de aplaudir. Aplausos que Beethoven no podía oír por estar de espaldas al público. Uno de los músicos tuvo que bajar del escenario para ayudar al compositor a darse la vuelta y así poder ver a la gente aplaudiendo de forma clamorosa.

Mala salud

La salud de Beethoven nunca fue buena, con problemas intestinales casi constantes. En 1820, tuvo una ictericia, seguramente a causa de una cirrosis hepática que acabaría con su vida. Beethoven bebía mucho vino y mucha cerveza. De hecho, el buen vino de Hungría le había sido recomendado por su médico. Su régimen alimenticio era deficiente: mucha carne de caza, carne que se consideraba la más natural y sana. También abundante queso.

El final

En 1826, la salud se deterioró rápidamente. Su médico personal, el Dr. Wawruch, nos ha dejado algunos datos en los cuadernos de conversación. El 20 de diciembre el vientre estaba muy hinchado, lleno de líquido, una hidropesía (hoy diríamos ascitis) a causa de su cirrosis. Los médicos deciden hacer una punción (paracentesis) para extraer líquido del abdomen. El 8 de enero de 1827 se repitió la punción que más adelante hubo de repetirse otras dos veces. Inmovilizado en la cama, su cuerpo se llenó de llagas y escaras. El día 25 de marzo entró en coma y el 26 fallece.

No ha quedado claro quiénes se encontraban en la habitación de Beethoven en el momento de su muerte. Es seguro que estaba el joven compositor Anselm Huttenbrenner, su amigo Geerhard Breuning, que había pasado los últimos meses acompañando al compositor durante su enfermedad, y Johanna van Beethoven, viuda de Karl, el hermano del compositor. Parece demostrado que Johanna cortó un mechón del cabello de Beethoven y se lo entrego a Huttenbrenner «como sagrado recuerdo de la última hora de Beethoven». El compositor Johann Nepomuk Hummel, buen amigo de Beethoven, lo visitó días antes de morir, pero parece que no estuvo presente el día de su muerte; sin embargo, sí acudió al día siguiente.

El ataúd con los restos mortales de Beethoven fue llevado a la iglesia de la Trinidad de los Hermanos Menores y de allí al cementerio de Wahring en los alrededores de Viena. El entierro constituyó un acontecimiento multitudinario. Uno de los asistentes fue el compositor Franz

Schubert, gran admirador de Beethoven. Schubert no podía imaginar que, poco después, él también fallecería y sería enterrado en el mismo cementerio y junto a la tumba de Beethoven.

LA AUTOPSIA

La autopsia fue realizada al día siguiente en el domicilio del compositor. Fue llevada a cabo por un patólogo, el Dr. Johannes Wagner, asistido por el médico que había atendido a Beethoven, el Dr. Andreas Wawruch. La autopsia mostró un hígado pequeño y duro con numerosos nódulos y un bazo aumentado de tamaño. Estos hallazgos permitieron hacer el diagnóstico de cirrosis hepática. El páncreas era mayor de lo habitual y endurecido. Los riñones tenían varios cálculos. Los nervios auditivos, finos y de consistencia blanda. Por el contrario, los nervios faciales eran notablemente grandes.

LAS ENFERMEDADES DE BEETHOVEN

No tenemos demasiada información fidedigna de la salud general de Beethoven. Al parecer, padeció de viruela de niño, enfermedad que dejó marcas profundas en su cara. La madre murió de tuberculosis y el compositor siempre temió haberse contagiado. Con frecuencia miraba su pañuelo después de toser por si veía sangre, pero parece que no sufrió esta enfermedad. Los problemas intestinales fueron una constante a lo largo de su vida: dolores abdominales intensos (que él llamaba cólicos) e intensas diarreas que le debilitaban de forma notable. A causa de estos problemas digestivos, tiene que pasar varios meses en cama en la primavera de 1816. La posibilidad de haber contraído una sífilis se menciona por varios autores, pero nunca fue confirmada. Sufría de episodios depresivos, que entonces se llamaba melancolía. Fue muy intenso el episodio de 1813. Sabemos que Beethoven era miope y, además, en 1823 tuvo una conjuntivitis aguda y los médicos le prohibieron leer y escribir durante varias semanas. Sufrió diversos problemas respiratorios como frecuentes catarros e incluso una pulmonía (de nuevo, miedo a padecer una tuberculosis).

La sordera

Los datos de que disponemos no permiten hacer un diagnóstico cierto sobre el tipo de sordera que padeció Beethoven y mucho menos de sus causas.

En el verano de 1796, su amigo Gerhard Breuning relata un proceso de enfriamiento por haberse refrescado Beethoven la cabeza con abundante agua muy fría para combatir el intenso calor. Este episodio coincide aproximadamente con la época en la que el compositor empezó a quejarse de su pérdida auditiva. Simplemente, una hipótesis.

Su amigo, el Dr. Wegeler, siempre relacionó la sordera con sus problemas digestivos. A lo largo de los años siguientes, a la muerte de Beethoven, diversos especialistas han intentado explicar la causa de su sordera. Son diagnósticos poco fiables, aunque bien intencionados, pues no han llegado hasta nosotros datos concluyentes, ya que en la época del compositor los conocimientos médicos sobre la sordera eran muy limitados. Pero los especialistas modernos no han resistido la tentación de opinar sobre un caso tan notorio.

Apoyándose en la opinión del Dr. Wegeler, hay quien ha sostenido que una fiebre tifoidea causó una lesión del nervio acústico (neuritis acústica) que condujese a la sordera. De nuevo, aparece la sífilis como posible causa, pero hoy parece definitivamente descartada. Una enfermedad autoinmune o una sarcoidosis también han sido causas consideradas por algunos autores. La tuberculosis también se ha mencionado. Dado que la madre de Beethoven murió a causa de esta enfermedad, no puede descartase algún nivel de contagio. En tiempos más recientes se ha mencionado la posibilidad de una intoxicación crónica de mercurio o plomo, tal vez recordando que otro sordo ilustre, Francisco de Goya, posiblemente fue víctima del plomo que en su tiempo contenían en gran cantidad las pinturas que utilizaba.

Qué remedios se usaron

Como es lógico, Beethoven y sus médicos utilizaron todos los remedios disponibles en aquellos tiempos. Se recomendaron baños de agua tibia en el Danubio; baños termales en diversos balnearios; aceite de almendras en los oídos; diversos emplastos de hierbas sobre el abdomen; vejigatorios en los brazos, que le causaron mucho dolor. Uno de sus médicos le recomendó beber vino de Hungría. Beethoven pensó incluso en la galvanoterapia de la que se hablaba en aquellos tiempos. Pero ningún tratamiento dio resultado.

Beethoven no tuvo más remedio que utilizar trompetillas acústicas de formas y tamaños variables. El constructor de pianos Streicher le fabricó un doble pabellón adaptado al piano para aumentar su volumen sonoro. Pero ninguno de estos remedios fue práctico. En sus últimos años, Beethoven se ayudaba de una varilla de madera, una de cuyas extremidades se clocaba sobre la caja del piano, mientras él sostenía el otro extremo con los dientes. Así podía notar las vibraciones del piano y sus cambios, y hacerse una idea de cómo podía sonar.

El pelo de Beethoven

En 1994, la casa de subastas Sotheby de Londres anuncia que pone en subasta un estuche que contiene un mechón del cabello de Beethoven. Sotheby garantizaba su autenticidad. Sabemos que en aquellos tiempos era frecuente usar mechones de pelo de algún ser querido o admirado como recuerdo. En el caso de Beethoven, parecen bien documentados el obtenido por Amalie Sebald en el balneario de Teplice y el obtenido por Johanna Beethoven en el lecho mortuorio y entregado al compositor Huttenbrenner.

Pero el mechón que subastaba Sotheby tenía otro origen. Según parece, cuando el compositor Hummel acude a casa de Beethoven nada más morir este, va acompañado por un joven discípulo llamado Ferdinand Hiller, que pidió permiso para obtener un mechón de pelo de Beethoven y le fue concedido. Es posible que más visitantes obtuviesen ese tipo de recuerdos. Años después, en 1838, Hiller aprovecha un viaje a París para encargar a un artesano la construcción de un pequeño estuche de madera para contener el pelo de Beethoven. Hiller muere en 1885 a los 73 años de edad y el estuche pasa a su hijo Paul. En 1911, Paul hace reparar y mejorar este estuche por un artesano de Colonia, y aprovecha la ocasión para incluir un pequeño papel con los detalles del arreglo. Aquí se pierde, de momento, la pista de este estuche.

En 1943, durante la Segunda Guerra Mundial, muchos judíos alemanes (los Hiller eran judíos) huyen a Dinamarca con la intención de pasar a Suecia, donde estarían seguros. Es entonces cuando un médico danés, el Dr. Key Fremming, anuncia que tiene el estuche porque se lo ha dado uno de los fugitivos judíos a quien había ayudado. Fueron los herederos de este médico los que acudieron a Sotheby para subastar el estuche con el pelo de Beethoven.

La subasta se celebra el 1 de diciembre de 1994 y el estuche es adjudicado a unos compradores de los Estados Unidos por la cantidad de 3.600 libras esterlinas.

Los compradores eran Ira Brilliant y Alfredo Guevara, ambos residentes en el estado de Arizona. Brilliant, judío hijo de inmigrantes rusos, era un acaudalado promotor inmobiliario y gran admirador de Beethoven. Había dedicado gran cantidad de dinero en adquirir objetos relacionados con el compositor, como cartas, manuscritos y primeras ediciones de las partituras de Beethoven. Brilliant llegó a tener más de 70 de estas partituras. Toda su colección la donó al departamento de música de la San José State University de California, donde se creó el Centro Ira Brilliant de Estudios de Beethoven. El otro comprador, el Dr. Guevara, era un especialista en urología, también gran aficionado a la música de Beethoven, que contribuyó a financiar la compra del estuche.

El destino final de este estuche con el pelo de Beethoven era la San José State University, como el resto de la colección de Ira Brilliant. Pero antes de enviarlo a su destino final, se obtuvo un pequeño fragmento del pelo para analizarlo. El resultado fue sorprendente, pues el pelo de Beethoven tenía una gran concentración de plomo, más de cien veces que el contenido en los controles.

CONCLUSIÓN

Los resultados obtenidos en el examen del pelo de Beethoven podrían indicar que la intoxicación por plomo (conocida como saturnismo o plumbismo) podría ser la causa de su sordera. Recordemos el caso del pintor Francisco de Goya, cuya sordera se ha relacionado con el plomo contenido en las pinturas que utilizaba. Además, la intoxicación por plomo también explicaría los cólicos abdominales, los vómitos, las diarreas, cuadro clínico bien conocido en los casos de saturnismo.

Este diagnóstico, por sugerente que parezca, hay que tomarlo con cierta prudencia. En primer lugar, por el tiempo transcurrido, que podría haber alterado los aspectos químicos del pelo. En segundo lugar, por la dificultad de asegurar la procedencia del pelo, pues un viaje de varios siglos, pasando por numerosos propietarios, hace imposible descartar alguna desviación. Y, en tercer lugar, porque algunos de los problemas de salud podrían explicarse por otras causas. Recordemos que en la autopsia de Beethoven se encontraron cálculos en los riñones, que podrían haber sido causa de sus cólicos.

Para realizar este artículo, nos hemos ayudado de los siguientes textos:

FAUCONNIER, Bernard: *Ludwig van Beethoven*. Editorial El Ateneo. Buenos Aires, 2014.

MARTIN, Russell: *Beethoven's Hair*. Broadway Books. Random House. New York, 2000.

ROLLAND, Romain: *Vida de Beethoven*. Editorial Maxtor. Valladolid, 2018.

PAGANINI. NI MUERTO
LO DEJARON DESCANSAR

Nicolo Paganini ha sido uno de los más grandes violinistas de la historia. Dio su primer concierto a los trece años de edad y hasta su muerte recorrió las más importantes salas de conciertos de Europa. Su genio como músico, como violinista, fue ampliamente reconocido. No es este el lugar de entrar en la descripción de la obra musical de este autor. Nuestros lectores pueden encontrar esa información en otros lugares más acreditados en el campo de la música. A nosotros nos importa ahora lo sucedido durante y después de su muerte.

La salud de Paganini

Paganini fue un niño débil y enfermizo. A causa del sarampión estuvo a punto de perder la vida. En distintos estudios biográficos se mencionan diversas enfermedades: sífilis, intoxicación mercurial (seguramente por la acción de los medicamentos que contenían este compuesto, medicamentos muy utilizados entonces en el tratamiento de la sífilis), absceso dental y osteomielitis del maxilar, retención urinaria, tuberculosis y una afonía progresiva que le dificultaba hablar durante los últimos años de su vida. En algún informe se menciona el síndrome de Marfán, enfermedad del tejido conjuntivo que se manifiesta, entre otros signos, por manos muy finas y dedos muy largos. Esta situación, de ser cierta, habría facilitado su extraordinario virtuosismo con el violín.

El virtuoso violinista que vendió su alma al diablo

Sobre el escenario, los espectadores veían a un hombre muy delgado, de cara fina y alargada, aspecto algo cadavérico, que cuando tocaba el violín se contorsionaba en posturas dificilísimas mientras sonaba una música maravillosa. Pronto se extendió el rumor de que su aspecto y su gran virtuosismo solo podía deberse a que el músico había realizado un pacto con el diablo. Incluso había gente que aseguraba haber visto al demonio detrás del violinista, conduciendo sus brazos durante los conciertos. La verdad es que Paganini nunca se esforzó en negar esta relación.

LA HORA DE LA MUERTE

Sus últimos años los pasa asediado por fuertes dolores. La sífilis y la tuberculosis seguramente son la causa de una severa afonía que casi le impedía hablar. Se comunicaba con los demás a través de su hijo Achilles, que hacía grandes esfuerzos por oír y entender lo que su padre intentaba decirle. Un año antes de su muerte fue examinado por un prestigioso especialista de la Universidad de Montpellier que menciona en su informe una excitación nerviosa excesiva, afectación de la porción lumbar de la médula espinal y una sífilis que ha afectado al paladar. No menciona la tuberculosis, pero al año siguiente, el 27 de mayo de 1840, Paganini sufre un intenso ataque de tos cuando se disponía a sentarse a la mesa para comer y muere. Esto sucedía en la ciudad de Niza, a donde el músico se había trasladado en busca de un clima benigno donde mejorar de sus varias enfermedades.

CON LA IGLESIA HEMOS TOPADO

En su lecho de muerte Paganini fue visitado por el canónigo Caffarelli, enviado por el obispo de Niza, monseñor Galvano. Su intención era confesar y administrar los últimos sacramentos de la Santa Iglesia a Paganini. En el primer intento no pudo ser, pues el músico estaba aquejado de intensos dolores. En el segundo intento tampoco pudo ser, pues Paganini estaba fuertemente sedado. Caffarelli pudo entrar en el dormitorio para comprobar este hecho. En el tercer intento, Paganini acepta confesarse, pero como casi no puede hablar pide hacerlo por escrito, por lo que precisa de una pizarra. En el cuarto intento, cuando el confesor acude con la pizarra, Paganini había muerto. Caffarelli, tal vez enfadado por este fracaso, cargó las tintas en su informe. En el domicilio del violinista no había imágenes religiosas, solo cuadros subidos de tono como una Venus de aspecto poco cristiano. Además, Paganini, hombre de economía potente, nunca había distinguido a la Iglesia con sus donaciones, cosa imperdonable. En realidad, Paganini fue poco dado a la religión, pero tampoco su enemigo. En su testamento solicitaba un funeral sencillo y cien misas por su alma en la iglesia de los Capuchinos. Pero el obispo de Niza, monseñor Galvani, lo tuvo muy claro: Paganini no podía ser enterrado en tierra sagrada. Su vida no había sido la de un buen hijo de la Iglesia, había rechazado los últimos sacramentos y, además, todo el mundo sabía que había vendido su alma al diablo.

Ni muerto lo dejaron descansar

El cadáver de Paganini fue embalsamado. Mientras se intentaba que el señor obispo cambiase de opinión, uno de los amigos, el conde de Cessole, traslada el féretro a una almazara de su propiedad a las afueras de Niza. Pero cuando llega la época de la cosecha, hay que desalojar la almazara y el féretro es trasladado al lazareto de Villafranca. Pero al director del lazareto no le entusiasmaba la idea y pidió que el cuerpo de Paganini fuese trasladado a otro lugar lo antes posible.

A partir de este momento existen varias versiones sobre el movimiento, nunca mejor dicho, del ataúd de Paganini.

Primera versión

Según esta versión, unos amigos del músico, entre los que se encontraban los condes de Coconato y Pierlas, el pintor Ziem, el escultor Saint-Marc y más gente, tomaron a hombros el féretro en medio de una tempestad y lo llevaron bordeando la costa hasta una finca propiedad del conde de Pierlas. Allí, al borde del mar, fue enterrado en una fosa sobre la que se puso una sencilla lápida con el nombre del violinista.

Segunda versión

Según esta versión, Achille, hijo de Paganini, embarcó el féretro en un velero y puso rumbo a Génova. Allí no pudo desembarcar, pues la ciudad estaba sufriendo una epidemia de cólera. Puso entonces rumbo a Marsella, pero tampoco le fue permitido hacer puerto. De nuevo, se hace a la mar y pone rumbo a Cannes donde tampoco le autorizan a desembarcar. Achille puso esta vez rumbo a las islas de Lerins y en el islote de Saint-Ferréol enterró a su padre.

Tercera versión

Esta parece ser la versión más fiable y documentada. El 16 de abril de 1844, casi cuatro años después de la muerte de Paganini, el ataúd es sacado del lazareto de Villafranca y trasladado en el buque María Magdalena a la ciudad de Génova. Este traslado se hizo con discreción, pero con el conocimiento y permiso del gobierno del Piamonte. El féretro es depositado en una habitación de la villa que Paganini poseía en Polcevera. En mayo de ese mismo año, la gran duquesa María Luisa de Parma (antes María Luisa de Austria, esposa de Napoleón I) ordena trasladar en secreto los restos de Paganini a la ciudad de Parma, donde serían enterrados en un parque fuera del cementerio, fuera de tierra sagrada.

Por fin, en 1876, tras interceder en la Santa Sede, se obtiene la autorización para enterrar a Paganini en el cementerio de Parma. Como la ciudad crece, este cementerio es clausurado para dejar sitio a nuevas construcciones y los restos son trasladados al nuevo camposanto. Esto sucedía en 1896. No consta que, desde entonces, los restos de Paganini hayan cambiado de residencia.

Para la realización de este artículo nos hemos apoyado, sobre todo, en estas referencias:

AURELIO MARTÍNEZ, Domingo: *Una aproximación al virtuosismo de N. Paganini y F. Liszt.* Historia y Vida, n.º 251, 1989.

MIRANDA, Marcelo y otros: *Nicolo Paganini. Aspectos médicos de su vida y su obra.* Rev. Med. de Chile 2008; 136: 930-936.

ROMÁN COPONS, Manuel: *La macabra odisea de Paganini.* Historia y Vida, n.º 24, 1970.

CHOPIN, GRAN MÚSICO Y GRAN ENFERMO

Federico Chopin es reconocido universalmente como uno de los más grandes músicos de la historia. Nosotros no vamos a entrar en su historia musical, bien conocida y que nuestros lectores pueden encontrar en medios especializados. Aquí solamente vamos a recordar su biografía, subrayando especialmente los episodios de su mala salud, mala salud que progresivamente fue agravándose hasta producirle la muerte a una temprana edad.

A MODO DE ADVERTENCIA

Aunque Chopin es considerado un músico polaco, en realidad, durante toda la vida de este músico (desde 1810 hasta 1849) Polonia no existía como país independiente. Nación con larga historia, el cristianismo entró en Polonia en el año 996. Participó en alguno de los episodios más importantes de la historia europea. Así, en el siglo XVII, el rey de Polonia, Juan Sobieski, acude a rescatar Viena, asediada por las tropas otomanas que son derrotadas y rechazadas. Este episodio marca el final del dominio turco en territorio europeo. Pero, en 1792, sus voraces vecinos deciden dar fin a su independencia y el territorio polaco se reparte entre Prusia, Rusia y el Imperio austrohúngaro. En 1797, Napoleón Bonaparte derrota a las potencias ocupantes y establece el ducado de Varsovia, territorio bajo la tutela de Francia y en el que el idioma francés iba a ser oficial. Tras la derrota de Napoleón, en el congreso de Viena se restablece el orden anterior. De nuevo, Prusia, Rusia y Austria-Hungría se reparten el territorio. No sería hasta 1918, al finalizar la Primera Guerra Mundial, cuando Polonia vuelve a constituirse como país independiente.

A pesar de no existir como nación política, Polonia seguía existiendo como nación espiritual. Sus habitantes se consideraban polacos y su idioma materno era usado habitualmente entre ellos. El mismo Chopin, que nació en tiempos del ducado de Varsovia, siempre se consideró polaco. Aprendió el francés de niño, pero nunca llegó a dominarlo. Incluso en su dilatada estancia en París, en cuya sociedad se asimiló fácilmente, no llegó a hablar el francés de forma fluida. Viajó primero a Viena y después a París, siempre con pasaporte ruso.

EL COMIENZO

Federico Chopin nace el 1 de marzo de 1810 en un suburbio de Varsovia llamado Zalazowa Wola, pero, al poco tiempo, toda la familia se traslada a la capital. Su padre, Nicolas Chopin, trabajó algún tiempo como contable y, más adelante, en el ducado de Varsovia fue profesor de francés, que era la lengua oficial. Su madre, Justyna Krzyzanowska, hija de una familia noble venida a menos, tocaba el piano con buen gusto. Hemos de aclarar que muchos de los documentos sobre la vida de Federico Chopin se han perdido y no han llegado hasta nosotros. Dos guerras mundiales, una sublevación local y, tal vez, alguna pérdida malintencionada han tenido la culpa. Por ello, muchos de los datos han sido reconstruidos por medio de la correspondencia de Chopin con sus contactos y alguna actuación ha tenido que ser deducida de forma indirecta.

Federico fue un niño de complexión débil y enfermiza. Creció muy protegido por su familia, que era muy tradicional y religiosa. Un ambiente musical reinaba en su casa, pues tanto su madre como su hermana mayor, Ludwika, tocaban el piano. Federico se inicia en el piano de la mano de su madre y, desde el principio, muestra una gran habilidad en el teclado. A los seis años ya tiene un profesor particular de música.

Su padre no quería que Federico se convirtiese en el típico niño prodigio dedicado a dar conciertos desde su más tierna edad. Consideraba que su hijo debía ser un muchacho como todos los demás. En aquellos tiempos, Franz Liszt, que tenía un año menos que Federico y que con el tiempo sería uno de sus mejores amigos, ya daba conciertos de piano con gran éxito. Pero a los trece años, Federico ingresa en el Liceo de Varsovia para seguir una educación convencional. A los dieciséis años tiene que decidirse por ingresar en la universidad o en el conservatorio. Su padre se inclina por la universidad, pero Federico, apoyado por su madre y por su profesor de música, ingresa finalmente en el Conservatorio de Varsovia. Para no contrariar a su padre, con el que tuvo una magnífica relación toda su vida, también tomó algunos cursos en la universidad.

Ya entonces, la salud de Federico Chopin no era buena. Es posible que ya hubiese tenido contacto con la tuberculosis, que era una enfermedad muy extendida. Se piensa que una cuarta parte de la población europea estaba infectada en mayor o menor grado. Por si acaso, a Federico le pusieron un tratamiento reconstituyente a base de café de bellotas, tisanas variadas, mucha comida, fruta fresca y algo de vino dulce. En 1826, a los dieciséis años, sufre un episodio de inflamación de la garganta y amígdalas, y es tratado con sanguijuelas. Su hermana menor, Emilia, sufría de tuberculosis en un estado avanzado, por lo que la familia decidió, como último recurso, llevarla al balneario de Bad Reinez en Silesia. Por si acaso, su madre también llevó a Federico, pues el régimen del balneario solo podía hacerle bien. Finalmente, Emilia moriría de tuberculosis a los catorce años de edad.

Qué era la tuberculosis en tiempos de Chopin

La tuberculosis era una enfermedad muy frecuente en tiempos de Chopin. No se conocía su causa ni existía tratamiento eficaz. En las autopsias se apreciaba la presencia de masas sólidas (tubérculos, de ahí el nombre de la enfermedad) en los pulmones, llegando a producir lesiones importantes con destrucción del tejido, creando grandes cavidades conocidas como cavernas. Sobre su causa existían dos versiones principales. En Francia y en Europa central se consideraba que la tuberculosis era una enfermedad hereditaria agravada por el hacinamiento, las malas condiciones de vida y la mala alimentación. En otros países, como España, se consideraba que la tuberculosis era una enfermedad contagiosa, infecciosa. Este criterio se basaba en estudios epidemiológicos, ya que la causa real era desconocida. Según la versión francesa, el tratamiento se basaría sobre todo en la dieta alimenticia y en la hidroterapia (balnearios). Según la versión española, el tratamiento se basaría fundamentalmente en el aislamiento de los enfermos y en la esterilización (más bien, destrucción) de los objetos utilizados por ellos. En 1751 se había dictado una ordenanza del rey Fernando VI de España con las normas para evitar el contagio.

No sería hasta 1882, muchos años después de muerto Chopin, cuando el médico y microbiólogo alemán Robert Koch descubre y aísla el bacilo tuberculoso que es la causa de la enfermedad. Por este trascendental descubrimiento, al Dr. Koch le fue otorgado el Premio Nobel en 1905. Ya se sabía la causa de la enfermedad, pero no había tratamiento efectivo. Se recurría al aislamiento de los enfermos en sanatorios situados en las montañas donde el aire puro podía ser beneficioso. Con el progreso de la cirugía se extirpaban las zonas pulmonares afectadas. Pero hubo que esperar al descubrimiento de la estreptomicina en el año 1944 para disponer del primer tratamiento realmente efectivo. En 1947, se añadiría el ácido paraaminosalicílico (PAS); en 1967, el etambutol y, finalmente, en 1971, la rifampicina, con lo que se completan, de momento, los medios para tratar la tuberculosis.

EL PRÍNCIPE RADZIWILL

El programa del conservatorio consistía en tres años de técnica musical y contrapunto. Es la música de Bach, Mozart y Haydn, y toda la música romántica la que más se estudia. Viaja a Alemania invitado por un amigo de su padre, el profesor Jarocki, para asistir a un congreso de ciencias naturales organizado por el naturalista Alexander von Humboldt. Pero Chopin aprovecha para visitar al príncipe Antoni Radziwill, a quien había conocido en Varsovia en un viaje del príncipe. El príncipe era un aristócrata polaco casado con una princesa alemana y era en aquel momento el gobernador del ducado de Posen. Este ducado era la parte de Polonia que se había anexionado Prusia. El príncipe Radziwill era algo más que un músico aficionado, ya que también era un buen compositor. Este encuentro sería trascendental para Chopin, pues Radziwill se convirtió en su mecenas y costeó sus estudios, algo que la modesta familia del músico tal vez no hubiera podido hacer.

PRIMER VIAJE A VIENA

A sus 19 años de edad, Chopin ya había impresionado al público de Varsovia como pianista e incipiente compositor. Era tiempo de ir a Viena, capital mundial de la música, a donde viaja en julio de 1829. Viena le entusiasma por su magnífico ambiente musical. Los vieneses también quedan admirados por la excelente técnica de Chopin, muy delicada en comparación con la más enérgica a la que estaban acostumbrados en esta ciudad. Pero su estilo gusta mucho y es invitado a tocar en las salas más importantes. Su experiencia vienesa es extraordinaria y regresa a Varsovia en septiembre, entusiasmado.

Segundo viaje a Viena

En 1830, Chopin viaja de nuevo a Viena, a donde llega el 22 de noviembre. Nunca más volverá al país que le vio nacer. Ya es un pianista y compositor más maduro. Polonesas, mazurcas, valses y algún nocturno formaban parte de su repertorio como compositor. Incluso su célebre marcha fúnebre es anterior a este viaje. Sin embargo, el ambiente de Viena era distinto, nada parecido al del primer viaje. Por un lado, la música de Chopin era demasiado avanzada para los gustos tradicionales de los vieneses, que no habían evolucionado demasiado. Pero, además, en noviembre llegan a Viena las noticias de una insurrección en Varsovia contra la dominación rusa. Austria-Hungría también era una potencia invasora, por lo que todos los polacos, incluyendo Chopin, eran sospechosos y vigilados por la policía. La sociedad vienesa lo rechaza. Nada era como en el primer viaje y Chopin decide irse. Tiene que resolver los problemas de su pasaporte ruso, pero finalmente abandona Viena el 20 de julio de 1831 con destino a París. El viaje a través de Alemania es lento, pero finamente llega a París en septiembre.

Chopin en París

París era la capital cultural del mundo occidental. Ciudad liberal, estaba llena de emigrados huidos de los distintos países europeos con regímenes autoritarios. Muchos eran polacos con los que Chopin mantendría una buena relación. Algunos de sus mejores amigos serían compatriotas suyos. El ambiente musical y cultural en general rayaba a gran nivel. En el París musical reinaban Rossini y Mayerbeer. El director del conservatorio era Cherubini. Con frecuencia, aparecían por la ciudad otros músicos todavía no muy conocidos de la generación de Chopin.

Mendelssohn tenía 22 años; Schumann, 21 como Chopin; Liszt, 20; Verdi, 17 y Wagner, 18. En la literatura destacaba Víctor Hugo.

Chopin se adaptó fácilmente en París. Su prestigio como pianista fue en aumento y a los pocos años de su llegada su fama le abría todas las puertas. Todos los salones importantes se lo disputaban como invitado principal. Daba muchos conciertos en salas pequeñas de ambiente íntimo. Rechazaba las grandes salas de conciertos. Se dedicó a la enseñanza, actividad que le gustaba, con tantos alumnos que tuvieron que hacer turnos de espera. Su posición económica era boyante y se vestía en los mejores sastres de la ciudad. Fue considerado el hombre más elegante de París y estuvo de moda llevar guantes «a lo Chopin».

La enfermedad comienza a manifestarse

Con una agenda llena de actividades, con conciertos y veladas particulares comprometidas, en marzo de 1835 una epidemia de gripe asola París. Chopin contrae la gripe, como tantos otros, pero se complica con una bronquitis y, por primera vez, la tos se acompaña de esputos sanguinolentos (hemoptisis). Su médico, el polaco Jan Matuszynski, le recomienda descansar y tomar las aguas en el balneario de Enghien. Pero él no quiere suspender sus compromisos musicales, así que no atiende a las recomendaciones del médico. Pero en agosto sí acude al balneario de Karlsbad, donde coincide con sus padres a los que hacía mucho tiempo que no veía. En octubre, de visita en la ciudad alemana de Heidelberg, sufre una bronquitis muy severa que pone en peligro su vida; de hecho, corrió el rumor por Alemania de que Chopin había muerto.

Si volvemos la vista atrás y aceptamos el muy probable diagnóstico de que Chopin ya estaba contagiado de tuberculosis, el curso de la enfermedad era típico de un proceso que alternaba episodios leves con intervalos totalmente asintomáticos, seguidos por nuevos episodios. Los intervalos asintomáticos serían cada vez más cortos y los episodios cada vez más graves; de hecho, podemos aceptar que Chopin estuvo en remisión desde 1826 con un leve repunte en Viena en 1831 y, ahora, con un episodio grave. En octubre, ya repuesto, regresa a París; sin embargo, todavía circula el rumor de su muerte, rumor que llega hasta su familia en Varsovia y que tiene que ser desmentido. Totalmente recuperado, al menos en apariencia, reanuda su vida social en París, relacionándose con personajes de la talla de Chateaubriand, Henrich Heine, Lamartine, Víctor Hugo y los músicos Mayerbeer y Berlioz.

En octubre de 1836, en una reunión social, conoce a la escritora Aurore Dupin, más conocida como George Sand, que era el seudónimo con el que firmaba sus obras. Comenzó así una relación que poco a poco les convertiría en amantes. Pero la mala salud de Chopin, que empeoraba gradualmente, convertiría a George Sand más en enfermera que en amante. En la primavera de 1837 tiene que guardar cama en varias ocasiones, por su estado de debilidad y la intensa tos. En julio viaja a Londres para cumplir con varios compromisos y el mal tiempo empeora su estado y los episodios de tos son casi constantes.

Pero, de nuevo, la salud de Chopin mejora y en octubre decide seguir a Sand a Mallorca, donde la escritora esperaba encontrar un buen clima para su hijo Maurice, delicado de salud. George Sand se adelanta, pero se reúnen en Perpignan y, de allí, viajan a Barcelona, donde tomarán un barco que los llevaría a Palma de Mallorca. No fue fácil conseguir un alojamiento y después de probar varias pequeñas residencias deciden alojarse en un antiguo monasterio cartujano exclaustrado, en Valldemosa, en el que se alquilaban las celdas de los monjes como habitaciones. El monasterio estaba situado en lo alto de una colina y solo se podía llegar a él a lomos de mulas, por lo que el traslado fue penoso. Al principio, el clima fue bueno, como era de esperar, pero pronto entraron las lluvias y tormentas y, con ello, el frío, lo que afectó la salud de Chopin. La comida les resultaba extraña y los lugareños les cobraban altos precios por los suministros, tanto que llegaron a comprar una cabra para disponer de leche fresca.

Con el mal clima, la salud de Chopin empeoró. Bronquitis severa y mucha tos. Fue visto en consulta por tres médicos locales que examinaron al paciente y no tuvieron ninguna duda de que Chopin padecía de tuberculosis. Al músico no le agradó nada esta consulta, pues no confiaba en los médicos españoles. En una carta a su amigo Fontana, Chopin describía la actuación de estos médicos con cierto humor. «El primero», escribía, «decía que estaba muerto; el segundo, que me estaba muriendo, y el tercero, que me quedaba poco para morir». Como era preceptivo en España, donde la tuberculosis se consideraba una enfermedad infecciosa, el caso fue declarado a las autoridades sanitarias, que obligaron, al final de su estancia en el monasterio, a encalar las habitaciones y quemar todos los muebles.

A pesar de todo, en sus buenos ratos Chopin no dejaba de componer con ayuda de un piano Pleyel que le habían enviado desde París. Preludios, valses y mazurcas cobran vida, pero cada vez estaba más débil a pesar de los cuidados de Sand, que dedicaba todo su tiempo a cocinar lo que le sentaba mejor al músico, además de atender a sus propios hijos que habían venido con ella.

Como la situación es complicada entre la mala salud de Chopin (en un episodio febril tuvo alucinaciones con gran alarma de George Sand) y las incomodidades del alojamiento, deciden marcharse. El 11 de febrero de 1838 abandonan Valldemosa, donde habían pasado 56 días, marchan a Palma y embarcan hacia Barcelona. Durante la travesía sufrió un ataque de tos, con convulsiones y abundante expectoración con sangre. Desde Barcelona viajan a Marsella en otro barco. En Marsella fue examinado por el Dr. Cauviere, un reputado especialista, que no encontró signos de tuberculosis ni ningún tipo de enfermedad grave. Recomendó reposo, con lo que poco a poco Chopin fue mejorando. Fue tratado con ventosas, dieta, baños y algunos medicamentos cuya naturaleza desconocemos. Se encuentra suficientemente bien para volver a la composición. Para continuar la recuperación se trasladan al pueblecito de Nohant, donde George Sand tenía una vivienda heredada de su padre. Aquí fue examinado por el Dr. Papet, médico conocido y amigo de Sand, quien dictaminó que no había ninguna evidencia de tuberculosis, solo una infección crónica de la laringe. De nuevo, se le recomendó reposo y una dieta apropiada. Hemos de reseñar que en Francia el diagnóstico de tuberculosis solo se admitía si se demostraba la existencia de cavernas en los pulmones. En aquellos tiempos, los medios diagnósticos se limitaban a un estetoscopio (fonendoscopio) que fue diseñado por el Dr. Rene Laennec en 1816. La radiología, método mucho más preciso, no aparecería hasta 1895, cuando Wilhelm Roentgen descubre los rayos X. A finales de septiembre Chopin regresa a París.

Chopin continúa en su estado de debilidad, pero entra en otro periodo de remisión de su problema respiratorio. Pero en febrero de 1843 aparecen de nuevo los problemas pulmonares. Esta vez se pone bajo los cuidados de un médico homeópata, el Dr. Jacques Molin, que introduce variantes en el tratamiento. No tenemos información de cuál era el diagnóstico sobre el que trabajaba Molin, pero prescribe unas inhalaciones en días alternos, con lo que la respiración mejora bastante. En octubre, presenta de nuevo intensos episodios de tos, sobre todo por las noches, con esputos sanguinolentos. El Dr. Molin le administra un tratamiento homeopático, cuya composición desconocemos, con lo que mejora bastante en lo que a la tos se refiere. Pero su estado general sigue deteriorándose. En mayo de 1844 recibe la noticia de la muerte de su padre, seguramente de tuberculosis. El golpe moral es fuerte y no ayuda a su salud. Le visita el pintor Franz Winterhalter para hacerle un retrato, pero la sesión ha de interrumpirse, porque Chopin sufre un ataque de asma que le duró 4 horas. En este mismo mes de octubre ya tiene dificultad para caminar y necesita ayuda para subir escaleras y para entrar en su carruaje. De nuevo, examinado por el Dr. Papet, que no encuentra ningún problema concreto y achaca las dificultades de Chopin a un problema neurótico, pero su estado general es cada vez peor. A pesar de todo, sigue dando clases y sigue componiendo, pero ya no da conciertos.

En el aspecto sentimental también hay cambios. La relación con George Sand poco a poco se va distanciando y a finales de 1846 se puede dar por finalizada. Es una ruptura amable y la buena relación personal se mantiene.

Revolución en París y viaje a Londres

El 22 de febrero de 1848 comienza un periodo revolucionario en Francia. El rey Louis Philippe es destronado y huye a Inglaterra. Muchos aristócratas también abandonan el país y Chopin pierde así a muchos de sus protectores y mecenas. En abril, él también decide alejarse de esa situación y, a pesar de su delicada salud, marcha a Londres. En esta ciudad se reencuentra con muchos de sus amigos, como el compositor Berlioz que también había huido de la revolución. En la capital inglesa encuentra la tranquilidad y vuelve a dar numerosos conciertos con gran éxito y muy bien remunerados. Se encuentra tan a gusto que incluso piensa en establecerse definitivamente en esta ciudad. Pero el clima frío y lluvioso de Londres afecta a su salud. Necesita ser ayudado, cada vez más, para caminar y subir escaleras. Vuelve la tos y la hemoptisis. Es visitado por varios médicos ingleses, uno de ellos también homeópata, y otro, un médico de la Casa Real, y todos le recomiendan buscar un clima más benigno. En agosto regresa a París.

LOS ÚLTIMOS DÍAS

En París, las cosas han cambiado. Su querido médico homeópata, el Dr. Molin, ha muerto, para gran disgusto de Chopin que no se fía de otros facultativos. También la revolución ha fracasado y ha vuelto la calma. Louis Napoleón Bonaparte es elegido presidente de la República. Vuelven los exiliados y Chopin se encuentra, de nuevo, rodeado de sus viejos amigos. Pero la enfermedad avanza. Su amigo, el pintor Delacroix, le visita y le encuentra tan mal que se refiere a él como «mi pobre moribundo». Chopin tiene cada vez más dificultad para respirar, tiene frecuentes episodios de tos con sangre y apenas sale de casa. Delacroix se marcha de vacaciones y dice a sus amistades que duda si Chopin estará vivo cuando regrese. A finales de junio las hemorragias son más frecuentes e intensas y se le hinchan los pies. Es visitado por el Dr. Baptiste Cruveillher, considerado uno de los mejores especialistas en tuberculosis de Francia, que dictamina que Chopin se encontraba en los estados finales de la enfermedad. Ya es definitivo el diagnóstico de tuberculosis pulmonar.

En agosto llega desde Varsovia su hermana Ludwika para atenderle y no se separará de él hasta su muerte. En octubre, el Dr. Cruveillher le visita de nuevo y, ante lo desesperado de la situación, solo puede recomendarle que reciba los últimos sacramentos. Un sacerdote polaco, amigo suyo, le pide que se confiese, pero, al parecer, Chopin inicialmente se negó. Chopin era un católico cultural pero no practicante. Creía en un Dios, pero no cumplía con los ritos de la Iglesia católica. Parece que finalmente confesó y comulgó, pero no hubo testigos y solo tenemos la palabra del sacerdote.

Durante su agonía estuvo rodeado de algunos amigos. Además de su hermana Ludwika, estuvieron Solange, hija de George Sand, con la que siempre tuvo una buena relación. También su gran amigo Thomas Albrecht, que era el cónsul de Sajonia en París, y su discípulo, el pianista Gutmann. Dejó ciertas instrucciones para después de su muerte, como el que su corazón fuera extraído y enviado a Polonia (Chopin tenía un gran temor a ser enterrado vivo y con esta maniobra se aseguraba de que no sucedería). En su funeral debería interpretarse el *Réquiem* de Mozart. Hizo traer a su habitación un piano para interpretar música de Mozart y la suya propia para piano, pero la música tuvo que interrumpirse ante un intenso ataque de tos. A las dos de la madrugada del 17 de octubre de 1849 Chopin fallecía. Su muerte fue certificada por el Dr. Cruveillher, presente en esos últimos momentos.

Y DESPUÉS...

A la mañana siguiente, el escultor Auguste Clesinger hizo una máscara mortuoria. En la máscara se reflejaba la deformidad del rostro de Chopin, debido a los estragos de la enfermedad y las penalidades de la agonía, por lo que tuvo que repetirla mejorando los rasgos. El pintor polaco Pawel Kwiatkowski hizo su retrato dulcificando también las facciones. El propio Dr. Cruveillher realizó la autopsia en la que encontró un corazón muy dilatado que posiblemente fue la causa inmediata de la muerte. El informe completo de la autopsia se ha perdido. El corazón fue extraído, como fue el deseo de Chopin. El cuerpo fue llevado a la iglesia de Madeleine y su apartamento fue sellado por las autoridades.

Su hermana Ludwika se hizo cargo de todos los documentos y cartas de Chopin. En un pequeño cofre se encontró una gran cantidad de dinero, más que suficiente para sufragar los gastos del funeral y los pagos pendientes. Su hermana también se hizo cargo del corazón del músico para llevarlo a Varsovia.

El funeral tardó casi dos semanas en celebrarse. Se llevó a cabo el día 30 de octubre y fue preciso obtener la autorización del obispo para que las mujeres pudiesen cantar en la iglesia y así poder interpretar el *Réquiem* de Mozart como último deseo de Chopin. Finalmente, fue enterrado en el cementerio de Père-Lachaise donde también estaban enterrados Oscar Wilde y Marcel Proust.

El corazón de Chopin fue llevado a Varsovia por su hermana Ludwika en un jarro lleno de, supuestamente, coñac, como preservante, método habitual en aquella época. En otros informes se menciona el formaldehído como medio de conservación. La pista de este corazón pasa por múltiples vicisitudes, pero en 1945 es depositado en la cripta de la iglesia de la Santa Cruz de Varsovia. En el año 2014, el corazón es examinado por los miembros de la Academia de Ciencias de Polonia y se observa una gran dilatación de la aurícula derecha, seguramente secundaria a una hipertensión pulmonar, y una pericarditis de origen tuberculoso. La conclusión es que la enfermedad que sufrió Chopin durante casi toda su vida fue una tuberculosis pulmonar, y la causa inmediata de su muerte fue un fallo cardiaco por una pericarditis de origen tuberculoso.

Para realizar este estudio nos hemos ayudado de los siguientes textos:

CHARLIER, Philippe y cols: *The Heart of Frederic Chopin. The American Journal of Medicine.* Vol. 131, N.º 4, April 2018.

CORTEJOSO, Leopoldo: *Tuberculosos célebres.* Editorial Mateu. Barcelona, 1958.

LISZT, Franz: *Chopin.* Colección Austral. Ed. Espasa Calpe. Madrid, 1967.

WITT, Michael y cols: *A Closer Look at Frederic Chopin's Cause of Death.* The American Journal of Medicine. Vol. 131, N.º 2, February 2018.

ZAMOYSKI, Adam: *Chopin, Prince of the Romantics.* Ed. Harper Collins. London, 2010.

ROBERT SCHUMANN. GENIO Y LOCURA

En este artículo no vamos a estudiar la carrera musical del compositor Robert Schumann. Nuestros lectores pueden encontrar esa información en otros textos. Aquí solo vamos a referirnos a la evolución de la enfermedad que le llevó a la locura y la muerte prematura.

Quién era Robert Schumann

Robert Schumann nace en la pequeña ciudad de Zwickau, en el estado alemán de Sajonia, el 8 de junio de 1810. Su padre August, hijo de un pastor luterano, era un próspero comerciante, propietario de una librería y de una imprenta, impresor de periódicos y traductor. Hombre muy trabajador, con su negocio el Sr. August podía mantener a su familia sin problemas. Tenía 37 años cuando nació Robert. Su madre Johanna era hija de un cirujano y tenía un nivel cultural elevado. Tenía 42 años Robert cuando nació.

Schumann nació, por lo tanto, en una familia de clase media acomodada, sin ninguna relación ni tradición con la música. Tuvo una hermana y tres hermanos, todos mayores que él. La hermana Emilie nació en 1796. Sus hermanos varones fueron Edward, nacido en 1799, Carl nacido en 1801 y Julius nacido en 1805. Queremos destacar que nadie en su familia, incluyendo sus antepasados, tenían ninguna tradición musical.

Su afición por la música

Aunque Johanna, la madre de Robert, no tenía ninguna formación musical, cantaba con buen gusto y de oído algunas arias de ópera. Robert la acompañaba en ocasiones, pero fue su padre, August, quien apreció en su hijo la entonación y el ritmo que señalaban algunas cualidades para la música. Por este motivo, cuando Robert tenía solo 7 años, lo envió a tomar clases de música y piano con el organista de la iglesia local, el Sr. Johann Gottfried Kuntsch. Kuntsch era un profesor muy rutinario con no demasiado talento, pero que enseñó las primeras letras musicales a Robert.

Sin embargo, cuando tenía 8 años, su madre lo llevó a Karlsbad a escuchar un concierto del entonces célebre pianista Ignaz Moscheles. Robert quedó fascinado por este joven (apenas tenía 20 años) virtuoso y, desde entonces, se inclinó definitivamente por la música. Quería ser pianista. Toda su vida conservó el programa de este concierto de Moscheles. No llegó a escuchar una sinfonía hasta que tuvo 17 años.

En parte por las lecciones de Kuntsch, en parte de forma autodidacta, Robert hizo grandes progresos. Cuando tenía diez años, su padre, consciente de las aptitudes de su hijo, le compró un piano que trajo de Viena. Además, le proporcionó un buen número de partituras que conseguía fácilmente a través de su librería.

PROBLEMAS EN LA FAMILIA

Robert Schumann tuvo una infancia feliz, según dejó escrito en uno de sus diarios. En la escuela fue un estudiante normal, sin destacar en ningún sentido. Aprobó las asignaturas establecidas para su edad, francés, latín y griego, sin grandes esfuerzos.

Su hermana Emilie sufría problemas mentales severos. En algunas referencias se la llega a describir como deficiente mental. El hecho es que muere el 5 de octubre de 1825, pero las causas de su muerte no están claras. Su certificado de defunción menciona un ataque nervioso. En otros se dice que saltó por una ventana e incluso que murió ahogada. Todo apunta a un suicidio.

El 10 de agosto de 1826, su padre August muere de forma súbita. El padre sufría de frecuentes episodios de depresión, pero no conocemos la causa exacta de su muerte. Robert solo tenía entonces 16 años y esta pérdida supuso un golpe moral y afectivo muy severo.

Los hermanos varones de Robert se hicieron cargo del negocio paterno; sin embargo, Robert solo estaba interesado en la música y se desentendió del negocio familiar. Pero su padre, hombre previsor y que bien conocía a su hijo y su deseo de dedicarse a la música, dejó un pequeño capital para su educación, dinero que debía ser administrado por un comerciante amigo suyo, Johann Rudel, hasta que Robert cumpliese los 21 años.

Los comienzos en la música

La madre de Robert no veía con buenos ojos su entusiasmo por la música. Quería para su hijo una profesión que le asegurase un medio de vida más estable y próspero. Para no disgustar a su madre, Robert acepta sus consejos y en 1828 acude a la Universidad de Heidelberg para estudiar la carrera de Derecho. Parece que no fue un mal estudiante, pero el estudio de las leyes no era lo suyo. Por eso, dos años después, decide abandonar la universidad y buscar una formación musical. Su madre, finalmente, tuvo que aceptar la decisión de su hijo.

En 1830, se traslada a la ciudad de Leipzig para estudiar con el renombrado profesor de música Friedrich Wieck. No era fácil ser admitido como alumno por Wieck, más a pesar de ser ya bastante mayor, 20 años, para lo que era habitual en esa época, cuando lo normal era comenzar los estudios musicales en la infancia. Además, Robert no tenía ninguna educación formal en la música, era prácticamente un autodidacta. Pero Wieck vio en Schumann un talento extraordinario y no dudó que podría hacer de él un verdadero virtuoso del piano. En contraste, Wieck tenía una hija, Clara, de solo once años, cuando Robert comenzó sus clases, que bajo la dirección de su padre era ya una consumada pianista capaz de dar conciertos en público. Una niña prodigio, lo contrario que Schumann.

Los problemas en su mano derecha

Bajo la dirección de Friedrich Wieck, Schumann hizo grandes progresos y prometía como virtuoso del piano. No solo podía acometer las partituras más complejas, sino que, además, tenía una gran habilidad para la improvisación. Pero en 1831 empezó a tener problemas con los dedos índice y anular de su mano derecha. Se agarrotaban y perdían la flexibilidad necesaria para moverse por el teclado. No está claro cuál fue la causa de este problema. Algunos biógrafos lo han achacado a exceso de prácticas con el piano, especialmente con algún teclado demasiado duro que utilizó para sus ejercicios. Tanto Schumann como su maestro Wieck fueron conscientes de que este problema hacía difícil que Robert pudiese llegar a ser un virtuoso. Podría tocar bien el piano, pero no llegar a ser un gran intérprete. Es en este momento y bajo esta circunstancia cuando Schumann acepta que su futuro no podía ser la interpretación, por lo que decidió volcarse en la composición. Todavía no podía saberlo, pero esta decisión le había de llevar a ser uno de los grandes compositores de todos los tiempos.

LA SÍFILIS

Aquí comienza la verdadera historia clínica de Schumann. En 1831, se contagia de una muy temida infección venérea, la sífilis. No parece haber duda sobre este diagnóstico, pues era una enfermedad bien conocida en aquel tiempo. Acudió a su amigo el Dr. Christian Glock, que apreció una úlcera en el pene, un chancro. El Dr. Glock le trató con alguna solución de limpieza local, pues no había ningún tratamiento específico en aquellos tiempos. Como es habitual en la evolución de esta enfermedad, en unas semanas el chancro había desaparecido. Podía pensarse que la enfermedad se había curado y así lo pensó Schumann. Pasarían todavía algunos años hasta que la historia natural de la sífilis fuera completamente conocida, pero sí se sabía que algunos casos podían causar problemas cerebrales años después. Schumann lo intuía y toda su vida tuvo el temor de volverse loco. Pero estaba seguro de haberse curado. Años después se casaría y ni su esposa ni ninguno de sus siete hijos contrajo la sífilis.

LA VIDA SIGUE

Schumann sigue trabajando en sus incipientes obras como compositor. En 1833, completa una partitura para piano, *Caprichos,* escrita bajo el influjo de la obra del mismo nombre de Paganini. Pero ese mismo año Schumann sufre su primer episodio de depresión severa. En algunos textos se describe este episodio como brote neurótico o ataque nervioso. Es posible que fuese en parte causado por el disgusto de la muerte de su hermano Julius y de su cuñada Rosalie, la esposa de su hermano Carl. Robert tenía una excelente relación con su cuñada, a quien había dedicado una de sus primeras obras para piano, *Papillon,* partitura de 1829.

Poco después sufre varios ataques de pánico, con gran agitación e incluso algún desmayo. De nuevo, confiesa su miedo a volverse loco.

Schumann se repone totalmente y considera que ese año de 1833 es el del comienzo de su verdadera carrera como compositor. Publica su *Tocata,* también para piano, pero también comienza a escribir música sinfónica e incluso *lieder,* que fueron muy bien recibidos y de los que llegó a escribir más de doscientos.

En busca de nueva inspiración para su música, Schumann se traslada a vivir a Viena en octubre de 1838. Su estancia en esta ciudad no fue fácil. En su diario la palabra que más va a aparecer es melancolía. Además, sufre de molestos ruidos en los oídos. Compone muchas partituras, pero en esta situación es incapaz de terminarlas, lo que le preocupa, pues no sabe por qué le ocurre. Piensa que es su estado melancólico. Aun así, escribe su concierto en do menor para piano y orquesta. Comprueba que su música no es apreciada en Viena —se considera demasiado avanzada en una sociedad acostumbrada a Mozart y Beethoven—. Schumann abandona Viena en abril de 1839 y regresa a Leipzig.

SE CASA CON LA HIJA DE SU MAESTRO

El 12 de septiembre de 1840 se casa con Clara Wieck, con la oposición frontal del padre de la novia, su maestro Friedrich Wieck. La oposición del padre tenía su lógica, pues si bien Schumann poco a poco iba siendo conocido como un interesante compositor, no tenía un futuro económico estable. Además, Clara era menor de edad. La pareja se casó un día antes de cumplir ella los 21 años, tal vez para molestar a su padre. El padre tenía razón, pues los problemas económicos de la pareja fueron constantes durante toda su vida. Pero Clara iba a suponer un apoyo inestimable a lo largo de la vida y enfermedad del compositor. Un matrimonio que duraría 14 años, durante los cuales Clara tendría 10 embarazos, de los que sobrevivirían 7 hijos. Con todo y eso, a lo largo de su matrimonio Clara no dejó de tocar numerosos conciertos de piano, muchos de ellos compuestos por su marido, lo que supuso una ayuda económica importante para la familia. En 1842, el compositor Mendelssohn, gran amigo de Schumann, deja su plaza como director del Conservatorio de Leipzig, pero antes de marchar recomienda a Schumann para una plaza de composición y piano. Gran ayuda, incluso económica, para su carrera.

LA SALUD EMPEORA

1844 es un año clave. En lo musical empieza bien, con una gira por Rusia llena de conciertos de piano de Clara con gran éxito. Llegó a tocar incluso para la zarina. En Moscú, Schumann sufre episodios de vértigo y mareos, poco intensos, pero que no le abandonarían durante todo el viaje.

A su regreso se puso peor. Dolores de estómago, algo nuevo, aunque Schumann padecía de estreñimiento habitual y hemorroides. Sus mareos continuaban. Tristeza, melancolía, insomnio. En algunos casos, la debilidad muscular le dificultaba caminar normalmente. De los datos que nos dan sus escritos, los de su mujer Clara y los de los médicos que le atendieron, podemos resumir sus dolencias en mareos, debilidad de las extremidades, reumatismo, problemas con la visión, estreñimiento, insomnio, problemas con el oído, dificultad para concentrarse en su trabajo y la consiguiente ansiedad que todo esto le producía. A falta de mejor diagnóstico, los médicos lo achacaban a congestión de la sangre, a falta de circulación en el cerebro. A pesar de todo, seguía componiendo, aunque de forma intermitente. Sus problemas de oído le hacían fallar algunas notas. El miedo a morir le acompañaba constantemente. Era muy consciente de lo que le estaba ocurriendo.

Buscando tranquilidad, los Schumann dejan Leipzig y se trasladan a Dresde. La salud mejora, siempre tuvo altibajos, y Robert compone con resultados positivos. En 1849 sus partituras, por primera vez en su vida, le dan mucho dinero.

En octubre de 1847 muere su gran amigo el compositor Mendelssohn a los 38 años de edad a causa de una hemorragia cerebral. Esta circunstancia afecta emocionalmente a Schumann que vuelve a la depresión. Pero sigue componiendo y muchos de sus amigos, como Liszt y Brahms, procuran ayudarle. Una vez listas, dirige el estreno de sus óperas *Fausto* en 1849 y *Manfred* en 1852. En 1848, el propio Listz realizó una transcripción para piano de doce canciones de Schumann. En 1848, compone y publica mucha música de cámara y *lieds*. Es un año productivo y feliz, en palabras del propio Schumann, a pesar de sus problemas de salud.

Nuevo golpe emocional: en 1849 muere su hermano Carl, el único que le quedaba, pero sigue trabajando. En noviembre de 1849 es nombrado director de la orquesta de Dusseldorf. No es una orquesta de primer nivel, pero con ella Schumann se estrena como director estable y puede dirigir sus propias obras. Ya más experimentado como director, viaja a Holanda y con la orquesta de Róterdam estrena su sinfonía *Renana*. Aprovecha esta buena racha de salud para confeccionar el catálogo de sus obras. En octubre de 1853 es retratado por el pintor J. B. Laurens, quien aprecia, y así lo hizo notar porque le sorprendió, que la pupila izquierda de Schumann era más pequeña que la derecha.

El comieno de la locura

Pero en febrero de 1854 vuelven los problemas. Tiene grandes molestias con sonidos en los oídos. Extrañamente todos los ruidos le suenan a música. «Era como un magnífico sufrimiento», en sus propias palabras. Una noche se tiene que levantar a causa de los intensos sonidos en los oídos. La mente de Schumann empieza a desvariar, dice que el espíritu de Schubert, su idolatrado Schubert, le está dictando música. Pasa otra noche sin dormir, los ojos abiertos tumbado en la cama boca arriba, ve a unos ángeles cantando a su alrededor. Después, estos ángeles se trasforman en demonios con una música horrible y le recuerdan que es un gran pecador y que va a ir al infierno. Paroxismos, gritos, tigres y hienas le persiguen. Apremiado por estas apariciones, se sumerge en la lectura de la Biblia, pese a no ser persona inclinada a la religión. Educado como luterano, siempre se consideró religioso sin religión.

A los pocos días mejora, desaparecen las visiones, aunque sigue con los ruidos en los oídos. Pero puede completar algunas composiciones que envía a su editor. Su esposa Clara, muy preocupada, le pide a un amigo común, el Sr. Becker, que le visite y, para su sorpresa, lo encuentra completamente normal.

Pero unos días después, ya a finales de febrero, en otra visita de Becker le confiesa que se le ha aparecido Franz Schubert en persona y le ha dado una partitura. Consciente a ratos de su situación, Schumann aleja de sí cualquier instrumento cortante por miedo a causar daño a su mujer durante uno de estos episodios.

Consciente de su problema, quiere ir al psiquiátrico

El sábado 25 de febrero solo pensaba en la muerte. Empezó a despedirse y a dar instrucciones para cuando él no estuviera. Algunos temieron que fuese a suicidarse. Al día siguiente, se vistió de calle, hizo la maleta y pidió que le llevaran al manicomio para poder curarse. En la maleta metió todo lo que pudiera hacerle falta: el reloj, dinero, papel pautado, pluma y cigarros. Tenía mucho miedo de hacer daño a su familia.

Clara llama al médico de la familia, el Dr. Boger. Ambos dudan de la conveniencia del manicomio. Supondría un golpe fatal para la reputación de Schumann y sería el final de su carrera como compositor. Además, los tratamientos disponibles en los psiquiátricos de aquel tiempo no llevarían a la curación. Deciden que es mejor dejarlo en casa, con un cuidador a su lado día y noche. Clara dormiría en una habitación separada por precaución.

Intento de suicidio

El lunes parecía estar mejor. Incluso estuvo unas horas corrigiendo partituras. Pero en un momento de descuido de su cuidador, Schumann salió a la calle en medio de un aguacero intenso. Iba vestido con la bata y las zapatillas de estar por casa. Llegó hasta el puente sobre el río Rin y saltó al agua. Por casualidad fue visto por unos barqueros que lo rescataron, no sin esfuerzo, pues Schumann se resistía. Quería liberarse de sus rescatadores para volver al río. Era evidente que fue un intento consciente de suicidio. Sus mismos rescatadores lo llevaron a casa montado en un carro y seguido por una gran multitud. Schumann era una persona muy conocida y su gesto no pasó inadvertido.

Por precaución no dejaron que Clara lo viera y se fue a casa de una amiga. Se hicieron arreglos para ingresarle en el psiquiátrico de Endenich a pocos kilómetros de Bonn. Schumann no puso ninguna resistencia.

Se vistió con cuidado y esmero, y entró en el coche que lo llevaría a su destino. Fue voluntariamente, pues era su deseo. Era el día 4 de marzo de 1854.

EN EL PSIQUIÁTRICO DE ENDENICH. LA SOLITARIA MUERTE DE UN GENIO

Se trataba de una institución privada, con capacidad para 30 asilados, gente de clase media y profesional. Su director era el Dr. Franz Richarz, un psiquiatra de gran reputación. Podemos decir que Robert Schumann fue ingresado en un centro con todos los medios disponibles de su época para el tratamiento de enfermos mentales. En esta institución, Schumann pasaría los 28 últimos meses de su vida. En la exploración neurológica de ingreso, el Dr. Richarz nota que la pupila izquierda es muy pequeña comparada con la derecha y no reacciona a la luz.

La mente y el cuerpo de Schumann se van deteriorando gradualmente. Al principio, toca el piano que había en este centro, pero poco a poco desafina cada vez más. También puede dar algunos paseos por los alrededores, siempre acompañado por un cuidador. Pero la evolución es gradualmente a peor. Llega el momento en que es necesario aplicarle una camisa de fuerza a causa de su comportamiento, a veces violento. El Dr. Richarz escribe sus síntomas: alucinaciones, agresividad, pérdida del habla, pérdida de control de funciones corporales. Es tratado con enemas frecuentes, pues se consideraba que un buen vaciamiento intestinal mejoraba la función mental. El tratamiento se completaba con la solución arsenical de Fowler, hierro, cobre e ipecacuana.

No se permite a su esposa Clara visitarlo hasta muy al final, tal vez para que tuviese la oportunidad de verlo por última vez. No está claro que Schumann la reconociese, aunque ella aseguró que sí la conoció. Las únicas visitas que recibía fueron las de su amigo el compositor Brahms y la de su también amigo el violinista Joachim, que traían noticias del exterior.

Finalmente, perdió la capacidad de contener la saliva y babeaba constantemente. Asimismo, perdió el control de los esfínteres. El pronóstico era negativo y los médicos no creían que pudiese vivir más de seis o siete meses. Pero, de forma inesperada, el 29 de julio de 1856 Robert Schumann apareció muerto en su habitación.

Murió solo uno de los más grandes compositores de todos los tiempos. Contemporáneo de Mendelssohn, Chopin, Listz, Berlioz, Paganini y Brahms, nos dejó más de cien composiciones realizadas durante 28 años. Muchas partituras para piano, más de doscientos *lieder,* cuatro sinfonías, cuatro conciertos para piano, violonchelo, violín y trompas, música de cámara, oratorios, música coral y óperas.

LAS CAUSAS DE SU ENFERMEDAD Y MUERTE

Mucho se ha escrito sobre la enfermedad y muerte de Schumann a los 46 años de edad, a veces con cierta ligereza. En primer lugar, hay que tener en cuenta que en aquellos tiempos no era raro morir a una edad joven para los criterios de nuestros días. Por no salir del mundo de la música, mencionaremos que Chopin muere a los 39 años, Schubert a los 30, y Mendelssohn a los 38.

Tampoco podemos olvidar la historia familiar de Schumann. Su hermana Emilie, que padecía algún tipo de trastorno mental, se suicida antes de cumplir los 20 años. Su padre August, que sufría profundas depresiones, muere por causa no conocida a los 52 años. Los hermanos varones también mueren jóvenes por causas que tampoco conocemos. Así, Edward muere a los 40, Julius a los 28 y Carl, el menor de todos, lo hace a los 49 años.

LA AUTOPSIA NO ES CONCLUYENTE

La autopsia fue realizada a petición de su esposa, Clara Schumann. Fue llevada a cabo por el propio Dr. Richarz, el psiquiatra que le atendió, y el Dr. Peters. Ninguno de los dos era un patólogo especialista en autopsias. El informe es poco específico y se centra en el cerebro, que era el interés de Richarz, que era psiquiatra. Menciona atrofia de partes de la corteza, que Richarz achaca a lo que llama agotamiento mental. También menciona problemas vasculares en la base, que podrían haber dañado el cerebro. Finalmente menciona en el estudio microscópico unos cambios en las células cerebrales que consideró compatibles con el diagnóstico de «parálisis general incompleta». Hay que recordar que este diagnóstico de parálisis general fue la sospecha inicial de Richarz cuando Schumann ingresó en el psiquiátrico de Endenich. Diagnóstico achacado en aquel tiempo a la sífilis tardía, como bien sabía Richarz. Pero la sífilis no se menciona en el informe final. Recordemos que la autopsia se realizó a petición de la esposa y posiblemente se suavizaron los términos para satisfacerla. La autopsia es muy incompleta, apenas se mencionan el corazón (paredes finas) y los pulmones (algún infiltrado). Del resto de los órganos (hígado, riñones, etc.) no se hace ninguna mención.

LA SÍFILIS COMO POSIBILIDAD

La posibilidad de que la demencia final fuese la consecuencia de la sífilis padecida en su juventud ha sido considerada por algunos biógrafos. El diagnóstico realizado por el Dr. Richarz al ingresar Schumann en el psiquiátrico de Endenich, parálisis general, ya apunta en esa dirección. Era este un término que se utilizaba para describir las secuelas neurológicas achacadas a la sífilis tardía. No se conocía entonces la historia natural de esta enfermedad no tratada. Hoy la conocemos bien.

La infección inicial de la sífilis se manifiesta por la aparición de una lesión ulcerosa en el pene, lesión indolora y que desaparece espontáneamente, aun sin tratamiento. Esto puede dar lugar a la impresión de que le enfermedad está curada, pero en muchos casos no es así. A los pocos meses aparece la sífilis secundaria que se caracteriza por lesiones cutáneas tipo exantema, que también desaparecen espontáneamente, aun sin tratamiento. Finalmente, el 30 % de estos pacientes desarrollan la sífilis terciaria o neurosífilis (también hay una variante vascular que produce aneurismas de la aorta). La sífilis terciaria aparece a los 20 o 30 años después de la infección inicial que, tal vez, ya ni se recuerda.

Hay un hallazgo que apoya la posibilidad de la etiología sifilítica en este caso. Se trata de la pupila pequeña que no respondía a la luz, hallazgo que ya puso en conocimiento el pintor J. B. Laurens en 1853 y que, de nuevo, fue observada por el Dr. Richarz. Años después de la muerte de Schumann, el oftalmólogo de Edimburgo, Douglas Argyll Robertson, en 1869, relaciona la pupila unilateral pequeña y sin respuesta la luz, pero con acomodación normal, con la sífilis terciaria.

Los textos actuales nos detallan los síntomas de la sífilis cerebral: labilidad emocional con fases de agitación, aplanamiento afectivo, delirio, alucinaciones, deterioro del lenguaje, alteraciones motoras de las extremidades. Recuerdan mucho a los síntomas del compositor. Sin tratamiento (en tiempos de Robert Schumann no lo había), los pacientes mueren a los pocos meses o años.

La conclusión es que lo más probable es que la demencia a la que llegó el compositor al final de sus días fuese causada por una sífilis terciaria con afectación cerebral.

¿Y CLARA SCHUMANN?

Clara no se volvió a casar. Dedicó el resto de su vida a la música como concertista de piano, promocionando las partituras de su marido. Murió a los 76 años de edad. Su matrimonio había durado catorce años y sobrevivió al gran compositor más de cuarenta. Fue enterrada junto a él en el cementerio de Alter Friedhof cerca de Bonn.

Para realizar este artículo nos hemos ayudado de los siguientes textos:

GUTIÉRREZ GÓMEZ, Diego: *El dolor y la locura en la vida de Schumann.* Historia y Vida, n.º 158, 1981.

KLAUSNER, Jeffrey D. y HOOK, Edward W.: *Enfermedades de transmisión sexual. Diagnóstico y tratamiento.* McGraw-Hill Interamericana, 2007.

WORTHEN, John: *Robert Schumann. Life and Death of a Musician.* Yale University Press. New Haven and London, 2006.

CLAUDE DEBUSSY. EL REMEDIO DE SU ENFERMEDAD LLEGÓ DEMASIADO TARDE

En este artículo no vamos a estudiar la trayectoria musical de Claude Debussy, uno de los compositores más importantes en el paso de la música romántica del siglo XIX a la música impresionista de principios del siglo XX. Bien es verdad que a Debussy nunca le gustó ser considerado como un impresionista, pero ese debate lo dejamos para los especialistas. Nuestros lectores pueden encontrar fácilmente la biografía personal y musical de este compositor en otros lugares.

Aquí solo daremos un resumen de su biografía para después entrar en detalle de la enfermedad que, finalmente, le llevaría a la muerte.

Quién era Debussy

Achille Claude Debussy nace el 22 de agosto de 1862 en Saint-Germanine-en-Laye, un suburbio cerca de París. En su familia no había ninguna tradición musical. Su padre, Manuel Achille Debussy, se ganaba la vida, primero como vendedor de objetos de porcelana y después como agente comercial y como empleado de una imprenta. Su madre, Victorine, era costurera.

El joven Claude Debussy no tuvo una educación formal en la escuela. Su madre le enseñó a leer y a escribir y poco más. El contacto con la música fue totalmente fortuito.

Su padre participó en el levantamiento revolucionario de la Comuna de París de 1871. Cuando las fuerzas del gobierno reprimen la sublevación en la llamada semana sangrienta, Manuel Debussy es encarcelado. En la prisión conoce a un joven compositor, Charles de Sivry, que afirmaba que su madre era profesora de piano y había sido discípula de Chopin. Se supone que Manuel Debussy comentó algo sobre las incipientes inclinaciones musicales de su hijo, y quedaron en que el joven Claude tomaría clases de piano con ella. Esta señora, madame Antoniette Maute, daba clases por afición, pues estaba casada en segundas nupcias con un acaudalado caballero.

Iniciación a la música

Con madame Maute, Claude progresa rápidamente en la práctica del piano, hasta el punto de que en 1872, cuando solo tenía 10 años de edad, ingresa en el Conservatorio de París, superando las pruebas de audición. De los ciento cincuenta y siete candidatos, casi todos mayores que Claude, solo aprobaron treinta y tres, entre ellos el joven Debussy. No cabe duda de que *madame* Maute fue una buena profesora.

En el conservatorio, Claude Debussy se comporta como un buen alumno. La enseñanza musical era muy conservadora sin interesarse por las nuevas tendencias que iban apareciendo.

Aun así, después de varios intentos, en 1885 obtiene el Grand Prix de Roma, que supone una estancia de dos años en esa ciudad para perfeccionarse como compositor, que ya era la clara inclinación de Debussy. Los premiados se alojaban en la Villa Medici, residencia no demasiado cómoda, con la intención de familiarizarse con la música italiana, especialmente la ópera. Además, existía la posibilidad de prolongar la estancia en Roma y viajar por distintos países europeos para estudiar su música. Pero, descontento con su vida en Roma, en 1887 regresa a París. Tenía 24 años de edad.

Solo quiere ser compositor

Debussy renuncia a cualquier trabajo estable, que con su historial no le hubiese sido difícil conseguir. Solo quiere ser compositor. Por esta razón, las dificultades económicas son constantes, por lo que ha de vivir en casa de sus padres hasta 1890, cuando se va a vivir con un amigo. No puede alquilar un piso hasta 1892 y siempre con apuros para hacer frente a sus pagos.

Poco a poco, se va abriendo camino como compositor, siempre en círculos minoritarios, pues su música, catalogada por algunos como impresionista, no es siempre aceptada. Mencionaremos solamente algunos de sus títulos más conocidos. En 1894 estrena su *Preludio de la siesta de un fauno,* sobre un texto del poeta Mallarme. En 1902 estrena su única ópera, *Pelleas et Melisande.* En 1905 ve la luz su *La mer,* que se negó a llamarla una sinfonía y lo dejó en un título algo menor, un esbozo sinfónico.

A pesar de todo, sus problemas económicos nunca le abandonaron. Ganaba algún dinero dando clases particulares de piano, o por los adelantos que le enviaban los editores sobre futuras obras que casi nunca llegó a componer. Los préstamos de amigos y conocidos casi nunca fueron devueltos.

Dos matrimonios

En el aspecto más personal, en 1895 se casó con la joven Lilly Texier, de la que se divorciaría en 1905. Desesperada, Lilly intentó suicidarse disparándose un tiro en el abdomen, del que milagrosamente sobrevivió. En 1908 se casó con Emma Bardac, con la que tendría su única hija a la que llamaría Claudia Emma, aunque siempre la llamaría Chouchou.

La enfermedad

Tan pronto como 1908 tenía episodios de fuertes dolores rectales que se atribuyeron a las hemorroides que padecía desde hacía tiempo. Los dolores eran suficientemente fuertes como para necesitar tratamiento con morfina. A pesar de todo, pudo continuar con sus actividades y fue en esta época cuando compuso alguna de sus mejores obras.

En 1909 tuvo que suspender algunos conciertos programados en Mánchester y Edimburgo a causa de hemorragias rectales casi a diario. Se quejaba de agotamiento nervioso, que se supuso causado por el exceso de trabajo.

En julio de 1915 (algunos autores hablan de noviembre) acude por primera vez a un médico. El motivo fueron los intensos dolores abdominales que no cedían al tratamiento con morfina como en otras ocasiones. Es, entonces, cuando se hace el diagnóstico de cáncer de recto, ya en un estado incurable. La causa de los dolores era una obstrucción intestinal causada por el tumor. Fue intervenido quirúrgicamente y se le practicó una colostomía. Este procedimiento consiste en abocar el colon descendente a la piel para que el intestino pueda evacuar a una bolsa. En el caso de Debussy, no se operó sobre el cáncer, por lo que la intervención era paliativa.

En 1898, la investigadora Marie Curie había descubierto un producto radiactivo, el radio. La opinión generalizada era que el radio podía curar cualquier tumor. En los tiempos en que Debussy fue diagnosticado, este tratamiento estaba disponible. Marie Curie fue nombrada directora del Instituto de Radio de París en 1914. En este mismo año comenzaba la Primera Guerra Mundial, la Gran Guerra.

Con radio fue tratado el tumor de Debussy. El procedimiento consistía en introducir unas agujas de radio directamente dentro del tumor. En este caso, como el cáncer estaba situado en el recto, era fácilmente accesible a este tratamiento.

MIENTRAS TANTO...

Mientras tanto, en Londres, el cirujano William Miles trabajaba sobre el tratamiento quirúrgico del cáncer de recto. El Dr. Miles fue nombrado en 1899 cirujano del Royal Cancer Hospital (hoy conocido como Royal Marsden Hospital).

Inicialmente, Miles abordó este tumor por vía perineal, es decir, directamente sobre el recto. Pero al no conseguir buenos resultados con este método, en 1906 completó este abordaje perineal con una operación abdominal sobre el colon y el recto. Publicó sus resultados en la revista *Lancet,* la publicación más prestigiosa de su tiempo, en 1908. Como suele suceder con cualquier método nuevo, este tratamiento quirúrgico tardó algún tiempo en ser aceptado de forma generalizada. La operación de Miles, conocida como resección abdominoperineal del recto, es todavía hoy en día el tratamiento quirúrgico habitual de este cáncer.

Este tratamiento ya estaba disponible cuando Debussy fue diagnosticado en 1915, pero lo avanzado del tumor hacía imposible cualquier intento curativo. O tal vez la información del Dr. Miles no llegó a tiempo, pues en aquella época las comunicaciones científicas eran lentas. El diagnóstico más precoz, pues los primeros síntomas aparecen en 1908, podrían haber cambiado el curso y el tratamiento de este tumor.

No soporta el tratamiento

Debussy soportaba mal el tratamiento. El cuidado de la colostomía era incómodo. El tratamiento de radio le obligaba a sentarse sobre un anillo de goma para mantener las agujas en la posición correcta. Le suministraban opio para disminuir los movimientos intestinales que podrían expulsarlas. Seguían administrándole morfina que «me convierte en una especie de cadáver ambulante y anula toda mi fuerza de voluntad», en sus propias palabras. A mediados de julio de 1916, agobiado y dolorido y sin ver una clara mejoría, Debussy decide abandonar el tratamiento.

Es interesante que, al dejar el tratamiento, se encuentra mejor y en septiembre viaja a Arcachon, a 650 kilómetros de París, para tomarse unas vacaciones.

Pero la enfermedad sigue su curso y en noviembre de 1917 ha de guardar cama casi constantemente, muy debilitado por las intensas diarreas. El 24 de marzo de 1918 se ve obligado rechazar el cargo de secretario de la Academia en carta (su última carta, que tuvo que ser firmada por su mujer Emma) dirigida al presidente del Instituto de Francia.

Al día siguiente, al anochecer del 25 de marzo de 1918, Claude Debussy fallece.

Conclusión

La mejor descripción de este momento nos la ha dejado su hija Chouchou, cuando le pidieron que entrase en la habitación para despedirse, por última vez, de su padre: «Cuando entré en el cuarto papá estaba dormido y respiraba con regularidad pero estaba casi sin aliento. Siguió así hasta las diez y cuarto de la noche y en aquel momento, de un modo dulce y angelical, se durmió para siempre».

El funeral se celebró el día 28 y el entierro el día 29. En el jardín de su casa había unas cincuenta personas. El cortejo fúnebre atravesó París hasta el cementerio mientras sonaba el ruido de los cañones alemanes que asediaban París y al camposanto solo llegaron veinte amigos. La enfermedad y muerte de Debussy ocurrió durante la Primera Guerra Mundial, que no terminaría hasta un año después.

Para realizar este artículo nos hemos ayudado de los siguientes textos:
NICHOLS, Roger: *Vida de Debussy*. Cambridge University Press. Madrid, 2001.
WALSH, Stephen: Debussy. *Un pintor de sonidos*. Editorial Acantilado. Barcelona, 2020.

LA INQUISICIÓN Y
LA MEDICINA

LA CIRCUNCISIÓN DE LOS JUDÍOS

El rito fundamental de iniciación del pueblo judío es la circuncisión. ¿De dónde viene esta costumbre, más bien obligación? Para entenderlo hay que acudir al Antiguo Testamento, concretamente al Génesis. Este nos cuenta que Abraham, casado con Sara, no podía tener descendencia y pidió a Yahvé (Dios) una solución. La solución que Dios le ofreció fue concebir un hijo con su esclava Agar. Así sucedió y nació Ismael, quien sería el primer hijo de Abraham.

Cuando Abraham, siempre según el Génesis, tenía noventa y seis años, Dios le ofreció un pacto: los descendientes de Abraham, el pueblo judío, serían el pueblo elegido: «Yo haré contigo mi alianza y te multiplicaré muy grandemente». Pero como contrapartida y para ser reconocidos, puso una condición: «Circuncidad todo varón. Circuncidaréis la carne de vuestro prepucio y esta será la señal del pacto». Y añadió: «Dentro de los ocho días de nacido todo varón será circuncidado». Se entendía que los ya nacidos serían circuncidados de inmediato. Abraham, obediente, procedió a circuncidar a todos los varones de su casa, incluyendo a su hijo Ismael. Digamos, de paso, que la circuncisión ya era practicada en aquel tiempo por otros pueblos del Oriente Medio. No era nada novedoso.

Pero, al mismo tiempo Dios ofreció a Abraham otro pacto: su esposa Sara, también nonagenaria, quedaría embarazada y le daría un hijo que se llamaría Isaac. Así sucedió y ahora Abraham tenía dos hijos: Ismael, hijo de la esclava Agar, e Isaac, hijo de su esposa Sara.

La cosa estaba clara. Abraham, sigue contando el Génesis, le dio un odre de agua a Agar y la expulsó de su casa junto con su hijo Ismael. Pero Dios se apiadó de ellos y los protegió enviándolos a vivir al sur, al desierto de Farán. Ismael vivió ciento treinta y siete años y dejó abundante descendencia.

De esta descendencia surge un pueblo (los ismaelitas) que después sería el islam. Como Ismael estaba circuncidado, sus sucesores islamistas también lo habían de estar. Así, el círculo se cierra y tanto judíos como musulmanes se han de circuncidar.

Dice la leyenda que Ismael, junto a su padre Abraham, construyó el templo de la Kaaba en La Meca. Por este motivo, los musulmanes consideran a Abraham su primer profeta.

LA INQUISICIÓN ESPAÑOLA Y LOS MÉDICOS

Al finalizar la reconquista en España con la conquista del reino de Granada, los Reyes Católicos quieren también establecer como única religión de su reino el catolicismo romano. Confinados los musulmanes derrotados, los llamados moriscos, en las Alpujarras granadinas, se completó la unidad religiosa con la expulsión de los judíos de los territorios de Castilla y Aragón. Se permitió permanecer en el reino a aquellos judíos que renegasen de su fe y se convirtieran al cristianismo. Se estableció una diferencia social, aunque no legal, entre estos cristianos nuevos, los conversos, y los cristianos viejos de toda la vida.

LOS CONVERSOS Y LA LIMPIEZA DE SANGRE

El cristianismo medieval siempre había considerado al pueblo judío como el pueblo que había matado a Jesucristo. Era el pueblo deicida, el pueblo maldito. Cualquier contacto con ellos debía ser evitado. Los cristianos viejos siempre dudaron de que muchos conversos lo fuesen sinceramente. La sospecha de que ocultamente seguían practicando su fe hebrea, la fe maldita, fue una constante entre la nobleza y, sobre todo, la jerarquía eclesiástica. Y estos herejes camuflados debían ser erradicados para el bien del reino y de la Iglesia. El instrumento para llevar a cabo esta limpieza religiosa fue la Inquisición.

Los argumentos para llevar a cabo esta limpieza de sangre, es decir, que no existían antepasados judíos, los expuso definitiva y claramente en 1547 el cardenal y arzobispo de Toledo, Juan Martínez Silíceo (según parece, su verdadero apellido era Guijarro, pero latinizado en Silíceo sonaba más elegante), que impulsó el Estatuto de Limpieza de Sangre. En primer lugar, los judíos eran de mala condición moral. En segundo lugar, físicamente eran de condición débil y defectuosa, lo que los llevó a abandonar a Cristo Jesús durante su pasión. Y en tercer lugar, estas malas condiciones tenían carácter hereditario, por lo que se transmitían de padres a hijos.

La Inquisicion

La Inquisición española (no hay que confundirla con la Inquisición europea o medieval) se establece en 1478 por el papa Sixto IV en Roma mediante la bula *Exigit Sincerae Devotionis,* en nombre y a petición de los Reyes Católicos. Algunos historiadores señalan que la intención de los Reyes al establecer la Inquisición no era solo religiosa, sino también económica, pues las sanciones impuestas a los condenados no solo eran de prisión, destierro e incluso muerte, sino también económicas, pues la condena llevaba añadida la confiscación de los bienes que pasaban a la Corona. El montante de estas confiscaciones fue muy importante, dinero que tanto necesitaba el rey Fernando para sus proyectos en Italia.

Los médicos

La profesión de médico siempre ha sido muy escogida por los seguidores del judaísmo. En todas las épocas históricas los médicos hebreos han sido numerosos y muy apreciados. Esto mismo ocurría en España en tiempos de la Inquisición. La expulsión de los judíos dejó los reinos cristianos faltos de estos profesionales. Esta escasez fue paliada en parte por la conversión al cristianismo de muchos médicos judíos. Además, en los siglos siguientes muchos judíos portugueses, entre ellos médicos, se trasladaron a Castilla huyendo de la persecución de que eran objeto en el país vecino. Como era inevitable, se acogieron al cristianismo, es decir, que se trasformaron en conversos o cristianos nuevos.

El ser médico y portugués, o con ascendientes portugueses, era motivo de sospecha de judaísmo camuflado. Las denuncias ante la Inquisición fueron constantes. Un falso converso no podía tratar a un cristiano, pues siempre trataría de matarlo. Pero también había otras razones para denunciarlos y perseguirlos. Los médicos conversos dominaban idiomas europeos y conocían las nuevas tendencias de la ciencia médica. Dejaron de lado, como ya era bastante común en Europa, las enseñanzas de Aristóteles, Hipócrates y Galeno para adquirir las ideas de la nueva ciencia positiva. En este espíritu, un médico converso, el Dr. Muñoz Peralta, funda la Academia de Medicina de Sevilla en la que se reúnen diversos médicos interesados en la llamada filosofía experimental. Muchos de ellos no tenían una formación universitaria, pero se habían formado con otros médicos y conocían la literatura científica extranjera y se interesaban por una nueva disciplina como la química. Esta situación no era tolerable para el mundo académico y la Universidad de Sevilla se dirigió a las demás universidades reclamando una acción común contra aquellos iluminados que despreciaban la doctrina de los antiguos y seguían a los modernos, extranjeros y heterodoxos, con gran daño para la ciencia y para la fe.

El hecho es que estos médicos más modernos, muchos de ellos conversos, tuvieron gran éxito profesional y fueron llamados a atender a los nobles, a los altos eclesiásticos e incluso a la realeza. Se dio el caso de que en 1575 el inquisidor de Logroño se vio en la necesidad de llamar a consulta a un médico sospechoso por no encontrar un cristiano viejo que le diese confianza. Enterado el inquisidor de Madrid, le afeo su conducta, pero no tuvo más remedio que aceptarlo con la recomendación de que no se enterase nadie y procurase encontrar un médico cristiano viejo lo antes posible.

En el año 1481 se celebra en Sevilla el primer juicio, también llamado auto de fe, de la Inquisición española. Fue el comienzo de una larga época de persecución contra los enemigos de la fe católica entre los que se encontraban, en opinión de muchos cristianos viejos, los conversos a los que consideraban cristianos solo de nombre y apariencia. Y entre estos conversos perseguidos se encontraban muchos médicos.

No se conservan completos los documentos de muchos autos de fe contra los médicos, pero hay suficiente información para hacerse una buena idea. En este artículo vamos a dar algunos ejemplos que nuestros lectores pueden completar con la bibliografía expuesta al final.

ENCAUSADOS POR EL SANTO OFICIO

Es el caso del Dr. Juan Muñoz Peralta, que nace en la villa de Arahal, en la provincia de Sevilla, en fecha no determinada. Sí sabemos que estudió la carrera de Medicina en Sevilla y se graduó en 1668. Fue nombrado catedrático de Vísperas en la Universidad de Sevilla. En 1697, funda la Sociedad de Medicina de Sevilla que ya hemos mencionado más arriba. La sede de esta sociedad fue el propio domicilio del Dr. Muñoz Peralta. Adquirió una gran reputación profesional, hasta el punto de que en 1700 fue nombrado Médico de Cámara, es decir, médico de la Casa Real.

A pesar de todos estos méritos fue juzgado por la Inquisición. La acusación era de ser judaizante en secreto, pues se dudaba de la limpieza de sangre de sus padres. Fue encarcelado y pasó un tiempo en prisión. Finalmente, fue absuelto, lo que no gustó a muchos de sus colegas cristianos. En concreto, el Dr. Francisco de Carvajal, médico de la Inquisición, envió un largo memorial al monarca en el que se lamentaba de la absolución, pues los conversos siempre eran culpables y se valían de testigos falsos durante el juicio. El Dr. Muñoz Peralta pidió ser repuesto en su cargo de Médico de Cámara, cargo que había perdido, ya que un converso no podía ostentar dicho puesto. Aunque fue incorporado de nuevo a la corte, nunca más fue llamado a una consulta. Su reputación profesional fue gravemente dañada y poco a poco perdió su clientela. Hasta su propia esposa separó habitaciones para no cohabitar con él nunca más. Tal era la fuerza de la simple sospecha de ser converso camuflado.

Otro caso, este mejor documentado, fue el del Dr. Mateo Zapata, nacido en Murcia en 1664. Sus padres, oriundos de Portugal (por lo tanto, sospechosos), fueron encausados por la Inquisición por judaizantes. El padre fue absuelto, pero la madre fue reducida, lo que supone que sufrió algún tipo de sanción. Mateo Zapata estudia la carrera de Medicina en Valencia y en Alcalá de Henares. Ingresa en la Sociedad de Medicina de Sevilla, fundada por Muñoz Peralta, en 1772. Fue médico de la nobleza, entre ellos los Medinaceli y los Portocarrero. También fue Médico de Cámara y atendió a numerosos miembros de la familia real durante el reinado de Felipe V.

Cuando el monarca abdica en su hijo Luis I, los enemigos de Zapata aprovechan para denunciarlo a la Inquisición. El auto de fe del Santo Tribunal de la Inquisición se celebra en Cuenca el 14 de enero de 1725 cuando Zapata tenía 59 años. Salió al auto descubierta la cabeza, con el sambenito (una túnica característica que debían llevar los reos del Santo Oficio) y media aspa y una vela de cera amarilla en las manos. Las acusaciones eran serias: apostasía por pasarse a la ley caduca de Moisés, que guardaba los ritos y ceremonias de los judíos, encubridor de herejes judaizantes, de haber observado los sábados por fiesta, así como negar la venida de Nuestro Señor Jesucristo.

Zapata se defendió valerosamente, pero sometido a tormento confesó, qué remedio, que su madre le había educado en la fe judía. Esto fue suficiente para ser condenado a salir del auto de fe con sambenito y media aspa y vela muerta, que se señalase a persona docta que le instruyese en la verdadera religión y un año de prisión, diez de destierro y confiscación de la mitad de sus bienes.

El Dr. Diego de Celada, médico de Mondéjar, converso conocido, fue acusado de negar la virginidad de María y de comer carne en los días prohibidos sin tener bula. Durante su estancia en prisión estuvo gravemente enfermo. Finalmente fue absuelto al poder demostrar que la acusación había sido hecha por inquina personal de sus acusadores.

También el converso López de Illescas, médico de Yepes, fue encausado, acusado de tener dudas sobre la existencia de Dios. En 1634 otro converso, Sebastián Soto, médico en Madrid, fue encausado por negar que Dios era causa primera. Después de un largo desfile de testigos, el Dr. Soto fue finalmente absuelto. Sus denunciantes llegaron a la conclusión de que el Tribunal de la Inquisición estaba lleno de judíos y que, por eso, les costaba condenar a los conversos.

Otros casos terminaron de peor manera. En 1486 fue encausado por la Inquisición de Toledo un capellán de los Reyes, que, además, era médico, y fue condenado a morir en la hoguera. En 1563, en Murcia, Hernando Yáñez, que era cirujano, fue quemado en efigie, pues ya había muerto cuando terminó el proceso. En mayo de 1605, el bachiller en Medicina, graduado en Salamanca, Felipe de Nájera, médico en Alcázar de San Juan, converso sospechoso de ser judaizante, fue encausado por la Inquisición. Este proceso fue muy largo y se conserva gran parte de la documentación. Los cargos fueron graves: lavaba la carne «de modo significativo», no comía tocino, tenía un libro de medicina de Isaac Hebreo y otro de León Hebreo, por parte materna tenía sangre portuguesa, no sabía recitar el credo sin equivocarse y hablaba mal de clérigos y frailes. Muchos de estos delitos los confesó bajo tormento. El 30 de octubre de 1609 se emite la sentencia. Felipe de Nájera es condenado a cárcel perpetua y cinco años de galeras. En 1678, Juan Núñez, médico de Pastrana, fue condenado a cárcel perpetua después de haber confesado bajo tormento los delitos de que fue acusado.

La Inquisición también funcionó en América. En 1639 el cirujano Francisco Maldonado de Silva, hijo de portugueses, fue condenado a la hoguera en Lima.

Los médicos conversos de los siglos XVI, XVII y XVIII en España gozaron en general de una reputación bivalente. Muchos alcanzaron gran renombre y fueron muy respetados, llegando a ser médicos de la corte o incluso del Santo Oficio. Otros fueron encausados y juzgados por la Inquisición y condenados a severas penas de cárcel, a galeras o incluso a la hoguera.

Para le realización de este artículo nos hemos apoyado en las siguientes referencias:

ALCALÁ, Ángel y otros: *Inquisición española y mentalidad inquisitorial*. Editorial Ariel. Barcelona, 1984.

CARO BAROJA, Julio: *Los judíos en la España moderna y contemporánea*. Ediciones Istmo. Madrid, 1978.

DOMÍNGUEZ ORTIZ, Antonio: *Hechos y figuras del siglo VIII español*. Ed. Siglo Veintiuno de España, Madrid, 1973.

LOS JUDÍOS CONVERSOS Y EL PELIGRO DE LA CIRCUNCISIÓN DURANTE LA INQUISICIÓN

LOS CONVERSOS O MARRANOS

Durante los siglos XIV y XV, el ambiente antijudío iba en aumento en España, tanto en Castilla como en Aragón. Esto llevó a muchos judíos, por simple espíritu de supervivencia, a convertirse al cristianismo. A partir de la conversión se les conocía como conversos o marranos. Este último apelativo fue el más frecuentemente usado. El término marrano ha sido considerado por algunos autores como un insulto, una forma de llamarles cerdos, animal prohibido para los judíos. Pero seguramente la palabra marrano viene de marrar, que significa equivocarse. Los marranos serían los que se equivocaron y eligieron la religión falsa.

EL RECHAZO ANTIJUDÍO

La animadversión contra los judíos venía de antiguo y, poco a poco, fue a más. El fanatismo, la envidia y la codicia llevaron a los cristianos a ver en los judíos toda clase de vicios y ser causantes de todo tipo de desgracias. Los cristianos, generalmente más pobres, se encontraban muchas veces en manos de los prestamistas y usureros judíos. Judíos que, por su mejor preparación, ocupaban cargos públicos y administrativos por delante de los cristianos. La mayor parte de la actividad comercial estaba en manos semitas.

Este ambiente de fanatismo llega a su máximo cuando en 1391 una muchedumbre de cristianos fanatizados asalta la judería de Sevilla y pasan a cuchillo a más de cuatro mil judíos. La noticia corre como la pólvora y se producen asaltos de las juderías de Toledo, Ciudad Real, Palencia, Gerona y Burgos, asesinando a miles de judíos.

LA DISPUTA DE TORTOSA

Todavía con el recuerdo de estos asaltos, el papa Benedicto XIII (el español Pedro de Luna, papa cismático de Aviñón) convoca una reunión en la ciudad de Tortosa en la que participarían judíos y cristianos para encontrar puntos de convivencia. Es lo que se conoce como la «disputa de Tortosa».

Esta reunión se inicia en febrero de 1413 y termina en noviembre de 1414. En total, se celebran 67 sesiones. Por parte judía son obligados a acudir 22 rabinos de Aragón. Por parte cristiana acuden numerosos obispos y cardenales. También acuden muchos fieles de ambas fes deseosos de conocer el resultado. Vicente Ferrer (el futuro santo) aprovecha la ocasión para predicar a todos las bondades de la verdadera fe, el cristianismo.

Lo que se suponía iba a ser una disputa teológica no fue sino un simple y contundente adoctrinamiento antijudío. Los rabinos fueron obligados a firmar un documento reconociendo los errores de su fe y proclamando que Jesucristo era el Mesías definitivo. La bula *Elsi Doctoris Gentium* eleva a definitivas las conclusiones de la disputa y prohíbe la impresión y la circulación del Talmud.

Finalmente, se procede a quemar en la hoguera los libros judíos, todos considerados heréticos. Asustados por lo que se les venía encima, miles de judíos (hay quien habla de trescientos mil) abjuran allí mismo de su fe y abrazan el cristianismo. Es decir, se trasforman en conversos o marranos a la fuerza.

En 1492, los Reyes Católicos decretan la expulsión de los judíos de todos sus territorios, incluyendo los de América. Una sola nación bajo una sola fe. Los judíos que no quisieron, o no pudieron marcharse, no tuvieron más remedio que hacerse cristianos, es decir, conversos o marranos.

La Inquisición española

Aunque ya existía una Inquisición medieval desde el siglo XIII para combatir la herejía en toda Europa, la Iglesia romana consideró necesario establecer otra Inquisición en España para conjurar el gran peligro que los falsos conversos suponían en este país. Así, a petición de los Reyes Católicos, el papa Sixto IV establece con fecha de 1 de noviembre de 1478 la Inquisición española, también conocida como Santo Oficio, otorgando a los Reyes Católicos plenos poderes para nombrar a los inquisidores. Estos debían cumplir una serie de requisitos, como el ser personas de reconocida virtud, ser sacerdotes regulares o seculares, haber cumplido los 40 años y ser maestros o bachilleres en teología.

Las circunstancias mencionadas más arriba habían llevado a la conversión a muchos judíos. El número de conversos era grande y por su capacidad y educación habían ocupado muchos puestos en la administración, en los concejos, en el comercio y las profesiones liberales como la medicina. Además, muchos cargos eclesiásticos, desde sacerdotes, abades, obispos e incluso cardenales, habían surgido entre los conversos. También la hidalguía y la nobleza estaban «infectadas» por el judaísmo oculto.

Hoy nos cuesta entender este temor extremo hacia los semitas. Pero en aquellos tiempos existía una firme creencia en que el judaísmo quería socavar y destruir cualquier nación cristiana (no es este el lugar ni el momento de entrar en detalles, pero los judíos fueron expulsados de varios países europeos). Estaba claro que los conversos a la fuerza eran falsos cristianos, y para desenmascararlos y castigarlos estaba la Inquisición.

El fundamento anticristiano del judaísmo

El fundamento del judaísmo medieval era la creencia de que el Mesías todavía estaba por llegar. Este Mesías sería un personaje de la casa de David, descendiente directo del rey David del Antiguo Testamento. Reinaría sobre todos los judíos y los llevaría de nuevo a la tierra de Israel, repartiendo el territorio entre las distintas tribus. Finalmente volvería a construir el templo de Jerusalén. Durante esta espera, los judíos debían seguir observando sus ritos y creencias. La conclusión es que Jesucristo no era el verdadero Mesías, lo que para los cristianos era inaceptable. Los judíos eran los enemigos del cristianismo, ya que, con la llegada del nuevo y definitivo Mesías, el cristianismo perdía todo su fundamento.

El proceso inquisitorial

La simple sospecha de ser un converso que en secreto seguía las creencias y ritos del judaísmo era suficiente para abrir un proceso inquisitorial. La acusación promovida por una pesquisa o una delación secreta ponía en marcha el proceso. El acusado podía ser encarcelado durante meses antes de ser llevado ante el tribunal. Un interrogatorio con ayuda de testigos, a veces falsos, apoyaba la acusación. El reo tenía derecho a una defensa, pero el abogado defensor era nombrado por el tribunal y su misión era convencer al acusado de que lo mejor era confesar y reconocer el delito. Si el reo se negaba a inculparse, pero el tribunal estaba convencido de su culpabilidad, procedía a métodos más cruentos, incluyendo la tortura. Eso sí, la tortura en presencia de un médico para asegurarse de que el castigo no produjese la muerte, aunque muchos torturados sufrieron invalideces permanentes.

La sentencia

Si, a pesar de todo, al final no se podía demostrar la culpa, la sentencia absolutoria era solo una sentencia suspendida y el proceso podía ser reanudado de nuevo cuando se reuniesen más más pruebas. Algunos procesos fueron continuados treinta años después del primero.

Si se «demostraba» la culpabilidad, se daba la oportunidad al reo de abjurar y arrepentirse de su delito, aunque esto no anulaba la pena impuesta, solo la mitigaba. Las penas podían ser una multa y confiscación de bienes, pérdida de todos los empleos, oficios, dignidades, cargos y autoridades para el acusado y sus hijos, cárcel perpetua o muerte en la hoguera.

Si el Santo Oficio tenía tiempo, también entendía de otros delitos como la blasfemia, la bigamia, la hechicería, la astrología y la alquimia, si invocaban al diablo, y la apostasía.

Desenmascarando a los conversos. El peligro de la circuncisión

La mayoría de los conversos y sus descendientes seguramente practicaron el cristianismo de forma sincera, pero algunos seguían ocultamente las tradiciones y ritos judíos. Se reunían en domicilios particulares, ya que las sinagogas no existían. Para la sociedad en general todos los conversos eran sospechosos, por lo que se establecieron los estatutos de limpieza de sangre. Para ocupar cargo administrativo o eclesiástico había que demostrar que ni el individuo en cuestión ni sus ascendientes de varias generaciones tenían sangre judía.

La Inquisición buscaba a los falsos conversos con una obsesión enfermiza. Introducía personas de confianza, verdaderos espías, en los círculos semitas para descubrir su falsedad. La presencia de textos judíos como la Torá o el Talmud, no trabajar los sábados, los ayunos de las fiestas de Purín (también conocido como el ayuno de la reina Esther) o de Yon Kippur (el ayuno mayor), el lavado de los niños recién bautizados para eliminar cualquier rastro del crisma bautismal, eran prácticas judías. Todas estas actitudes eran fáciles de llevar a cabo ocultamente en los domicilios y, por lo tanto, difíciles de demostrar incluso con la ayuda de testigos.

La circuncisión: la prueba definitiva

Pero había una situación objetiva imposible de ocultar: la circuncisión. Todos los judíos estaban circuncidados. Incluso el vulgo creía que los niños judíos nacían ya circuncidados.

El peligro de estar circuncidado era evidente. Por eso, algunos judíos decidían no circuncidar a sus hijos en espera de tiempos mejores. Siempre podrían operarse cuando fueran mayores. Algunos rabinos justificaban esta espera como medida de supervivencia. Pero los rabinos más estrictos no lo aceptaban. Para ellos, la circuncisión de los recién nacidos tenía un significado sacramental y su realización no era negociable. Un judío podía hacer todo lo necesario para salvar la vida, excepto el asesinato, el incesto y la idolatría (como era, de hecho, hacerse converso). En estos casos, era mejor aceptar la muerte. Los conversos españoles generalmente seguían a los rabinos más laxos.

Ser judío adulto y no estar circuncidado era considerado como una anomalía a reparar. Algunos adultos se circuncidaban en algún domicilio de forma secreta, aceptando el intenso dolor que esta operación causaba en estas circunstancias. Esta dolorosa experiencia nos ha llegado por escrito en las memorias de algunos conversos. Para más facilidad, algunos marchaban a Francia, Alemania o Venecia para operarse y volver de nuevo a España, con el peligro que podía suponer. Los que abandonaban definitivamente España para instalarse en aquellos países donde su culto era respetado, generalmente se operaban por ser condición indispensable para ser aceptados en las sinagogas y comunidades judías. Los que decidieron no circuncidarse por temor al dolor no fueron aceptados ni fueron enterrados en sus cementerios bajo el rito judío.

El examen médico

La Inquisición lo tenía fácil. Lo primero que se hacía con un acusado era desnudarlo y hacerle examinar por un cirujano. Este peritaje médico tenía como propósito confirmar si el individuo estaba circuncidado y, si lo estaba, si se trataba de una circuncisión ritual judía o si se debía a una «causa mórbida», es decir, si había sido realizada por una necesidad médica. Este peritaje era trascendental para la suerte del acusado. Tal vez por esa razón algunos informes de los cirujanos eran bastante ambiguos, lo que dificultaba la acción de los inquisidores. Sin duda, estos informes pesaban en la conciencia de algunos médicos.

Esta situación podía adquirir caracteres dramáticos en caso de alguna enfermedad. El más frecuente era el del «mal de orina», lo que hoy llamaríamos obstrucción urinaria de graves consecuencias, si no es tratada. Se consideraba entonces que la causa era la presencia de «carnosidades» en la uretra y que solo tenía un tratamiento: la dilatación por medio de candelillas. Las candelillas eran unas varillas de cera (de ahí su nombre) de tamaños variables e impregnadas de alguna sustancia cáustica que, introducidas por la uretra, abrían el canal y resolvían, aunque no siempre, la obstrucción. El problema es que el barbero, personaje que realizaba esta maniobra, se daba cuenta si el paciente estaba circuncidado y se obligaba a la denuncia. Hay casos documentados en que algunos conversos prefirieron morir antes de dejarse tratar.

LA CIRCUNCISIÓN DE LOS CRISTIANOS

El problema también lo tenían los cristinos cuando necesitaban ser circuncidados por causa mórbida. En estos casos, lo mejor era hacerse operar por un cirujano cristiano, en presencia de testigos y de un notario. Es de suponer que también algunos judíos utilizasen esta estratagema con la ayuda de gente dispuesta a colaborar. No todos los cristianos veían esta persecución inquisitorial antisemítica con buenos ojos.

EL FIN DE LA INQUISICIÓN

La Inquisición perdió bastante actividad antijudía a lo largo de los siglos XVII y XVIII. En muchos casos actuaron contra la publicación de textos considerados cismáticos, como sucedió con el memorial de Macanaz en 1713. El último judaizante juzgado fue Lorenzo Beltrán en 1799. Fue condenado a recibir 200 azotes, cuatro años de trabajos forzados y otros tantos de destierro.

Tuvo que llegar la invasión francesa para que Napoleón I decretase el final de la Inquisición en 1808. El regreso del rey absolutista Fernando VII, al abandonar España las tropas napoleónicas, llevó a restaurar el Santo Oficio. Fueron las Cortes de Cádiz en 1812 las que suprimieron la Inquisición de nuevo. Pero los diferentes avatares políticos con sus correspondientes periodos liberales y conservadores llevaron a su restauración en 1814 y a su abolición en 1820. De nuevo, se legaliza en 1823. Por fin, en 1834, por real decreto del 15 de julio, el Tribunal de la Inquisición queda suprimido definitivamente.

Para la realización de este artículo nos hemos ayudado de las siguientes referencias:

ALCALÁ, Ángel. *Inquisición española y mentalidad inquisitorial.* Editorial Ariel. Barcelona, 1984.

BEYNON, Frederick L.: *Historia de los papas.* Editorial Gaviota. Barcelona, 1988.

BLÁZQUEZ MIGUEL, Juan: *Inquisición y criptojudaísmo.* Ediciones Kaydeda. Madrid, 1988.

EYMERIC, Nicolau: *Manual de inquisidores.* Editorial Fontamara. Barcelona, 1974.

LLORCA, Bernardino: *La Inquisición en España.* Editorial Labor. Barcelona, 1946.

PARDO TOMÁS, José: *El médico en la palestra.* Consejería de Cultura y Turismo. Junta de Castilla y León, 2004.

ROTH, Cecil: *Los judíos secretos. Historia de los marranos.* Altalena Ediciones. Madrid, 1979.

EL ÍNDICE DE LIBROS PROHIBIDOS DE LA INQUISICIÓN ESPAÑOLA. LOS MÉDICOS Y OTROS

El Índice de Libros Prohibidos es un catálogo de libros que la Iglesia católica considera perniciosos para sus fieles por su contenido contrario a la moral, a las rectas creencias de la fe, o que se oponen a la autoridad de la Iglesia católica. Moral, fe y autoridad. El libro es un hereje mudo y, de ahí, su peligro. La aparición de la imprenta aumenta la difusión de la obra escrita y sus peligros. Entre los años 1448 y 1500 se abrieron en Europa más de mil imprentas de las que salieron doce millones de libros.

SU RAZÓN DE SER

La confección del primer Índice fue un proceso lento y concienzudo que duró más de diez años. Se incluían dos formas de prohibición. La primera era en conjunto, esto es, la totalidad de las obras de un autor. La segunda era en particular, es decir, solo alguna de sus obras específicas o corregidas, en términos del Índice, expurgadas.

Para la Iglesia católica, lo más importante para los cristianos es la salvación de sus almas y todo lo que dificulte esta salvación debe ser eliminado. Las enseñanzas de todas las otras religiones son falsas y, por lo tanto, deben prohibirse porque contaminan la fe verdadera con el daño que supone para los creyentes. Ninguna creencia, manifestación o actitud puede obstaculizar la salvación de las almas. Ni la cultura, ni la filosofía, ni la ciencia, ni los avances de la técnica pueden enfrentase a las enseñanzas de la única y verdadera Iglesia, y deben ser prohibidas.

LOS CRITERIOS DE INCLUSIÓN

Hay casos en los que buenos libros han sido alterados maliciosamente por los herejes, o han sido traducidos de forma inadecuada. Por eso, se prohíbe la traducción de las Sagradas Escrituras a las lenguas vulgares, solo se permiten las escritas en latín. Tengamos en cuenta que el Índice se promulga a raíz de la reforma luterana, que promovía la traducción libre de la Biblia a las lenguas vernáculas.

Por el mismo motivo son prohibidos todos los textos escritos por los reformadores como Lutero, Calvino y Zwinglio. También el Corán de los musulmanes, ya que el islam era el enemigo histórico del cristianismo.

También se prohíben libros de tema no religioso, pero que tratan de cosas lascivas y de amores. Todo ello a criterio de los inquisidores, lo que daría lugar a prohibiciones, cuando menos, curiosas, como veremos más adelante.

Asimismo, se prohíben las oraciones con promesas extravagantes. También la astrología y los tratados de «geomancia, hidromancia, aeromancia, piromancia, onomancia, quiromancia, nigromancia o los que contienen sortilegios, hechizos, agüeros, encantamientos, adivinaciones, brujería e invocaciones al demonio», tal como figura, palabras textuales, en la introducción del Índice.

Luego hay libros considerados buenos en general, pero que contienen algunos pasajes que deben ser expurgados para poder ser admitidos y puestos en circulación.

A qué obliga el Índice

Quedan terminantemente prohibidos todos los libros incluidos en el Índice. No solo leerlos, sino tenerlos, imprimirlos, venderlos o traerlos a estos reinos.

Todos los ciudadanos están obligados a denunciar a quienes tengan estos libros prohibidos, así como a impresores o a importadores de libros, que, en caso de duda, deben poner en conocimiento de los inquisidores. Incluso los confesores deben preguntar si la persona que se confiesa tiene libros prohibidos. Las librerías deben tener una lista de los libros sospechosos y los nombres de sus compradores.

Las penas

Las penas por leer o poseer estos libros, además de caer, como es lógico, en pecado mortal, serán objeto de excomunión. Pecan de manera grave quienes han leído solamente unos pocos párrafos. Los libros serán retirados a sus dueños, que, además, tendrán que pagar una multa de seiscientos ducados.

HAY DOS ÍNDICES DE LIBROS PROHIBIDOS

Es importante destacar que han existido dos Índices de Libros Prohibidos. El primero es el *Index librorum prohibitorum,* también conocido como Índice romano o vaticano. En 1515, el papa León X estableció la censura, según lo acordado en el Concilio de Letrán, prohibiendo imprimir libros sin la autorización del obispo. Ya en tiempos de la reforma luterana, el emperador Carlos V encarga a la Universidad de Lovaina, en 1546, una lista de libros que deberían ser prohibidos por ser contrarios a la fe católica. En esta línea, y a petición del Concilio de Trento, el papa Paulo IV promulga el *Index librorum prohibitorum* en 1564. Este sería el Índice definitivo, en el que se irían incluyendo nuevos libros a lo largo de los tiempos.

Ha estado vigente hasta después del Concilio Vaticano II, cuando el papa Pablo VI decidió cerrar el Índice romano. Era el año 1966. Todavía a lo largo de los primeros años del siglo XX se incluyeron autores tan relevantes como Anatole France en 1922, André Gide en 1952 o Jean-Paul Sartre en 1959. Gran parte de los pensadores, filósofos y escritores de la Ilustración fueron incluidos en este Índice.

El cierre del Índice romano no supuso su extinción. La Iglesia seguía recomendando no leer las obras condenadas, aunque ya no darían pie a sanciones como la excomunión. La Congregación del Santo Oficio, de la que dependía el Índice, fue sustituida por la Congregación para la Doctrina de la Fe.

El segundo Índice es el Índice de Libros Prohibidos de la Inquisición Española. Este Índice se establece en 1551, adoptando el Índice de Lovaina de 1546. Daba por hecho que todas las obras incluidas en el Índice romano estaban *de facto* prohibidas, pero la Inquisición española quiso vigilar los libros de producción local o aquellos importados y traducidos que pudiesen ser peligrosos para la moral, la fe y la autoridad de la Iglesia. Este Índice dejó de incluir textos en 1877 y fue editado por el periodista católico León Carbonero y Sol en 1880 en su versión original en latín. Es esta edición y su traducción de 2001 la que vamos a utilizar en este artículo.

El Índice de los Libros Prohibidos de la Inquisición Española contiene 8.199 entradas, que son otros tantos textos prohibidos para los fieles que habitaban en los territorios de la Corona española, es decir, España, América Española y Filipinas. La mayoría de estos textos son libros, pero también se incluyen folletos, sermones, dictámenes jurídicos y declaraciones políticas. Entre los libros se encuentran novelas, obras de teatro, poemas, relatos de viajes y, sobre todo, traducciones de las Sagradas Escrituras y sus comentarios.

La medicina en el Índice

De estas más de ocho mil entradas, solo cuarenta corresponden a textos escritos por médicos y así consta en el Índice, pues la autoría, procedencia y adscripción religiosa aparece casi siempre de forma clara. Cuarenta textos parecen pocos en relación al total, pero, hasta bien entrado el siglo XIX, eran muy pocos los libros médicos publicados en España o importados del extranjero. Y, además, su importancia radica en que se trata de libros médicos, científicos, en los que el fino escrutinio de los inquisidores era capaz de encontrar alguna palabra, alguna idea, que podía poner en peligro la salvación de las almas.

De alguna manera, la Iglesia siempre ha considerado la medicina como algo peligroso para la salud de las almas. Unos individuos que se interesaban más por la cura de los cuerpos que por la cura de las almas no podían ser buena gente.

De hecho, los textos incluidos en el Índice son muy variados. Algunos son fundamentales y otros anecdóticos, pero en general muestran una gran resistencia de la Iglesia al cambio, al progreso, tanto del paso de la Edad Media al Renacimiento como, más tarde, a la Ilustración y sus consecuencias. Por un lado, podemos entender que las nuevas corrientes de pensamiento podían socavar las bases de la fe y de la moral, pero por otro podemos intuir que las nuevas ideas permitían entender el mundo, por primera vez en la historia de la humanidad, al margen de las explicaciones transmitidas por la tradición religiosa. Y este cambio de paradigma resultaba en una enorme pérdida de poder de la Iglesia establecida.

DESTACAMOS LOS TEXTOS MÉDICOS MÁS SIGNIFICATIVOS INCLUIDOS EN EL ÍNDICE ESPAÑOL

Así, algunos comentarios a la obra de Galeno, publicados en París en 1578, fueron incluidos en el Índice por un edicto de 1747. Tiempo tardaron los inquisidores, con su fino olfato, en encontrar objeciones a la obra de un médico escrita más de mil años antes.

Menos tiempo tardaron los inquisidores en comprobar que Hipócrates tampoco era de fiar, ya que un discurso sobre su obra, publicado en Montpellier en 1801, fue incluido en el Índice en 1804. Claro que la obra de Hipócrates databa del siglo IV a. C.

Paracelso (1493-1541), médico, alquimista y cirujano, fue un personaje fundamental en el paso de la ciencia médica del Medievo al Renacimiento. Fue de los primeros en poner en duda las recomendaciones de Galeno. Intentó clasificar las enfermedades por sus causas e insistió en la dosificación precisa de los medicamentos. Fue el primero en tratar la sífilis con mercurio, tratamiento que sería seguido durante muchos años. Igualmente introdujo el láudano en la terapéutica, medicamento utilizado durante siglos después. Gran parte de su obra, especialmente su *Opus paramirum* y su *Archidoxia,* terminaron en el Índice.

Nostradamus (1503-1566), aunque más conocido por sus profecías, fue un prestigioso médico. Estudia Medicina en la Universidad de Montpellier, la facultad más importante de su tiempo. Completa sus estudios en Milán, Florencia y Venecia. Fue médico de los reyes de Francia, Enrique II, Francisco II y Carlos IX. Sus profecías sobre reyes y papas le enemistaron con la Iglesia. No menos problemas le causaron sus trabajos de alquimia. Fabricó filtros de amor y sus famosas grageas de Hércules para mejorar la potencia viril. Estas grageas, según los inquisidores, promovían la lujuria y eran un peligro para el matrimonio cristiano. Fue condenado, pese a que Nostradamus rectificó asegurando que sus grageas iban solo destinadas a los hombres casados.

Andrés Laguna (1499-1559) fue uno de los médicos más importantes de su época en Europa. Nacido en Segovia, estudia Medicina en La Sorbona de París. Fue médico personal del emperador Carlos V y del papa Paulo III. Como auténtico humanista, dominaba el griego y el latín.

Más importante fue la inclusión en el Índice de Hermann Boerhaave (1668-1738). Este médico holandés fue profesor de la Universidad de Leiden, que, bajo su magisterio, se convirtió en el centro de la medicina europea. Buen conocedor de la filosofía de Descartes, Espinoza y Leibnitz médica, escrita en 7 tomos, fue severamente expurgada en muchos pasajes por los inquisidores. En ocasiones era simplemente la exclusión de una palabra o frase. Tal vez, el hecho de que Boerhaave fuese un estricto protestante fuese motivo suficiente.

Al margen de destacar los casos de estos autores fundamentales, apuntaremos algunos casos curiosos, sin gran trascendencia, pero demostrativos del celo, casi enfermizo, con el que los inquisidores actuaban. Este es el caso de Juan Bautista Manzaneda, médico y cirujano del cabildo de la catedral de Jaén, que escribió un curioso *Discurso medicinal y questión médica moral sobre el no quitarse los PP. Capuchinos el hábito de a raiz de las carnes en sus graves y horribles enfermedades*. Tal vez alguno de los inquisidores era un padre capuchino.

Otro caso curioso es el del Dr. Sebastián Soto, incluido en el Índice por su *Discurso médico y moral de las enfermedades porque seguramente pueden las religiosas dejar la clausura*.

Se incluye una obra de Alejandro Dumas, *El collar de la reina*. ¿Por qué? Porque trata de las memorias de un médico. Su segunda parte es prohibida por Real Orden de 7 de octubre de 1852. Esta prohibición fue ratificada por el obispo de Lugo en 1864.

PROHIBICIONES NO MÉDICAS, PERO QUE AYUDAN A ENTENDER EL PROPÓSITO DEL ÍNDICE

Amor, sexo y lascivia, una misma cosa

Es interesante comprobar el rigor de los inquisidores contra todo escrito que versara sobre sexualidad, que equiparaban a la lascivia. Esto llevó a la revisión y corrección por medio de las expurgaciones, cuando no a la simple prohibición.

Así, obras clásicas como *La Celestina,* prohibida en 1793 incluso para quienes tienen licencia para leer libros prohibidos. *El sí de las niñas,* de Moratín, siguió el mismo camino en 1815. Ni que decir tiene que *Don Juan Tenorio,* de Zorrilla, obra teatral donde un aventurero seduce a una monja, no podía escapar indemne. Fue prohibido por decreto del obispo de Segorbe en 1863.

Obras escritas por autores extranjeros, pero de tema amoroso, también fueron al Índice. Nada menos que dos obras de William Shakespeare como son *Otelo* y *Romeo y Julieta* fueron prohibidas, ambas por el arzobispo de Valencia en 1829. Muchos años entre el estreno de estas obras y su prohibición.

Más significativo aún es el caso de la obra de Ovidio, *Ars Amandi* (arte de amar), escrito en el siglo II a. C. y que fue incluido en el Índice en 1825 a instancias del arzobispo de Valencia. Mucho tardaron los inquisidores en advertir esta obra, aunque estaba escrita en el idioma eclesiástico, el latín.

De la autoridad de la Iglesia no se duda

Volviendo a los autores españoles, obras de Francisco de Quevedo, Góngora, Lope de Vega, Calderón de la Barca (por *El alcalde de Zalamea),* Tirso de Molina *(Don Gil de las calzas verdes),* Vicente Espinel *(Vida del escudero Marcos de Obregón)* y alguna obra anónima como *El Lazarillo de Tormes.* Todas en el Índice.

Volviendo a los autores extranjeros, y solo por poner unos ejemplos, Dante con su *Divina Comedia;* Daniel Defoe con su *Robinson Crusoe* por defender un concepto naturalista de la vida humana (ya hay que hilar fino); Maquiavelo, descrito en el Índice como florentino, pseudopolítico, ateo e impío, por *El príncipe;* Erasmo de Róterdam, por casi toda su obra, es el autor que ocupa más páginas en el Índice, cerca de cuatro. Parece que solo se libra su traducción del Nuevo Testamento. Por supuesto, todos los autores de la Enciclopedia y la Ilustración que ya estaban en el Índice romano se vuelven a incluir por si acaso en el español.

Las palabras también pueden pecar

En el ámbito puramente doctrinal, encontramos el *Catecismo Ripalda,* compuesto por el padre Gerónimo Ripalda en 1848, porque en el sexto mandamiento pone «no cometer adulterio» en lugar de decir «no fornicar» (olfato de inquisidor en estado puro). Una vez corregido, este catecismo ha sido de uso habitual en las escuelas españolas. Miguel de Cervantes por su *Don Quijote* (sí, Don Quijote de la Mancha), porque en su segunda parte, capítulo 36, debe borrarse la frase «las obras de caridad que se hacen flojamente no tienen mérito». Qué decir del caso de Antonio de Nebrija, autor de la primera gramática.

La política

Por criterios políticos mencionaremos que fueron incluidas las varias felicitaciones que las corporaciones municipales enviaron a las Cortes por la abolición de la Inquisición. Las Cortes de Cádiz deciden suspender la Inquisición española en 1813, en apretada votación, por 90 votos a favor y 60 en contra.

También Francisco Pi y Margall, presidente de la Primera República por su obra *La reacción y la revolución.*

Por causas no bien aclaradas, Mozart entra en el Índice por su ópera *La clemencia de Tito.* Por lo visto, esta obra no gustó al arzobispo de Valencia, que la incluyó en el Índice en 1829.

Últimos comentarios

Como es lógico, a lo largo de los varios siglos de su existencia, el Índice de la Inquisición española fue evolucionando y sufrió una serie de cambios. De manera gradual, las traducciones de la Biblia a las lenguas vernáculas fueron autorizadas. La obra de Erasmo de Rotterdam, inicialmente prohibida, fue entrando poco a poco y puesta al alcance de los humanistas españoles. Poco a poco va perdiendo influencia y se paraliza en 1877, mientras que el Índice romano no se cierra hasta 1966.

En este artículo hemos querido presentar los aspectos más oscuros del Índice que pudo suponer un filtro muy tupido a la entrada en España de las ideas más modernas imperantes en Europa. Aun así, no vamos a dejar de señalar que una autoridad como Marcelino Menéndez Pelayo insiste en que las prohibiciones del Índice fueron pocas y, a veces, limitadas a algunas palabras y frases, por lo que su influencia en la cultura española fue escasa. Ahí lo dejamos y que el lector opine.

Para realizar este artículo nos hemos ayudado de los siguientes textos:

ALCALÁ, Ángel: Inquisición española y mentalidad inquisitorial. Editorial Ariel. Barcelona, 1984.

BENNASSAR, Bartolomé: *Inquisición española: poder político y control social*. Editorial Crítica. Barcelona, 1981.

GRIGULEVICH, I.: *Historia de la Inquisición*. Editorial Progreso, 1980.

Índice de Libros Prohibidos. Edición Oficial Española. Don León Carbonero y Sol. Madrid. Imprenta de Antonio Pérez Dubrull, 1880.

Índice de Libros Prohibidos por el Santo Oficio de la Inquisición española. Don León Carbonero y Sol. Traducción al español Editorial Maxtor, Valladolid, 2001.

LA MEDICINA ESPAÑOLA
EN EL SIGLO XIX

LOS MÉDICOS EN ESPAÑA EN EL SIGLO XIX

Leyendo la biografía de don Santiago Ramón y Cajal, encontramos que el futuro Premio Nobel de Medicina nació en una pequeña aldea, Petilla de Aragón, donde su padre era médico. Concretamente era cirujano de segunda clase. Esta extraña denominación de un facultativo llama la atención a un médico de siglo XXI y nos lleva a buscar cómo eran los médicos españoles en el siglo XIX. No es fácil encontrar esta información, pero nos hemos servido de los estudios del profesor López Piñero y de las memorias de un médico de la época, el Dr. Carlos María Cortezo.

En la primera mitad del siglo XIX existían en España los siguientes titulados para ejercer la medicina: doctores en Medicina y Cirugía, licenciados en Medicina y Cirugía, doctores en Cirugía, doctores en Medicina, doctores en Medicina o Cirugía procedentes de universidades o del Colegio de Cirugía, cirujanos de primera clase o latinos, cirujanos de segunda clase o romancistas, cirujanos sangradores, cirujanos de cirugía menor, ministrantes y practicantes.

Además, existían los llamados ayudantes: el barbero, el boticario, la matrona y el mozo de hospital. Las matronas, desde 1804, tenían que someterse a unas pruebas de aptitud antes de ser autorizadas a ejercer su profesión.

Es interesante la figura del barbero. Estaban autorizados a sangrar, echar sanguijuelas y aplicar ventosas. Se les llamaba también lanceros, pues utilizaban una lanceta para hacer las sangrías. Todavía en 1865 era corriente el oficio de sanguijuelero o vendedor de sanguijuelas, lo que nos dice de la popularidad de este tipo de tratamiento. Muchos de estos barberos acudían a las facultades de Medicina para conseguir el grado de cirujanos romancistas, especialmente desde el año 1827, en que la nueva Ley de Sanidad permitió a estos cirujanos ejercer en aldeas y pueblos.

En estos textos nos hemos apoyado para escribir este artículo:

CORTEZO, Carlos María: *Paseos de un solitario.* Ruiz Hermanos Editores. Madrid, 1923.

LÓPEZ PIÑERO, José María: *Medicina y sociedad en la España del siglo IX.* Sociedad de Estudios y Publicaciones. Madrid, 1964.

RAMÓN Y CAJAL, Santiago: *Recuerdos de mi vida.* Editorial Crítica. Barcelona, 2006.

EL CÓLERA EN ESPAÑA EN EL SIGLO XIX

QUÉ ES EL CÓLERA

El cólera es una enfermedad aguda producida por la colonización del intestino delgado por un bacilo, el *Vibrio cholerae.* Es interesante saber que el hombre es el único huésped y víctima natural de este germen.

Esta enfermedad, de presentación epidémica, se caracteriza por la aparición de intensas diarreas, a veces de más de un litro diario, con la consiguiente deshidratación y pérdida de electrolitos. En ocasiones, se acompaña de vómitos. Esta intensa pérdida de líquido y sales producen hipotensión y colapso que llevan rápidamente a la muerte de no instaurarse un tratamiento adecuado.

El periodo de incubación es de 6 a 48 horas y el curso de la enfermedad transcurre entre 2 y 7 días, con resultado fatal en muchos casos.

En el siglo XIX se desconocía la causa y el tratamiento de esta enfermedad. Solo a finales del siglo se descubrió la causa y, por lo tanto, se pudo intentar afrontar la enfermedad de forma racional. Como veremos más adelante, se probó una vacuna no siempre con éxito. La hidratación solo podía hacerse por vía oral, y no se conocía la importancia de los electrolitos. Pasarían muchos años hasta que la administración rápida de líquidos y sales minerales por vía intravenosa fuese posible.

La enfermedad se produce por la ingestión de agua contaminada o por alimentos lavados con agua infectada. El bacilo del cólera se elimina por las heces que, a su vez, contamina los ríos y otras fuentes de agua utilizadas para el consumo.

DE DÓNDE PROCEDE

El cólera es una enfermedad endémica de la India. Los colonizadores ingleses y portugueses ya dejaron constancia de algunos casos en el siglo XVII. Pero no es hasta el siglo XIX cuando la enfermedad se extiende fuera de la India. Su trasmisión se vio facilitada por el aumento del comercio tanto por vía terrestre como marítima. También el regreso de las tropas, especialmente las británicas, contribuyó de forma importante a la importación del bacilo del cólera. Por los datos de que disponemos, parece que el *Vibrio cholerae* sale de la India por primera vez en 1825, se extiende a través de Persia y Rusia, y llega a Europa en 1833. Otra vía de transmisión fue la marítima, ayudada por el intenso comercio entre la India y Europa. Como era de esperar, a través de las frecuentes rutas comerciales, la enfermedad no tardó en viajar desde Europa a América.

El cólera en España

En España, se detectan los primeros casos en el puerto de Vigo en 1833. Rápidamente la enfermedad se extiende por todo el país. A lo largo del siglo XIX se producen en España cuatro epidemias de cólera, que causan una gran mortandad. Algunas fuentes hablan de 800.000 muertos a lo largo de todo el siglo. Las estadísticas no eran muy precisas en aquellos años y es posible que esa cifra sea algo exagerada.

La primera epidemia es declarada en 1833, año en que la epidemia llega a España por primera vez. Según datos oficiales, no siempre fiables, la epidemia se da por terminada en 1835. Es la que entra por Vigo. Seguramente llega a esta ciudad en un barco con tripulantes infectados. Mueren algo más de cien mil personas.

Aunque no se conocía la causa de la enfermedad, las autoridades tomaron medidas ya clásicas en las epidemias de todos los tiempos: la cuarentena. Se ordena a los ciudadanos regresar a sus ciudades de origen y se cierran las puertas de las ciudades a las ocho de la noche y se abren al amanecer. Asimismo, se prohíbe la venta de fruta y verdura para evitar tomar alimentos en malas condiciones, que se pensaba era la causa del cólera.

La segunda epidemia es la más importante, tanto por su duración como por su intensidad. Comienza en 1854 y no termina hasta marzo de 1856. Es posible que la llegada a Vigo del vapor Isabel La Católica, procedente de La Habana con varios enfermos de cólera, contribuyese al comienzo de la epidemia.

No tenemos datos sobre la mortalidad producida, pero podrían doblar la mortandad de la primera epidemia.

Las autoridades organizan establecimientos sanitarios como las casas de socorro. Recomiendan ventilar las viviendas y no utilizar las cloacas de las calles. Se cerraron las escuelas. A los funcionarios encargados de trasladar los cadáveres la única instrucción que se les dio fue que se lavasen las manos con frecuencia.

La tercera epidemia es de corta duración, pues empieza en junio de 1865 y termina en diciembre del mismo año. En tan breve espacio de tiempo mueren 236.000 personas.

Este brote de cólera tuvo su origen en la ciudad árabe de La Meca. A esta ciudad acudieron muchos peregrinos musulmanes desde la India con el consiguiente arrastre de la infección. Otros peregrinos se contagiaron y, al regresar a otros puertos del norte de África, llevaron consigo la infección. Debido al intenso tráfico comercial marítimo entre África y el sur de Europa, la enfermedad se propagó rápidamente por todo el Mediterráneo, entrando en Francia por Marsella y, de allí, al resto de los países europeos.

Se somete a cuarentena a los buques de muchos puertos, sobre todo en los del Mediterráneo. Ya más organizados, se reparte comida a domicilio. En algunas ciudades se aísla a los enfermos en lazaretos.

La cuarta epidemia también es de corta duración. Los primeros casos se detectan en junio de 1884 y los últimos se prolongaron hasta bien entrado el año 1885. Las muertes registradas oscilan entre las treinta y cuarenta mil personas.

Cómo vivieron y sufrieron estas epidemias los ciudadanos

Los datos que hemos señalado más arriba corresponden a los suministrados por las diferentes administraciones responsables de tomar las medidas para contener las epidemias. Pero también han llegado hasta nosotros las vivencias de los ciudadanos de a pie, vivencias que nos han dejado a través de sus memorias, que entre otros muchos datos se incluyen los referentes a la vida diaria durante las epidemias.

Así, el impresor y editor Benito Hortelano nos trasmite de forma muy vívida lo que vio durante la epidemia de 1833. La gente llana pensaba que la enfermedad se trasmitía de persona a persona por medio de algún tipo de miasma. Se establecieron de forma espontánea cordones sanitarios entre pueblos y provincias cortando todas las comunicaciones. En algunos pueblos los vecinos, armados con escopetas de caza, vigilaban que ningún forastero se acercase o sería rechazado por la fuerza.

Como ha ocurrido en otros casos similares, se extendió el rumor de que los frailes, con el deseo de vengarse de ciertas medidas tomadas por el Partido Liberal, las llamadas desamortizaciones, habían envenenado las fuentes. No hizo falta más para que se asaltasen las iglesias y conventos, quemando y destrozando todo lo que encontraron a su paso y matando a muchos de sus curas y frailes. También Benito Hortelano nos describe una imagen que se iba a repetir en las sucesivas epidemias: la mortandad fue tal que no había suficientes carros para trasladar a los cadáveres a las fosas comunes, ni suficientes hombres para llevar a cabo la tarea.

De la epidemia de 1884 tenemos más datos. El escritor Julio Nombela, en sus voluminosas memorias, nos refiere que no hubo familia en Madrid que no sufriera la pérdida de uno o dos de sus miembros. A veces, la familia entera desaparecía. El ayuntamiento dispuso de numerosos carros tirados por caballos, para recoger en los domicilios a los difuntos, que envueltos en sábanas eran llevados a las fosas comunes sin poder ser acompañados por sus seres queridos debido al riesgo de contagio. Nunca sabrían dónde fueron enterrados.

El propio Nombela nos describe la ciudad de Madrid como «un corral de vacas» por sus deficientes servicios higiénicos. Faltaba el agua potable y las fecales corrían por el centro de las calles. No se sabía que un simple gesto como el de hervir el agua era un remedio eficaz. De todas formas, algo sospechaban, pues preferían beber té. El único remedio mencionado era el alcanfor, ya que se creía que sus vapores evitaban el contagio.

El Dr. Espina y Capo, en sus también voluminosas memorias, vuelve a referirse a la gran mortandad de la última epidemia y a la falta de medios para trasladar los cadáveres. Se llegaron a agotar los ataúdes. Los asilos y hospitales estaban llenos.

También nos dejó cierta información sobre la epidemia de 1884 el Dr. Ángel Pulido, gran defensor de la vacuna, como veremos en el apartado siguiente.

SE DESCUBRE LA CAUSA DEL CÓLERA

En el año 1833, la epidemia de cólera produce estragos en la ciudad egipcia de Alejandría. A esta ciudad acuden numerosos investigadores europeos para estudiar la enfermedad. Entre ellos se encontraba un joven bacteriólogo alemán, el Dr. Robert Koch. Este investigador encontró en las heces de los enfermos del cólera un bacilo aeróbico Gram negativo que pensó era la causa de la enfermedad. Este germen se conoce desde entonces como *Vibrio cholerae*. Pero el Dr. Koch no consiguió transmitir experimentalmente la enfermedad utilizando este bacilo, por lo que no todo el mundo aceptó su tesis en ese momento. Así ocurre a veces en el avance de la medicina. El Dr. Robert Koch ha sido uno de los más importantes investigadores en el campo de la medicina infecciosa y a él se deben muchos descubrimientos en este campo. Por ejemplo, descubrió el bacilo responsable de la infección tuberculosa que en su honor se conoce como bacilo de Koch. Por este hallazgo recibió el Premio Nobel de Medicina en 1905.

EL DR. JAIME FERRÁN Y LA VACUNA DEL CÓLERA

Mientras tanto, en Barcelona, el Dr. Jaime Ferrán, director del Laboratorio Microbiológico Municipal, estaba convencido de que el *Vibrio cholerae* descubierto por el Dr. Koch era, sin duda, el causante de la enfermedad del cólera. En su laboratorio hizo cultivos de este germen e incluso desarrolló una vacuna con bacilos vivos atenuados.

En 1884 y 1885, la epidemia de cólera ataca de lleno a la provincia de Valencia. Las autoridades, conocedoras del trabajo de Ferrán, solicitan su ayuda. Acude Ferrán con su recién elaborada vacuna de gérmenes vivos atenuados. Esta vacuna, inyectada por vía subcutánea, produce una enfermedad leve que resulta en una inmunidad contra el cólera. Para demostrar su inocuidad, Ferrán se vacuna a sí mismo. Vacuna a muchas personas con buenos resultados. En algunos casos no es efectiva y Ferrán insiste en que la vacuna solo es efectiva si se administra en personas que todavía no han contraído la enfermedad. Es una vacuna, no un tratamiento.

Sorprendentemente muchos médicos rechazan la vacunación

A pesar de los buenos resultados obtenidos, la vacunación tiene muchos adversarios, incluso entre los médicos. Insisten en que esta vacuna produce la enfermedad completa y no la inmunidad. Para resolver esta controversia, las autoridades sanitarias del gobierno central envían una comisión de expertos para que elaboren un dictamen. El resultado no es concluyente, por lo que se envía una segunda comisión. En apoyo de Ferrán acude desde Madrid el Dr. Ángel Pulido, que se hace vacunar y vacuna a toda su familia y a muchos amigos. El Dr. Pulido era un personaje influyente, había sido diputado en las Cortes, senador, director general de Sanidad y representante de España en el Comité de Higiene de la Sociedad de Naciones en Ginebra. A pesar de todo, las comisiones de expertos determinan que la efectividad de la vacuna no está probada y la vacuna se prohíbe. Uno de los que negaron la efectividad de la vacuna fue el Dr. Santiago Ramón y Cajal, que en aquel momento era catedrático de Anatomía en la Universidad de Valencia.

De haberse aprobado la vacuna, se habrían salvado 150.000 vidas según una estimación del Dr. Pulido, estimación que dejó reflejada en uno de sus informes.

En este episodio la actitud del doctor Jaime Ferrán es sorprendente. Para estudiar este brote epidémico de Valencia, acudieron investigadores de muchos países europeos, especialmente de Francia. Lo que querían saber es cómo Ferrán había elaborado la vacuna, cómo había conseguido atenuar el bacilo para conseguir que su administración fuese inocua. Ferrán se negó a revelar su método y los investigadores regresaron decepcionados a sus respectivos países sin recomendar la vacuna. No sabemos la razón por la que Ferrán actuó de esta manera, que retrasó la aceptación de su vacuna. No fue hasta 1907 cuando la Academia de Ciencias de París reconoce los méritos del Dr. Jaime Ferrán y le otorga el Premio Breant.

La medicina avanza entre el sufrimiento y la incomprensión. Pero avanza.

BAGUENA, María José: *El descubrimiento del doctor Ferrán. La vacuna anticolérica.* Historia 16, Año XV. N.º 72. Agosto 1990.

ESPINA Y CAPO, Antonio: *Memorias.* Editorial Espasa Calpe. Madrid, 1929.

Harrison's Principles of Internal Medicine. McGraw-Hill Inc., 1974.

JONCOUR, Marie Claude: *Las epidemias de cólera durante el siglo XIX.* Anales de Medicina y Cirugía. Octubre-Diciembre 1975.

MCNEILL, William H.: *Plagas y pueblos.* Editorial Siglo XXI. Madrid, 2016.

NOMBELA, Julio: *Impresiones y recuerdos.* Ediciones Giner. Madrid, 1976.

Memorias de Benito Hortelano. Editorial Espasa Calpe. Madrid, 1936.

PULIDO, Ángel: *El Dr. Pulido y su época.* Imprenta F. Domenech. Madrid, 1945.

LA ENSEÑANZA DE LA MEDICINA
EN ESPAÑA EN EL SIGLO XIX

La enseñanza de la medicina en la España del siglo XIX estuvo muy mediatizada por el convulso estado de la política en esa época. Por ello es importante iniciar este artículo con una breve sinopsis de los distintos periodos políticos de ese siglo y de su influencia en la educación de los médicos.

A finales del siglo XVIII todavía predomina en la ciencia española el espíritu de la Ilustración. Los estudios de la anatomía, la fisiología y las ciencias fisicoquímicas alcanzan en España un momento de esplendor muy cerca del nivel de otras naciones europeas. La invasión por las tropas de Napoleón se acompaña de la llegada de médicos franceses que traen nuevas ideas más modernas de las que se aprovechan muchos médicos españoles. Algunos de estos médicos, acusados de afrancesados, deben abandonar el país junto a las tropas de Napoleón, con lo que se pierden profesionales de alto nivel con el consiguiente empobrecimiento de la medicina española.

El regreso al trono del rey Fernando VII desde su exilio francés en 1814 da inicio a una época de absolutismo político y social que influye necesariamente en la medicina. España se aísla de Europa y de sus avances científicos, por lo que el nivel de la enseñanza y la práctica de la medicina se hunde de forma estrepitosa. Se encarcela, depura o exilia a la casi totalidad de los médicos liberales que habían permanecido en España, entre ellos todos los profesores del Colegio de Medicina de San Carlos de Madrid. En 1820, el rey es obligado a jurar la Constitución de 1812 y se abre un periodo de esperanza que dura hasta 1823. Es el llamado Trienio liberal, en el que los intentos de mejorar no llegan a fructificar por falta de tiempo. Desde 1823 hasta la muerte del rey en 1833, de nuevo se instaura una política absolutista que impide a la ciencia española y, por lo tanto, a la medicina relacionarse con los avances que se están llevando a cabo en Europa. Es la llamada Década ominosa.

A la muerte de Fernando VII, sube al trono su hija Isabel II. Este reinado dura hasta la revolución de 1868, cuando la reina es destronada. Es el llamado periodo intermedio en el que se abre de nuevo la esperanza de abrirse a Europa y a sus avances científicos, incluyendo los relacionados con el saber médico. Pero esta esperanza se ve defraudada por el fracaso de los políticos para modernizar España. Las luchas intestinas de los partidos liberales, cuya fracción moderada prácticamente mantiene el absolutismo del reinado anterior, impide todo progreso. Cierto es que hay más libertad para importar y traducir algunos de los textos editados más allá de nuestras fronteras. Los médicos españoles pueden leer a Virchow y a Magendie, y aunque algunos profesionales, gracias a su esfuerzo personal, alcanzan un gran nivel, en conjunto la medicina española sigue aislada de la europea.

En 1868, comienza una época de libertad de enseñanza y de cambios, no siempre justos, en las cátedras universitarias. Esta es la época del destronamiento de Isabel II, del reinado de Amadeo de Saboya y de la Primera República. Termina con la Restauración de Alfonso XII en 1875. Comienza de nuevo una era de conservadurismo político y social que había de contagiar sin remedio a la enseñanza universitaria.

La información contenida en este artículo la hemos obtenido fundamentalmente de los libros de memorias de médicos del siglo XIX. Esta información puede ser incompleta, pero, desde luego, es muy directa y viva.

Periodo absolutista

El final de la Guerra de la Independencia y la subida al trono de Fernando VII supone la marcha de España de los llamados afrancesados por haber colaborado con Napoleón. Entre estos exiliados se encuentran muchos de los mejores y más modernos y avanzados profesionales del país, incluyendo los médicos. Vuelve la medicina basada en Galeno e Hipócrates. La enseñanza se hace muchas veces en latín. Vuelven los médicos barberos. Los estudiantes de Medicina se costean los estudios trabajando como mancebos en las barberías donde aprenden a manejar la lanceta para hacer sangrías. Por la tarde acuden a la Facultad de Medicina, donde aprenden nociones de anatomía, fisiología, higiene, obstetricia, sangrías, el uso de las sanguijuelas y la aplicación de ventosas.

Ante la escasez de médicos, sobre todo en el medio rural, en 1827 el gobierno absolutista aprueba la Ley de Sanidad, que otorga la asistencia médica en las zonas rurales a los cirujanos romancistas, es decir, a los barberos sangradores. Poco antes se había regulado la titulación y el trabajo de las matronas, cuyos conocimientos eran adquiridos por la práctica y sin supervisión por médicos obstetras.

Las cátedras se asignaban por oposición, pero las oposiciones siempre estaban trucadas. Siempre las ganaban los afines a la política del Gobierno y los hijos y familiares de los catedráticos.

Periodo intermedio

Los gobiernos moderados centralizan la provisión de las cátedras. Hasta entonces, las oposiciones se hacían en cada facultad con tribunales formados por catedráticos del propio centro, y el nombramiento era comunicado al Gobierno en Madrid, que se limitaba a sancionar el resultado. Pero ahora era el Gobierno el que controlaba las oposiciones. Con esta medida se acababa con el caciquismo local, que era sustituido por el caciquismo central. En cualquier caso, esto resulta en un mejor nivel de la enseñanza. En el preparatorio de ingreso en la Facultad de Medicina se estudia física, química y botánica. En la Universidad de Cádiz, en segundo curso se estudia anatomía topográfica y fisiología. El texto de fisiología de Magendie se había traducido y estaba al alcance de algunos estudiantes, aunque no era texto oficial. En sexto curso ya se estudiaba partos, clínica quirúrgica y clínica médica.

Como curiosidad, mencionaremos, pues es un tema próximo a la medicina, que en 1840 se regulan los estudios de Farmacia. Así, en el Colegio de San Fernando de Farmacia se estudia latín, lógica, aritmética, álgebra, geometría, mineralogía, zoología, botánica, física, química y materia farmacéutica.

Periodo revolucionario

Con este nombre se conoce el periodo que va desde el destronamiento de Isabel II en 1868 hasta la Restauración borbónica en 1875. El nuevo Gobierno, dirigido por el general Prim, decreta la libertad de enseñanza. Hasta entonces, la enseñanza de la medicina era responsabilidad de los colegios o facultades de Medicina que, aunque hoy nos parezca mentira, no disponían de camas hospitalarias con enfermos para enseñanza clínica. La enseñanza era siempre teórica sin contrapunto práctico, excepto en el caso de la anatomía, que se enseñaba en la sala de disección, aunque con muchas limitaciones. El Dr. Espina cuenta como la osteología se enseñaba a distancia, el catedrático explicaba con un hueso en su mano y los estudiantes, a distancia sentados en el anfiteatro y casi sin ver el hueso, seguían las lecciones.

Al establecerse la libertad de enseñanza, los estudiantes podían acudir a los distintos hospitales para recibir enseñanza práctica. Así, en Madrid, el Hospital General (también conocido como Hospital Provincial) se convierte en el centro más importante de la enseñanza de la medicina. En Sevilla, el Dr. Federico Rubio organiza su Escuela Libre de Medicina. Eso sí, estos estudiantes, conocidos como estudiantes libres, tenían que examinarse ante los catedráticos de la universidad, donde no eran muy bien recibidos.

El periodo revolucionario produce una verdadera revolución en la universidad. Los catedráticos conservadores son depuestos de sus cátedras y sustituidos, siempre con criterios políticos, por otros considerados liberales. Hay casos en los que los propios estudiantes intervienen tanto en la destitución como en el nombramiento de catedráticos. Los médicos del Hospital General son nombrados adjuntos a las cátedras de la facultad, con gran disgusto y resistencia por parte de los catedráticos.

Con todo, la enseñanza de la medicina mejora de forma notable. La libertad de enseñanza puso en contacto a los estudiantes con la enseñanza práctica. Nuevos profesores, algunos con estudios realizados en diversos

países europeos, se incorporaron a la enseñanza. En este sentido, la creación de la Junta de Ampliación de Estudios facilitó la salida de muchos
médicos para completar su formación en el extranjero. Se tradujeron con
regularidad los textos médicos editados en Francia, Alemania e Inglaterra.
Las revistas científicas llegaban con asiduidad.

Un testimonio interesante de este periodo es el de Santiago Ramón
y Cajal que estudia la carrera de Medicina en Zaragoza a finales de esta
época. Termina la carrera en 1873. En el preparatorio estudia historia
natural (zoología, mineralogía y botánica), física y química. En los primeros años estudia anatomía, fisiología, patología médica y quirúrgica,
terapéutica e higiene. Es entonces cuando tiene acceso a una traducción
de *La patología celular* de Virchow, texto que sería fundamental en su
formación médica. Completa la carrera con las asignaturas de medicina
legal, obstetricia y psicología.

La época de la Restauración

Con la Restauración de Alfonso XII se termina una época de aper-
tura y liberalismo y se entra en una época conservadora. Se suprime la
libertad de enseñanza, que vuelve al ámbito exclusivo de las facultades
de Medicina. Las cátedras se cubren por oposición, pero dentro de una
unidad de enseñanza. Tanto los requisitos para opositar como los planes de
estudio son uniformes para todo el país y determinados por el Gobierno
central. El testimonio de esta época lo encontramos en Gregorio Marañón
que, aunque comenzó la carrera de Medicina en 1902, está inmerso en
el espíritu de la Restauración. En el preparatorio estudia física general,
química general, mineralogía, botánica y zoología.

Este preparatorio recuerda mucho al estudiado por Ramón y Cajal
treinta años antes. Pero es en otras asignaturas donde se aprecia cierto
progreso de acuerdo con los avances del saber médico. Por ejemplo, estudia histología que ya se había desgajado de la anatomía. Precisamente,
su profesor, tanto de histología como de anatomía patológica (también
nueva asignatura), las recibe del propio Ramón y Cajal, ya catedrático
en Madrid. El resto de las asignaturas ofrecen pocos cambios. Patología

médica y quirúrgica, obstetricia ya junto con la ginecología, higiene, medicina legal. Solo una asignatura nueva, la pediatría. Este plan de estudios de la medicina prácticamente no cambió en los siguientes cincuenta años, cuando estudió la carrera el autor de este artículo entre 1961 y 1967.

Para realizar este artículo nos hemos apoyado en los siguientes textos:

CORTEZO, Carlos María: *Paseos de un solitario*. Ruiz Hermanos Editores. Madrid, 1923.

ESPINA Y CAPO, Antonio: *Memorias*. Talleres Calpe. Madrid, 1926.

GÓMEZ SANTOS, Marino: *Vida de Gregorio Marañón*. Plaza y Janes Editores. Barcelona, 1977.

LÓPEZ PIÑERO, José María y otros: *Medicina y sociedad en la España del siglo XIX*. Sociedad de Estudios y Publicaciones. Madrid, 1964.

RAMÓN Y CAJAL, Santiago: *Recuerdos de mi vida*. Clásicos de la Ciencia y Tecnología. Crítica. Barcelona, 2006.

RUBIO Y GALI, Federico: *Mis maestros y mi educación*. Ediciones Giner. Madrid, 1977.

EL DR. ÁNGEL PULIDO

Un precursor poco conocido de la transción de la medicina española a la modernidad del siglo XX

Justificación de este artículo, si es que hiciera falta

La vida del Dr. Ángel Pulido es un magnífico ejemplo del paso del quehacer médico desde el siglo XIX al siglo XX en España. Influyen en su trayectoria los acontecimientos políticos, sociales y científicos de aquella turbulenta época. De orígenes muy humildes, trabajador incansable, llega a convertirse en uno de los médicos más prestigiosos del país. Fue el médico más joven en ingresar en la Real Academia de Medicina, de la que fue secretario perpetuo. Impulsó de forma activa la creación de alguna de las primeras sociedades médicas de España y del reconocimiento, también por primera vez, de las especialidades médicas y quirúrgicas. En el campo de la política ocupó cargos en la Dirección General de Sanidad, entonces en el ámbito del Ministerio de Gobernación, desde la que llevó a cabo importantes mejoras en el campo de la salud y de la beneficencia pública. A pesar de las importantes actuaciones que llevó a cabo para contribuir a la modernización y el avance de la medicina española, el Dr. Ángel Pulido está hoy casi completamente olvidado. Por eso, pensamos que sacarle de tan injusto olvido es una obligación de los médicos de hoy. Porque los médicos de hoy le debemos mucho.

Los comienzos. De tabernero a médico

Ángel Pulido Fernández nace en Madrid el 29 de febrero de 1852 en la taberna de la calle Infantas que regentaban sus padres, taberna que también les servía de vivienda. Las primeras letras las aprende en la escuela municipal gratuita de la calle de San Bartolomé. La segunda enseñanza la recibe en las Escuelas Pías de San Antón. Compatibiliza como puede sus estudios con la ayuda a sus padres en el negocio familiar. Sus maestros son conscientes de las magníficas aptitudes del muchacho para el estudio y recomiendan a sus padres que le liberen de su trabajo en la taberna para que pueda estudiar una carrera. Así se hace y, en 1868, Ángel Pulido se matricula en la Facultad de Medicina de Madrid. Es un estudiante brillante y obtiene excelentes notas. Su interés parece inclinarse por la anatomía, por lo que frecuenta la cátedra de Anatomía y Disección del profesor Pedro González Velasco.

Terminada la carrera, necesita ganarse la vida. Para ello hace las oposiciones a Sanidad Militar y de la Armada. Las gana y es destinado a Ferrol. Un tiempo después es reclamado por su antiguo profesor, el Dr. González Velasco, y regresa a Madrid.

LA PERSONA

El Dr. Pulido escribe su primer libro en 1883. Se titula *La medicina y los médicos* y lo prologa nada menos que el Dr. José Letamendi. Y es en este prólogo en el que Letamendi hace una semblanza de Ángel Pulido: «De buena estatura, recia complexión, holgado pecho, plano espaldar y bien sentados hombros, barba a lo militar». Letamendi describe su imagen como la de un militar vestido de paisano o la de un paisano que ha nacido para ser militar. El carácter, fuerte.

Hombre austero, no gastaba casi nada en sí mismo. No fumaba y apenas bebía vino (nunca licores), a pesar de haber nacido en una taberna. No jugaba, no iba a los toros ni al casino ni acudía a tertulias. Eso sí, practicaba la esgrima para mantenerse en buena forma física. Buen orador. Le gustaba mucho el teatro y la pintura, disciplina esta última que llegó a practicar con buenas maneras.

Estaba dedicado sin descanso a su profesión, a la que se entregó plenamente hasta que decidió entrar en política. Felizmente casado, nunca miró a una mujer que no fuese la suya.

EL MÉDICO

Ángel Pulido no era muy madrugador. Se levantaba a las ocho, generalmente despertado por su esposa, Emilia Martín, tocando el piano, del que era una buena intérprete. Desayunaba y se metía en su despacho a estudiar y a escribir. Después, salía a la calle a ver a sus pacientes privados a domicilio, como era lo normal en aquellos tiempos. Pudo hacerse con una importante clientela, lo que le ayudó a conseguir una holgada posición económica. Se movía por todo Madrid visitando a sus pacientes por medio de los coches de punto de alquiler, hasta que le fue posible comprar su propio vehículo: un coche abierto, de los llamados milord, arrastrado por un caballo.

Médico de su época

El Dr. Pulido ejercía la medicina general como todos los médicos de su época. No existían los especialistas, pero, como muchos médicos, mostraba inclinación por algunas disciplinas que hoy llamamos especialidades. Se inició en la práctica de la psiquiatría con el Dr. Esquerdo y participó en las campañas para el trato humanitario de los dementes. Es decisivo, junto al Dr. Florestán Aguilar, en la creación, en 1903, de la Escuela de Odontología de Madrid separando esta disciplina de los estudios de Medicina.

Su inclinación natural es hacia la cirugía aprovechando sus conocimientos de anatomía, que había adquirido en la cátedra del Dr. Pedro González Velasco. Pero su dedicación a la política le hizo abandonar esta idea al ser nombrado diputado provincial. Llegó incluso a escribir dos tratados, uno sobre estrangulación interna y otro sobre oclusiones intestinales.

Gran organizador

Desde dentro y desde fuera de la política fue un gran organizador. Creó la Clínica de Cirugía de las Vías Urinarias en el Hospital de San Juan de Dios, una de las primeras de esta especialidad en España. Su interés por la ginecología le llevó a crear una academia para comadronas. Fue también miembro fundador de la Sociedad Ginecológica Española, la primera sociedad científica de una especialidad en España. También fue miembro fundador del Colegio de Médicos de Madrid, cuya presidencia ostentó desde 1908 hasta 1915. Ingresa en la Real Academia Nacional de Medicina en 1884, siendo nombrado posteriormente su secretario perpetuo, cargo que ostentó hasta su muerte.

Cuando Miguel Moya crea la Asociación de la Prensa de Madrid, es el Dr. Pulido el encargado de organizar el servicio de asistencia médica.

LAS ESPECIALIDADES QUIRÚRGICAS

Ángel Pulido fue el gran impulsor de la creación de las especialidades quirúrgicas en España. Siendo diputado provincial, en 1889 lleva cabo la creación de los servicios quirúrgicos en el Hospital Provincial de Madrid. Sus ideas y proyectos en cuanto al desarrollo de estas especialidades quedaron plasmadas en su *Memoria sobre reformas de los servicios de los hospitales provinciales de Madrid*. Los servicios de especialidades entonces creadas fueron Sífilis y Dermatología, Partos, Ginecología, Enfermedades nerviosas y mentales, Oftalmología, Vías urinarias y Otorrinolaringología. El Dr. Pulido se apoyó para este proyecto en su amigo, el prestigioso cirujano Dr. Federico Rubio y Gali, creador del Instituto Rubio de Cirugía que posteriormente fue incorporado al Hospital Provincial.

LA EPIDEMIA DE CÓLERA DE 1884. APOYA AL DR. FERRÁN EN SU CAMPAÑA DE VACUNACIÓN

En 1884 se declara una epidemia de cólera en Marsella y al año siguiente aparecen los primeros casos en Barcelona y, más adelante, la enfermedad se propagará por el resto del país. El Dr. Jaime Ferrán elabora una vacuna y promueve su uso generalizado para detener el avance de la epidemia. Ángel Pulido apoya a Ferrán y su proyecto de vacunar a toda la población, que aunque hoy nos parezca sorprendente, no fue aceptado por gran parte de colectivo médico. Muchos sinsabores costaron al Dr. Pulido esta controversia. Finalmente, el Gobierno prohíbe la fabricación y la administración de la vacuna Ferrán. Esto resulta, y el Dr. Pulido lo manifestó en uno de sus escritos, en más de 150.000 muertes que se podían haber evitado.

Hipnotismo

Una curiosidad sobre el ejercicio de la medicina del Dr. Ángel Pulido fue el hipnotismo, práctica que en aquellos años había alcanzado cierta notoriedad entre los médicos de toda Europa. Llegó incluso a publicar un folleto sobre este tema que fue incluido en su obra *Estudios médicos* publicada en 1889. Estas eran las indicaciones para las que recomendar esta modalidad terapéutica: como corrector de los estados psicológicos, como sedante y somnífero eficaz, como anestésico rápido y completo, como tratamiento del histerismo y sus manifestaciones, y como medio de predecir la aparición de crisis convulsivas y otros desarreglos del sistema nervioso.

La política

Fue gran amigo de don Emilio Castelar, el político republicano que llegó a ser presidente de la Primera República española. Pulido entró en política por indicación de Castelar durante los difíciles años de la Primera República. Cuando Castelar decide retirarse, Ángel Pulido ingresa en el Partido Liberal que dirigía Práxedes Mateo Sagasta. Muerto Sagasta, continúa en política, aunque ya a menor ritmo, al lado del conde de Romanones.

Diversos fueron los cargos que ostentó durante esta etapa de su vida: diputado provincial, diputado en Cortes, senador por nombramiento de la Universidad de Salamanca, director general de Sanidad, miembro del Consejo de Protección de la Infancia y del Tribunal de Menores, representante de España en el Comité de Higiene de la Sociedad de Naciones en Ginebra, miembro del Instituto de Relaciones Sociales, además de otros cargos menores que no mencionamos para no hacer demasiado larga esta lista.

Su amistad con Castelar solo terminó con la muerte de este gran político. El Dr. Ángel Pulido le atiende cuando Castelar fallece en su residencia veraniega de San Pedro del Pinatar. Ayudado por el Dr. Huertas, procede a embalsamar el cadáver antes de su traslado a Madrid, donde será enterrado.

Los judíos sefardíes

Una actividad poco conocida del Dr. Pulido es su dedicación a la causa de los judíos sefardíes que vivían en distintas naciones de Europa y África. Su tesis era que España estaba en deuda con los sefardíes por haber sido injustamente expulsados de España. Visitó Bucarest, Viena, Budapest, Belgrado, Constantinopla y Tánger para reunirse con los sefardíes afincados en esas ciudades. Luchó por la idea de que estos descendientes de los judíos españoles expulsados por los Reyes Católicos fuesen reconocidos como españoles. Defendió sus ideas en el libro *Españoles sin patria y la raza sefardí*. Todavía hoy en día, en el barrio judío de Tánger, existe una calle que lleva el nombre del Dr. Pulido. Cierto es que por este proyecto fue atacado por algunos sefardíes que no perdonaban su expulsión de España y por algunos españoles que no entendían por qué un católico practicante como el Dr. Pulido podía tener tanto interés en rehabilitar la memoria de estos judíos.

El final

El Dr. Pulido fue un hombre generalmente sano. Aun así, a lo largo de su larga vida padeció de paludismo, tuvo un cólico nefrítico con expulsión de un cálculo y padeció de frecuentes cólicos hepáticos que le llevaron a frecuentar el balneario de Cestona. Los últimos años de su vida desarrolló un entonces llamado proceso ciclotímico, con frecuentes episodios de depresión y excitación que poco a poco fueron deteriorando su capacidad intelectual. Fue atendido por los médicos más acreditados, como los doctores Simarro, Achucarro y Vallejo Nájera en España y el Dr. Babinski en París.

Pero todo fue en vano. La enfermedad progresó irremisiblemente y el Dr. Ángel Pulido fallece a los 80 años el 4 de diciembre de 1932 en la habitación que, como secretario perpetuo, tenía en la Real Academia de Medicina de Madrid. Llevaba cerca de un año en cama, con la mente totalmente apagada y olvidado por todos. Fue enterrado en el cementerio de la Almudena de Madrid.

El Dr. Ángel Pulido, actor de excepción de la vida médica y política de España, autor de más de cien libros y más de mil artículos, hoy es apenas conocido por los médicos y mucho menos por la población general.

Esperamos que esta modesta semblanza sirva para sacarle del olvido, pues ciertamente se lo merece.

NOTA ACLARATORIA POR SI ACASO

El Dr. Ángel Pulido Fernández, protagonista de este artículo, tuvo un hijo también médico, el Dr. Ángel Pulido Martín. Nada más acabar la carrera de Medicina, su padre con gran visión de futuro, lo envió a Viena y a París para formarse en la especialidad de urología. A su regreso a España, Ángel Pulido Martín se incorporó al recién creado servicio de urología del Hospital Provincial de Madrid. Posteriormente fue miembro fundador de la Asociación Española de Urología, de la que llegó a ser presidente. Hacemos esta aclaración, porque la coincidencia de nombre y apellido, como es lógico entre padre e hijo, puede llevar a confusión a quienes busquen datos del Dr. Ángel Pulido.

Para realizar este artículo nos han sido de gran ayuda las siguientes referencias.

JARNÉS, Benjamín: *Castelar.* Colección Austral. Espasa Calpe. Madrid, 1971.

MAGANTO PAVÓN, Emilio: *Historia biográfica y bibliográfica de la urología española.* Edicomplet. Madrid, 2000.

PULIDO MARTÍN, Ángel: *El Dr. Pulido y su época.* Imprenta F. Doménech, S. A. Madrid, 1945.

TAMBIÉN FUERON MÉDICOS

COPÉRNICO, ASTRÓNOMO Y MÉDICO

Durante toda la Edad Media, los conocimientos astronómicos estaban condicionados por las creencias religiosas. En Occidente, en el mundo cristiano, el planeta Tierra era el centro del universo y a su alrededor giraban el sol, las estrellas y el resto de los planetas. Esta organización astronómica era la dispuesta por el astrónomo del siglo II de nuestra era, Tolomeo. La autoridad que avalaba esta tesis eran la Sagradas Escrituras, que no podían equivocarse. Así, en el Libro de Josué, podemos leer que el propio Josué pide a Dios que detenga el curso del sol para que sus enemigos en una batalla, los amorreos, no pudiesen huir al llegar la noche. Dios accede a los deseos de Josué, detiene el movimiento del sol y permite que los israelitas eliminen a sus enemigos. Era claro que el sol giraba alrededor de la tierra, no había discusión. La Biblia era la fuente de toda verdad.

Esta idea cambia con Nicolás Copérnico, que nace el 19 de febrero de 1473 en la ciudad polaca de Torun, en la provincia de Warmia, junto al río Vístula y cerca del mar Báltico. En la Universidad de Cracovia estudia matemáticas, economía y pintura (pintó un autorretrato que los expertos consideran de mala calidad). En Bolonia estudia Derecho. Pero también estudió Medicina.

Marcha a Padua y Ferrara donde estudia la carrera de médico. Es posible que en estas ciudades le mostraran las obras de Aristarco de Samos, filósofo del siglo II a. C., que junto con algunos pitagóricos había esbozado una teoría heliocéntrica de los movimientos estelares. Sin duda, cuando Copérnico elabora su teoría astronómica con el sol en el centro del sistema planetario, tuvo que tener en cuenta la obra de Aristarco de Samos.

A los 30 años de edad, Nicolás Copérnico, ya concluidos sus estudios de Medicina, regresa a Polonia. Su tío, a la sazón obispo de Warmia, lo nombra canónigo y médico de cabecera. A la muerte de su tío, se traslada a la ciudad de Frauenburg y se dedica de lleno a la medicina, obteniendo un gran prestigio y siendo solicitados sus servicios tanto por las clases humildes como por la nobleza y los jerarcas de la Iglesia. Fallece en Frauenburg, de donde también había sido nombrado canónigo, el 24 de marzo de 1543,

Pero Copérnico es conocido sobre todo por su gran obra, *De revolutionibus orbitum coelestium,* en la que demuestra su teoría heliocéntrica y los dos movimientos de la Tierra: el de rotación y el de traslación. Pero no se atrevió a publicar esta obra en vida por miedo a las represalias de la Iglesia católica. A su muerte, su discípulo y amigo Rheticus (que era protestante) se encargó de la impresión y edición de esta magna obra. Nuestros lectores pueden encontrar fácilmente en otros textos la historia astronómica detallada de Nicolás Copérnico.

Para este artículo nos hemos apoyado en las siguientes referencias:

BACHS, Agustí: *Nicolás Copérnico.* Historia y Vida. Extra 28, 1983.

DUNHAM, Barrows: *Héroes y herejes a partir del Renacimiento.* Editorial Seix Barral, Barcelona, 1968.

NOSTRADAMUS, ASTRÓLOGO, ADIVINO Y MÉDICO

Michel de Nostradame nace en la ciudad francesa de St. Remy de Provence en 1503. Su abuelo fue un judío converso, astrólogo y fabricante de pomadas y ungüentos. Su padre, Jaime de Nostradame, fue notario en St. Remy, hombre de buena posición económica. La familia latinizó el nombre a Nostradamus, cambio frecuente en la época.

Nostradamus ha pasado a la historia por sus famosas profecías, contenidas en su obra *Las profecías de Michel Nostradamus,* cuya primera edición es de 1555. Además, confeccionó diversas pomadas, perfumes (fue un excelente perfumista) e incluso filtros de amor, sin olvidar sus famosas grageas de Hércules para aumentar el vigor masculino. Tal vez por esta dedicación a crear perfumes y pomadas, en muchos textos se considera que Nostradamus fue un boticario. Pero está bien documentado que, en realidad, fue médico, profesión en la que alcanzó merecido prestigio.

Michel de Nostradamus estudia Humanidades en Aviñón y, a continuación, Medicina en la Universidad de Montpellier, el centro de estudios médicos más prestigioso de Europa en aquella época. Se doctora en 1533. Posteriormente viaja a Milán, Turín, Florencia, Bolonia y Venecia donde completa sus conocimientos médicos y estudia astrología. En aquellos tiempos se creía que los astros influían en la salud de las personas, por lo que era habitual que los médicos tuviesen conocimientos de astrología y pudiesen interpretar los horóscopos.

En 1545, la peste asola Marsella y Aix-en-Provence. Nostradamus utiliza sus bálsamos y perfumes en el tratamiento de los apestados con, según parece, notable éxito. Por lo menos, la fragancia de sus perfumes y la suavidad de sus pomadas aliviaban la pestilencia de los sufridos enfermos. Cuando la peste ataca a la ciudad de Lyon, el famoso Dr. Nostradamus es reclamado para contribuir al tratamiento de los afectados.

También fue llamado por el rey Enrique II de Francia y sus sucesores Francisco II y Carlos IX, que le nombró su médico particular. Bien es cierto que Nostradamus añadía a sus tratamientos la astrología, las profecías, por las que ya iba siendo conocido, y los perfumes.

Catalina de Médici, esposa de Enrique II, vivía rodeada de adivinos, aurúspices y astrólogos, por lo que el Dr. Nostradamus consiguió su favor rápidamente. Nostradamus profetizó la muerte de Enrique II por una herida en la cabeza. Esto ocurrió años más tarde cuando el rey, durante un torneo caballeresco y amistoso, accidentalmente sufre una grave herida con un fragmento de lanza que le alcanza la cabeza, atravesándola a través de un ojo. El rey fallecía pocos días después. El prestigio de nuestro médico y profeta no hizo más que aumentar.

Pero la gran fama con la que Nostradamus ha llegado hasta nuestros días se debe a sus profecías. En 1555 publica en Lyon tres de sus centurias proféticas en cuartetas con versos de diez sílabas. Su obra profética se completa con la publicación de *Las profecías de Michel Nostradamus* que ya incluyen las diez centurias enteras, con un total de 3.764 versos. A su muerte en 1566, su obra es refundida y publicada de nuevo sin tener demasiado cuidado en mantener la fidelidad de los originales.

En el más de un millar de cuartetas que han llegado hasta nosotros, Nostradamus predice los acontecimientos que habían de suceder hasta el año 3.797. Están escritos en francés, aunque algunas cuartetas lo fueron en provenzal. A propósito, y para hacerlos difíciles de entender, los oráculos están escritos con giros de sintaxis latina, inversiones, antítesis, retruécanos, metáforas y palabras en latín, celta, español, griego y hebreo. El propio Nostradamus advierte que sus escritos tienen un solo sentido, aunque deliberadamente escondido. No deben intentarse dobles interpretaciones. Es evidente que Nostradamus hizo todo lo posible para que sus oráculos fuesen imposibles de descifrar.

Además, a nosotros han llegado versiones en traducciones muy defectuosas, si no deliberadamente modificadas. Con estos datos es posible hacer tantas interpretaciones como hagan falta para justificar cualquier profecía. Según algunos, Nostradamus profetizó la derrota de Napoleón, la Revolución comunista de Rusia, la llegada de Hitler al poder e incluso la epidemia del COVID-19. También es cierto que algunas profecías fallaron o, al menos, no ha habido manera de justificarlas, como que en 1951 el conde de París sería rey de Francia y que la capital de esta nación sería Aviñón.

Como es lógico, estas profecías carecen de cualquier respaldo científico. Son simples elucubraciones de un visionario, que en sus propias palabras fueron realizadas bajo una inspiración sobrenatural, compuestas con un instinto natural y un furor poético sin respetar las reglas de la poesía. Aun así, todavía hay gente hoy en día que espera con impaciencia que se cumplan sus vaticinios.

Nostradamus también tuvo algunos problemas con la Inquisición, que no veía con buenos ojos algunas de sus prácticas. Así, su filtro de amor, compuesto con raíz de mandrágora, hojas de verbena, ámbar gris, almizcle y vino, y las grageas Hercúleas, cuyo ingrediente principal era el polvo de cuerno de unicornio, fueron considerados como promotores de la lujuria y peligros para el matrimonio cristiano. Nostradamus se apresuró a proclamar que estos compuestos estaban destinados a ser utilizados únicamente dentro del matrimonio. Con esta proclamación y la decidida protección de Catalina de Médici, pudo nuestro médico profeta contener la persecución eclesiástica.

La historia, vida, profecías y hazañas de este extraordinario personaje han dado lugar a un gran número de publicaciones, en las que nuestros lectores pueden encontrar más información, que supera el propósito de este artículo. Nos limitamos a reseñar las dos referencias que nos han ayudado a escribir esta breve historia del médico, astrólogo y profeta que fue Michel de Nostradamus.

ALEXANDRIAN, Sarane: *Historia de la filosofía oculta*. Editorial Valdemar. Madrid, 2018.

LUJÁN, Nestor: *El fabuloso Michel de Nostradamus*. Historia y Vida, n.º 8, 1968.

LA GUILLOTINA DEL DR. GUILLOTIN

Ignacio Guillotin nace en la ciudad francesa de Saintes el 28 de mayo de 1738. No tenemos información sobre sus estudios médicos, pero sabemos que en 1770 presenta su tesis doctoral sobre los efectos de la rabia.

El Dr. Guillotin era un hombre preocupado por los huérfanos de los orfelinatos, las viudas y los ancianos abandonados, por lo que sus colegas lo conocían por el cariñoso sobrenombre de «el bueno del Dr. Guillotin». Su prestigio profesional lo llevó al puesto de regente de la Universidad de París y a ser invitado a entrar en la masonería, invitación que en aquellos días solo se ofrecía a individuos destacados en la sociedad y la profesión.

Además de hacerse con una nutrida clientela privada, el Dr. Guillotin se preocupó por los problemas de la salud pública y algunos de sus escritos están dirigidos a recomendar el secado de los pantanos de Poitou y Saintonge. También se preocupó durante la Revolución francesa del bienestar de los diputados de la Asamblea Constituyente, instalando un respaldo en los asientos y poniendo en funcionamiento unos urinarios públicos.

Pero el Dr. Guillotin ha pasado a la historia por uno de sus inventos, la guillotina. Hasta entonces, la ejecución de la pena de muerte se hacía por varios procedimientos, sobre todo la horca y la decapitación. Estas ejecuciones, realizadas generalmente en público, daban lugar a espectáculos muy sangrientos con evidente sufrimiento para los reos. La idea de Guillotin era conseguir que la pena de muerte fuese indolora y rápida, y eso le llevó a idear su célebre artilugio. En realidad, hacía siglos que en diversos países se habían utilizado métodos de decapitación más eficaces que el hacha o el espadón, usados habitualmente en Francia con más o menos destreza por el verdugo de turno. Guillotin se informó sobre estos métodos, pero fue una máquina de juguete empleada en un teatro de marionetas para decapitar a un muñeco lo que inspiró su idea definitiva. Esto ocurría en el año 1770.

Diseñó un mecanismo para decapitar al condenado de forma muy rápida e indolora. Pero su idea no fue admitida de inmediato y las ejecuciones siguieron con los métodos acostumbrados. Pero, finalmente, tras el rechazo popular al espectáculo cruel y escandaloso del cadalso, se aprueba la idea. El 25 de marzo de 1792 el rey Luis XVI firma el decreto para instalar la guillotina.

Ahora, el problema era encontrar a la persona que estuviese dispuesto construir esta máquina de la muerte. Finalmente fue el alemán Tobías Schimidt, fabricante de pianofortes y que había ideado una máquina hidráulica para trabajar debajo del agua, quien construyó la primera guillotina bajo las indicaciones de nuestro buen doctor. La máquina fue probada primero con animales y después en cadáveres. El diseño inicial incluía una hoja de corte de filo curvo que no conseguía un corte limpio. Finalmente se sustituyó por una cuchilla triangular de filo sesgado que era más eficaz. De esta manera, la cuchilla, de 60 kilos de peso, cae desde una altura como un rayo produciendo una decapitación instantánea. Parece ser que fue el mismo rey Luis XVI, muy aficionado a la mecánica, quien sugirió este cambio. Poco sospechaba el soberano que poco después perdería la cabeza en este invento.

El 25 de abril se lleva a cabo la primera ejecución mediante la guillotina y seguirían muchas más. El nombre de esta máquina se derivó de forma natural del nombre del autor de la idea y del proyecto. El Dr. Guillotin nunca lo aceptó e hizo todo lo posible por que se cambiara el nombre sin éxito. Para huir de esta popularidad, abandona París y es nombrado médico militar del Ejército del Norte.

Sus últimos años los dedicó a impulsar la vacunación antivariólica en Francia. Incluso solicitó la ayuda del papa Pio VII para convencer a la población de que la vacuna no era un método diabólico. Siempre fue un médico preocupado por el bienestar de la gente.

El Dr. Guillotin muere en el mes de marzo de 1814, sin haber conseguido evitar que su nombre quedase unido para siempre a una máquina mortífera.

Esta es la referencia en la que nos hemos apoyado:
CASTELOT, André: *El filantrópico doctor Guillotin*. Historia y Vida, n.º 37, 1971.

LUCAS, EVANGELISTA Y MÉDICO

Lucas, autor del tercer Evangelio sinóptico (los dos primeros son los de Marcos y Mateo) y de los Hechos de los Apóstoles, era médico de profesión. Nacido en Antioquía (Siria), no fue judío, sino gentil. Compañero de San Pablo, le acompañó en todos sus viajes, incluso a Roma, donde parece que escribió su Evangelio. Hombre de formación helenística, escribió sus obras en griego. No hay que olvidar que aquella zona del mundo era parte del Imperio romano de Oriente, cuyo idioma oficial era el griego, idioma que conocía toda la gente de cierta cultura. El idioma griego de Lucas es, desde el punto de vista literario, superior al de Marcos y Mateo.

No hay ninguna duda sobre la profesión de médico de Lucas. San Pablo, en su Epístola a los Colonenses lo presenta así: «Este es Lucas, el médico amado». La tradición acepta que Lucas fue el médico de cabecera de San Pablo, que tenía una salud menos que buena. San Pablo padecía de episodios de accesos de temblor, que hay quien ha achacado a la malaria o incluso a la epilepsia; sin embargo, estos diagnósticos se basan en argumentos poco sólidos. Pero lo que sí parece cierto es que a San Pablo, con su mala salud, le convenía tener un médico a su lado.

La profesión de médico de Lucas impregna algunos de sus escritos, sobre todo los Hechos de los Apóstoles, con descripciones de conductas y enfermedades con un lenguaje que trasluce su saber de médico. Existen algunos estudios detallados sobre este punto, pero no es este el lugar para entrar en esa discusión.

Para escribir este artículo nos hemos basado, sobre todo, en estos textos:

ASIMOV, Isaac: *Guía de la Biblia.* Plaza y Janes, 1968.

COLUNGA, Nácar: *Sagrada Biblia.* Biblioteca de Autores Cristianos, 1944.

EHRMAN, B. D.: *Cristianismos perdidos.* Ares y Mares, Barcelona, 2009.

GOMÁ, Isidro: *Lucas y los inicios de la historiografía cristiana.* Historia y Vida, n.º 70, 1974.

LUDWIK ZAMENHOF,
EL INVENTOR DEL ESPERANTO

Ludwik Lejzer Zamenhof nació el 15 de diciembre de 1859 en Bialystok, población polaca que en aquellos años estaba situada en territorio del Imperio ruso. Estudió Medicina en Moscú y Varsovia y, posteriormente, en Viena, donde se especializó en oftalmología. Ejerció esta especialidad en Varsovia toda su vida. Murió en esta ciudad el 14 de abril de 1917.

La ciudad natal de Zamenhof, Bialystok, estaba habitada por polacos, judíos (la familia Zamenhof era de etnia judía), alemanes y rusos. Los idiomas que el joven Ludwik escuchaba y hablaba a diario eran el ruso, el polaco y el yiddish. Su padre era profesor de idiomas y Ludwik heredó su facilidad para los idiomas, por lo que de adulto llegó a dominar el alemán, inglés, francés, latín, hebreo, griego y algo de español e italiano. Esta especie de Babel idiomático en el que se desarrolló Zamenhof le hizo pensar en la conveniencia de disponer de un idioma común que permitiese a todo el mundo comunicarse sin problemas. Al mismo tiempo que ejercía su profesión de oftalmólogo, dedicó tiempo y esfuerzo a la creación y divulgación de este nuevo lenguaje. Firmaba sus trabajos con el nombre de Doktor Esperanto (doctor esperanza), por lo que este idioma se llamaría esperanto.

No fue el primer intento de crear un idioma universal. Le precedieron el solresol de Jean Sudre, el thimario del arquitecto Thiemer y el volapuk del sacerdote alemán Johan Martin Schleyer. Nuestros lectores pueden encontrar en otros lugares información cumplida sobre estos idiomas que finalmente no han sobrevivido.

El esperanto, en cambio, sí se ha mantenido; si bien, no ha logrado convertirse en lengua universal de uso habitual. Su gramática es lógica y sencilla basada en la mayoría de los idiomas europeos, el latín y el griego. Su vocabulario se compone de 1.600 raíces y 160.000 palabras. Por medio de afijos de significado claro y bien establecido, un mismo radical puede convertirse en sustantivo, verbo o adverbio. Hoy en día es fácil encontrar gramáticas de esperanto, así como numerosas publicaciones.

Solamente en España existen más de treinta grupos dedicados al cultivo y la difusión del esperanto.

Para la realización de esta nota nos hemos ayudado preferentemente de: CABOT, Tomás: *El sueño de una lengua mundial*. Historia y Vida, n.º 163.

JOSÉ CELESTINO MUTIS, BOTÁNICO Y MÉDICO

José Celestino Mutis es uno de los grandes ilustrados del siglo XVIII español. Ha pasado a la historia por sus grandes contribuciones a la botánica que realizó durante sus largos años de estancia en el reino de Nueva Granada, cuya capital era la ciudad de Santa Fe de Bogotá. Estudió con gran detalle la mineralogía y zoología, pero sobre todo la botánica de las regiones cercanas a Bogotá. Sus estudios fueron reconocidos por el gran Carl von Linneo, el médico y botánico sueco creador del sistema taxonómico de órdenes, especies y géneros, que sigue vigente en nuestros días. Mutis mantuvo una frecuente correspondencia con Linneo a quien envió muestras botánicas para su colección. Por este motivo, Linneo nombra a Mutis miembro de la Academia Científica de Upsala, en Suecia.

A Mutis se debe la expedición botánica de 1783 a Nueva Granada (que comprendía lo que hoy es Colombia, Venezuela, Panamá, y Ecuador). Esta expedición hizo acopio de numerosas muestras zoológicas, minerales y botánicas. Muestras que, en parte, fueron enviadas a Madrid en 104 cajones que contenían, entre otras cosas, herbarios, semillas, 2.945 láminas en color y 2.448 láminas en blanco y negro. En tiempos en los que no existía la fotografía, estas expediciones siempre iban acompañadas de buenos dibujantes. En total, muestras de más de 2.700 especies. Ninguna otra expedición nunca produjo tanta riqueza de datos. Las muestras de plantas fueron enviadas al Jardín Botánico y las muestras zoológicas y minerales al Real Gabinete de Historia Natural de Madrid.

José Celestino Mutis murió en Santa Fe de Bogotá en 1808 y allí está enterrado. Los colombianos le consideran una gloria nacional.

Pero, en realidad, Mutis era médico. Nació en 1732 en la ciudad de Cádiz en una familia burguesa y acomodada. Fue al colegio de los jesuitas de su ciudad natal y apenas con 16 años acude al recién creado Real Colegio de Cirujanos de Cádiz. Este centro era uno de los más avanzados de España donde se estudiaba la «nueva medicina», que incluía estudios de física, química y botánica. Posteriormente marcha a Madrid donde obtiene el título final de médico. Aprovecha su estancia en la capital para completar sus estudios de botánica en el Real Jardín Botánico que dirigía el Dr. Miguel Bernardes, médico del rey Carlos III.

En 1760, marcha a América como médico de Pedro Messía de la Cerda, que había sido nombrado virrey de Nueva Granada cuya capital era Santa Fe de Bogotá. En esta ciudad José Celestino Mutis adquiere una gran celebridad como médico y se hace con una importante clientela.

Como buen ilustrado, Mutis también destacó en otras disciplinas. En 1764, fue nombrado catedrático de Física y Matemáticas del colegio del Rosario de Bogotá. Desde su cátedra defendió las ideas de Copérnico, Galileo y Newton, siendo atacado violentamente por algunos eclesiásticos, especialmente de la orden de los Dominicos, que consideraban que esas teorías iban en contra de las Sagradas Escrituras. «No hay nada en Copérnico que se oponga a la Biblia» llegó a decir en su defensa. A pesar de todo, fue nombrado Astrónomo Real de Santa Fe, responsable del observatorio astronómico.

Para completar el perfil humano de José Celestino Mutis, diremos que fue ordenado sacerdote el 19 de diciembre de 1772. En conclusión, botánico, físico, matemático, astrónomo y sacerdote. Y médico.

Para realizar este artículo nos hemos apoyado en el siguiente texto:
SÁNCHEZ RON, José Manuel: *El país de los sueños perdidos.* Editorial Taurus. Barcelona, 2020.

EL CHE GUEVARA, MÉDICO Y GUERRILLERO

Ernesto Guevara, más conocido como Che Guevara, nacido en Rosario (Argentina) el 6 de junio de 1928. Estudió la carrera de Medicina en Buenos Aires, donde se licenció en 1953. Se doctoró con una tesis sobre alergias.

Que sepamos, Ernesto Guevara nunca llegó a ejercer la carrera de Medicina de manera formal. Dedicado a combatir lo que él creía injusticia social en la América Latina, convencido comunista, conoce en Méjico a Fidel Castro, quien se había refugiado en ese país como exiliado. Castro preparaba un desembarco guerrillero en Cuba y Guevara se presentó como voluntario. Fue aceptado y se le encargó la organización sanitaria de los guerrilleros.

En el año 1957 la expedición castrista desembarca en Cuba y Ernesto Guevara lucha en Sierra Maestra, actuando también como médico. Con el triunfo de la revolución en 1958, Guevara abandona la actividad médica y se dedica de lleno a la política. En 1959 es encargado del Departamento de Industrialización y del Instituto de Reforma Agraria.

Más adelante, vendría la falta de sintonía con Fidel Castro. En 1965 se da de baja en el Partido Comunista y abandona Cuba con la intención de organizar movimientos guerrilleros en América Latina. El resto de la historia es conocido. Ernesto Che Guevara es capturado y muerto por el Ejército boliviano el día 8 de octubre de 1967.

En este artículo nos hemos informado:

LAUNAY, Jacques de: *La misteriosa muerte de Che Guevara.* Historia y Vida, n.º 68, 1973.

JUAN NEGRÍN, PRESIDENTE
DE LA SEGUNDA REPÚBLICA ESPAÑOLA

Juan Negrín fue presidente de la Segunda República española desde 1937, ya iniciada la guerra civil, hasta 1945, ya en el exilio. Licenciado en Medicina, nunca ejerció como médico, ya que su dedicación fue a las ciencias básicas, en concreto a la fisiología, de la que fue catedrático en la Facultad de Medicina de la Universidad de Madrid. Durante su etapa universitaria fue director administrativo del proyecto de la nueva ciudad universitaria, entonces en marcha, y que tuvo que interrumpirse por el comienzo de la guerra.

Miembro del Partido Socialista Obrero Español, se dedicó simultáneamente a la política y a la cátedra. En 1936 fue ministro de Hacienda del gobierno del frente popular presidido por Francisco Largo Caballero. En 1937, en plena guerra civil, es nombrado presidente de la República, cargo en el que se mantendrá durante toda la contienda. Al finalizar la guerra, se exilia en París donde dimitirá de su cargo de presidente en 1945. Nacido en el año 1892, muere en París en noviembre de 1956.

Para realizar esta breve nota nos hemos ayudado de los siguientes textos:

MARTÍNEZ BANDE, Juan Manuel: *La doble conspiración de Negrín y Casado*. Historia y Vida, n.º 64, 1973.

PAYNE, Stanley G.: *Por qué la República perdió la guerra*. Editorial Espasa. Madrid, 2010.

AXEL MUNTHE, MÉDICO OLVIDADO Y ESCRITOR RECONOCIDO

Axel Munthe fue un médico, pero no es recordado por su actividad profesional como tal, sino por su faceta de escritor que le llevó a la fama, especialmente al publicar en 1929 su obra más importante, *La historia de San Michele.*

Munthe nace en la pequeña ciudad de Oskarshamm (Suecia) en 1857 y muere en Estocolmo en 1949. A la temprana edad de 19 años se trasladó, por consejo de sus médicos, al sur de Francia para curarse de una tuberculosis pulmonar en un clima más benigno. Se adaptó tan bien a este clima que decidió estudiar la carrera de Medicina, primero en Montpellier y después en París, donde se graduó en 1880. Allí tuvo como maestros a personajes como Claudio Bernard, Charcot y Pasteur. Ejerció su profesión en París y después en Roma. Durante la Primera Guerra Mundial sirvió en la Cruz Roja Británica, episodio relatado en su libro *Cruz Roja y Cruz de Hierro.*

En 1876, cuando residía en el sur de Francia, en Mentón concretamente, para curarse de su tuberculosis, hace un viaje al sur de Italia y conoce la isla de Capri. Esta isla le impresiona de tal manera que decide que, algún día, se instalará a vivir en ella. En 1895 regresa finalmente a Capri y compra una capilla en ruinas, San Michele, construida sobre las ruinas de una villa del emperador Tiberio. Axel Munthe dedica gran parte de su fortuna a reconstruir esta villa y capilla. Residirá en ella desde finales del siglo XIX hasta 1943, cuando a causa de la Segunda Guerra Mundial se ve obligado a regresar a Suecia. Aquí, mientras reconstruía San Michele, escribiría su gran obra.

La historia de San Michele, su obra maestra, no es más que la historia de un médico. Es una obra en cierto modo autobiográfica, aunque el autor advierte que parte del relato está escrita libremente y no es reflejo fidedigno de su vida. Nos muestra la vida de un médico en su ejercicio profesional, primero en París y más tarde en Roma. Su clientela incluye a personajes de la alta sociedad de ambas ciudades, individuos acaudalados y socialmente prominentes, pero también asiste a la población más pobre y abandonada a su suerte. Todo ello con los recursos, escasos, de que disponía la medicina de aquella época. Este relato nos permite comprobar cómo era la sociedad de aquel tiempo, para lo bueno y para lo malo, a través de unos ojos privilegiados como son los de un médico.

La variedad de ambientes y personajes, descritos por quien no es un escritor profesional, da como resultado un relato ágil y fresco, que nos sorprende, pues no es nada parecido a lo que se espera de una obra (no podemos llamarla novela ni estrictamente autobiografía) de la época.

Este es el texto, con su prólogo, introducción y epílogo, a que nos referimos:

MUNTHE, Axel: *La historia de San Michele*. La Vanguardia Ediciones. Barcelona, 2011.

JUAN PALAREA,
MÉDICO, GUERRILLERO Y MILITAR

La historia del doctor Juan Palarea es un ejemplo de cómo las circunstancias inesperadas pueden cambiar el destino de las personas. Un proyecto bien planificado para ser médico se transforma en una carrera militar. Juan Palarea fue médico, porque estudió para serlo y ejerció su carrera. Y fue militar, sin haber pisado nunca una academia militar, empujado por el destino durante la Guerra de la Independencia.

Quién era Juan Palarea

Juan nace en Murcia en 1780, en el seno de una familia modesta. Sus padres, Antonio Palarea y Juana Blanes, eran propietarios de un comercio de tejidos. Tiene otros cuatro hermanos: José, que nace en 1782; Mariano en 1790; Joaquín en 1794 y Antonio, que nace en 1797. Algunos de estos hermanos le acompañarán en ciertos episodios de su vida militar.

Sus abuelos paternos, Juan Bautista Palarea y Rosa Blanco, eran naturales de Nápoles y vinieron a España durante el reinado de Carlos III. Sus abuelos maternos, Nicolás Blanes y Rosa Hernández, eran de Murcia.

Se hace médico

Por alguna razón, Juan Palarea entra en el seminario de San Fulgencio con la intención de ordenarse sacerdote. Pero en el año 1802 cambia de idea, abandona el seminario y se matricula en la Facultad de Medicina de la Universidad de Zaragoza. Para ello había conseguido previamente una beca. Cinco años después obtiene el título de licenciado en Medicina con las mejores calificaciones.

Se traslada a Madrid, ya que considera que en la capital del reino tendrá mejores posibilidades para desarrollar su carrera. La cosa no era fácil. Para conseguir una plaza en alguno de los hospitales de Madrid o en alguno de los pueblos cercanos se requería de buenas amistades y recomendaciones. El primer ministro del rey Carlos IV, Godoy, repartía los cargos entre sus conocidos y amigos, y Juan Palarea no tenía acceso a esta autoridad. Pero la suerte le sonrió un día y en una de las tertulias tan frecuentes en aquel Madrid pudo conocer a alguien que tenía acceso a la camarilla del príncipe Fernando, futuro rey Fernando VII. Esta influencia le sirve para que le sea otorgada la plaza de médico de Villanueva de la Sagra, un pueblo de la provincia de Toledo. Esto ocurría en 1807. El Dr. Palarea ejerce con éxito su profesión, tiene una buena clientela e incluso es llamado de pueblos cercanos para ver pacientes y así transita por la comarca a lomos de una caballería.

DE PRONTO, LA GUERRA

El 2 de mayo del año 1808, el ejército de Napoleón Bonaparte aplasta sin miramientos un levantamiento del pueblo de Madrid, levantamiento en contra de la invasión de las tropas francesas. La noticia tarda algo en llegar a la comarca de La Sagra, pero seguramente el día 3 o el 4 ya se sabía lo ocurrido. El Dr. Palarea, junto con algunos otros vecinos, toman las armas, las pocas y primitivas de que disponían, y acosan a las tropas francesas que transitan por el Camino Real (lo que hoy es la Carretera Nacional). Apenas un puñado de hombres a caballo formando una guerrilla que permanece activa hasta finales del mes de julio cuando las tropas de Napoleón se retiran a la línea del Ebro tras la batalla de Bailén donde habían sido derrotados por el general Castaños.

El Dr. Palarea, desactiva su grupo de guerrilleros y vuelve a su actividad médica en Villanueva de la Sagra. Solo abandona su pueblo el 1 de diciembre cuando con otros patriotas acude a la defensa de Madrid acosado por las tropas francesas. Pero pronto regresa al pueblo cuando la Junta de Gobierno capitula ante Napoleón.

LA GUERRA CAMBIA SU DESTINO DEFINITIVAMENTE

Al año siguiente, las tropas francesas, al mando del general Lefebvre, se despliegan por la provincia de Toledo. Corre el mes de julio de 1809. Palarea organiza de nuevo una guerrilla. Primero con pocos hombres, pues el miedo acobarda a la gente. Los franceses no se andan con miramientos y ahorcan sin piedad a cualquier sospechoso de colaborar con la guerrilla. Pero finalmente se consiguen agrupar unos catorce jinetes. Entonces, el Dr. Palarea enajena sus bienes, abandona Villanueva de la Sagra y se lanza a la guerrilla. Participa en numerosos actos de guerra y con su grupo adquiere un merecido prestigio. La Partida del Médico, como se le conoce, ve como cada vez más voluntarios se unen a la guerrilla animados por las hazañas conseguidas.

En septiembre de 1809 se produce un episodio afortunado. La Partida del Médico captura a un correo militar francés, que llevaba instrucciones para el mariscal de campo Nicolas Soult y otros generales. Esta información permite a las tropas españolas actuar por sorpresa y con ventaja. Por este hecho, la Junta Central nombra a Palarea comandante de Partida, lo que en términos de escalafón militar equivale a alférez de caballería.

Palarea, el Médico, participa en numerosos hechos militares con gran éxito, por lo que a lo largo de la contienda es ascendido a teniente coronel.

Después de la guerra

Terminada la Guerra de la Independencia, Palarea es nombrado brigadier, es decir, general de Brigada, y jefe del Regimiento de Húsares de Iberia. Dos de sus hermanos, que le habían acompañado en su Partida, también consiguen un ascenso: Mariano a teniente coronel y Joaquín a Alférez. Ya bien situado, Juan Palarea contrae matrimonio con la madrileña María de Soto Díaz en 1815.

En 1819 se produce en Andalucía un levantamiento de fuerzas liberales en contra del gobierno absolutista. El regimiento de Húsares, mandado por Palarea, es destinado a sofocar la rebelión. Pero Palarea, liberal convencido, consigue aducir motivos personales y familiares para ser relevado del mando y es destinado al Regimiento de Montesa con plaza en Madrid. Se libra así de luchar a favor del absolutismo.

En enero de 1820, el coronel Rafael Riego, al mando del Regimiento Asturias, se levanta en Cabezas de San Juan en contra del gobierno. Se suma al golpe el General O'Donnell y, finalmente, se proclama una nueva constitución de corte liberal. El general Juan Palarea le apoya e incluso pide que el nombre de su regimiento, Regimiento de Montesa, se cambie por Regimiento de la Constitución. En el mes de julio es elegido diputado en Cortes y cesa en sus cargos militares para dedicarse exclusivamente a la política.

LOS CIEN MIL HIJOS DE SAN LUIS

Pero los absolutistas no se dan por vencidos y piden ayuda a Francia. El 7 de abril de 1823 un ejército francés al mando del general Luis Antonio de Borbón, duque de Angulema, entra en España. Este ejército ha pasado a la historia con el nombre de los Cien Mil Hijos de San Luis. Derrotan a las tropas liberales y apoyan al absolutista rey Fernando VII. Palarea huye a Francia donde se encuentra con el general José María Torrijos, también huido tras ser derrotado en Cartagena por las tropas francesas.

Palarea y Torrijos conspiran contra el gobierno de España y para ello se trasladan a Inglaterra donde encuentran más facilidades. En 1833, viajan a Gibraltar para estar más cerca de España. Torrijos decide pasar a la acción y con algunos partidarios desembarca secretamente en Málaga con la intención de sublevar a la guarnición. Pero han sido delatados e inmediatamente detenidos, juzgados sumariamente y ejecutados. Palarea no estuvo de acuerdo con esta acción y no participó. Marchó a Francia y después a Argel.

DE NUEVO, LOS LIBERALES

Muerto Fernando VII, la heredera del trono, la princesa Isabel, es menor de edad, por lo que su madre, la reina María Cristina asume la regencia. El problema del momento es la guerra carlista. La regente firma una amnistía y todos los exiliados liberales pueden regresar y ser rehabilitados. El general Palarea regresa de Argel y es nombrado gobernador militar de Valencia. Poco después se presenta a las elecciones a Cortes y es elegido diputado por Murcia.

Pero la guerra carlista continúa con poco éxito para las armas liberales. El gobierno decide entonces enviar al general Palarea al frente de Aragón, donde se enfrenta al prestigioso caudillo carlista, el general Ramón

Cabrera. Palarea, al frente del ejército liberal, derrota a Cabrera, primero en la sierra de Molina de Aragón y después en Chiva, en Valencia. Con estas acciones el curso de la guerra cambia y a Palarea le es otorgada la Gran Cruz Laureada de San Fernando.

El final

En 1840, el general Baldomero Espartero, aprovechando su prestigio como vencedor en la primera guerra carlista (recuérdese el abrazo de Vergara entre Espartero y Maroto), sustituye a la reina María Cristina como regente. La reina abandona España y Espartero asume la regencia de la minoría de edad de la princesa Isabel, futura reina Isabel II. En 1841 se produce un intento de golpe de Estado para destituir al general Espartero y reponer en la regencia a María Cristina. El golpe, dirigido por el joven general Diego de León, a quien apoyaba el también general Juan Palarea, fracasa. Diego de León es sometido a consejo de guerra, condenado a muerte y fusilado. Palarea es procesado también y condenado a prisión. Encarcelado en la prisión de San Julián de Cartagena, muere de forma súbita en marzo de 1842. La causa de la muerte nunca fue conocida. Como suele suceder en estos casos se propagaron diversos rumores sobre su muerte, incluyendo el envenenamiento, nunca probado. Fue enterrado en el cementerio castrense de Cartagena y se le rindieron honores militares. Años después, sus restos fueron trasladados al cementerio de su ciudad natal.

El mérito del doctor Juan Palarea

Juan Palarea fue un médico por vocación. Las circunstancias de una guerra larga y cruel como fue la Guerra de la Independencia le llevaron a la milicia. Sin haber pisado nunca una academia militar, tan solo por méritos de guerra, llegó a ser ascendido hasta el puesto de general de Brigada e, incluso, condecorado con la Gran Cruz Laureada de San Fernando. Su vida es un ejemplo de dedicación a una causa en la que creía firmemente y que le llevó primero a la gloria y después a la desgracia.

Para realizar este artículo hemos consultado los siguientes textos:

PALACIO ATARD, Vicente: *La historia del siglo XIX*. Espasa Calpe, 1978.

PALAREA, Juan: *El médico guerrillero*. Julio Repollés de Zayas. Historia y Vida, n.º 97, 1976.

KARL JASPERS, EL PSIQUIATRA FILÓSOFO

Karl Jaspers fue médico psiquiatra, profesión que ejerció de forma activa a lo largo de su vida. Nace en la ciudad alemana de Oldenburg en 1883. Aunque inicialmente se inclinaba hacia el estudio del Derecho, al final optó por estudiar Medicina. Cursó la carrera en la Universidad de Heidelberg, donde tuvo como profesor al eminente psiquiatra y neurocientífico el Dr. Franz Nissi. En el año 1913 publica su *Psicopatología general* y es nombrado profesor de psiquiatría en la Universidad de Heidelberg. Su inclinación por la filosofía y las ciencias sociales (otro de sus maestros fue el sociólogo Max Weber) le lleva a ser nombrado profesor de filosofía. Es como filósofo como Karl Jaspers es más conocido, aunque nunca dejó la práctica de la psiquiatría.

Al subir el nazismo al poder, Jaspers es destituido de sus cargos universitarios. Nunca escondió su animadversión por el régimen nazi y, además, su esposa era judía. Se exilia a Suiza y no regresará hasta terminada la Segunda Guerra Mundial, libre ya Alemania del nazismo. Se dedica a reconstruir la universidad para librarla de cualquier vestigio del nazismo. No fue fácil y, finalmente, decepcionado con la deriva política de Alemania, marcha de nuevo a Suiza. Justifica esta decisión publicando su libro *¿A dónde va Alemania?* En 1967 renuncia a la nacionalidad alemana y adquiere la nacionalidad suiza. Reside en Basilea hasta su muerte en 1969.

En su extensa obra, Jaspers proclama la libertad del hombre frente a los partidarios de la causalidad que negaban el libre albedrío. Reflexiona sobre el drama humano, el sufrimiento, la culpabilidad y la muerte. Su obra ha influido en la psiquiatría, la filosofía y la teología de su tiempo.

Referencias:

COMALADA NEGRE, Ángel: *Centenario de Karl Jaspers.* Historia y Vida, n.º 191, 1984.

FERNÁNDEZ, Tomás y TAMARO, Elena: *Biografía de Karl Jaspers.* www.biografiasyvida.com. 2004.

PÍO BAROJA, MEJOR ESCRITOR QUE MÉDICO

Pio Baroja nace en San Sebastián en 1872. Su padre, Serafín Baroja, era ingeniero de minas y, por motivos laborales, tuvo que cambiar de residencia en varias ocasiones. Siendo Pío todavía un niño, la familia se traslada primero a Madrid, después a Pamplona y de nuevo a Madrid. Es en la Universidad de Madrid donde Pío Baroja se matricula en la Facultad de Medicina, donde permanece los primeros cursos de la carrera. De nuevo, por motivos de trabajo, los Baroja se trasladan a Valencia, donde Pío completa la carrera de Medicina. Posteriormente, de nuevo en Madrid, realiza el doctorado con una tesis sobre el dolor.

Ejerce por breve tiempo la profesión de médico en el balneario de Cestona, pero convencido de su falta de vocación, abandona el cargo y regresa a Madrid. En la capital de España se encontraba su hermano Ricardo, que regentaba una panadería. Pío se instala con su hermano como panadero, oficio que le permitía vivir en Madrid y acudir a los círculos literarios de la capital, ya que su vocación de escritor la tenía muy clara.

Poco a poco, va siendo conocido como escritor hasta alcanzar un reconocimiento general. Como culminación de su prestigio es nombrado miembro de la Real Academia de la Lengua en 1935. Este sería el único reconocimiento público que recibiría en toda su vida.

Ya firmemente instalado en Madrid, es tentado por la política. Se presenta a las elecciones para concejal al Ayuntamiento de Madrid y, más adelante, para diputado por Fraga por el Partido Liberal. Ambos intentos terminan en un completo fracaso, por lo que Pío Baroja abandonaría la política para siempre.

Al comenzar la guerra civil, Baroja se autoexilia y marcha a París, donde se alojaría en el Colegio de España. Terminada la guerra, regresaría a Madrid en 1940. Es entonces cuando adquiere una vivienda en Vera de Bidasoa, con la que alternará su vida en Madrid.

Baroja publica su primera novela en 1901 y, desde entonces, no deja de publicar. Novela, ensayo, biografía y teatro son los géneros que componen su enorme obra literaria. Enorme en cuanto a cantidad y calidad.

Fue retratado por Vázquez Díaz, Picasso y el dibujante Bagaría. Fallece en Madrid en el año 1956.

Estas son las referencias que hemos consultado:

CARDONA, Francisco Luis: *La novela histórica en Pío Baroja*. Historia Y Vida. Extra n.º 50. Barcelona, 1988.

Historia de la Literatura Española. Volumen 4. Editorial Plaza y Janés. Barcelona, 1987.

MÉDICOS Y SANTOS

MÉDICOS Y SANTOS. MÁS SANTOS QUE MÉDICOS

La enfermedad existe desde que existe la humanidad y los hombres de todos los tiempos han luchado contra las enfermedades con los medios de que disponían en cada época. La medicina científica, tal como la conocemos, hoy existe solo desde mediados del siglo XIX. Antes de tener medios eficaces para la curación, la humanidad no tenía más remedio que recurrir a la magia, la curandería y, como mucho, a remedios empíricos (los remedios de la abuela, por así decirlo). Y en estas situaciones también se ha apelado a los santos, esperando que sus poderes sobrenaturales trajeran la esperada curación. La fe como medicina.

SAN RAFAEL no fue un santo sino un arcángel, pero era médico según el libro de Tobit (o Tobías) del Antiguo Testamento. Rafael en hebreo quiere decir algo así como «el médico que envía Dios o la medicina de Dios». En el viaje que hizo junto al joven Tobías realizó algunas curaciones sorprendentes, como la curación de un hombre ciego que recupera la vista gracias a un ungüento que el arcángel aplica sobre sus ojos.

Continuando con la santa oftalmología, tenemos a SANTA LUCÍA. Lucía quiere decir «la luminosa». Esta santa siciliana vivió alrededor del año 300 d. C. Murió mártir por defender su fe cristiana, pero no sufrió ningún tormento que afectase a sus ojos. Aun así, tal vez por lo luminoso de su nombre, es la patrona de los invidentes. La iconografía la representa llevando sus propios ojos en una bandeja.

Por antigüedad debemos incorporar aquí al EVANGELISTA LUCAS, al que se atribuye la redacción del tercer Evangelio sinóptico. Lucas era médico y acompañó a San Pablo en todos sus viajes. San Pablo se refiere a él como su querido médico. Pablo tuvo sus problemas de salud y se supone que Lucas fue su médico de cabecera.

SAN CORNELIO fue martirizado y ejecutado en tiempos del emperador Decio en el año 253 de nuestra era. Camino del sacrificio, uno de los soldados que lo custodiaban lo llevó a su casa, donde estaba su esposa paralítica. San Cornelio la curó milagrosamente y la señora pudo levantarse y caminar. Ante este prodigio, muchos se convirtieron al cristianismo, pero no pudieron evitar que nuestro santo fuese ajusticiado por el verdugo.

SAN COSME Y SAN DAMIÁN fueron hermanos gemelos y médicos de profesión. Su curación más conocida fue la de un sacristán de una iglesia de Roma. El pobre sacristán padecía un tumor canceroso en una de sus piernas, que tuvo que ser amputada. Los hermanos Cosme y Damián, médicos famosos, fueron requeridos y realizaron el primer trasplante de la historia, que se sepa. Amputaron una pierna sana de un moro (así se le llama en las crónicas) que había muerto el día anterior y se la colocaron al sacristán. Parece ser que el éxito de la operación fue clamoroso. Por esta curación y por otras, Cosme y Damián han sido declarados santos patronos de la profesión médica. Estos hermanos sufrieron martirio y muerte en tiempos del emperador Diocleciano alrededor del año 287 de la era cristiana.

SAN BLAS fue obispo en Armenia alrededor del año 316 d. C. Salvó milagrosamente la vida de un niño que se había atragantado con una espina en la garganta. Dicen las crónicas que mientras se llevaba a cabo esta curación sonó una voz del cielo proclamando que serían salvados de sus males de garganta quienes se encomendaran a este santo.

SAN JUAN DE DIOS, cuyo nombre real era Juan Ciudad, nació en la ciudad de Évora, en Portugal, pero pronto pasó España, concretamente a Granada. Su comportamiento no debía ser demasiado normal, pues fue ingresado durante un tiempo en el Hospital Real de Granada, donde se interna a los locos. Pero parte de su vida la desempeñó como soldado. Combatió contra el rey Francisco I de Francia que había sitiado Fuenterrabía. También combatió con tropas españolas contra los musulmanes, que habían puesto cerco a Viena, donde reinaba un hermano del rey español Carlos I. Pero Juan sufrió una conversión, tal vez milagrosa, y bajo la dirección de Juan de Ávila, se dedicó intensamente a la religión y la caridad, sobre todo en el tratamiento de los enfermos desahuciados. Hoy le conocemos sobre todo por ser el fundador de los Hermanos Hospitalarios de San Juan de Dios. Murió en 1550 a los cincuenta y cinco años de edad. En 1691 fue canonizado por el papa Inocencio XII. Loco a lo divino, se le ha llamado.

SAN PANTALEÓN nace en una familia acomodada de Nicomedia, ciudad situada en Asia Menor. Estamos en el siglo III d. C. Su padre era un senador y el joven Pantaleón estudia Medicina con Eufrosino, el médico del emperador Diocleciano. Convertido al cristianismo, ejercerá su profesión de médico toda la vida, llevando a cabo gran cantidad de curaciones de aspecto milagroso. Son incontables los milagros que se le atribuyen. Como cristiano converso fue perseguido sufriendo el martirio. San Pantaleón ha pasado a ser uno de los principales patronos de los médicos.

SAN RAMÓN NONATO debe este nombre por haber nacido mediante cesárea cuando su madre ya estaba muerta. Nació en Lérida y fue pastor en su juventud y más tarde se ordenó sacerdote en Barcelona. Pasó a África junto a los frailes de la Merced para rescatar prisioneros cristianos. Murió en el año 1240 durante un viaje a Roma. Es considerado el patrón de los partos difíciles.

SAN LÁZARO. Su historia no está clara, podría ser el Lázaro resucitado por Jesucristo. Pero es en la Edad Media cuando aparece como santo protector de los leprosos. De hecho, desde esa época, los centros donde se trataba a estos enfermos se conocen como Hospitales de San Lázaro o lazaretos.

NUESTRA SEÑORA DEL PEPETUO SOCORRO. Es curioso que el culto a esta Virgen se deba a un cuadro, de autoría y fecha no bien establecidas. Se trata de un cuadro de 53 por 41,5 centímetros, pintado al temple sobre nogal. En el cuadro aparece la virgen con túnica roja y a sus lados los arcángeles San Miguel y San Gabriel. Pintado con técnica bizantina, probablemente antes del siglo XV. Por alguna causa este cuadro ha sido objeto de gran devoción en todo el mundo cristiano. En España es patrona de la Sanidad Militar, de los Colegios de Médicos y de la Beneficencia Municipal de Madrid. No hemos encontrado razones para estas advocaciones.

SAN ROQUE. Francés de nacimiento, sabemos que estudió en la Universidad de Montpellier, posiblemente la carrera de Medicina, aunque no está plenamente documentado. Lo que sí sabemos es que fue fraile de la Orden Tercera de San Francisco y que pasó gran parte de su vida en distintos hospitales al servicio de los enfermos, sobre todo de los afectados por la peste. De hecho, murió de las secuelas de esta terrible enfermedad. Estamos a finales del siglo XIII.

Muchos más son los Santos a los que se les tribuye alguna curación milagrosa, pero hemos incluido en este artículo solo a los más conocidos. Alguno, como SAN LUIS GONZAGA, parece que sufrió del «mal de la piedra», seguramente cálculos renales o de la vejiga urinaria. SANTA BRIGIDA pidió a Dios que la afeara y Dios la complació, haciéndola tuerta. Esta santa realizó después numerosas curaciones milagrosas, especialmente a personas con enfermedades de la voz. SANTA ENGRACIA curó las cataratas del rey Juan II de Aragón.

SANTO DOMINGO DE SILOS fue capaz de devolver la vista a algunos ciegos. También se atribuye a SAN MILLÁN DE LA COGOLLA la curación de enfermos. Y no queremos olvidar que cada día 1 de enero se celebra la circuncisión del Niño Jesús, sin duda, la primera intervención auténticamente divina de la historia.

Esta relación no pretende ser exhaustiva. Nuestros lectores pueden encontrar más información sobre estos y otros santos en la siguiente bibliografía:

ATIENZA, Juan G.: *Santoral diabólico.* Ediciones Martínez Roca. Barcelona, 1988.

ECHEVERRÍA, L. y LLORCA, B.: *Año Cristiano.* BAC, Madrid, 1966.

MARTÍNEZ ARANCÓN, Ana: *Santoral extravagante.* Editora Nacional. Madrid, 1978.

VORÁGINE, Santiago de la: *La leyenda dorada.* Alianza Editorial, Madrid, 1982.

HÉROES DE LA MEDICINA QUE NO FUERON MÉDICOS, PERO HICIERON AVANZAR LA MEDICINA

QUÉ ES UN MÉDICO

La medicina y los médicos existen desde que existe la humanidad. El primer hombre que se sintió enfermo acudió a otro hombre que creía que podía curarle. Estos primeros curadores eran brujos, chamanes o magos. Sus formas de tratamientos consistían en encantamientos, ritos contra los malos espíritus y remedios empíricos, como el uso del calor, el frío o compuestos de diversas plantas.

Con el paso de los siglos, los curadores, los «médicos», fueron adquiriendo una formación transmitida por el aprendizaje al lado de algunos maestros de más edad y más experiencia. Pero ninguno de ellos tuvo una educación sistemática y reglada dirigida a su formación precisa como médicos.

Este es el caso de los precursores de la medicina como Hipócrates o Galeno. Durante siglos fueron la guía de los médicos, pero no aportaron conocimientos que puedan considerarse fundamentales para el camino que llevaría a la medicina moderna. Eso sí, crearon el espíritu que desde entonces ha guiado a los médicos: usar sus conocimientos para hacer el bien.

En este artículo vamos a considerar médicos a aquellos profesionales que fueron formados en centros específicamente creados para ese fin, donde la enseñanza estaba a cargo de profesores con experiencia que transmitían sus conocimientos a las siguientes generaciones. Conocimientos basados en la interpretación racional de los hechos observados y, a ser posible, comprobados. Es decir, la educación que ya podíamos llamar científica.

Sin embargo, lo que nos interesa en este artículo son aquellos individuos que no fueron médicos, pero que tuvieron la ocasión de desarrollar conocimientos y conseguir hallazgos que se incorporaron al desarrollo de la medicina, aunque no fuese la intención inicial de sus descubridores. Sobre todo, a partir del siglo XVIII, coincidiendo con las nuevas ideas de la Ilustración, aparecen individuos formalmente preparados en disciplinas como la biología, la química, la física o la botánica, que lograron descubrimientos que más adelante fueron aprovechados por la medicina.

AMBROSIO PARE, CASI UN MÉDICO

Tal vez debamos incluir en este apartado a Ambrosio Pare (1509-1590) que nos ofrece un adelanto de lo que iba a ser la cirugía del futuro. Era un cirujano barbero o de toga corta (los de toga larga eran los que habían recibido educación médica), pero de alguna manera consiguió entrar, como aprendiz, en el Hôtel Dieu de París, el centro médico más importante de Francia. Adquirió experiencia, aunque no una titulación académica. Entró en el Ejército francés de Francisco I como cirujano militar. Consiguió un gran renombre por su método de tratamiento de las heridas de guerra, método que de alguna manera fue seguido también por los cirujanos modernos, como Lister en Inglaterra y en España, Bastos Ansart y Trueta. Hasta el descubrimiento de los antibióticos, el tratamiento de las heridas debe mucho a Ambrosio Pare.

LA BIOLOGÍA EN LA ILUSTRACIÓN. LÁZARO SPALLANZANI

El primero que encontramos ya en el siglo XVIII es Lázaro Spallanzani (1729-1799). Estudia ciencias naturales en Bolonia, donde después fue profesor de lógica, matemáticas y griego. Se ordenó sacerdote en 1757. Esto era frecuente en aquellos tiempos, pues casi siempre se exigía estar ordenado para poder enseñar en una universidad. Inclinado a las ciencias, enseñó física en Módena e historia natural (ciencias) en Pavía. Prototipo del biólogo experimental, realizó interesantes estudios sobre la generación de los seres vivos, el proceso de la digestión, los mecanismos de la circulación sanguínea y el fenómeno respiratorio.

LOS PULIDORES DE LENTES Y EL MICROSCOPIO

Muy interesante es el caso del comerciante de paños holandés Antón van Leeuwenhoek (1632-1723). Aficionado a la óptica, se dedicaba a pulir lentes. De forma artesanal construyó un microscopio que fue el precursor de los actuales más modernos. Leeuwenhoek se basó en las lentes de aumento que ya otros habían utilizado en el estudio de la biología, sobre todo Malpigio. Sin ninguna formación en medicina o biología, construyó un instrumento muy superior a todos los realizados hasta entonces. Su microscopio conseguía más de 300 aumentos, algo extraordinario en su época. Leeuwenhoek llegó a construir unos cuatrocientos de estos instrumentos. Como simple aficionado, dedicó más de cincuenta años a observar bajo sus lentes todo lo que encontró en su camino: cristales, rocas, animales y plantas. Fue el primero en describir los infusorios y los espermatozoides. Estudió la estructura del cristalino y la forma y tamaño de los hematíes. También estudió por primera vez bajo el microscopio el músculo estriado, el músculo cardiaco, la epidermis, el hueso, la pared vascular, el encéfalo y la médula espinal.

Como curiosidad, mencionaremos que un contemporáneo de Leeuwenhoek, y que también vivía en Holanda, el filósofo Baruch Spinoza (1632-1677), también se ganaba la vida puliendo lentes por encargo.

La botánica se convierte en ciencia. Carl Linneo

En un mundo donde la farmacología todavía estaba por descubrir, muchos de los remedios terapéuticos derivaban de las plantas. De ahí la importancia de la obra de Carl Linneo (1707-1778). Este investigador sueco realizó una exhaustiva clasificación taxonómica de todas las plantas conocidas basada en los caracteres sexuales de cada vegetal, pues Linneo fue el primero en establecer claramente que las plantas tienen sexo (algunos consideran que fue John Ray, que vivió entre 1627 y 1705, el primero en considerar la sexualidad de las plantas y que sería el precursor de Linneo). Su clasificación en órdenes, géneros y especies mantiene hasta hoy su actualidad. Así fue posible conocer mejor plantas como la quina, la ipecacuana, la belladona y la digital, por mencionar solo unas pocas del gran arsenal terapéutico de la medicina de aquellos años e incluso de los actuales.

LOS COMIENZOS DE LA ELECTRICIDAD

Todavía en el siglo XVIII tenemos al estadounidense Benjamín Franklin (1706-1790), que fue el primero en estudiar experimentalmente la electricidad atmosférica (su invento más conocido fue el pararrayos). Alessandro Volta (1745-1827) fue un químico y físico italiano a quien debemos el descubrimiento del metano y la construcción de la primera pila eléctrica. No es necesario insistir en lo que por el trabajo de estos investigadores ha supuesto el descubrimiento de la electricidad para la ciencia y la medicina. Aquí hemos de incluir a Henry Cavendish (1731-1810), el estrafalario investigador inglés que descubre el hidrógeno, que él llamó inicialmente aire inflamable, y el bióxido de carbono. Igualmente describió la composición analítica del agua. Sus extraordinarias aportaciones a la física experimental han llevado a que el laboratorio de física de la Universidad de Cambridge lleve hoy su nombre.

ANTOINE LAVOISIER. LA QUÍMICA MODERNA

Aquí vamos a incluir al francés Antoine Lavoisier, que hizo de la química una ciencia racional y exacta. Estudió la carrera de Derecho, pero su inclinación a la química le llevó a compaginar la práctica jurídica con el trabajo en el laboratorio. Es considerado el fundador de la química moderna. Propuso el nombre de oxígeno para el gas fundamental en la combustión. También determinó la composición cuantitativa del agua. Su *Tratado elemental de química* tuvo mucho éxito y alcanzó una gran difusión. Desde entonces, las fórmulas químicas deben reflejar la verdadera composición de sus compuestos, lo que facilitó el progreso de esta ciencia. Hoy nos parece algo normal, pero hasta entonces no lo era. Arrastrado por la vorágine de la Revolución francesa y el Régimen del Terror, fue condenado a muerte y guillotinado el 8 de mayo de 1794.

DAGUERRE Y LA FOTOGRAFÍA

A caballo entre los siglos XVIII y XIX, aparece Louis Daguerre (1789-1851). Este inventor puso las bases de lo que sería la fotografía moderna, técnica muy utilizada en la investigación médica. Por ejemplo, el médico e investigador español Santiago Ramón y Cajal fue un experto en la fotografía y desarrolló técnicas de revelado de nitrato de plata que tanto usó en sus estudios.

El siglo XIX fue el siglo de los grandes descubrimientos técnicos y científicos, muchos de los cuales fueron aplicados a la medicina, aunque inicialmente no siempre tuviesen ese propósito. Desde entonces, el desarrollo de la medicina moderna se ha apoyado en los descubrimientos técnicos de otras ciencias. Gran parte de los avances de la medicina del siglo XX son, fundamentalmente, técnicos más que descubrimientos propiamente médicos.

PASTEUR, UN QUÍMICO DESCUBRE LAS BACTERIAS

Louis Pasteur (1822-1895), formado como químico, entró en el mundo de la medicina de una forma casual. Estudiando las propiedades ópticas del alcohol amílico, encontró que este alcohol desempeña un papel importante en la fermentación láctica y que esta era causada por la acción de unos organismos vivos microscópicos. Así fue el descubrimiento de las bacterias, organismos desconocidos hasta entonces. Esto le llevó más adelante al descubrimiento de que el ántrax (carbunco) también era causada por otra bacteria. Los hallazgos de Pasteur abrieron un nuevo y fundamental camino en el estudio de la causa de las infecciones. Descubrió que ciertas enfermedades de los animales como el cólera de las gallinas, la erisipela del cerdo y la neumonía de los bóvidos eran causadas por bacterias. En el ser humano estudió desde el punto de vista bacteriológico la septicemia puerperal, la osteomielitis y la rabia. Muchos fueron los investigadores que, siguiendo los descubrimientos de Pasteur, desarrollaron nuevas técnicas para el cultivo de bacterias, estableciendo de forma definitiva que todas las infecciones conocidas eran causadas por microorganismos. En su honor se creó el Instituto Pasteur en París, instituto que el propio Pasteur dirigió durante muchos años. Este centro de investigación todavía permanece activo en la actualidad.

Unos descubrimientos fundamentales: los rayos X y la radioactividad

El siglo XIX sigue siendo muy fructífero en avances científicos y así Wilhelm Roentgen (1845-1923) descubre los rayos X, que se convirtieron en un elemento fundamental del diagnóstico médico. Casi al mismo tiempo, Henri Becquerel (1852-1908) descubre la radioactividad. Poco después, los esposos Curie, Pierre (1850-1906) y Marie (1867-1934), consiguen aislar el radio y el polonio.

La genética comienza con Mendel

A mediados del siglo XIX, Gregor Mendel (1822-1884), monje agustino en el monasterio de Brno (República Checa hoy), realiza sus conocidos estudios genéticos cruzando guisantes, obtenidos en el jardín de su monasterio, sentando las bases de la genética. Pero su estudio pasó desapercibido hasta que fue encontrado en 1900 por Hugo de Vries y sus colaboradores. Esta línea también fue desarrollada por August Weismann (1834-1914), profesor de zoología de la Universidad de Friburgo y considerado el padre de la genética moderna,

Las moscas de Morgan

Ya más a caballo de los siglos XIX y XX, encontramos a un investigador cuyos trabajos iban a ser fundamentales para el estudio de las mutaciones genéticas y las enfermedades hereditarias. Se trata de Thomas H. Morgan (1866-1945), catedrático de Zoología experimental en la Universidad de Columbia en Nueva York. Intentó hacer sus investigaciones usando ratones, pero necesitaba un animal de experimentación con un proceso de reproducción muy rápido para poder visualizar más fácilmente los cambios y mutaciones genéticas. Para ello recurrió a un ingenioso procedimiento. Utilizó a un modesto animal, la pequeña mosca de la fruta, la *Drosophila melanogaster,* que podía criar por miles y rápidamente en unas botellas en su propio laboratorio. Además, esta mosca tenía un ciclo vital muy corto, apenas diez días desde su nacimiento hasta su madurez reproductiva. De esta manera podía obtener varias generaciones en unas semanas, con la consiguiente facilidad de estudiar mutaciones hereditarias muy rápidamente. Esta humilde mosca, que todos hemos podido ver en nuestro domicilio cuando la fruta madura en exceso, se ha convertido desde entonces, aunque parezca mentira, en uno de los animales de experimentación más utilizados en los laboratorios de investigación hasta nuestros días. Por estos trabajos le fue otorgado el Premio Nobel en 1933.

LOS HÉROES DEL ADN

Ya en el siglo XX hemos de recordar al profesor estadounidense de química cuántica Linus Pauling (1901-1994), que trabajó en el Instituto Tecnológico de California. Estudió la estructura del ADN por medio de cristalografía de rayos X, pero no llegó a una conclusión definitiva. Se atascó creyendo que la estructura del ADN tenía que ser una triple hélice. Pero sus estudios llevaron a James Watson, investigador estadounidense que trabajaba en el laboratorio Cavendish de Cambridge, y Francis Crick, biólogo inglés, a demostrar por medio del método de difracción de los rayos X, ya utilizado por Pauling, que la estructura del ADN era en doble hélice y no en triple hélice. Estos estudios fueron completados con la ayuda de Maurice Wilkins, investigador de Nueva Zelanda que a la sazón trabajaba en el King College de Londres. Por estos hallazgos, Watson, Crick y Wilkins recibieron el Premio Nobel de Medicina y Fisiología en 1962. El precursor de sus trabajos, Linus Pauling, ya había recibido el Premio Nobel de Química en 1944. La investigación de la configuración del ADN es una excelente demostración de cómo un grupo de científicos de diversas procedencias pueden unir sus esfuerzos y conocimientos para alcanzar unos hallazgos fundamentales que, aplicados a la medicina, han conseguido resultados prácticos muy importantes.

No podemos olvidar en este artículo al investigador francés Jacques Monod. Nacido en París en 1910, sufrió una poliomielitis de niño que le dejó con una considerable invalidez en una pierna, por lo que necesitaba ayudarse de un elemento ortopédico. Se graduó en Ciencias (biología, zoología, química) en la Universidad de la Sorbona en 1931. En 1936 se traslada al Instituto Tecnológico de California, donde entra en contacto con la biología molecular, que iba a ser su campo de trabajo durante el resto de su vida. A su regreso a Francia ingresa en el Instituto Pasteur que, con el tiempo, llegó a dirigir. Estudió el control genético de la síntesis de las proteínas y descubrió la función del RNA mensajero que, por fin, explica cómo se trasmite el mensaje genético. La importancia de sus descubrimientos le valió para recibir el Premio Nobel en 1965. Muere en París, de forma repentina, en 1996.

LO QUE FALTABA: HAN CLONADO UNA OVEJA

En 1996, el biólogo Ian Wilmut y sus colaboradores del Roslin Institute de Edimburgo comunican haber conseguido la clonación de una oveja, la famosa Dolly. Para ello transfirieron la carga genética (el ADN) del núcleo de una célula de una glándula mamaria (es decir, una célula no germinal, no reproductiva) de una oveja a un óvulo no fecundado y sin núcleo. Este óvulo fue implantado en el útero de otra oveja (como madre de alquiler) y así nació la oveja Dolly, el primer mamífero obtenido por clonación. Es decir, sin el concurso de células germinales y utilizando el tejido genético (ADN) previamente seleccionado de una célula adulta. Con este método, utilizando siempre el mismo ADN, se pueden (en teoría) crear muchos animales idénticos desde el punto de vista genético.

Este proceso de clonación no fue fácil. Se realizaron 277 intentos antes de conseguir el éxito. La importancia de este experimento es que se demostró que era posible clonar a un mamífero. Anteriormente, ya se habían clonado bacterias e, incluso, algunos anfibios.

PUNTO Y SEGUIDO

Tan solo hemos apuntado una corta nómina de los muchos investigadores que han contribuido, a veces sin saberlo, al avance de la medicina. En el futuro se seguirán produciendo avances en todas las disciplinas científicas. Y muchos de estos hallazgos serán incorporados a la medicina mejorando el diagnóstico y el tratamiento de las enfermedades. Dejamos para otro artículo la contribución de la informática, la telemetría y la resonancia nuclear, por poner solo algunos ejemplos, en el progreso de la ciencia médica.

Para realizar este artículo nos hemos ayudado de los siguientes textos:

BOURGEOIS, Suzanne. *Genesis of the Salk Institute.* University of California Press, 2013.

BRYSON, Bill: *Una breve historia de casi todo.* RBA Editores. Barcelona, 2011.

INGLIS, Brian: *Historia de la Medicina.* Ed. Grijalbo. Barcelona, 1968.

LAÍN ENTRALGO, Pedro: *Historia de la medicina moderna y contemporánea.* Editorial Científico Médica. Madrid, 1962.

SÁNCHEZ RON, José Manuel: *El jardín de Newton.* Editorial Crítica, 2002.

LAS GRANDES INSTITUCIONES
DE LA MEDICINA

LA CLÍNICA MAYO. LOS HUMILDES PRINCIPIOS DE UN GRAN CENTRO MÉDICO

La gran fama y prestigio de la Clínica Mayo de Rochester, en el estado norteamericano de Minnesota, fama y prestigio ganados a lo largo de muchos años de buen trabajo, no deben hacernos olvidar sus humildes y difíciles comienzos allá por el siglo XIX.

UN EMIGRANTE EN BUSCA DE UNA VIDA MEJOR

Worrel Mayo era, supuestamente, un estudiante de Medicina en Inglaterra, pero no llegó a terminar la carrera. En 1845 (esta fecha es aproximada) emigra a los Estados Unidos en busca de una vida mejor y trabaja como ayudante de farmacia en el hospital Bellvue de Nueva York. El trabajo en Bellvue, hospital de caridad donde se atendía a personas sin recursos y a los presidiarios de la ciudad, no fue fácil. Muchas horas de trabajo y pocos ingresos. Por este motivo, Worrel Mayo decide trasladarse a la ciudad de Lafayette, en el estado de Indiana, de nuevo en busca de una vida mejor.

LOS DIFÍCILES COMIENZOS

En Lafayette, Worrel Mayo abre un taller de sastrería donde confecciona trajes y abrigos. Cuando se declara una epidemia de cólera, el Sr. Mayo fue nombrado médico del lugar. No queda claro si completó sus estudios de Medicina o si sus incipientes conocimientos de la materia fueron suficientes para otorgarle el título, pero esta circunstancia le dio la oportunidad de dedicarse al ejercicio de la medicina ya de forma permanente. Más adelante fue también boticario además de médico rural, pero como sus ingresos eran escasos, su esposa tuvo que abrir un taller de sombrerería.

De nuevo se traslada en busca de mejores condiciones económicas y de trabajo, y se muda a la ciudad de St. Paul, en el estado de Minnesota.

En este clima tan frío las condiciones tampoco fueron fáciles. Tuvo incluso que luchar contra los indios siux, que en el año 1862 desenterraron el hacha de guerra. Para complementar sus ingresos trabajó ocasionalmente incluso como capitán de barcos fluviales. La guerra civil le llevaría a la ciudad de Rochester, donde permanecería el resto de sus días.

Por fin llega el éxito

Por fin, las condiciones económicas mejoraron lo suficiente como para mantener a su familia con los ingresos de su profesión de médico. En Rochester fue alcalde y médico, y en el año 1869 pudo costearse unos cursos de cirugía y ginecología en Nueva York. A su vuelta, con sus nuevos conocimientos, realiza la extirpación quirúrgica de un tumor de ovario, algo excepcional para la época.

El primer hospital

En estos años en Rochester no había ningún hospital y la mesa de operaciones era la mesa de la cocina del domicilio del Dr. Mayo. En estas pobres condiciones, nuestro personaje fue acumulando un prestigio como cirujano. Cuando en el año 1883 un huracán arrasa la región y causa centenares de víctimas, se hace evidente la falta de mejores medios sanitarios. Son las Hermanas del Convento de San Francisco las que se ponen manos a la obra y consiguen las donaciones necesarias para construir el primer hospital. En 1889 finalizan las obras del hospital de St. Mary, núcleo duro de la futura y prestigiosa Clínica Mayo.

Los hijos, William y Charles, toman el mando

Worrel Mayo, ya con más recursos, pudo enviar a sus hijos, Charles y William Mayo, a las universidades de Ann Arbor y de Chicago, donde se formaron como médicos y cirujanos. Los dos hermanos tuvieron la oportunidad de visitar las más prestigiosas clínicas europeas donde completaron su formación.

Cuando en 1911 muere Worrel Mayo, su clínica, ya en manos de sus dos hijos, había alcanzado un reconocimiento que no ha hecho más que aumentar a lo largo de los años siguientes. El resto es historia bien conocida. Se contrata a los mejores especialistas para trabajar en la clínica, con lo que su prestigio aumenta día a día. Uno de estos médicos, el Dr. Plummer, se convierte en el gerente del centro y bajo su dirección se construyen nuevos edificios hospitalarios. En 1913 se crea la Fundación Mayo para fomentar la formación de los médicos y la investigación. Cuando los hermanos William y Charles Mayo fallecen, ambos en 1939, la Clínica Mayo ya es uno de los centros médicos más importantes del mundo.

Moraleja

La historia de la Clínica Mayo es un ejemplo de cómo desde unos inicios muy humildes, partiendo casi de cero, se puede realizar un gran proyecto a base del trabajo y el tesón aplicado a una idea en la que se cree.

Para realizar este artículo nos hemos apoyado fundamentalmente en el libro *El triunfo de la virugía,* de Jürgen Throrwald, Ediciones Destino, 1960.

EL INSTITUTO SALK.
EL LEGADO DE UN COLOSO

En 1955, el Dr. Jonas Salk no sabía qué hacer, hacia dónde dirigir su carrera de investigador. En 1943, había conseguido elaborar la primera vacuna eficaz contra la gripe y en 1955 había conseguido desarrollar la primera vacuna contra la poliomielitis, con la que se pudo erradicar esta terrible enfermedad en todo el mundo occidental. El Dr. Jonas Salk era una celebridad, conocido en el mundo entero, pero tal vez había llegado a la cima de sus posibilidades como investigador. Y solo tenía 41 años. Evidentemente necesitaba un nuevo proyecto para sentirse útil para la humanidad.

UN NUEVO PROYECTO

Parece que fue en 1959 cuando Jonas Salk, después de descartar otras ideas, por fin supo lo que quería hacer. En la Universidad de Cambridge tuvo la oportunidad de escuchar una conferencia del físico y escritor Charles Percy Snow titulada «Las dos culturas». La tesis de Snow era que existían dos comunidades, la científica y la humanista, que se hacían las mismas preguntas sobre el mundo y la vida, pero que no tenían relación entre ellas. Más tarde, Snow precisó esta tesis en un libro titulado *Las dos culturas y la revolución científica*. Salk aceptó inmediatamente esta idea: construiría un centro donde investigadores de la ciencia y humanistas conviviesen e intercambiasen ideas y experiencias para que los nuevos descubrimientos científicos tuvieran una relación directa con las necesidades de la sociedad.

ANTECEDENTES Y PRINCIPIOS

Jonas Salk ya tenía un proyecto o, al menos, una idea de proyecto. Pero no tenía el dinero para llevarlo a cabo ni los posibles colaboradores, los científicos y los humanistas, para llenar el futuro instituto. Muchos de los futuros colaboradores vivían en Europa, como Crick y Bronowski en Gran Bretaña, y Monod, Lennar y Cohn en París.

En medio de todas estas dudas, Salk conoce a Leo Szilard en 1959. Szilard era un físico nacido en Hungría de etnia judía. Huyendo del nazismo, se traslada a Gran Bretaña donde trabaja en la Universidad de Cambridge y posteriormente emigra a los Estados Unidos. Szilard había desarrollado la reacción nuclear controlada y fue uno de los miembros de la Operación Manhattan que llevaría a la construcción de la bomba atómica. Horrorizado por los efectos de la bomba, decide cambiar su actividad al mundo de la biología.

Pero lo fundamental es que Szilard había trabajado en el periodo de entreguerras en Berlín, en el Kaiser Wilhelm Institute. Este centro de investigación colaboraba con la universidad, pero era administrativamente independiente, tomando las decisiones sobre programas de investigación y contratación de personal al margen de los criterios burocráticos de la universidad. En estos años, 1920 y siguientes, Berlín era la meca de la física y la química. Max Plank había sido galardonado con el Nobel de Física en 1918; Max von Laue fue Nobel de Física en 1914; Fritz Haber, Nobel de Química en 1918; James Frank, Nobel de Física en 1925. Y, sobre todo, Albert Einstein, que era el director del Kaiser Wilhelm Institute y Premio Nobel de Física en 1921. Conocer esta experiencia por boca de Leo Szilard permitió a Salk organizar sus ideas. Su futuro instituto de investigación sería una entidad independiente de la universidad, con completa autonomía del mundo académico oficial, dedicado a la investigación y sin obligarse a la docencia.

Pero también tenía un ejemplo en los Estados Unidos. Por las mismas fechas conoce a Robert Oppenheimer, conocido como el padre de la bomba atómica. Oppenheimer había trabajado en el Departamento de Física de la Universidad de California en Berkeley para después marchar a la Universidad de Princeton en Nueva Jersey y colaborar con el Instituto de Estudios Avanzados de dicha universidad. Aquí terminó trabajando Albert Einstein cuando emigró a los Estados Unidos huyendo del nazismo. Se trataba de un instituto dedicado a la investigación, independiente administrativa y financieramente de la universidad. Una idea muy parecida a la del Kaiser Wilhelm Instutute, pero adaptado a los Estados Unidos. Jonas Salk se afianzaba en su idea sobre lo que debería ser su fututo instituto.

Otro encuentro fundamental fue con Jacob Bronowski. Nacido en Polonia en 1908 (entonces Polonia era parte de la Rusia zarista), su familia emigró a Gran Bretaña donde Jacob obtuvo su doctorado de Matemáticas en Cambridge. Pero Jacob también escribía poesía y libros de divulgación científica. En este sentido, colaboró con el biólogo Julián Huxley y el filósofo Alfred Ayer en varios programas de la televisión británica. En 1953, Bronowski es invitado a dar tres conferencias en la Universidad de Harvard y esas conferencias son publicadas en forma de libro, titulado *Ciencia y valores humanos*. Por fin, Jonas Salk sabía que había encontrado el humanista que necesitaba para su proyecto, cuando conoció a Bronowski en Londres en 1960. Apuntalaba su idea inicial de las dos culturas que le fue sugerida por Charles Snow en su conferencia en Cambridge en 1959.

Concretando la idea

El proyecto se llamaría Instituto de Estudios Biológicos (no llevaría el nombre de Salk). Sería una institución científica, independiente de la universidad, autónoma administrativa y financieramente, dedicada a la investigación básica de la biología. No habría docencia oficial y no se emitirían títulos académicos. Los científicos podrían ser miembros permanentes, con dedicación exclusiva y residiendo en el propio instituto, o miembros asociados que residirían en el instituto durante unos meses y regresarían a sus centros de origen. Otros miembros serían humanistas que convivirían con los científicos y buscarían los nexos entre ciencia y sociedad.

Ya solo quedaba buscar una localización para construir el instituto, buscar al arquitecto idóneo y, sobre todo, buscar financiación. Porque hasta este momento, el Instituto de Estudios Biológicos era solo una idea sin nada detrás.

Localización y arquitecto

Inicialmente hubo ciertas dudas sobre dónde localizar el instituto. En un principio, se pensó en Pittsburgh, en cuya universidad Jonas Salk había trabajado tantos años, pero la idea no llegó a fructificar. Gustó más la posibilidad de situar el instituto en la zona de San Francisco, concretamente junto a la Universidad de Stanford. De hecho, Salk visita Stanford en 1959, pero parece difícil que esta universidad aceptase un instituto totalmente independiente de sus autoridades académicas. De nuevo, apareció el ya mencionado Leo Szilard, que sugirió la localización en La Jolla, un suburbio de la ciudad de San Diego en el sur de California. En La Jolla había terreno disponible, una localización excelente junto al mar. Allí ya había una división de General Dinamics, la Scripps Clinic y el Instituto Oceanográfico. También estaba previsto instalar en La Jolla una sección de la Universidad de San Diego. Además, el alcalde de San Diego, Charles Dail, tenía secuelas de una poliomielitis padecida de niño y era un gran admirador de Jonas Salk. Charles Dail hizo todo lo posible para que la Corporación de San Diego aprobase la cesión de este terreno para instalar el Instituto de Estudios Biológicos. Salk quedó encantado con esta localización, en un alto con unas vistas magníficas frente al mar.

El arquitecto elegido fue Louis Kahn. Nacido en Estonia en el año 1901 (por entonces, parte del Imperio ruso), emigró muy joven a los Estados Unidos. Estudió Arquitectura en la Universidad de Pennsylvania. Kahn se hizo un prestigio como constructor de edificios monumentales pero confortables y bien iluminados con luz natural. Sus dos obras más recientes, la Galería de Arte de la Universidad de Yale y los laboratorios de investigación de la Universidad de Pennsylvania llamaron la atención de Jonas Salk, que no dudó en contratarlo.

El proyecto de Kahn para el instituto comprendía tres edificios: uno para contener los laboratorios de investigación, otro para salas de reuniones y seminarios, y el tercero para residencia de los investigadores. Como suele ser habitual, las obras se retrasan. Comienzan en 1962, y en 1966 los edificios están casi completados. Todavía quedan cosas por terminar, pero ya es posible instalar los laboratorios y comenzar a trabajar. Mientras tanto, los investigadores habían utilizado las instalaciones de la Universidad de San Diego, que gentilmente había cedido parte de sus instalaciones de forma temporal.

Los científicos

La idea fundamental de Jonas Salk para su instituto era la de reunir bajo el mismo techo a científicos ya reconocidos mundialmente para comenzar desde un principio al más alto nivel. Y comienzan los contactos. Ya hemos mencionado como en una estancia en Gran Bretaña tuvo contacto con Jacob Bronowski, matemático y escritor, y gran entusiasta del proyecto. Leo Szilard, ya mencionado, también fue de los primeros en incorporarse a la idea del Salk. Szilard había trabajado en el Departamento de Física del Kaiser Wilhelm Institute de Berlín a las órdenes de Einstein y, posteriormente, desarrolló la reacción nuclear en cadena y participó en el Proyecto Manhattan, de donde saldría la primera bomba atómica. Impresionado por los efectos devastadores de la energía nuclear, abandonó la física y dedicó los últimos años de su vida a trabajar en proyectos de bioquímica. Francis Crick, que en el laboratorio Cavendish de la Universidad de Cambridge desveló la estructura helicoidal del ADN, hecho por el cual recibió el Premio Nobel. Jacques Monod, bioquímico del Instituto Pasteur de París, fue uno de los científicos no residentes, pero que pasó largas temporadas en el Instituto Salk. Fue galardonado con el Premio Nobel de Medicina y Bioquímica por su descubrimiento del ARN mensajero, estructura fundamental para la transmisión genética. Otro de los colaboradores iniciales fue Renato Dulbecco, quien trabajaba en el Instituto de Tecnología de California (Caltech), especialista en virología oncológica, por lo que también obtuvo un Premio Nobel. Seymour Benzer, el primero en realizar un mapa genético. Edwin Lennox, de la Universidad de Nueva York, investigador de la formación de anticuerpos. Melvin Cohn, bioquímico de la Universidad de Nueva York, que pasó cinco años con Monod en el Instituto Pasteur de París y que finalmente se dedicó a estudiar los mecanismos genéticos de la síntesis de proteínas. No queremos hacer la lista muy larga, pero no podemos dejar de mencionar a Leslie Orgel, bioquímico inglés que estudiaba los mecanismos químicos que llevaron a la aparición de la vida en la tierra. Salvador Luria, microbiólogo de Harvard, Premio Nobel por determinar la estructura genética de los virus. Algo más tarde, en 1969, se incorpora Roger Guillemin, médico y fisiólogo de origen francés, pero que trabajó en la Universidad Baylor de Houston. Descubrió el mecanismo hormonal originado en el hipotálamo y que actuaba sobre la producción de hormonas por la hipófisis. También sería galardonado con el Premio Nobel.

Baste esta breve lista de científicos, todos en la primera línea de la investigación básica, muchos de ellos galardonados con el Premio Nobel de Fisiología y Medicina, que colaboraron desde el primer momento con la idea de Jonas Salk. Nunca antes en la historia de la medicina se ha juntado bajo el mismo techo a un grupo tan notable de investigadores.

Se establece el Council for Biology of Human Affairs, dirigido por Jacob Bronowski, que sería la plataforma de unión entre ciencia y humanismo. Otros proyectos son un Instituto de Biología y Ética, Biología del Comportamiento y el Aprendizaje y Biología en la Cultura Contemporánea. Además, Leo Szilard traslada al instituto su colección de libros antiguos para que puedan ser consultados por todos los colaboradores. En sus seminarios participan otros colaboradores, como el filósofo de la ciencia Karl Popper. También reciben la visita de Severo Ochoa, también Premio Nobel por su trabajo con el ácido ribonucleico.

LOS PROBLEMAS FINANCIEROS

Jonas Salk no era un buen administrador, de ahí que el instituto tuviera problemas financieros desde sus principios. Los gastos eran enormes, entre otros motivos, porque a los investigadores se les prometieron elevados salarios de por vida, sin fecha de jubilación y con todos los gastos cubiertos, tanto de residencia como de personal y medios de investigación.

Salk recurrió a su amigo Basil O'Connor, que era el presidente de la Fundación Nacional de la Parálisis Infantil que había financiado todo el proyecto de investigación de la vacuna contra la poliomielitis. La Fundación otorgó cuatro millones de dólares para hacer arrancar el proyecto y comprometió un millón al año durante diez años para su mantenimiento. Pero no fue suficiente. Había sido relativamente fácil obtener donaciones de personas altruistas y grandes empresas cuando se trataba de luchar contra una terrible enfermedad como la poliomielitis. Pero no era lo mismo conseguir donaciones para un instituto de investigación básica sin una finalidad a corto plazo que interesara al gran público. O'Connor decide cambiar el nombre de Instituto de Estudios Biológicos por Instituto Salk para utilizar el nombre de un investigador muy conocido y al que la gente consideraba un héroe. Pero no fue suficiente.

Ante estas dificultades financieras, en 1969 se decide contratar a un gestor con experiencia. El nombramiento recae en Augustus Kinzel que había sido vicepresidente de la unidad de investigación de Unión Carbide. Kinzel decide apartar a Jonas Salk de todas sus responsabilidades administrativas, de modo que Salk ya es un investigador más sin ningún poder ejecutivo. Los esfuerzos para conseguir más aportaciones económicas no dan demasiado resultado. Se acude a algunas celebridades de Hollywood como Burt Lancaster, Dean Martin, Andy Williams y Henry Mancini, pero, aun así, los problemas financieros no se superan.

En 1968, Kinzel renuncia y el nombramiento de nuevo director ejecutivo recae en Joseph Slater, director de la Fundación Ford y hombre con buenas conexiones con la industria americana e internacional. Había participado en la distribución de dinero americano para la reconstrucción de Europa al finalizar la Segunda Guerra Mundial, lo que le permitió conocer a gente de la política y las finanzas. Fue un buen administrador, pero no llegó a congeniar con los científicos del Instituto y, finalmente, abandonó su puesto en La Jolla para marchar al Instituto Aspen.

Se contrata a un nuevo director ejecutivo, Frederic de Hoffmann. De Hoffmann había nacido en Viena y muy joven tuvo que abandonar su país ante el avance del nazismo. De Hoffmann era judío. Doctorado en Física por la Universidad de Harvard, fue parte de General Atomics para el uso pacífico de la energía nuclear. De Hoffman es un trabajador incansable que dedica las 24 horas del día a su trabajo. No le importa dirigirse a cualquier miembro del instituto, ya fuese científico o administrativo, a cualquier hora del día o de la noche, incluyendo días festivos y fines de semana. Se había impuesto la misión de sacar adelante las finanzas del instituto y lo consiguió.

Para ello llevó a cabo recortes importantes en los gastos, incluyendo los salarios y cantidad de personal. Obligó a los científicos a financiar sus proyectos acudiendo a las ayudas del NIH, que era el organismo estatal que distribuía fondos para la investigación. Los científicos ya no podían esperar que la financiación llegase del propio instituto y se vieron obligados a presentar proyectos para obtener fondos del NIH. El propio Salk se vio obligado a solicitar estas ayudas, que generalmente fueron rechazadas, dado que su línea de investigación estaba obsoleta. Salk era ya un científico del montón rodeado por investigadores punteros que no tenían problemas para financiar sus proyectos.

El precio de consolidar las finanzas fue el de desechar la rama humanista del instituto, pues no era posible financiarla. El Council for Biology of Human Affairs fue desmantelado. Los otros proyectos en esta línea no llegaron a iniciarse. La biblioteca aportada por Leo Szilard fue malvendida a la muerte de este. El Instituto Salk estaba salvado, pero solo como centro de investigación biológica. Jonas Salk fue depuesto de todas sus funciones ejecutivas y administrativas y recibió el nombramiento de director fundador. Se le asignó de por vida un generoso salario.

HASTA HOY

En 1980, Frederic de Hoffmann presenta al patronato del Instituto Salk sus resultados. La financiación está resuelta y el futuro está asegurado. De Hoffann es un administrador muy eficiente que ha conseguido el apoyo de sociedades filantrópicas, de multinacionales, ha negociado contratos con el gobierno de los Estados Unidos y ha establecido una corporación con ánimo de lucro para rentabilizar los trabajos del instituto. En este momento el Instituto Salk cuenta con 128 científicos trabajando en diversas áreas y, como institución, puede compararse con el Instituto Rockefeller, Princeton o el Instituto Pasteur.

En 1984, al cumplir los 70 años, Jonas Salk es jubilado y deja de trabajar en su laboratorio. Su idea inicial de un instituto en el que los investigadores nunca se jubilarían se ha desvanecido y tiene que abandonar su obra.

En el año 2012, el Instituto Salk tiene 850 investigadores, entre residentes y visitantes. Por sus laboratorios han pasado muchos galardonados con el Premio Nobel y más de la mitad de sus miembros pertenecen a la Academia Nacional de Ciencias de los Estados Unidos.

Cuando Jonas Salk muere en 1995, quedan lejos los años en que puso tanto trabajo e ilusión para crear un instituto de investigación donde científicos y humanistas pudiesen trabajar juntos. Fue injustamente apartado de su gran obra, el Instituto Salk, que no habría existido si no fuese porque un día, un visionario armado de una idea y sin ningún dinero, sin más recursos que su ilusión y su trabajo, consiguió que una idea se hiciese realidad. Realidad que ha superado todas sus previsiones.

Para realizar este trabajo, nos hemos apoyado en los siguientes textos:

BOURGEOIS, Suzanne: *Genesis of the Salk Institute.* University of California Press. Berkeley, 2013.

JACOBS, Charlotte de Croes: *Jonas Salk, A Life.* Oxford University Press, 2018.

UCLA: HISTORIA DE LA UNIVERSIDAD DE CALIFORNIA Y SU FACULTAD DE MEDICINA

LO QUE HABÍA

La Universidad de California, Universidad Pública, fue fundada en el año 1868 y situada en la ciudad de Berkeley, próxima a San Francisco. Esa localización era lógica, pues en aquellos tiempos la mayor parte de los habitantes del Estado residían en esta zona.

Pero a partir del terremoto que asoló la ciudad de San Francisco en 1906, muchos de sus habitantes se trasladaron al sur. Si a esto se añade que el gran flujo de emigrantes procedentes de otras partes del país también escogió el sur de California para instalarse, el balance de población se modificó. Así, en 1913, los habitantes de la ciudad de Los Ángeles más los de las poblaciones anexas (como Pasadena, Santa Mónica, Monrovia, Compton, Pomona, San Gabriel, Beverly Hills y otras) ascendían a 412.000, constituyendo la segunda aglomeración urbana del Estado.

La Universidad de California de Berkeley disponía de varios satélites en otras ciudades como Davis y La Jolla, donde se estudiaban aspectos referentes a la agricultura y los cítricos, actividad económica muy importante entonces. Además, se había creado una Facultad de Medicina en la propia ciudad de San Francisco.

LOS COMIENZOS

Ya existía en Los Ángeles una universidad privada muy acreditada, la Universidad del Sur de California (su acrónimo es USC) que disponía de una pequeña sección de medicina. Pero para acudir a la Universidad Pública, los estudiantes de Los Ángeles tenían que viajar más de 400 millas hasta Berkeley. Esta situación hizo gestar poco a poco la idea de establecer un centro universitario en Los Ángeles, también de naturaleza pública como el de Berkeley.

Esta conciencia de la necesidad de tener una universidad en Los Ángeles fue impulsada sobre todo por Edward Dickson, que había estudiado en Berkeley y que, a la sazón, sería el editor político del periódico *Los Ángeles Express*. Dickson logró ser nombrado para un puesto en el Consejo de Dirección (Board of Regents) de la Universidad de California en Berkeley en 1913. El rechazo de Berkeley a la idea de una universidad en Los Ángeles fue considerable.

Pero, por fin, a finales de 1917, se pudo abrir una Extensión de la Universidad de California, pues así fue llamada, en Los Ángeles. En ella se impartieron cursos de derecho mercantil y lenguas modernas.

Edward Dickson sigue insistiendo y consiguiendo aliados y en el verano de 1918 se aprovechan las instalaciones de un instituto para impartir cursos de verano: un total de 22 cursos con la asistencia de 630 alumnos. Quedaba claro que en el sur de California existía un deseo de disponer de enseñanza superior.

Por fin, UCLA

Por fin, en 1919, el gobernador del estado de California, William Stephens, firma el decreto de la creación de la Universidad de California en Los Ángeles, más conocida por su acrónimo UCLA. Las primeras instalaciones se alojaron en diversos edificios de la Avenida Vermont para trasladarse a su emplazamiento definitivo en Westwood, ciudad del condado de Los Ángeles donde permanece hasta la fecha.

La Facultad de Medicina

Transcurrió bastante tiempo después de establecida la UCLA en que se pensó crear una Facultad de Medicina. Desde el año 1909 existía un Departamento Médico dependiente de la Universidad del Sur de California (USC), pero solo dedicada a cursos de posgrado, no a la formación de médicos.

Fue en 1945 cuando Bennet Allen, gerente del Departamento Médico de Los Ángeles, pensó por primera vez en esta posibilidad. Allen no era médico, sino profesor de biología en UCLA, pero llegó a la conclusión de que era necesario disponer de estudios superiores de medicina. Pudo constatar que la mayoría de los médicos que ejercían en el sur de

California habían estudiado bien en la Universidad de California en Berkeley o en otros estados. Tuvo que convencer a Clarence Dykstrom, gerente de UCLA, que aceptó la idea con gran interés.

En octubre de 1945 se presenta el proyecto al Consejo de Dirección de la universidad. Las primeras y acaloradas discusiones versan sobre la posible localización de esta nueva facultad y de la posibilidad de construir juntos y al mismo tiempo y en la misma localización la facultad y el hospital clínico. Finalmente, se decidió por localizarlo en Westwood, sede del resto de la universidad, y de construir conjuntamente la facultad y el hospital. Poco después se añadirían la escuela de enfermería y la de odontología. En 1946, el entonces gobernador de California, Earl Warren, firma la provisión de 7 millones de dólares para financiar este proyecto. Posteriormente, la financiación en parte privada fua aumentada a 15,5 millones de dólares.

Se abre un periodo de consultas entre expertos de todo el país para asesorar sobre este proyecto. Se nombra decano al Dr. Stafford Warren (nada que ver con el gobernador del Estado que tenía el mismo apellido), procedente de la Universidad de Rochester en el estado de Nueva York (no confundir con Rochester del estado de Minnesota). Warren contrata para empezar el primer curso a un grupo de jóvenes, pero ya muy acreditados especialistas de otras universidades. A William Longmire para cirugía, procedente de Johns Hopkins en Baltimore y a los profesores de Rochester John Lawrence en medicina interna, Andrew Dowdy de radiología y Charles Carpenter de medicina infecciosa. Con este profesorado comienzan las clases del primer curso de la carrera de Medicina en octubre de 1951, todavía en instalaciones provisionales y sin haber concluido la construcción del hospital universitario. Las prácticas de estos primeros 28 estudiantes se realizaron en el Hospital de Veteranos y en el Hospital del Condado de Los Ángeles.

La construcción del Hospital Clínico Universitario se inicia en el año 1949. Su construcción se ve retrasada por diversos acontecimientos como la guerra de Corea que desvía esfuerzos y medios. Finalmente se completa la financiación con ayuda de dinero privado obtenido con la colaboración de muchos artistas de Hollywood, como Bob Hope y Marion Davies, que se implicaron de forma entusiasta con este proyecto.

Finalmente, el Hospital Universitario de UCLA, el más moderno de su época (se le llegó a llamar el hospital de la época atómica), abrió sus puertas en 1955.

La realización de este artículo se ha apoyado fundamentalmente en la siguiente referencia:

DUNDJERSKI, Marina: *UCLA, The First Century*. Third Millenium Publishing Limited, 2011.

COSAS DE LA GUERRA

EL AUTOCHIR, UN QUIRÓFANO MÓVIL PARA TIEMPOS DE GUERRA

Se conoce con el nombre de Autochir a los quirófanos instalados en distintos vehículos móviles para su utilización en la primera línea de batalla durante un conflicto bélico.

Los primeros vehículos de este tipo, camiones y ambulancias, fueron empleados durante la Primera Guerra Mundial, sobre todo por el Ejército francés. Parece ser, por la poca información que hemos podido encontrar, que el material de quirófano (mesa, lámparas, instrumental, ropa estéril) era transportado en camiones y, al llegar al punto adecuado, se instalaba todo en una carpa al lado del vehículo. Terminada esta misión, se volvía a cargar en los camiones todo el material de forma muy rápida y transportado hasta el lugar donde fuese necesario siguiendo la actividad militar. Durante la Primera Guerra Mundial algunos de estos equipos quirúrgicos móviles del Ejército francés alcanzaron cierto tamaño, siendo necesarios varios camiones para su transporte. En un camión se transportaba el equipo de esterilización y el instrumental. En otro camión se transportaba el equipo de radiología y en un tercer vehículo los paneles desmontables para montar un quirófano. En realidad, se trataba de quirófanos desmontables, pero fueron llamados Autochir por los franceses.

Durante la guerra civil de España también se usaron los Autochir propiamente dichos. La única información de que disponemos se la debemos al entonces enfermero Vicente Rojo Fernández, que actuó como sanitario del ejército republicano en la batalla de Teruel. Según nos relata el enfermero Vicente Rojo, los heridos eran atendidos en la línea de combate por el médico del batallón que hacía la primera cura. Después eran atendidos en el Autochir, un equipo quirúrgico instalado dentro de un camión, donde los cirujanos realizaban las intervenciones necesarias. Posteriormente, los heridos eran evacuados a los hospitales de retaguardia en ambulancia o en tren hospital. Los Autochir españoles eran más simples, pero al mismo tiempo tenían más movilidad para acudir urgentemente a un nuevo frente de guerra. El quirófano estaba instalado íntegramente dentro del camión, por lo que no era preciso montarlo y desmontarlo en cada ocasión. Su dotación de personal incluía a un cirujano con experiencia, un anestesista y otros ayudantes sanitarios. No hay que confundir estos Autochir con los quirófanos desmontables como los descritos por el Dr. Estellés en una de las referencias al pie de este artículo. Se trataba de estructuras metálicas sobre las que se extendía una cubierta de lona. Este tipo de quirófano se parece más a los utilizados en la Primera Guerra Mundial por los franceses.

El enfermero Vicente Rojo era hijo del general Vicente Rojo, jefe del Estado Mayor del ejército de la república. Terminada la guerra civil y ya en el exilio, el enfermero estudió la carrera de Medicina y se especializó como cirujano en los Estados Unidos. Posteriormente regresó a España y fue jefe del servicio de cirugía del Hospital Puerta de Hierro de Madrid. El Dr. Vicente Rojo aplicó su experiencia americana para instaurar en nuestro país el sistema MIR para la formación de especialistas según las pautas que se seguían en los Estado Unidos y que tan bien conocía el doctor.

Para la realización de este artículo nos hemos apoyado fundamentalmente en:

«Algunos aspectos de la sanidad militar durante las operaciones de Teruel». Dr. Vicente Rojo Fernández. *Los médicos y la medicina en la guerra civil española*. Monografía Beecham. Madrid 1986.

«La sanidad del Ejército republicano del Centro». Dr. José Estellés Salarich. *Los médicos y la medicina en la guerra civil española*. Monografía Beecham, Madrid 1986.

LA CRUZ ROJA
EN LA GUERRA CIVIL ESPAÑOLA

La Cruz Roja fue ideada por Henry Dunand cuando se encontraba casualmente por motivos comerciales en Lombardía. El 24 de junio de1859 se enfrentaron las tropas francesas de Napoleón III con las fuerzas austriacas del emperador Francisco José en la batalla de Solferino. Dunant pudo ver como los heridos eran abandonados a su suerte en el campo de batalla por falta de medios para asistirles. Esta cruel situación le llevó de inmediato, junto con otros voluntarios, a tratar de mitigar el sufrimiento de estos heridos abandonados. Por sus propios medios hace acopio de vendas, medicinas, alimentos e incluso tabaco.

Como resultado de esta experiencia, Dunant escribe un libro, *Un recuerdo de Solferino,* que resulta un éxito editorial. Este llega a manos de Gustavo Moynier, que era el presidente de la Sociedad Ginebrina de Utilidad Pública. Impresionado por lo que leyó, Moynier decide pasar a la acción. Desde entonces se suceden una serie de reuniones y acontecimientos, que nuestros lectores pueden encontrar fácilmente en otro lugar hasta que el 22 de agosto del año 1864 se firma el Convenio de Ginebra, con lo que la Cruz Roja alcanza su existencia legal. En 1901, Dunant recibe el Premio Nobel de la Paz, el primero de esta clase que se otorga, y entrega todo el dinero del premio a la Cruz Roja. Dunant moriría en 1910 en situación de extrema pobreza.

Aunque la intención inicial era que la Cruz Roja actuara en tiempos de guerra, poco a poco su actividad se fue extendiendo a todas las situaciones de necesidad por causa de desastres naturales o sociales. Sus principios se basaban en la humanidad, neutralidad sin tomar partido por ninguna de las partes, imparcialidad en relación con raza, nacionalidad o religión, independencia de cualquier gobierno o poder político, servicio voluntario ajeno a cualquier deseo de lucro, universalidad, pues su ámbito es todo el mundo, y unidad, ya que solo puede haber una sola Sociedad de la Cruz Roja en cada país.

Al comenzar la guerra civil, el territorio español se divide en dos partes desiguales, que a lo largo de la contienda se irían modificando en cuanto a su extensión. Como tantas otras organizaciones e instituciones, la Cruz Roja Española se tuvo que dividir en dos. La Cruz Roja de la zona republicana mantuvo su sede en Madrid con una sección en Barcelona. En la zona nacional la sede del Comité de la Cruz Roja se estableció en Burgos. A pesar de su principio de unidad, una Sociedad de la Cruz Roja por país, la XVI Conferencia Internacional de la Cuz Roja, reunida en Londres en 1938, no tuvo más remedio que reconocer a las dos Asambleas de la Cruz Roja que funcionaban en España. El representante del Comité Internacional en la zona republicana fue el Dr. Junod y en la zona nacional fue el Sr. D'Amman. Ambos se mantuvieron en sus cargos hasta el final de la guerra. Es importante señalar que tanto los médicos como el resto del personal sanitario se mantuvieron en sus puestos, en ambas zonas de guerra, tratando a los heridos sin discriminación del bando al que pertenecían, a veces incluso enfrentándose a algunas directrices políticas. Aunque desde el punto de vista administrativo existían dos organizaciones de la Cruz Roja, desde el punto de vista sanitario todo indica que la actuación de los médicos y del resto del personal fue idéntica en ambas zonas.

Al comenzar la guerra, el presidente de la Cruz Roja era el general Ricardo Burguete con residencia de Madrid. También en Madrid estaba situado el Hospital Central de la Cruz Roja. Pero a los pocos días de iniciada la contienda, el Gobierno de la República disuelve el Comité de la Cruz Roja y lo sustituye por un comité formado por seis médicos, encabezado por el Dr. Romeo Lozano. Asimismo, se disuelve la Junta de Gobierno del Hospital Central. Poco después, tres representantes del Comité Obrero entran en la dirección de la Cruz Roja y en febrero de 1937 la Sanidad Militar absorbe el Hospital Central de la Cruz Roja. De hecho, toda la sanidad queda militarizada en la zona republicana.

El principal problema era la obtención de suficientes suministros sanitarios. La situación política internacional no lo puso fácil a pesar de la ayuda de Cruz Roja Internacional. Incluso facilitaron al Dr. Segovia, en aquellos momentos director del Hospital Central, un viaje a Ginebra para gestionar la compra de 50 ambulancias y demás material sanitario.

En la zona nacional se establece en Burgos una Asamblea Suprema de la Cruz Roja, a cuyo frente se nombra al conde de Vallellano. Todos los médicos son militarizados y Sanidad Militar se incauta de todos los medios de la Cruz Roja. Por motivos de eficiencia, los militares se hacen con la gestión de estos medios, pero el personal sanitario sigue perteneciendo a la Cruz Roja.

A lo largo de la contienda, la zona nacional recibe a través de la Cruz Roja un importante donativo de los católicos de Inglaterra, También reciben suministros sanitarios de Alemania e Italia. Además, algunos mutilados de guerra son trasladados a estos países para su rehabilitación.

Según avanza la guerra, las sucesivas derrotas militares del bando republicano hacen cada vez más difícil mantener una sanidad efectiva a pesar de los ingentes esfuerzos de sus sanitarios. Y en ambos bandos la Cruz Roja mantuvo un importante papel humanitario en múltiples campos, como el canje de heridos y prisioneros, el hacer posible la comunicación con familiares que se encontraban en zonas opuestas y la evacuación de refugiados, tanto dentro de España como con destino a países extranjeros. Así fue como se produjo, por ejemplo, la evacuación de refugiados en la Embajada británica de Madrid, que fueron trasladados a Alicante para embarcar en el buque Maine.

Para la realización de este artículo nos hemos apoyado fundamentalmente en estas publicaciones:

CASTELOT, André: *Henry Dunant, fundador de la Cruz Roja*. Historia y Vida, n.º 31, 1970.

GÓMEZ TRIGO, Gerardo: *Los médicos y la medicina de la Cruz Roja Española en la guerra civil*. Monografía Beecham, Madrid, 1986.

EL TRATAMIENTO DE LAS HERIDAS DE GUERRA. EL MÉTODO ESPAÑOL. ¿MÉTODO DE TRUETA?

Durante la guerra civil española, como en todas las guerras, hubo una gran cantidad de heridos entre los combatientes. Por esta razón, los cirujanos, tanto los militares como los civiles militarizados (es decir, todos los cirujanos), tuvieron que enfrentarse a heridas de las que tenían poca o ninguna experiencia. Cierto es que los cirujanos de más edad habían atendido a los heridos de la Guerra de Marruecos, pero para la mayoría, incluso para los más experimentados, la situación era completamente nueva.

No era fácil

Sin antibióticos, sin transfusión sanguínea (solo disponible en algunos hospitales de la retaguardia), en hospitales de campaña montados precariamente en casas de labor, en iglesias, monasterios, colegios o incluso en tiendas de campaña, con anestesia rudimentaria a base de éter y cloroformo, y sin intubación endotraqueal, la cirugía de guerra no era fácil.

La necesidad obliga a improvisar

Cogidos casi por sorpresa y sin medios adecuados, los médicos tienen que improvisar. Mesas de quirófano artesanales construidas sobre el terreno; lámparas domésticas montadas sobre soportes improvisados, que producían sombras que oscurecían el campo operatorio; instrumentación básica y no siempre suficiente, que obligaba a esterilizarla rápidamente entre operación y operación. En los hospitales de campaña en primera línea, donde eran tratados en primeras instancias todos los heridos, la misión era clara: operar inmediatamente bajo anestesia general los casos más graves, estabilizar a los enfermos, curar las heridas menos graves bajo anestesia local y evacuarlos a todos a hospitales de retaguardia lo antes posible. Es en esta situación cuando la cura oclusiva de las fracturas abiertas se impone en los hospitales de primera línea.

La cura oclusiva consiste en la limpieza inmediata de la herida con extirpación de todos los tejidos blandos afectados, respetando arterias, venas y el hueso, cobertura de la herida, con una cura estéril e inmovilización con escayola. De esta manera, se facilitaba la evacuación inmediata a un hospital de retaguardia donde se completaría el tratamiento. En teoría, en este hospital de segunda línea se procedería al tratamiento definitivo de la fractura. Sin embargo, no siempre será así, pues el gran volumen de heridos conllevaba en muchos casos el retraso del tratamiento.

Los heridos así tratados mantenían la escayola durante semanas, las heridas supuraban manchando el yeso y produciendo un olor nauseabundo. Pero cuando finalmente se quitaba la escayola y se levantaba la cura, sorprendentemente las heridas estaban limpias y sanas en proceso de cicatrización. Cuando el ejército republicano cuza la frontera al final de la guerra, sus heridos son tratados por los médicos franceses que aprecian esta cura y la incorporan a sus tratamientos durante la Segunda Guerra Mundial que comenzó unos meses más tarde. Llamaron a esta cura el método español. Por otro lado, el Dr. José Trueta había atendido a muchos de estos pacientes en el Hospital General de Cataluña, donde era jefe del servicio de traumatología. A este hospital de retaguardia llegaron muchos de estos pacientes tratados con el método oclusivo en primera línea. Al final de la guerra, Trueta se traslada a Oxford al servicio de su maestro el Dr. Girdlestone y lleva consigo este tratamiento. Desde entonces se conoce también como método de Trueta que, aunque no fue el descubridor de esta cura, sí la popularizó en Inglaterra y fue muy utilizada durante la Segunda Guerra Mundial.

LOS PRECEDENTES

La cura oclusiva no fue utilizada por primera vez en la guerra española. Pero fue en esta guerra civil cuando se utilizó de forma masiva y se popularizó. Podemos remontarnos al siglo XVI, cuando Ambrosio Pare describió el tratamiento de las heridas por arma de fuego mediante un emplasto de aceite de rosas. También en la guerra de Crimea en 1854, el cirujano ruso Pirogoff utilizó una técnica parecida, como también lo hicieron los cirujanos alemanes en la guerra franco-prusiana. Pero en aquellos tiempos la difusión de los nuevos tratamientos era difícil y no llegaron a ser conocidos por la mayoría de los médicos. En 1898, el cirujano alemán Friederich describe su método de extirpación del tejido lesionado de las heridas. Concluye que, si se realiza durante las primeras seis horas de la herida, se puede suturar sin miedo a la infección. Eran tiempos sin antibióticos. Durante la Primera Guerra Mundial, el cirujano norteamericano Winnet Orr utiliza profusamente esta técnica, en su país conocida como Cura de Orr, con buenos resultados. Posteriormente ha sido utilizada en el tratamiento de la osteomielitis.

En España

Fue en la guerra de Marruecos cuando se popularizó entre los cirujanos españoles el método de cura oclusiva para el tratamiento de las heridas por arma de fuego. El Dr. Bastos Ansart es enviado como médico militar a la primera línea y posteriormente al Hospital Militar de Málaga a donde eran evacuados los heridos de Melilla. Posteriormente, en 1934, recibió en el Hospital Militar de Carabanchel, en Madrid, a los heridos de la revolución de Asturias. En 1936, el Dr. Bastos publica su experiencia en un libro, *Las heridas por arma de fuego,* en el que describe detalladamente el tratamiento mediante la escisión de Friederich, la oclusión de la herida con apósito estéril y la inmovilización con escayola. Este libro fue, sin duda, la guía que siguieron los cirujanos españoles durante la guerra civil. En ambos bandos, el tratamiento de las heridas por arma de fuego fue idéntico, pues seguían las recomendaciones de Bastos. Por no decir que muchos de estos cirujanos eran discípulos suyos.

Cura oclusiva, método español, método de Trueta

De todas estas formas se denomina esta técnica de tratamiento de las fracturas abiertas por arma de fuego, de forma urgente en el hospital de primera línea. Al hospital de retaguardia llegaban las heridas en muy buen estado, lo que permitía su tratamiento secundario sin tener que llevar a cabo una amputación en la mayoría de los casos. Esto suponía un avance enorme en aquella situación.

Aunque, como hemos visto existían precedentes, fue en la guerra civil española cuando la cura oclusiva fue perfeccionada y utilizada de forma masiva. Parece fuera de toda duda que fue el Dr. Manuel Bastos Ansart, cirujano militar y encargado de cátedra en Madrid, el primero en protocolizar la cura oclusiva. En 1921, en plena guerra de Marruecos, sucede el estrepitoso fracaso de Annual, donde el Ejército español sufrió una fuerte derrota con un enorme número de bajas. El Dr. Bastos, que se encontraba en ese momento en Alemania en viaje de estudios, fue llamado urgentemente por el gobierno y enviado a Melilla para hacerse cargo de la situación médica. En Melilla solo existía un hospital, el de la Cruz Roja, y allí se realizaron los tratamientos urgentes. Posteriormente, el Dr. Bastos organizó el Hospital Base en Málaga donde fueron evacuados los heridos por vía marítima. Fue esta experiencia la que dio lugar al libro sobre el tratamiento de heridas por arma de fuego que hemos mencionado más arriba.

Durante la guerra civil española de 1936, el Dr. Bastos Ansart era jefe de cirugía del hospital militar de Madrid en Carabanchel. España fue dividida en dos bandos de guerra, pero los cirujanos de ambos bandos utilizaron los mismos tratamientos. Es obligado remarcar que todos los cirujanos trataron a todos los heridos sin preguntar en qué bando militaban. Todos los heridos recibieron así el mejor de los tratamientos disponibles. Y fue la cura oclusiva un procedimiento fundamental en ambos lados. En la zona republicana, los doctores Bastos Ansart y José Estellés, y en la zona nacionalista, los doctores Vara López y Mariano Zumel, por mencionar solo a algunos de los más conocidos y que dejaron evidencia escrita de su experiencia en la guerra. El método español estaba perfectamente establecido y probado.

En 1936, el Dr. José Trueta era jefe de traumatología del Hospital General de Cataluña, más tarde conocido como Hospital de San Pablo. Trueta era ya un prestigioso cirujano y recibió en su hospital de retaguardia un enorme número de heridos procedentes del frente, especialmente después de la batalla del Ebro. Pudo así constatar el buen resultado de la cura oclusiva realizada en la primera línea. Cuando termina la guerra civil, Trueta, como tantos otros, marcha al exilio. Es acogido con entusiasmo en la Universidad de Oxford, pues ya era un conocido y prestigioso cirujano. Es allí donde explica la bondad de la cura española y que por ello fue utilizada con gran provecho por los cirujanos británicos durante la Segunda Guerra Mundial.

Método español, método de Trueta, método de Bastos-Trueta. A cada uno lo suyo.

Para la realización de este artículo hemos utilizado, fundamentalmente, estas referencias:

BASTOS ANSART, Manuel: *De las guerras coloniales a la guerra civil*. Ediciones Ariel 1969.

LÓPEZ GÓMEZ, José Manuel: *Rafael Vara López, un cirujano cabal del siglo XX*. Academia Burgense de la Historia. Burgos, 2005.

Los médicos y la medicina en la guerra civil española. Monografías Beecham, 1986.

RODRIGO, Antonina: *Josep Trueta, el médico y el hombre*. Historia y vida, n.º 108, 1977.

LA GUINEA ESPAÑOLA. LAS ENFERMEDADES DIFICULTARON SU COLONIZACIÓN

El principio fue fruto de la casualidad

España nunca tuvo ambiciones territoriales en África más allá de las islas Canarias. No así Portugal, que había explorado y se había asentado en amplias zonas de la costa occidental africana como Angola y varias islas frente a las costas de Camerún (entonces, conocido como Camarones) y Gabón. Estas islas eran Príncipe, Santo Tomé, Fernando Poo, Annobón, Corisco, Elobey Grande y Elobey Chico. Sobre la costa continental próxima a estas islas todavía no había reclamación formal por parte de las potencias europeas y se estaba en una fase de exploración sin haber establecido dominio legal.

Todo empezó en América

España y Portugal luchaban en la zona fronteriza de sus posesiones americanas, concretamente en la denominada Colonia del Sacramento, en lo que hoy es Uruguay. Esta colonia fue tomada militarmente por uno y otro bando hasta que se llegó a un acuerdo diplomático. Esto sucede en 1777 con el llamado Tratado de San Ildefonso, corroborado al año siguiente por el Tratado de El Pardo, firmado entre el rey Carlos III de España y la reina María I de Portugal. Por este tratado, España renunciaba a la Colonia de Sacramento y, a cambio, Portugal cedía a España a perpetuidad los derechos sobre las islas africanas de Fernando Poo y Annobón, así como el derecho al libre comercio en las costas continentales de la zona del golfo de Guinea, donde ya se encontraban algunos exploradores y comerciantes ingleses, franceses y alemanes. Ni que decir tiene que en España nadie sabía dónde estaban estos territorios ni qué interés tenían para nuestro país.

Llegan los primeros españoles

En abril de 1778 parten del puerto de Montevideo las fragatas españolas Santa Catalina y Soledad y el bergantín Santiago rumbo a las nuevas posesiones en África. La expedición va al mando del brigadier don Felipe de Santos Toro, conde de Arguelejo. Su segundo es el teniente coronel de artillería don Joaquín Primo de Rivera. Mandos y tripulación tienen como objetivo tomar posesión de esas tierras en nombre de España. La expedición llega a la isla de Príncipe, residencia de las autoridades portuguesas en la zona, en el mes de junio de 1778. Gran parte de la tripulación ya está enferma, aquejada de alguna enfermedad tropical. Por ese motivo se retrasa la entrega hasta el mes de octubre en que la flota española, acompañada de la nave portuguesa Nuestra Señora de Gracia, fondea en la bahía de San Carlos, en Fernando Poo. Puesto pie en tierra, el representante portugués don Luis Cayetano de Castro hace entrega de estos territorios a España, representada por el conde de Arguelejo. Tras una breve ceremonia, se iza la bandera de España. Es de notar que la isla de Fernando Poo se llamaba sí en honor de su descubridor portugués y que Portugal nunca se había interesado por la isla, ni había establecido en ella ningún asentamiento. Simplemente, no le interesaba.

Comienza el calvario

Las enfermedades tropicales, englobadas casi todas bajo el nombre de fiebres, poco conocidas entonces y sin tratamientos eficaces, hacen mella en la expedición española. El propio jefe del destacamento, el conde de Arguelejo, muere el 14 de noviembre. El resto de los componentes pagan también un caro tributo sanitario. Todos los oficiales, suboficiales y el médico mueren. De los 547 expedicionarios, fallecen 370. De los 177 supervivientes, 67 fueron repatriados por enfermedad. Solo 110 regresaron sanos. Esta situación desastrosa lleva a la tripulación a sublevarse para abandonar la zona lo antes posible. El teniente coronel Primo de Rivera, que había asumido el mando de la expedición a la muerte de Arguelejo, es detenido por los sublevados por oponerse a abandonar la zona sin instrucciones del gobierno de Madrid. Años después, los sublevados fueron juzgados y absueltos por considerar el tribunal que actuaron en situación de desesperación.

LLEGAN LOS INGLESES

Tras esta experiencia, los españoles abandonan la isla de Fernando Poo, aunque no renuncian a su soberanía. El territorio se mantiene abandonado hasta el año 1827, en que Inglaterra ocupa la isla sin aducir ningún derecho para hacerlo. Ante las protestas del Gobierno español, los ingleses puntualizan que aceptan la soberanía española y que utilizan la isla solo como base de apoyo para sus navíos que viajaban a otras partes de África. En estas circunstancias, el capitán Richard Owen funda la ciudad de Clarence, la que en el futuro sería Santa Isabel, la capital de la colonia española. Tampoco les fue bien a los ingleses. El capitán Owen había llevado doscientos expedicionarios y a los pocos meses ciento cincuenta habían muerto a causa de diversas enfermedades. Los supervivientes fueron repatriados para no correr la misma suerte. En un nuevo intento de fijar una base estable en Clarence, en la isla de Fernando Poo, el capitán Beaver acude con trescientos colonos especialmente seleccionados por su robustez. A los seis meses habían fallecido doscientos setenta y dos. Poco a poco fueron muriendo el resto, hasta quedar solo dos, el capitán y un colono, que rápidamente marcharon a la metrópoli.

Aun así, los ingleses se resistían a abandonar Fernando Poo. En 1831, ofrecen a España permutar esta colonia por una de las islas Vírgenes próxima a Puerto Rico, pero la oferta no es aceptada. Los ingleses no se dan por vencidos y en 1839 ofrecen comprar a España esta colonia por 60.000 libras esterlinas. La oferta está a punto de ser aceptada, pero finalmente se rechaza, pues los ingleses pretendían no pagar esa suma, sino descontarla de la duda pendiente con España.

DE NUEVO, LOS ESPAÑOLES

En 1843, España decide definitivamente gestionar su colonia con una expedición al mando de don José Llerena, que cambia el nombre de Clarence City por el de Santa Isabel, en honor a la reina de España. En 1858 llega una expedición más numerosa y se nombra, por primera vez, un gobernador general de la colonia, que sería don José de Gándara. Pero las cosas no serían nada fáciles. De nuevo, las enfermedades tropicales pasan factura. De 128 colonos y 110 soldados enviados en 1859, a los tres meses solo sobrevivían 3. En esta fecha ya era posible puntualizar mejor la enfermedad principal causante de estas bajas: la malaria. Las enfermedades seguían haciendo imposible la ocupación práctica de este territorio. En 1883 llegan los misioneros claretianos para cristianizar a los indígenas. Los claretianos todavía permanecen en la colonia.

El explorador Manuel Iradier

Sobre los problemas de la colonia durante el siglo XIX contamos con la experiencia de Manuel Iradier. Nacido en Vitoria en 1854, soñó toda su vida con explorar África. Las lecturas sobre este tema que llegaban a sus manos le hicieron concebir su aventura. Incluso en 1873 Manuel Iradier tuvo la ocasión de conocer y conversar con Henry Stanley, el explorador que había viajado a África en busca de Livingstone. Stanley se hallaba de paso por Vitoria y había estado en Fernando Poo y cuando Iradier le comunicó su interés por viajar a las fuentes del Nilo, Stanley con buen criterio le aconsejó ir al golfo de Guinea, donde España ya tenía un territorio sin explorar.

Manuel Iradier viajó por primera vez al golfo de Guinea en 1875. Viajó con su mujer Isabel de Urquiola y una hermana de esta, Juliana. Este primer viaje lo financió con sus propios, y no muy abundantes, recursos. No vamos a entrar en los detalles de esta aventura, que pueden encontrarse en otro lugar. Son los problemas de salud los que nos interesan. Iradier sufrió innumerables episodios de fiebre que pusieron en peligro su vida en muchas ocasiones, a pesar de que llevaba una buena provisión de quinina. El propio Iradier menciona las enfermedades más frecuentes que padeció: escorbuto, disentería, dolores abdominales, congestión del hígado y fiebres intermitentes. Las fiebres las clasifica en cotidianas, tercianas, cuartanas, septimanas y remitentes. Asimismo, menciona las niguas, parásito muy molesto que se infiltra debajo de la piel.

En 1876 menciona que, estando en Santa Isabel, sufrió 66 ataques de fiebre, su esposa 37 ataques, su cuñada 16 y su hija Isabela, que había nacido en la isla de Annobón, 15 ataques. Como consecuencia de uno de estos ataques, la niña fallece el 28 de noviembre de 1876. Este episodio afecta muy profundamente a Manuel Iradier que decide regresar a España en compañía de su familia.

Segundo viaje de Manuel Iradier

A pesar de todas estas penalidades, Iradier decide regresar a África. Esta segunda vez lo hace bajo el patrocinio de la Sociedad de Africanistas y acompañado de un médico, el Dr. Antonio Ossorio. Llega a Santa Isabel el 28 de septiembre de 1884. La misión que se había impuesto era tomar posesión para España de los territorios que se le habían adjudicado por el Tratado de El Pardo de 1778 en la costa continental africana. Cuando llegó, pidió ayuda al gobernador general de la colonia, pero no hubo medios para ayudarle. Pudo informarse de que la mayor parte de los territorios en cuestión ya habían sido ocupados y reclamados jurídicamente por Francia, Inglaterra y Alemania. Solamente quedaba una pequeña franja en la desembocadura del río Muni, pero los franceses pensaban adjudicársela. Había prisa, pero no había medios de transporte. Iradier, el Dr. Ossorio y el notario de Santa Isabel, don Bernabé Jiménez, viajan en un buque mercante inglés a la zona del Muni. Tienen que negociar con el capitán del barco para que haga una parada no prevista. Negocian con los jefes de las tribus indígenas y adquieren su adhesión a España. Así se obtuvo la pequeña colonia de Río Muni que aparece en los mapas.

Aquejado de nuevo por las intensas fiebres, Manuel Iradier ha de regresar a España antes de lo previsto y por indicación del Dr. Ossorio. «Parta usted para España si en algo estima su vida», le dijo el médico.

Con toda la documentación que probaba los derechos de España en la región del golfo de Guinea, Manuel Iradier regresa a la península en el mes de febrero de 1885 y se presenta en la Asociación de Africanistas para dar cuenta de su subvención de 2.150 pesetas. Los derechos de España en la pequeña zona reclamada por Manuel Iradier fueron ratificados por el Tratado de París de 1900 suscrito entre Francia y España. Esta zona se llamaría Río Muni.

CONCLUSIÓN FINAL

En los primeros años del siglo XX se suceden los intentos de colonizar de firme esta colonia llamada entonces Guinea Española. Pero la falta de medios, sobre todo la gran dificultad de luchar contra las enfermedades tropicales y los problemas políticos del país, dejaron algo olvidados a Guinea y sus pocos moradores. Fue solo después de la guerra civil española cuando se envió un contingente de ingenieros, de agrónomos, médicos y administradores para hacer habitable esta colonia. Los avances médicos de que se disponía (recordar que, por ejemplo, los antibióticos no estuvieron disponibles hasta 1940) hicieron posible la supervivencia, por fin, de estos nuevos colonos.

Para la realización de este artículo nos hemos apoyado sobre todo en los siguientes textos:

Diccionario de Historia de España. Alianza Editorial, 1979.

FLEITAS ALONSO, Carlos: *Guinea, episodios de la vida colonial*. Agencia Española de Cooperación Internacional. Madrid, 1989.

IRADIER, Manuel: *África, un español en el golfo de Guinea*. Edición de Ramón Jiménez Fraile. Mondadori, 2000.

CARLOS DE HAYA. UN GRAN AVIADOR DA NOMBRE A UN GRAN HOSPITAL

68 AÑOS DESPUÉS

Para los andaluces en general y para los malagueños en particular, Carlos de Haya es un hospital situado, por cierto, en la calle Carlos de Haya. El Hospital Regional Universitario Carlos de Haya es el mayor hospital de la sanidad pública y centro de referencia de la provincia de Málaga. Para los malagueños, Carlos de Haya es EL HOSPITAL, y prácticamente nadie sabe quién fue la persona que dio nombre a esta institución.

Pero en septiembre de 2005 el partido político Izquierda Unida solicitó formalmente el cambio de nombre del hospital, que debería pasar a llamarse Hospital Blas Infante. El motivo era simple: 68 años después se han dado cuenta de que Carlos de Haya era franquista. Pero ¿quién fue Carlos de Haya?

Carlos de Haya y González de Ubieta nació en Bilbao el 1 de marzo de 1902. Estudia el bachillerato en su ciudad natal y a los 16 años ingresa en la Academia Militar de Intendencia de Ávila. Sale con el grado de alférez en 1921. Su afición a la aviación le lleva a hacer el curso de piloto en la escuela civil de Albacete en 1925. Al año siguiente hace el curso de pilotos militares en Cuatro Vientos, graduándose como miembro de la 27ª promoción.

Al comenzar la guerra civil en julio de 1936, Carlos de Haya entra a formar parte de la aviación franquista. Participó en numerosas acciones de guerra y murió al ser derribado su aparato en la batalla de Teruel en febrero de 1938. En cuanto a las circunstancias de su muerte existe información conflictiva, lo que no es extraño teniendo en cuenta las circunstancias de la guerra. Pero todas las informaciones coinciden en que el aparato de Carlos de Haya, un aeroplano Fiat de caza, fue derribado el 21 de febrero de 1938 en el transcurso de la batalla de Teruel. También parecen coincidir las informaciones en que el avión de Carlos de Haya chocó con un avión republicano de fabricación soviética, un caza Istrievitel-15 (más conocido por los aviadores como «chato»). Posiblemente, el piloto franquista había sido herido en combate y no pudo controlar su aeroplano. Según la *Revista de Historia Aeronáutica* (octubre 1989 y noviembre 1990), el avión republicano pudo aterrizar y su piloto, Manuel Orozco Rovira, dio parte del accidente. Existe otra información que nos ofrece un aviador de la república, Juan Lario Sánchez *(Habla un aviador de la República,* G. del Toro Editor, Madrid, 1973), que relata de primera mano que el choque se produjo contra un «chato» pilotado por el teniente Viñals. A buen seguro esta segunda información es la exacta, pues Viñals, dada la importancia del piloto abatido, un verdadero as de la aviación franquista, fue ascendido a capitán por el ministro del Aire, Ignacio Hidalgo de Cisneros, al día siguiente del acontecimiento.

En cuanto al lugar exacto, Carlos de Haya fue derribado en las cercanías de Puerto Escandón (Teruel), de donde fue trasladado al cementerio de la localidad de Aldehuela en el término municipal de la Puebla de Valverde. Todavía en 1974 existía un monolito que recordaba la muerte de Carlos de Haya a unos cuatro kilómetros de Puerto Escandón, en el lugar preciso en el que se supone que fue derribado este piloto *(Historia y Vida,* n.º 78, 1974). No sabemos si el monolito permanece en el mismo lugar, ya que el viento de la historia a veces arrasa hasta con las piedras. Y si arrasa con la historia, ¿no ha de arrasar con la memoria?

Si el Servicio Andaluz de la Salud acepta la propuesta, el hospital Carlos de Haya (y suponemos que la calle también) pasará a llamarse Blas Infante.

GRIPE, PANDEMIA Y VACUNA. Y GUERRA

EPIDEMIAS Y PANDEMIAS

Las epidemias son enfermedades transmisibles que afectan por contagio a muchos individuos que comparten un espacio geográfico determinado. Cuando este espacio se expande a grandes zonas o incluso a todo el mundo, la epidemia se denomina pandemia. Una pandemia no es más que una epidemia que se ha extendido sin control por todo o casi todo el mundo.

Las epidemias han existido desde que existen los seres vivos, tanto animales como vegetales. Y ello es así porque los protagonistas de las enfermedades transmisibles (contagiosas) son parte de la vida misma. Las bacterias, virus y parásitos que causan y transmiten estas enfermedades no persiguen más que sobrevivir y reproducirse. Para ello buscan el lugar adecuado (lo llamamos huésped) donde anidar y seguir viviendo. Su intención no es causar un mal, pero este mal puede producirse si la agresividad del contagio supera la capacidad del huésped para defenderse.

Siempre han existido epidemias/pandemias. La lepra, la peste o el cólera los encontramos mencionados en los textos más antiguos. Como no se conocían sus causas, se atribuían a castigo de las diversas deidades a las que había que ofrecer algún tipo de sacrificio para acabar con la enfermedad. Como estas epidemias siempre terminaban calmándose y desapareciendo de forma espontánea, el efecto de los sacrificios a los dioses parecía útil. Ya entonces, de forma empírica, se observó que el aislamiento de los enfermos contribuía a detener la enfermedad. Era la cuarentena o aislamiento durante cuarenta días.

Animales y plantas sufren epidemias. La filoxera de la vid producida por un pulgón, el mosaico del tabaco producido por un virus (por cierto, el primer virus descubierto), la mixomatosis de los conejos producida por otro virus. El hombre, como animal que es, ha participado de este proceso.

Es importante señalar que estos agentes infecciosos son muy selectivos. Pueden afectar a unas plantas o animales y no a otros. Por ejemplo, el plasmodio causante de la malaria (el paludismo) puede infectar a ciertos animales sin provocar la enfermedad (portador asintomático lo llamamos), pero cuando se trasmite a los humanos por medio de un parásito (el mosquito Anopheles), produce una enfermedad muy grave.

La gripe

La gripe es una enfermedad infecciosa transmisible producida por un virus. Lo del virus lo conocemos desde hace poco, pero las epidemias de gripe son conocidas desde antiguo. Lo sabemos porque hay descripciones características de esta enfermedad en textos médicos y literarios de la antigüedad. En 1875 se habían contabilizado 94 epidemias de gripe a lo largo de la historia. De ellas, por lo menos 15 podían ser consideradas pandemias por haberse extendido por Europa y Asia. Hablamos de datos históricos más o menos documentados, por lo que, en realidad, el número podría ser mucho mayor. En España también ha aparecido la gripe como epidemia en varias épocas históricas. Recordemos la de 1598 que sufrió el rey Felipe II.

El monarca superó la enfermedad después de sufrir graves síntomas, pero su esposa, la reina Ana de Austria, no pudo superarla, falleciendo víctima de esta epidemia.

Fue en el siglo XVIII cuando a esta enfermedad se le atribuye el nombre con el que la conocemos. Parece que la palabra gripe viene del alemán 'greifen', que quiere decir «coger o agarrar». En algunos países anglosajones se popularizó más el término italiano de 'influenza', pues se creía que su causa podía ser la influencia de algunos seres astrales.

La gran gripe moderna: la gripe española

En la primavera de 1918, en plena Primera Guerra Mundial, aparece una gripe que se extiende por toda Europa y América. En España, la gripe afecta a gran parte de la población, incluyendo a personajes conocidos como Pablo Iglesias, Maura, Dato y Cambó. Y también el rey Alfonso XIII. Esta noticia de la enfermedad real se extendió rápidamente por el mundo, por lo que la epidemia fue llamada gripe española. En realidad, la enfermedad llegó a España desde Francia y Europa central, que estaban sumidas en un tremendo conflicto bélico (la Primera Guerra Mundial). Las noticias de las guerras eran más importantes y dejaban en un segundo plano las de la gripe. En España, país no involucrado en la contienda, las noticias de la gripe alcanzaron más notoriedad y, de ahí, que esta epidemia se conociese como gripe española.

No se conocía su causa. De hecho, se desconocía la existencia de los virus. Por ello, los tratamientos eran sintomáticos y, a veces, pintorescos: lavativas desinfectantes, fumigaciones, sahumerios, agua del Carmen del convento de las Carmelitas de Tarragona.

La medicina científica procedió de manera más sensata. Se cerraron los centros de enseñanza y se prohibieron las aglomeraciones. Se cerró la frontera con Francia. Higiene de la nariz, boca y garganta con agua de tomillo; reposo en cama, salicilatos, sulfato de quinina para la fiebre, dieta láctea y balneoterapia. En casos graves con bronconeumonía, se administraba suero antidiftérico. Era un tratamiento empírico, pues, aunque no se conocía la causa, se admitía que era una infección y ya se tenía experiencia con las epidemias de difteria.

Aun sin conocer la causa de la epidemia, los médicos aplicaron medidas propias de toda epidemia. Es interesante ver como se aplicaron controles que hoy nos resultan familiares como el aislamiento (evitar aglomeraciones y cerrar locales donde se pudiesen producir como los centros de enseñanza) y la utilización de mascarillas para evitar el contagio aéreo.

La gripe y la guerra

En 1918, la gripe también ataca en los Estados Unidos, pero inicialmente no se le da demasiada importancia, pues ya conocía esta enfermedad que, por lo general, causaba síntomas leves y los pacientes curaban en pocos días. Pero esta gripe era distinta. En el campamento militar de Camp Devens, cerca de Boston, la gripe afecta a muchos soldados.

Soldados que estaban preparados para viajar a Europa y participar en la Primera Guerra Mundial. En septiembre, más de doce mil reclutas y oficiales cayeron enfermos. Además, los síntomas iniciales habituales en la gripe (cefalea, fiebre y dolores musculares) evolucionan en muchos casos a neumonías severas que causan gran mortandad. En un solo día mueren más de 60 militares. Se estudian los diferentes tejidos obtenidos mediante autopsias, pero no se descubre, como se esperaba, un germen causante. Se sabía que las infecciones las causaban las bacterias, por lo que esperaban encontrar alguna. La llamada gripe española causa 20 millones de muertes en los Estados Unidos. Mueren más americanos por esta gripe que las bajas durante la guerra mundial. No hay buenas estadísticas de los fallecimientos en el resto del mundo, pero pueden superar los 40 millones.

La investigación da resultados

En 1931, un investigador del Instituto Rockefeller de Nueva York, Richard Shope, estudia la gripe en el animal de experimentación y comprueba que un ultrafiltrado de secreciones de la faringe de estos animales puede propagar la enfermedad a otros animales. Este ultrafiltrado, libre de bacterias, es el primer indicio de otro agente infeccioso hasta entonces desconocido, el virus. La gripe no era un problema en estos momentos y este hallazgo quedó en eso mismo, en un hallazgo. Tendría que pasar una década hasta que la invención del microscopio electrónico permitiera ver físicamente a un virus.

Por fin un virus de la gripe

Un personaje importante en esta historia es el Dr. Thomas Francis, que estudia Medicina en la Universidad de Yale y que en 1928 se traslada al Instituto Rockefeller donde permanecería durante diez años. Francis es el primero en aislar el virus de la influenza (la gripe) humana.

Al poco tiempo encuentra otro virus de la influenza en otro brote, pero, aunque ambos virus no eran iguales, tenían características comunes como el producir inmunidad cruzada. Agrupó ambos virus y los denominó virus de la influenza humana tipo A. En 1929, Francis estudia otro caso de gripe y aísla un virus distinto al anterior. Lo llama virus de la influenza tipo B. Este hallazgo sorprende a la comunidad científica, pues es la primera vez que se demuestra que una misma enfermedad puede ser causada por distintos agentes. Otras enfermedades víricas como la rabia o la viruela eran causadas siempre por el mismo virus que, además, producía inmunidad permanente. En el caso de la gripe, el hallazgo de varios virus causantes explicaba por qué no producía inmunidad permanente, pues en cada epidemia el virus causante podía ser distinto.

Al completar su estancia en el Instituto Rockefeller, el Dr. Thomas Francis es nombrado jefe del Departamento de Microbiología de la Universidad de Nueva York. Es en este tiempo cuando se incorpora a su servicio un joven médico, formado como internista en el hospital Monte Sinaí, y que tenía interés en la microbiología. Era el Dr. Jonas Salk, el futuro descubridor de la vacuna contra la gripe.

De nuevo, la gripe y la guerra

En 1942, el Ejército de los Estados Unidos estaba preparándose para intervenir en la Segunda Guerra Mundial, que había comenzado en Europa en 1939. El secretario de Defensa, Henry Stimson, recordando la experiencia de la Primera Guerra Mundial pide al Dr. Thomas Francis la elaboración de una vacuna contra la gripe. El Dr. Francis se había trasladado a la Universidad de Michigan y con él también lo había hecho su discípulo, Jonas Salk. Francis estaba demasiado ocupado en tareas académicas y pide al Dr. Salk que se encargue de la vacuna. A todo esto, una epidemia de gripe, más leve que la de 1918, se estaba extendiendo por todo el país. Era un buen momento para ensayar una posible vacuna.

El primer problema era obtener suficientes cantidades del virus para producir una vacuna. Los virus no pueden cultivarse en los medios ordinarios como las bacterias, necesitan crecer en tejidos vivos. En 1931, el patólogo Ernest Goodpasture había desarrollado una técnica para cultivar virus en embriones de pollo. Con esta técnica, poco después se elaboró la primera vacuna contra la fiebre amarilla. A continuación, se desarrollaron otras dos vacunas víricas: la de la viruela y la de la rabia. El Dr. Salk mejoró esta técnica de cultivo para obtener más virus y en menos tiempo. Y, posteriormente, consiguió activar en el laboratorio el virus de la gripe de una epidemia anterior mediante un proceso químico. Esto constituía la base teórica de una vacuna.

En el verano de 1943 se produce un brote epidémico en un cuartel Fort Custer en Michigan, donde miles de soldados estaban listos para trasladarse a Europa y entrar en combate. Salk consigue muestras de estos enfermos y aísla dos virus distintos del tipo A. Elabora una vacuna con estos dos virus y con una cepa de virus B, todos inactivados. La controversia surge: ¿pueden los virus inactivados producir inmunidad?

En el invierno de 1943 se realiza la prueba en doce mil soldados. Una mitad recibe la vacuna, y la otra mitad, un placebo. El resultado no ofrece dudas y todos los soldados del Ejército de los Estados Unidos, unos ocho millones, son vacunados.

La vacuna tiene que ser reinventada en cada epidemia

A partir de entonces, la vacuna de la gripe se generaliza a nivel mundial. El problema es que cada brote epidémico incluye variantes del virus que producen distinta inmunidad, por lo que todos los años es preciso elaborar nuevas vacunas con nuevas variantes del virus. En general, esto no es un problema, pues lo brotes episódicos de gripe suelen ser de leve intensidad. Pero, en ocasiones, se producen epidemias de gripe más graves. Eso sucedió, por ejemplo, en 1957 con la conocida como gripe asiática, así llamada porque se originó en la provincia china de Yunan, por una mutación de un virus común en los patos silvestres. Esta gripe produjo un millón de muertos en todo el mundo. El virus aislado era una variante del virus de la influenza tipo A (H2N2). En 1968, aparece la llamada gripe de Hong Kong que, según parece, fue traída a los Estados Unidos por los soldados que regresaban de Vietnam. El virus aislado fue también una variante del tipo A (N3H2). Estas gripes más severas pudieron ser mejor controladas, pues ya se disponía de antibióticos y se sabía cómo fabricar vacunas.

LO QUE NOS ESPERA

A la vista de cómo evolucionan las distintas variantes y mutaciones del virus de la gripe, hemos de aceptar que, de forma periódica, entre los distintos episodios de la gripe estacional leve que aparece todos los años, van a presentarse epidemias de gripe severa, producto de una mutación no conocida de virus de la gripe.

Para realizar este artículo nos hemos ayudados de las siguientes referencias:

JACOBS, Charlotte de Croes: *Jonas Salk, A Life.* Oxford University Press, 2018.

MCNEILL, William H.: *Plagas y pueblos.* Siglo XXI de España Editores. Madrid, 1984.

PADILLA BOLÍVAR, Antonio: *La gripe de 1918.* Historia y Vida. Barcelona, marzo 1974.

ÍNDICE